2020
广西肿瘤
登记年报

唐卫中　余红平　余家华　主编

广西科学技术出版社

图书在版编目（CIP）数据

2020广西肿瘤登记年报／唐卫中，余红平，余家华
主编．—南宁：广西科学技术出版社，2022.5
ISBN 978-7-5551-1793-3

Ⅰ．①2…　Ⅱ．①唐…　②余…　③余…　Ⅲ．①肿瘤—
卫生统计—广西—2020—年报　Ⅳ．① R73-54

中国版本图书馆 CIP 数据核字（2022）第 072818 号

2020 GUANGXI ZHONGLIU DENGJI NIANBAO

2020广西肿瘤登记年报

唐卫中　余红平　余家华　主编

责任编辑：黎志海　张　珂　　　　　　　　封面设计：韦宇星

责任印制：韦文印　　　　　　　　　　　　责任校对：阁世景

出 版 人：卢培钊

出版发行：广西科学技术出版社　　　　　　社　　　址：广西南宁市东葛路 66 号

邮政编码：530023　　　　　　　　　　　　网　　　址：http://www.gxkjs.com

经　　销：全国各地新华书店

印　　刷：广西壮族自治区地质印刷厂

地　　址：南宁市建政东路 88 号　　　　　邮政编码：530023

开　　本：889 mm×1194 mm　1/16

印　　张：27.5　　　　　　　　　　　　　字　　数：670 千字

版　　次：2022 年 5 月第 1 版　　　　　　印　　次：2022 年 5 月第 1 次印刷

书　　号：ISBN 978-7-5551-1793-3

定　　价：200.00 元

《2020广西肿瘤登记年报》
编委会

序

　　癌症是严重威胁人类健康的重大慢性非传染性疾病。肿瘤登记通过分析癌症患者的诊断、治疗和随访等信息，反映癌症的流行情况和趋势变化，为癌症防控策略的制定、病因学研究、防控效果评价提供重要依据。

　　广西壮族自治区癌症中心承担着广西肿瘤登记资料的统计上报、数据分析和发布、技术培训、国内外学术交流与合作等工作。在广西壮族自治区卫生健康委员会和广西医科大学的支持下，广西壮族自治区癌症中心落实《健康广西行动——癌症防治实施方案（2019—2022年）》中癌症信息化的具体要求，逐步扩大肿瘤登记覆盖范围，不断提升肿瘤登记数据质量。据广西壮族自治区癌症中心统计，2017年肿瘤登记数据达标县区覆盖人口占广西总人口比例从2016年的20%提升至25%，2017年广西肿瘤登记地区恶性肿瘤中标发病率和死亡率分别为201.71/10^5和117.81/10^5，肺癌、肝癌、乳腺癌、结直肠癌、子宫颈癌、胃癌和鼻咽癌等是广西高发的癌症。

　　《2020广西肿瘤登记年报》是由广西壮族自治区癌症中心编写的第三部反映广西肿瘤流行现状的专著，这既是广西肿瘤登记工作迈入常态化、制度化管理的标志，也为广西肿瘤防治策略的制定提供了重要参考。

黄照权

2022 年 4 月

目　录
CONTENTS

第一章　概　述

第二章　本次年报数据收集情况及质量评价

第三章　广西肿瘤登记地区癌症发病与死亡情况

第四章 各部位癌症的发病与死亡情况

第一章 概 述

以人群为基础的肿瘤登记是收集某一地区全人群中癌症病例的发病、治疗、死亡情况和生存状态等有关资料，了解人群中癌症流行状况、特征及癌症的疾病负担；对比不同人群、不同地域和不同时期，了解肿瘤患者的人群、地理分布特点和时间变化趋势，为政府和卫生行政部门制定卫生工作规划和癌症防治策略与计划、监测和评估癌症防治效果提供依据，为癌症基础研究和临床研究提供基础资料，为防癌健康教育和教学培训提供资料。

一、广西壮族自治区肿瘤登记系统介绍

1. 工作进展

在国家癌症中心和广西壮族自治区卫生健康委员会的支持下，广西肿瘤登记数据质量逐年提高。2013 年仅有柳州市、桂林市、合浦县、扶绥县等 4 个市、县（覆盖人口占全区总人口的 5.9%）上报的肿瘤登记数据合格。2021 年，广西肿瘤登记数据被《中国肿瘤登记年报》收录的县（市、区）达到 48 个，覆盖人口占全区总人口的 44.05%。

2. 登记资料的审核和质量评价

根据 2015 年国家卫生和计划生育委员会、国家中医药管理局印发的《肿瘤登记管理办法》和国家癌症中心编写的《中国肿瘤登记工作指导手册（2016）》的要求，制定广西以人群为基础的肿瘤登记资料的审核及质量控制方法和标准。

（1）登记资料的审核。按照《中国肿瘤登记工作指导手册（2016）》，并参照《五大洲癌症发病率 第 10 卷》（Cancer Incidence in Five Continents Volume X）和国际癌症研究中心（IARC）/ 国际癌症登记协会（IACR）对登记质量的有关要求，对各登记地区上报的数据资料进行审核。首先检查资料的完整性，在确认资料完整后，使用 IARC/IACR 工具软件中的 Check 程序逐一检查所有记录的变量是否完整和有效，同时对不同变量之间是否符合逻辑的一致性进行检查，然后使用数据库软件 MS-FoxPro、SAS、MS-Excel 生成统一表格，对登记数据的完整性和可靠性做出评估，将评估结果反馈给各个登记处，登记处根据评估结果对登记资料进行核实、补充和修改。对修改完善后符合登记质量要求的各登记地区数据资料进行汇总，形成广西肿瘤登记地区肿瘤登记数据资料。

（2）登记质量评价。评价肿瘤登记资料的质量包括 4 个方面：可比性、有效性、完整性和时效性。评价肿瘤登记报告质量的主要指标有各类诊断依据所占的百分比，包括组织学诊断的比例（MV% 或 HV%），根据死亡报告补登记的发病病例数占登记病例数的百分比（DCO%）；同期登记的肿瘤死

亡例数与新病例数之比（M/I），未指明部位的肿瘤新病例所占百分比（O&U%）；常见癌症的逐年发病率是否基本稳定，以及人口资料评价指标，性别、年龄构成、性别比等。

二、常用统计分析指标

1. 年平均人口数

年平均人口数是计算发病（死亡）率指标的分母，计算一年内每天暴露发病（死亡）危险的生存人数之和除以年内天数，但实际上很难掌握每天的生存人数，因而常用年初和年末人口数的算术平均数作为年平均人口数的近似值。

$$年平均人口数 = \frac{年初（上年末）人口数 + 年末人口数}{2}$$

年中人口数指 7 月 1 日零时人口数，如果人口数变化均匀，年中人口数等于年平均人口数，可以用年中人口数代替年平均人口数。

2. 发病（死亡）率

发病（死亡）率又称为粗发病（死亡）率，是反映人口发病（死亡）情况最基本的指标，是指某年某地登记的每 10 万人口癌症新发病例（死亡）数，反映人群发病（死亡）水平。

$$发病（死亡）率（1/10^5） = \frac{某年某地癌症新发病例（死亡）数}{某年某地年平均人口数} \times 100000$$

3. 性别年龄别发病（死亡）率

人口的性别、年龄结构是影响癌症发病（死亡）水平的重要因素，性别年龄别发病（死亡）率是统计研究的重要指标，也是计算寿命表、计算标化率等所必需的数据，反映人口发病（死亡）随年龄增长的动态过程。

$$男（女）性某年龄别发病（死亡）率（1/10^5） = \frac{男（女）性某年龄别发病（死亡）人数}{男（女）性同年龄别人口数} \times 100000$$

4. 年龄标准化发病（死亡）率

粗发病（死亡）率受人口年龄构成的影响较大，因此在对比分析不同地区的发病（死亡）率或同一地区人群不同时期的发病（死亡）水平时，为消除人口年龄结构对发病（死亡）水平的影响，需要计算按年龄标准化发病（死亡）率，即按照某一标准人口的年龄结构所计算的发病（死亡）率。本报告计算的中国人口标化率（简称中标率）是采用 2000 年全国人口普查的人口构成，世界人口标化率（简称世标率）采用 Segi's 世界人口构成。表 1–1 为中国人口和世界人口年龄构成，可供计算年龄标化率时选用。

表 1-1 中国和世界标准人口年龄构成表

年龄组（岁）	中国人口构成（2000 年）	世界人口构成（Segi's）
0～	1.11	2400
1～	4.44	9600
5～	7.26	10000
10～	10.09	9000
15～	8.29	9000
20～	7.61	8000
25～	9.46	8000
30～	10.25	6000
35～	8.78	6000
40～	6.54	6000
45～	6.88	6000
50～	5.09	5000
55～	3.73	4000
60～	3.36	4000
65～	2.80	3000
70～	2.06	2000
75～	1.28	1000
80～	0.64	500
85+	0.32	500
合计	100	100000

年龄标化发病（死亡）率的计算（直接法）：

（1）计算年龄组发病（死亡）率。

（2）以各年龄组发病（死亡）率乘相应的标准人口年龄构成百分比，得到相应的理论发病（死亡）数。

（3）将各年龄组的理论发病（死亡）数相加之和，除以标准人口年龄构成，即是年龄标化发病（死亡）率。

$$年龄标化发病（死亡）率 = \frac{\sum 标准人口年龄构成 \times 年龄别发病（死亡）率}{\sum 标准人口年龄构成}$$

5. 分类构成

ICD-10 编码为疾病编码，国际上通常采用 ICD-10（C00～C97 的编码）进行癌症统计分析，表 1-2 和表 1-3 为常用的 ICD-10 癌症统计分类编码。各类癌症发病（死亡）构成百分比可以反映各类癌症对居民健康危害的情况。癌症发病（死亡）分类构成百分比的计算公式如下：

$$某恶性肿瘤构成百分比 = \frac{某恶性肿瘤发病（死亡）人数}{总发病（死亡）人数} \times 100\%$$

表1-2　常用癌症分类统计表（细分类）

部位	ICD-10 编码范围	部位	ICD-10 编码范围
唇	C00	子宫颈	C53
舌	C01～C02	子宫体	C54
口	C03～C06	子宫，部位不明	C55
唾液腺	C07～C08	卵巢	C56
扁桃体	C09	其他女性生殖器	C57
其他口咽	C10	胎盘	C58
鼻咽	C11	阴茎	C60
喉咽	C12～C13	前列腺	C61
咽，部位不明	C14	睾丸	C62
食管	C15	其他男性生殖器	C63
胃	C16	肾	C64
小肠	C17	肾盂	C65
结肠	C18	输尿管	C66
直肠	C19～C20	膀胱	C67
肛门	C21	其他泌尿器官	C68
肝脏	C22	眼	C69
胆囊及其他	C23～C24	脑，神经系统	C70～C72, D32～D33, D42～D43
胰腺	C25	甲状腺	C73
鼻，鼻窦及其他	C30～C31	肾上腺	C74
喉	C32	其他内分泌腺	C75
气管，支气管，肺	C33～C34	霍奇金病	C81
其他胸腔器官	C37～C38	非霍奇金淋巴瘤	C82～C85, C96
骨和关节软骨	C40～C41	免疫增生性疾病	C88
皮肤黑色素瘤	C43	多发性骨髓瘤	C90
其他皮肤	C44	淋巴样白血病	C91
间皮瘤	C45	髓样白血病	C92～C94
卡波西肉瘤	C46	白血病，未特指	C95
周围神经，其他结缔组织	C47, C49	其他或未指明部位	O&U
乳房	C50	所有部位合计	ALL
外阴	C51	所有部位除C44	ALLbC44
阴道	C52		

表1-3　常用癌症分类统计表（大类）

部位全称	部位缩写	ICD-10 编码范围
口腔和咽（除鼻咽）	口腔	C00～C10, C12～C14
鼻咽	鼻咽	C11
食管	食管	C15
胃	胃	C16

续表

部位全称	部位缩写	ICD-10 编码范围
结直肠肛门	结直肠	C18～C21
肝脏	肝	C22
胆囊及其他	胆囊	C23～C24
胰腺	胰腺	C25
喉	喉	C32
气管，支气管，肺	肺	C33～C34
其他的胸腔器官	其他胸腔器官	C37～C38
骨和关节软骨	骨	C40～C41
皮肤黑色素瘤	皮肤黑色素瘤	C43
乳房	乳房	C50
子宫颈	子宫颈	C53
子宫体及子宫部位不明	子宫体	C54～C55
卵巢	卵巢	C56
前列腺	前列腺	C61
睾丸	睾丸	C62
肾及泌尿系统不明	肾及泌尿系统不明	C64～C66，C68
膀胱	膀胱	C67
脑，神经系统	脑	C70～C72，D32～D33，D42～D43
甲状腺	甲状腺	C73
淋巴瘤	淋巴瘤	C81～C85，C88，C90，C96
白血病	白血病	C91～C95
其他	其他	Other
所有部位合计	所有部位合计	ALL，C00～C96

6. 累积发病（死亡）率

累积发病（死亡）率是指某病在某一年龄阶段内按年龄（岁）的发病（死亡）率进行累积的总指标。累积发病（死亡）率消除了年龄构成不同的影响，故不需要标准化便可以对不同地区直接进行比较。可以纵向观察疾病和因素的动态变化及对防治效果进行评价。常用于肿瘤、心血管病等慢性病的研究。癌症一般是计算 0～64 岁、0～74 岁的累积发病（死亡）率。

$$累积发病（死亡）率 = \sum \left[年龄组发病（死亡）率 \times 年龄组距 \right] \times 100\%$$

7. 截缩发病（死亡）率

通常截取 35～64 岁这一肿瘤易发年龄段计算，其标准人口构成是世界人口。截缩发病（死亡）率适用于癌症和老年慢性疾病，因为这些病在 35 岁以前少发，而在 65 岁以后其他疾病较多，干扰较大，所以采用 35～64 岁这一年龄段的发病（死亡）率比较确切，便于比较。

$$截缩发病（死亡）率 = \frac{\sum 截缩段各年龄组发病（死亡）率 \times 各段标准年龄构成}{\sum 各段标准年龄构成} \times 100\%$$

第二章 本次年报数据收集情况及质量评价

截至2019年7月31日，广西壮族自治区肿瘤防治研究工作领导小组办公室共收到53个县（市、区）上报的2017年肿瘤登记资料。按照《中国肿瘤登记工作指导手册（2016）》，并参照《五大洲癌症发病率 第10卷》（Cancer Incidence in Five Continents Volume X）和国际癌症研究中心（IARC）/国际癌症登记协会（IACR）对登记质量的有关要求，对各登记地区上报的数据资料进行审核。参照国家癌症中心对我国肿瘤登记数据接收的质量评价标准，结合广西各肿瘤登记地区的经济、医疗水平和主要癌症的发病情况，选取33个肿瘤登记地区的肿瘤登记数据资料汇总合并形成2017年广西肿瘤登记地区肿瘤登记数据资料。

一、时间范围

本次年度报告的肿瘤登记数据资料为发病日期2017年1月1日至12月31日的全部癌症新发病例和死亡日期2017年1月1日至12月31日的全部癌症死亡病例以及各年龄段户籍人口数据。

二、覆盖地区

本次年度报告的肿瘤登记数据资料由33个肿瘤登记地区上报的数据资料汇总合并而成，地级以上城市为城市地区，县（县级市）为农村地区。即南宁市（兴宁区、青秀区、江南区、西乡塘区、东盟经济开发区）、柳州市（城中区、柳北区、柳南区、鱼峰区、柳江区）、桂林市（秀峰区、叠彩区、象山区、七星区、雁山区）、梧州市（万秀区、长洲区、龙圩区）、北海市（海城区、银海区、铁山港区）、钦州市（钦南区）、贵港市（港北区、港南区）和百色市（右江区）共25个城区定义为城市地区；隆安县、宾阳县、苍梧县、合浦县、平南县、罗城仫佬族自治县、合山市、扶绥县共8个县（市）定义为农村地区（表2-1）。

表2-1 2017年广西肿瘤登记地区汇总数据资料包含的肿瘤登记处名单

肿瘤登记地区	区域代码	登记处名称	覆盖人口
兴宁区	450102	南宁市兴宁区疾病预防控制中心	334134
青秀区	450103	南宁市青秀区疾病预防控制中心	733504
江南区	450105	南宁市江南区疾病预防控制中心	373365
西乡塘区	450107	南宁市西乡塘区疾病预防控制中心	796000
东盟经济开发区	450111	南宁市东盟经济开发区疾病预防控制中心	38064
隆安县	450123	南宁市隆安县疾病预防控制中心	422396
宾阳县	450126	南宁市宾阳县疾病预防控制中心	1057876

续表

肿瘤登记地区	区域代码	登记处名称	覆盖人口
柳州市	450201	柳州市疾病预防控制中心	1796801
桂林市	450301	桂林市疾病预防控制中心	783166
梧州市	450401	梧州市红十字会医院	794633
苍梧县	450421	梧州市苍梧县疾病预防控制中心	407192
北海市	450501	北海市疾病预防控制中心	710402
合浦县	450521	北海市合浦县疾病预防控制中心	933297
钦南区	450702	钦州市钦南区疾病预防控制中心	515499
港北区	450802	贵港市港北区疾病预防控制中心	724600
港南区	450803	贵港市港南区疾病预防控制中心	704498
平南县	450821	贵港市平南县疾病预防控制中心	1524724
右江区	451002	百色市右江区疾病预防控制中心	380028
罗城仫佬族自治县	451225	河池市罗城仫佬族自治县疾病预防控制中心	386902
合山市	451381	来宾市合山市疾病预防控制中心	119106
扶绥县	451421	崇州市扶绥县人民医院	460012

三、覆盖人口

本次年度报告的广西33个肿瘤登记地区覆盖人口13996199人，约占2017年广西总人口的24.99%，其中男性7264327人、女性6731872人。城市地区人口8684694人（男性4446534人，女性4238160人），占广西肿瘤登记地区覆盖人口数的62.05%；农村地区人口5311505人（男性2817793人，女性2493712人），占广西肿瘤登记处覆盖人口数的37.95%（表2-1，图2-1）。

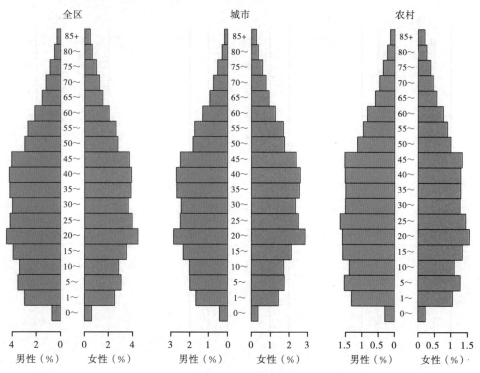

图 2-1　2017年广西肿瘤登记地区人口金字塔

7

四、登记资料质量评价

根据《中国肿瘤登记工作指导手册（2016）》，并参照国际癌症研究中心（IARC）/国际癌症登记协会（IACR）对登记质量的有关要求，国家癌症中心对我国肿瘤登记数据接收的质量评价标准为 55% < MV% < 95%、0.55 < M/I < 0.85、DCO% < 20%（表 2-2）。

2017 年广西肿瘤登记地区汇总合并数据资料的死亡/发病比（M/I）、病理诊断比例（MV%）、只有死亡医学证明比例（DCO%）分别为 0.61、63.62、1.69（表 2-3）。

表 2-2　2017 年广西各肿瘤登记地区肿瘤登记质量控制指标

地区	项目点	发病率（1/10⁵）	死亡率（1/10⁵）	M/I	MV%	MVbC22（%）	DCO%
城市	兴宁区	266.96	153.23	0.57	60.20	67.91	2.47
	青秀区	206.95	115.34	0.56	79.12	83.35	0.33
	江南区	199.80	157.49	0.79	40.08	45.88	0.13
	西乡塘区	269.97	136.93	0.51	48.21	53.92	14.15
	东盟经济开发区	233.82	176.02	0.75	52.81	59.42	1.12
	柳州市	255.79	152.77	0.60	69.84	75.66	0.07
	桂林市	293.68	169.57	0.58	75.00	78.33	0.22
	梧州市	243.13	157.05	0.65	65.42	73.03	0.98
	北海市	293.50	157.94	0.54	65.08	66.57	0.62
	钦南区	205.24	106.30	0.52	59.07	62.20	0.00
	港北区	190.31	124.34	0.65	70.49	83.14	7.40
	港南区	195.03	117.25	0.60	70.96	76.57	0.00
	右江区	197.35	112.10	0.57	53.60	57.94	0.00
农村	隆安县	210.70	120.98	0.57	56.63	73.68	0.11
	宾阳县	257.02	152.00	0.59	71.64	87.77	0.00
	苍梧县	229.87	157.42	0.68	53.85	65.40	1.18
	合浦县	258.01	193.29	0.75	51.20	58.81	2.57
	平南县	262.93	147.04	0.56	64.83	69.79	0.00
	罗城仫佬族自治县	192.81	116.57	0.60	78.55	80.58	0.00
	合山市	287.98	225.01	0.78	66.47	69.65	0.00
	扶绥县	257.82	203.69	0.79	37.44	54.05	2.28

表2-3 2017年广西各肿瘤登记地区肿瘤登记质量控制指标

部位	ICD-10编码	广西			城市			农村		
		M/I	MV%	DCO%	M/I	MV%	DCO%	M/I	MV%	DCO%
口腔	C00～C10,C12～C14	0.62	80.51	0.78	0.54	82.71	0.86	0.80	75.90	0.60
鼻咽	C11	0.48	82.79	0.84	0.52	77.10	1.44	0.44	87.82	0.32
食管	C15	0.75	78.84	1.18	0.79	70.79	1.57	0.71	87.78	0.75
胃	C16	0.79	74.08	1.49	0.74	65.71	2.18	0.87	86.17	0.49
结直肠	C18～C21	0.48	79.66	1.74	0.49	75.17	2.54	0.45	88.46	0.16
肝	C22	0.86	28.51	3.10	0.87	34.43	4.29	0.84	21.34	1.67
胆囊	C23～C24	0.72	46.77	3.42	0.66	51.15	4.02	0.84	38.20	2.25
胰腺	C25	0.84	33.67	1.75	0.91	33.83	2.60	0.67	33.33	0.00
喉	C32	0.70	61.43	1.43	0.65	64.06	2.08	0.81	55.68	0.00
肺	C33～C34	0.80	50.83	2.08	0.78	52.95	2.72	0.83	47.52	1.09
其他胸腔器官	C37～C38	0.50	58.14	0.00	0.55	70.27	0.00	0.42	41.82	0.00
骨	C40～C41	0.81	36.58	3.11	0.80	44.06	4.20	0.82	27.19	1.75
皮肤黑色素瘤	C43	0.41	95.12	0.00	0.56	91.67	0.00	0.21	100.00	0.00
乳房	C50	0.27	84.85	0.83	0.27	86.96	1.17	0.28	80.88	0.21
子宫颈	C53	0.31	87.56	0.89	0.30	83.24	1.37	0.32	92.67	0.33
子宫体	C54～C55	0.31	79.34	1.21	0.26	80.43	1.70	0.43	76.68	0.00
卵巢	C56	0.35	77.08	2.03	0.38	81.59	2.75	0.29	64.34	0.00
前列腺	C61	0.47	67.67	1.24	0.45	65.56	1.43	0.50	73.79	0.69
睾丸	C62	0.33	67.44	2.33	0.36	76.00	0.00	0.28	55.56	5.56
肾及泌尿系统不明	C64～C66, C68	0.45	63.87	2.31	0.40	65.04	2.44	0.56	61.00	2.00
膀胱	C67	0.44	68.85	1.98	0.42	77.06	2.94	0.49	51.83	0.00
脑	C70～C72	0.60	39.77	2.18	0.56	54.35	2.71	0.67	18.41	1.42
甲状腺	C73	0.06	90.84	0.21	0.04	93.23	0.27	0.16	82.46	0.00
淋巴瘤	C81～C85,C88, C90, C96	0.57	95.50	0.00	0.61	96.65	0.00	0.50	92.95	0.00
白血病	C91～C95	0.61	94.25	0.22	0.62	92.49	0.37	0.60	96.80	0.00
不明及其他恶性肿瘤	A_0	0.49	61.71	0.85	0.43	65.22	1.26	0.60	55.70	0.17
所有部位合计	ALL	0.61	63.62	1.69	0.59	65.41	2.28	0.64	60.78	0.76

（曹骥、李秋林）

第三章　广西肿瘤登记地区癌症发病与死亡情况

一、全部癌症发病情况

1. 全部癌症发病率

2017 年广西肿瘤登记地区共报告新发病例数 34105 例，粗发病率为 243.67 /10^5，中标率为 201.71/10^5，世标率为 196.51/10^5，0～74 岁累积率为 22.35%。

其中，男性病例 19311 例，占新发病例数的 56.62%，粗发病率为 265.83/10^5，中标率为 225.30/10^5，世标率为 221.77/10^5，0～74 岁累积率为 25.66%；女性病例 14794 例，占新发病例数的 43.38%，粗发病率为 219.76/10^5，中标率为 179.20/10^5，世标率为 172.22/10^5，0～74 岁累积率为 19.00%；城市地区病例 20868 例，占新发病例数的 61.19%，发病率为 240.28/10^5，中标率为 196.84/10^5，世标率为 192.50/10^5，0～74 岁累积率为 21.86%；农村地区病例 13237 例，占新发病例数的 38.81%，发病率为 249.21/10^5，中标率为 211.19/10^5，世标率为 204.45/10^5，0～74 岁累积率为 23.23%（表 3-1-1）。

表 3-1-1　2017 年广西肿瘤登记地区癌症发病情况

地区	性别	病例数	发病率（1/10^5）	中标率（1/10^5）	世标率（1/10^5）	0～74 岁累积率（%）
广西	合计	34105	243.67	201.71	196.51	22.35
	男性	19311	265.83	225.30	221.77	25.66
	女性	14794	219.76	179.20	172.22	19.00
城市	合计	20868	240.28	196.84	192.50	21.86
	男性	11668	262.41	219.60	217.44	25.15
	女性	9200	217.08	175.61	169.00	18.59
农村	合计	13237	249.21	211.19	204.45	23.23
	男性	7643	271.24	235.90	230.00	26.56
	女性	5594	224.32	186.60	178.96	19.77

2. 全部癌症年龄别发病率

2017 年广西肿瘤登记地区癌症年龄别发病率在 25 岁之前的各年龄组均处于较低水平，25 岁之后随年龄的增长呈现逐步上升的走势，在 80～84 岁年龄组达到高峰，为 1238.46 /10^5（图 3-1-1，表 3-1-2）。

男性和女性发病率在 25 岁之前的各年龄组均处于较低水平，25 岁之后随年龄的增长男性发病率呈现逐步上升的走势，女性发病率除了在 55～59 岁年龄组有所回落外整体呈现逐步上升的走势，男性和女性发病率均在 80～84 岁年龄组达到高峰，分别为 1585.73 /10^5 和 953.77/10^5。在 55 岁之前，各年龄组男女性的发病率均随年龄增长而上升，两组间差异不明显，55 岁之后各年龄组发病率男性均高于女性，且随年龄的增长整体差异明显扩大（图 3-1-1，表 3-1-2）。

城市肿瘤登记地区和农村肿瘤登记地区在 25 岁之前的发病率均处于较低水平，城市地区发病率在 25 岁之后随年龄的增长呈现逐步上升的走势，农村地区发病率除了在 55～59 岁年龄组有所回落外整体呈现逐步上升的走势，城市地区和农村地区发病率分别在 80～84 岁年龄组和 75～79 岁年龄组达到高峰，发病率分别为 1437.23/10^5 和 1016.86/10^5。在 60 岁之前，城市和农村地区的发病率均随年龄增长而上升，农村地区高于城市地区；60 岁之后除了 70～74 岁年龄组，其他年龄段城市地区均高于农村地区，且随年龄的增长整体差异随之明显扩大（图 3-1-2，表 3-1-2）

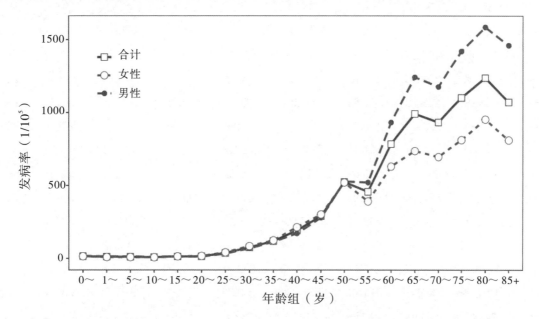

图 3-1-1　2017 年广西肿瘤登记地区癌症年龄别发病率

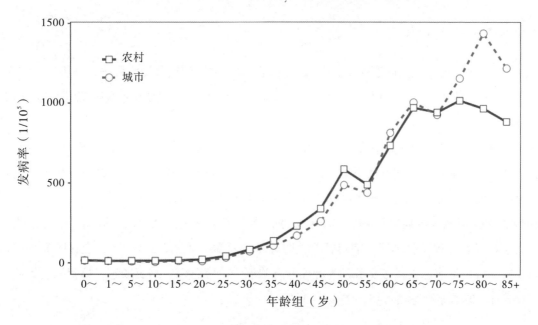

图 3-1-2　2017 年广西城市地区和农村地区肿瘤登记地区癌症年龄别发病率

表 3-1-2　2017 年广西肿瘤登记地区癌症年龄别发病率（1/10^5）

年龄段（岁）	广西			城市			农村		
	合计	男性	女性	合计	男性	女性	合计	男性	女性
0 ～	15.50	16.26	14.59	14.83	19.04	9.97	16.51	12.32	21.81
1 ～	12.38	14.87	9.42	11.98	14.62	8.94	12.90	15.18	10.07
5 ～	11.31	13.14	9.17	9.36	8.97	9.81	13.87	18.52	8.31
10 ～	9.29	10.52	7.82	6.13	6.40	5.81	14.03	16.49	10.95
15 ～	13.89	13.63	14.17	12.46	13.40	11.41	16.07	13.97	18.53
20 ～	14.92	12.96	16.91	11.08	10.46	11.69	21.91	17.44	26.48
25 ～	37.26	32.84	41.94	33.76	28.74	38.80	42.90	39.02	47.36
30 ～	76.28	68.66	84.64	71.86	60.95	83.33	83.87	81.19	87.04
35 ～	118.65	113.97	123.75	108.21	94.64	122.57	138.29	148.87	126.07
40 ～	191.54	170.99	213.89	170.51	144.17	198.11	231.15	218.98	245.36
45 ～	290.29	279.18	302.38	260.87	240.64	282.22	340.43	342.36	338.23
50 ～	524.83	528.48	520.90	487.64	491.52	483.60	587.31	587.91	586.63
55 ～	457.50	520.99	391.37	439.78	505.28	372.55	490.19	549.39	426.85
60 ～	785.13	932.64	630.09	815.02	964.52	659.82	736.92	882.02	581.33
65 ～	992.20	1243.36	736.93	1004.59	1266.47	741.97	972.32	1206.91	728.71
70 ～	933.31	1176.29	695.71	927.50	1177.35	687.19	942.90	1174.57	710.08
75 ～	1102.05	1420.37	812.92	1156.54	1481.99	863.91	1016.86	1325.34	732.22
80 ～	1238.46	1585.73	953.77	1437.23	1863.87	1086.50	967.54	1205.26	773.39
85+	1072.29	1460.63	811.43	1219.39	1658.78	921.35	885.07	1205.08	672.75
合计	243.67	265.83	219.76	240.28	262.41	217.08	249.21	271.24	224.32

3. 发病率前 10 位的癌症

2017 年广西肿瘤登记地区癌症发病率第一位是肺癌，之后依次分别为肝癌、乳腺癌、结直肠癌、子宫颈癌、胃癌、鼻咽癌、子宫体癌、前列腺癌、卵巢癌，前 10 位癌症占全部癌症发病率的 74.13%（表 3-1-3，图 3-1-3）。

男性发病率第一位是肝癌，之后依次分别为肺癌、结直肠癌、胃癌、鼻咽癌、食管癌、前列腺癌、白血病、淋巴瘤和脑瘤；女性发病率第一位是乳腺癌，之后依次分别为肺癌、结直肠癌、子宫颈癌、肝癌、甲状腺癌、胃癌、子宫体癌、鼻咽癌和卵巢癌（表 3-1-3，图 3-1-3）。

城市肿瘤登记地区癌症发病率第一位是肺癌，之后依次分别为乳腺癌、肝癌、结直肠癌、子宫颈癌、胃癌、子宫体癌、鼻咽癌、前列腺癌、卵巢癌（表 3-1-4，图 3-1-3）；农村肿瘤登记地区癌症发病率第一位是肝癌，之后依次分别为肺癌、乳腺癌、子宫颈癌、结直肠癌、鼻咽癌、胃癌、子宫体癌、食管癌、白血病（表 3-1-5，图 3-1-3）。

表 3-1-3　2017 年广西肿瘤登记地区癌症发病率前 10 位

顺位	合计				男性				女性			
	部位	发病率 (1/10⁵)	中标率 (1/10⁵)	世标率 (1/10⁵)	部位	发病率 (1/10⁵)	中标率 (1/10⁵)	世标率 (1/10⁵)	部位	发病率 (1/10⁵)	中标率 (1/10⁵)	世标率 (1/10⁵)
1	肺	43.55	34.28	34.45	肝	65.10	56.54	54.08	乳房	40.40	34.83	32.33
2	肝	41.65	35.15	33.72	肺	56.87	46.84	47.19	肺	29.17	21.84	21.83
3	乳房	40.40	34.83	32.33	结直肠	30.11	25.03	24.83	结直肠	23.10	17.74	17.38
4	结直肠	26.74	21.36	21.08	胃	18.49	15.31	15.22	子宫颈	19.94	16.83	15.94
5	子宫颈	19.94	16.83	15.94	鼻咽	17.25	15.27	14.24	肝	16.36	12.76	12.48
6	胃	14.39	11.47	11.32	食管	9.20	7.62	7.73	甲状腺	11.17	10.58	9.25
7	鼻咽	12.70	11.10	10.40	前列腺	7.79	6.02	5.94	胃	9.97	7.63	7.38
8	子宫体	9.85	8.17	7.95	白血病	7.54	6.89	7.22	子宫体	9.85	8.17	7.95
9	前列腺	7.79	6.02	5.94	淋巴瘤	6.07	5.27	5.20	鼻咽	7.80	6.66	6.32
10	卵巢	7.32	6.39	5.94	脑	6.00	5.38	5.38	卵巢	7.32	6.39	5.94

表 3-1-4　2017 年广西城市肿瘤登记地区癌症发病率前 10 位

顺位	合计				男性				女性			
	部位	发病率 (1/10⁵)	中标率 (1/10⁵)	世标率 (1/10⁵)	部位	发病率 (1/10⁵)	中标率 (1/10⁵)	世标率 (1/10⁵)	部位	发病率 (1/10⁵)	中标率 (1/10⁵)	世标率 (1/10⁵)
1	肺	42.75	33.61	33.86	肝	58.56	50.01	48.18	乳房	42.12	35.48	33.19
2	乳房	42.12	35.48	33.19	肺	56.74	46.56	47.01	肺	28.08	20.95	20.95
3	肝	36.75	30.60	29.54	结直肠	32.32	26.68	26.71	结直肠	24.54	18.78	18.41
4	结直肠	28.52	22.67	22.50	胃	17.97	14.69	14.65	子宫颈	17.18	14.29	13.59
5	子宫颈	17.18	14.29	13.59	鼻咽	13.88	12.03	11.27	肝	13.87	10.83	10.60

续表

顺位	合计				男性				女性			
	部位	发病率 (1/10^5)	中标率 (1/10^5)	世标率 (1/10^5)	部位	发病率 (1/10^5)	中标率 (1/10^5)	世标率 (1/10^5)	部位	发病率 (1/10^5)	中标率 (1/10^5)	世标率 (1/10^5)
6	胃	13.70	10.87	10.73	前列腺	9.47	7.40	7.28	甲状腺	13.80	12.83	11.14
7	子宫体	11.09	9.06	8.83	食管	8.46	6.94	7.06	子宫体	11.09	9.06	8.83
8	鼻咽	9.60	8.21	7.74	白血病	7.35	6.66	6.95	胃	9.23	7.15	6.90
9	前列腺	9.47	7.40	7.28	淋巴瘤	6.81	5.80	5.75	卵巢	8.59	7.43	6.88
10	卵巢	8.59	7.43	6.88	膀胱	5.89	4.81	4.84	脑	6.44	5.43	5.41

表 3-1-5　2017 年广西农村肿瘤登记地区癌症发病率前 10 位

顺位	合计				男性				女性			
	部位	发病率 (1/10^5)	中标率 (1/10^5)	世标率 (1/10^5)	部位	发病率 (1/10^5)	中标率 (1/10^5)	世标率 (1/10^5)	部位	发病率 (1/10^5)	中标率 (1/10^5)	世标率 (1/10^5)
1	肝	49.67	43.04	40.93	肝脏	75.41	67.51	63.98	乳房	37.49	34.04	31.16
2	肺	44.85	35.59	35.62	肺	57.07	47.44	47.59	肺	31.04	23.58	23.52
3	乳房	37.49	34.04	31.16	结直肠	26.62	22.62	22.06	子宫颈	24.62	21.43	20.16
4	子宫颈	24.62	21.43	20.16	鼻咽	22.57	20.73	19.25	结直肠	20.65	16.20	15.84
5	结直肠	23.82	19.43	18.97	胃	19.31	16.37	16.22	肝脏	20.57	16.14	15.77
6	鼻咽	17.77	16.10	15.00	食管	10.36	8.71	8.82	鼻咽	12.35	10.92	10.24
7	胃	15.51	12.50	12.32	白血病	7.84	7.19	7.57	胃	11.23	8.44	8.20
8	子宫体	7.74	6.60	6.42	脑	6.81	6.33	6.13	子宫体	7.74	6.60	6.42
9	食管	7.55	5.96	6.05	前列腺	5.15	3.95	3.94	甲状腺	6.70	6.50	5.85
10	白血病	7.06	6.45	6.53	淋巴瘤	4.90	4.45	4.37	脑	6.46	5.53	5.43

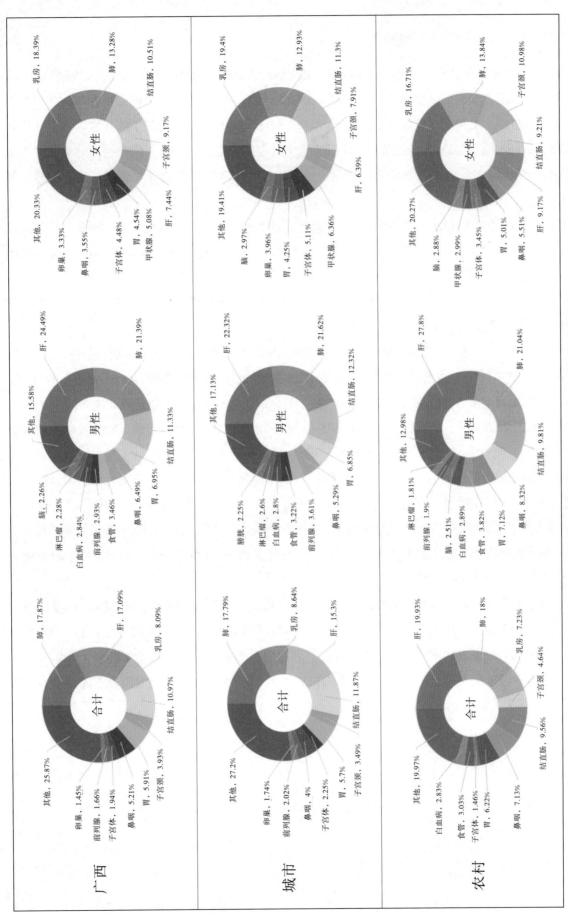

图 3-1-3 2017 年广西肿瘤登记地区前 10 位癌症发病构成

4. 各主要年龄段肿瘤别发病顺位

2017 年广西肿瘤登记地区不同年龄段各种主要癌症发病顺位有明显的不同，0 ～ 14 岁年龄段（儿童少年时期）癌症发病率前 3 位分别为白血病、脑瘤、骨癌；15 ～ 44 岁年龄段（中青年时期）癌症发病率前 3 位分别为乳腺癌、肝癌、子宫颈癌；45 ～ 64 岁年龄段（壮年时期）癌症发病率前 3 位分别为乳腺癌、肝癌、肺癌；65 岁及以上年龄段（老年时期）癌症发病率前 3 位分别为肺癌、肝癌、结直肠癌；35 ～ 64 岁年龄段（癌症易发阶段）癌症发病率前 3 位分别为乳腺癌、肝癌、肺癌（表 3–1–6）。

男性 0 ～ 14 岁年龄段（儿童少年时期）癌症发病率前 3 位分别为白血病、脑瘤、淋巴瘤；15 ～ 44 岁年龄段（中青年时期）癌症发病率前 3 位分别为肝癌、鼻咽癌、肺癌；45 ～ 64 岁年龄段（壮年时期）癌症发病率前 3 位分别为肝癌、肺癌、结直肠癌；65 岁及以上年龄段（老年时期）癌症发病率前 3 位分别为肺癌、肝癌、结直肠癌；35 ～ 64 岁年龄段（癌症易发阶段）癌症发病率前 3 位分别为肝癌、肺癌、结直肠癌（表 3–1–6）。

女性 0 ～ 14 岁年龄段（儿童少年时期）癌症发病率前 3 位分别为白血病、脑瘤、骨癌；15 ～ 44 岁年龄段（中青年时期）癌症发病率前 3 位分别为乳腺癌、甲状腺癌、子宫颈癌；45 ～ 64 岁年龄段（壮年时期）癌症发病率前 3 位分别为乳腺癌、肺癌、子宫颈癌；65 岁及以上年龄段（老年时期）癌症发病率前 3 位分别为肺癌、结直肠癌、肝癌；35 ～ 64 岁年龄段（癌症易发阶段）癌症发病率前 3 位分别为乳腺癌、子宫颈癌、肺癌（表 3–1–6）。

城市肿瘤登记地区 0 ～ 14 岁年龄段（儿童少年时期）癌症发病率前 3 位分别为白血病、脑瘤、淋巴瘤；15 ～ 44 岁年龄段（中青年时期）癌症发病率前 3 位分别为乳腺癌、肝癌、甲状腺癌；45 ～ 64 岁年龄段（壮年时期）癌症发病率前 3 位分别为乳腺癌、肝癌、肺癌；65 岁及以上年龄段（老年时期）癌症发病率前 3 位分别为肺癌、结直肠癌、肝癌；35 ～ 64 岁年龄段（癌症易发阶段）癌症发病率前 3 位分别为乳腺癌、肝癌、肺癌（表 3–1–7）。

农村肿瘤登记地区 0 ～ 14 岁年龄段（儿童少年时期）癌症发病率前 3 位分别为白血病、脑瘤、骨癌；15 ～ 44 岁年龄段（中青年时期）癌症发病率前 3 位分别为乳腺癌、肝癌、子宫颈癌；45 ～ 64 岁年龄段（壮年时期）癌症发病率前 3 位分别为肝癌、乳腺癌、肺癌；65 岁及以上年龄段（老年时期）癌症发病率前 3 位分别为肺癌、肝癌、结直肠癌；35 ～ 64 岁年龄段（癌症易发阶段）癌症发病率前 3 位分别为肝癌、乳腺癌、肺癌（表 3–1–8）。

表 3-1-6　2017 年广西肿瘤登记地区不同年龄段各种主要癌症发病顺位

年龄段(岁)	合计				男性				女性			
	顺位	部位	构成(%)	发病率(1/10⁵)	顺位	部位	构成(%)	发病率(1/10⁵)	顺位	部位	构成(%)	发病率(1/10⁵)
0~14	1	白血病	39.61	4.45	1	白血病	46.63	6.06	1	白血病	27.83	2.55
	2	脑	18.51	2.08	2	脑	16.58	2.15	2	脑	21.74	1.99
	3	骨	7.14	0.80	3	淋巴瘤	7.25	0.94	3	骨	9.57	0.88
	4	淋巴瘤	6.49	0.73	4	骨	5.70	0.74	4	淋巴瘤	5.22	0.48
	5	口腔	2.60	0.29	5	肺	3.11	0.40	5	食管	4.35	0.40
	5	肺	2.60	0.29	6	肝	2.59	0.34	6	口腔	3.48	0.32
	6	肾及泌尿系统不明	2.27	0.26	7	口腔	2.07	0.27	6	肾及泌尿系统不明	3.48	0.32
	7	食管	1.95	0.22	8	睾丸	1.55	0.20	7	鼻咽	2.61	0.24
	7	肝	1.95	0.22	8	肾及泌尿系统不明	1.55	0.20	8	肺	1.74	0.16
	8	睾丸	0.97	0.20	9	其他的胸腔器官	1.04	0.13	8	卵巢	1.74	0.16
	9	卵巢	0.65	0.16	10	鼻咽	0.52	0.07	8	甲状腺	1.74	0.16
	10	鼻咽	1.30	0.15					9	结直肠	0.87	0.08
									9	肝	0.87	0.08
									9	乳房	0.87	0.08
15~44	1	乳房	15.26	23.86	1	肝	37.72	26.04	1	乳房	29.07	23.86
	2	肝	20.40	15.36	2	鼻咽	14.16	9.78	2	甲状腺	14.09	11.56
	3	子宫颈	5.92	9.25	3	肺	7.33	5.06	3	子宫颈	11.28	9.25
	4	甲状腺	9.34	7.04	4	结直肠	7.16	4.95	4	卵巢	5.25	4.30
	5	鼻咽	9.05	6.81	5	白血病	4.93	3.40	5	结直肠	4.98	4.09
	6	结直肠	6.02	4.53	6	脑	4.35	3.00	6	肝	4.72	3.87
	7	肺	5.82	4.38	7	甲状腺	4.10	2.83	7	肺	4.46	3.66
	8	卵巢	2.75	4.30	8	胃	3.31	2.29	8	鼻咽	4.42	3.63
	9	白血病	4.19	3.16	9	淋巴瘤	2.61	1.80	9	白血病	3.52	2.89
	10	脑	3.78	2.84	10	口腔	1.70	1.17	10	脑	3.26	2.67

续表

年龄段（岁）	顺位	合计 部位	合计 构成（%）	合计 发病率（1/10⁵）	男性 顺位	男性 部位	男性 构成（%）	男性 发病率（1/10⁵）	女性 顺位	女性 部位	女性 构成（%）	女性 发病率（1/10⁵）
45~64	1	乳房	9.85	97.22	1	肝	28.46	146.44	1	乳房	22.23	97.22
	2	肝	18.73	89.37	2	肺	19.79	101.82	2	肺	11.88	51.95
	3	肺	16.28	77.71	3	结直肠	10.53	54.19	3	子宫颈	11.36	49.70
	4	子宫颈	5.04	49.70	4	鼻咽	8.33	42.87	4	结直肠	9.32	40.77
	5	结直肠	9.99	47.70	5	胃	7.03	36.19	5	子宫体	6.51	28.48
	6	鼻咽	6.48	30.94	6	食管	3.97	20.41	6	肝	6.50	28.42
	7	子宫体	2.89	28.48	7	口腔	2.45	12.58	7	甲状腺	4.65	20.32
	8	胃	5.51	26.28	8	淋巴瘤	2.27	11.68	8	鼻咽	4.16	18.20
	9	卵巢	1.62	15.95	9	脑	2.00	10.30	9	卵巢	3.65	15.95
	10	食管	2.59	12.34	10	白血病	1.98	10.18	10	胃	3.59	15.69
65+	1	肺	24.63	255.10	1	肺	27.67	363.78	1	肺	19.88	154.46
	2	肝	14.31	148.24	2	肝	16.93	222.59	2	结直肠	15.11	117.45
	3	结直肠	14.22	147.23	3	结直肠	13.64	179.39	3	肝	10.22	79.40
	4	胃	7.55	78.19	4	胃	8.11	106.70	4	乳房	8.28	64.32
	5	前列腺	3.58	77.04	5	前列腺	5.86	77.04	5	胃	6.66	51.79
	6	乳房	3.22	64.32	6	食管	3.69	48.51	6	子宫颈	5.15	40.00
	7	子宫颈	2.01	40.00	7	膀胱	2.87	37.72	7	淋巴瘤	3.19	24.77
	8	食管	3.08	31.85	8	鼻咽	2.43	31.91	8	脑	2.96	22.98
	9	淋巴瘤	2.51	26.04	9	淋巴瘤	2.08	27.40	9	子宫体	2.65	20.60
					9	白血病	2.08	27.40				
	10	鼻咽	2.39	24.72	10	脑	1.57	20.63	10	鼻咽	2.32	18.06
35~64	1	乳房	11.38	81.37	1	肝	30.49	109.74	1	乳房	24.87	81.37
	2	肝	19.40	66.78	2	肺	17.95	64.60	2	子宫颈	11.76	38.49
	3	肺	14.52	49.98	3	结直肠	10.13	36.45	3	肺	10.47	34.24
	4	子宫颈	5.39	38.49	4	鼻咽	9.44	33.99	4	结直肠	8.46	27.69
	5	结直肠	9.37	32.23	5	胃	6.48	23.33	5	肝	6.28	20.53

续表

年龄段(岁)	顺位	合计 部位	构成(%)	发病率(1/10⁵)	顺位	男性 部位	构成(%)	发病率(1/10⁵)	顺位	女性 部位	构成(%)	发病率(1/10⁵)
35～64	6	鼻咽	7.01	24.12	6	食管	3.56	12.81	6	子宫体	5.89	19.28
	7	子宫体	2.70	19.28	7	口腔	2.32	8.34	7	甲状腺	5.73	18.75
	8	胃	5.09	17.53	8	淋巴瘤	2.20	7.92	8	鼻咽	4.12	13.49
	9	卵巢	1.68	12.01	9	脑	2.18	7.85	9	卵巢	3.67	12.01
	10	甲状腺	3.29	11.33	10	白血病	2.04	7.35	10	胃	3.45	11.29

表3-1-7 2017年广西城市肿瘤登记地区不同年龄段各种主要癌症发病顺位

年龄段(岁)	顺位	合计 部位	构成(%)	发病率(1/10⁵)	顺位	男性 部位	构成(%)	发病率(1/10⁵)	顺位	女性 部位	构成(%)	发病率(1/10⁵)
0～14	1	白血病	43.62	4.09	1	白血病	52.27	5.41	1	白血病	31.15	2.58
	2	脑	20.13	1.89	2	脑	18.18	1.88	2	脑	22.95	1.90
	3	淋巴瘤	7.38	0.69	3	淋巴瘤	7.95	0.82	3	骨	9.84	0.81
	4	骨	6.04	0.57	4	肝	3.41	0.35	4	肾及泌尿系统不明	6.56	0.54
	5	肾及泌尿系统不明	3.36	0.31	4	骨	3.41	0.35	4	淋巴瘤	6.56	0.54
	6	肝	2.68	0.25	5	鼻咽	1.14	0.12	5	口腔	3.28	0.27
	7	卵巢	0.67	0.14	5	结直肠	1.14	0.12	6	鼻咽	1.64	0.14
	8	口腔	1.34	0.13	5	喉	1.14	0.12	6	肝	1.64	0.14
	8	鼻咽	1.34	0.13	5	肺	1.14	0.12	6	肺	1.64	0.14
	8	肺	1.34	0.13	5	其他胸腔器官	1.14	0.12	6	卵巢	1.64	0.14
	9	睾丸	0.67	0.12	5	睾丸	1.14	0.12	6	甲状腺	1.64	0.14
	9	结直肠	0.67	0.06	5	肾及泌尿系统不明	1.14	0.12				
	9	喉	0.67	0.06								
	9	其他胸腔器官	0.67	0.06								
	9	甲状腺	0.67	0.06								

续表

年龄段（岁）	顺位	合计			男性			女性		
		部位	构成（%）	发病率（1/10⁵）	部位	构成（%）	发病率（1/10⁵）	部位	构成（%）	发病率（1/10⁵）
15～44	1	乳房	16.09	22.63	肝	35.74	21.33	乳房	28.82	22.63
	2	肝	18.12	12.49	鼻咽	12.65	7.55	甲状腺	17.48	13.72
	3	甲状腺	12.53	8.64	肺	7.36	4.39	子宫颈	9.71	7.62
	4	子宫颈	5.42	7.62	结直肠	7.06	4.21	卵巢	6.49	5.10
	5	卵巢	3.62	5.10	甲状腺	6.29	3.75	结直肠	5.22	4.10
	6	鼻咽	7.18	4.95	白血病	5.52	3.30	肺	4.25	3.34
	7	结直肠	6.03	4.16	脑	3.91	2.33	肝	4.19	3.29
	8	肺	5.62	3.88	胃	3.14	1.88	子宫体	3.76	2.95
	9	子宫体	2.10	2.95	淋巴瘤	2.76	1.65	脑	3.34	2.62
	10	白血病	4.10	2.82	口腔	2.07	1.24	白血病	2.97	2.33
45～64	1	乳房	10.67	99.79	肝	26.53	130.89	乳房	23.71	99.79
	2	肝	16.90	77.39	肺	20.13	99.33	肺	11.23	47.28
	3	肺	16.13	73.84	结直肠	11.50	56.76	子宫颈	10.11	42.55
	4	结直肠	10.70	49.01	胃	6.97	34.36	结直肠	9.73	40.94
	5	子宫颈	4.55	42.55	鼻咽	6.75	33.30	子宫体	7.39	31.08
	6	子宫体	3.32	31.08	食管	3.99	19.69	甲状腺	6.09	25.65
	7	胃	5.56	25.47	口腔	2.84	14.00	肝	5.14	21.63
	8	鼻咽	4.98	22.81	淋巴瘤	2.76	13.61	卵巢	4.18	17.60
	9	卵巢	1.88	17.60	白血病	2.02	9.94	胃	3.85	16.20
	10	甲状腺	3.29	15.07	脑	2.00	9.85	鼻咽	2.82	11.87
65+	1	肺	24.15	261.16	肺	27.05	372.13	肺	19.63	159.06
	2	结直肠	15.38	166.32	肝	15.08	207.51	结直肠	16.54	134.06
	3	肝	12.77	138.11	结直肠	14.64	201.38	乳房	9.62	77.94
	4	前列腺	4.23	95.36	胃	7.78	107.08	肝	9.16	74.26
	5	乳房	3.75	77.94	前列腺	6.93	95.36	胃	5.72	46.32

续表

年龄段（岁）	顺位	合计			男性				女性			
		部位	构成（%）	发病率（1/10⁵）	顺位	部位	构成（%）	发病率（1/10⁵）	顺位	部位	构成（%）	发病率（1/10⁵）
65+	6	胃	6.98	75.44	6	膀胱	3.12	42.89	6	子宫颈	4.38	35.54
	7	子宫颈	1.71	35.54	7	食管	2.98	41.02	7	淋巴瘤	3.51	28.43
	8	淋巴瘤	2.77	30.00	8	淋巴瘤	2.30	31.70	8	子宫体	2.99	24.26
	9	膀胱	2.54	27.44	9	鼻咽	2.05	28.24	9	脑	2.93	23.77
	10	食管	2.33	25.15	9	白血病	2.05	28.24	10	卵巢	2.45	19.85
					10	胰腺	1.80	24.77				
35～64	1	乳房	12.22	80.94	1	肝	28.33	94.98	1	乳房	25.98	80.94
	2	肝	17.44	56.44	2	肺	18.53	62.12	2	子宫颈	10.39	32.36
	3	肺	14.46	46.81	3	结直肠	10.88	36.49	3	肺	9.88	30.79
	4	子宫颈	4.89	32.36	4	鼻咽	7.68	25.74	4	结直肠	8.85	27.58
	5	结直肠	9.93	32.14	5	胃	6.45	21.62	5	甲状腺	7.45	23.21
	6	子宫体	3.15	20.88	6	食管	3.67	12.31	6	子宫体	6.70	20.88
	7	鼻咽	5.38	17.41	7	口腔	2.74	9.19	7	肝	5.17	16.09
	8	胃	5.08	16.44	8	淋巴瘤	2.63	8.80	8	卵巢	4.32	13.47
	9	甲状腺	4.41	14.27	9	白血病	2.14	7.19	9	胃	3.54	11.02
	10	卵巢	2.03	13.47	10	脑	2.13	7.13	10	鼻咽	2.79	8.69

表3-1-8　2017年广西农村肿瘤登记地区不同年龄段各种主要癌症发病顺位

年龄段（岁）	顺位	合计			男性				女性			
		部位	构成（%）	发病率（1/10⁵）	顺位	部位	构成（%）	发病率（1/10⁵）	顺位	部位	构成（%）	发病率（1/10⁵）
0～14	1	白血病	35.85	4.95	1	白血病	41.90	6.93	1	白血病	24.07	2.51
	2	脑	16.98	2.34	2	脑	15.24	2.52	2	脑	20.37	2.13
	3	骨	8.18	1.13	3	骨	7.62	1.26	3	食管	9.26	0.97
	4	淋巴瘤	5.66	0.78	4	淋巴瘤	6.67	1.10	3	骨	9.26	0.97

续表

年龄段(岁)	顺位	合计 部位	合计 构成(%)	合计 发病率(1/10⁵)	顺位	男性 部位	男性 构成(%)	男性 发病率(1/10⁵)	顺位	女性 部位	女性 构成(%)	女性 发病率(1/10⁵)
	5	口腔	3.77	0.52	5	肺	4.76	0.79	4	口腔	3.70	0.39
	5	食管	3.77	0.52	6	口腔	3.81	0.63	4	鼻咽	3.70	0.39
	5	肺	3.77	0.52	7	肝	1.90	0.31	4	淋巴瘤	3.70	0.39
	6	睾丸	1.26	0.31	7	睾丸	1.90	0.31	5	结直肠	1.85	0.19
	7	乳房	0.63	0.19	7	肾及泌尿系统不明	1.90	0.31	5	肺	1.85	0.19
	7	卵巢	0.63	0.19	8	食管	0.95	0.16	5	乳房	1.85	0.19
0~14	8	鼻咽	1.26	0.17	8	其他胸腔器官	0.95	0.16	5	卵巢	1.85	0.19
	8	肝	1.26	0.17	8	皮肤黑色素瘤	0.95	0.16	5	甲状腺	1.85	0.19
	8	肾及泌尿系统不明	1.26	0.17								
	9	结直肠	0.63	0.09								
	9	其他胸腔器官	0.63	0.09								
	9	皮肤黑色素瘤	0.63	0.09								
	9	甲状腺	0.63	0.09								
	1	乳房	14.12	26.09	1	肝	40.05	33.89	1	乳房	29.48	26.09
	2	肝	23.55	20.35	2	鼻咽	15.93	13.48	2	子宫颈	13.81	12.22
	3	子宫颈	6.61	12.22	3	结直肠	7.29	6.17	3	甲状腺	8.62	7.63
	4	鼻咽	11.63	10.05	3	肺	7.29	6.17	4	鼻咽	6.95	6.15
	5	肺	6.10	5.27	4	脑	4.86	4.11	5	肝	5.58	4.94
15~44	6	结直肠	6.00	5.19	5	白血病	4.23	3.58	6	肺	4.80	4.25
	7	甲状腺	4.92	4.26	6	胃	3.51	2.97	7	结直肠	4.60	4.07
	8	白血病	4.32	3.73	7	淋巴瘤	2.43	2.06	8	白血病	4.41	3.90
	9	脑	4.03	3.49	8	甲状腺	1.53	1.29	9	胃	3.82	3.38
	10	胃	3.66	3.16	9	口腔	1.26	1.07	10	卵巢	3.23	2.86
					9	膀胱	1.26	1.07				
					10	胃	1.17	0.99				

续表

年龄段 （岁）	合计				男性				女性			
	顺位	部位	构成（%）	发病率 （1/10⁵）	顺位	部位	构成（%）	发病率 （1/10⁵）	顺位	部位	构成（%）	发病率 （1/10⁵）
45～64	1	肝	21.53	109.88	1	肝	31.33	172.23	1	乳房	19.85	92.67
	2	乳房	8.59	92.67	2	肺	19.28	105.96	2	子宫颈	13.36	62.37
	3	肺	16.52	84.33	3	鼻咽	10.69	58.74	3	肺	12.91	60.24
	4	子宫颈	5.78	62.37	4	结直肠	9.09	49.94	4	结直肠	8.67	40.45
	5	结直肠	8.90	45.45	5	胃	7.13	39.22	4	肝	8.67	40.45
	6	鼻咽	8.79	44.86	6	食管	3.93	21.61	5	鼻咽	6.30	29.41
	7	胃	5.42	27.66	7	脑	2.01	11.04	6	子宫体	5.12	23.88
	8	子宫体	2.21	23.88	8	白血病	1.92	10.56	7	胃	3.17	14.79
	9	食管	2.79	14.25	9	口腔	1.86	10.24	8	卵巢	2.79	13.01
	10	卵巢	1.21	13.01	10	淋巴瘤	1.54	8.48	9	脑	2.33	10.87
									9	甲状腺	2.33	10.87
									10	白血病	2.18	10.16
65+	1	肺	25.46	245.73	1	肺	28.73	350.98	1	肺	20.32	147.31
	2	肝	16.98	163.88	2	肝	20.11	245.69	2	结直肠	12.63	91.59
	3	结直肠	12.20	117.74	3	结直肠	11.93	145.70	3	肝	12.05	87.39
	4	胃	8.54	82.44	4	胃	8.69	106.11	4	胃	8.32	60.30
	5	前列腺	2.45	48.97	5	食管	4.91	59.99	5	子宫颈	6.47	46.94
	6	子宫颈	2.51	46.94	6	前列腺	4.01	48.97	6	乳房	5.95	43.12
	7	乳房	2.31	43.12	7	鼻咽	3.07	37.55	7	鼻咽	3.68	26.71
	8	食管	4.37	42.20	8	膀胱	2.44	29.79	8	食管	3.53	25.57
	9	鼻咽	3.31	31.95	9	白血病	2.14	26.12	9	脑	3.00	21.75
	10	脑	2.25	21.69	10	脑	1.77	21.63	10	淋巴瘤	2.63	19.08

续表

年龄段（岁）	顺位	合计			男性				女性			
		部位	构成（%）	发病率（1/10⁵）	顺位	部位	构成（%）	发病率（1/10⁵）	顺位	部位	构成（%）	发病率（1/10⁵）
35～64	1	肝	17.44	85.19	1	肝	28.33	135.03	1	乳房	25.98	82.17
	2	乳房	12.22	82.17	2	肺	18.53	68.85	2	子宫颈	10.39	49.84
	3	肺	14.46	55.63	3	鼻咽	7.68	48.13	3	肺	9.88	40.65
	4	子宫颈	4.89	49.84	4	结直肠	10.88	36.38	4	肝	5.17	28.76
	5	鼻咽	5.38	36.05	5	胃	6.45	26.26	5	结直肠	8.85	27.89
	6	结直肠	9.93	32.40	6	食管	3.67	13.66	6	鼻咽	2.79	22.38
	7	胃	5.08	19.47	7	脑	2.13	9.07	7	子宫体	6.70	16.33
	8	子宫体	3.15	16.33	8	白血病	2.14	7.64	8	胃	3.54	11.78
	9	卵巢	2.03	9.30	9	口腔	2.74	6.88	9	甲状腺	7.45	10.49
	10	食管	2.17	9.13	10	淋巴瘤	2.63	6.40	10	卵巢	4.32	9.30

二、全部癌症死亡情况

1. 全部癌症死亡率

2017 年广西肿瘤登记地区共报告死亡例数 20709 例（男性 13827 例，女性 6882 例），其中城市地区 12247 例，占总死亡例数的 59.14%；农村地区 8462 例，占总死亡例数的 40.86%。死亡率为 147.96/10^5（男性 190.34/10^5，女性 102.23/10^5），中标率为 117.81/10^5，世标率为 116.26/10^5。0 ~ 74 岁累积率为 13.31%（表 3–2–1）。

城市地区死亡率为 141.02/10^5，中标率为 111.51/10^5，世标率为 110.60/10^5，0 ~ 74 岁累积率为 12.44%。农村地区死亡率为 159.31/10^5，中标率为 129.36/10^5，世标率为 126.67/10^5，0 ~ 74 岁累积率为 14.80%（表 3–2–1）。

表 3–2–1 2017 年广西肿瘤登记地区癌症死亡情况

地区	性别	死亡数	死亡率（1/10^5）	中标率（1/10^5）	世标率（1/10^5）	0 ~ 74 岁累积率（%）
广西	合计	20709	147.96	117.81	116.26	13.31
	男性	13827	190.34	158.36	156.53	17.95
	女性	6882	102.23	77.16	76.02	8.54
城市	合计	12247	141.02	111.51	110.60	12.44
	男性	8143	183.13	151.05	150.10	16.96
	女性	4104	96.83	72.67	71.90	7.88
农村	合计	8462	159.31	129.36	126.67	14.80
	男性	5684	201.72	171.14	167.82	19.59
	女性	2778	111.40	85.95	84.10	9.72

2. 全部癌症年龄别死亡率

2017 年广西肿瘤登记地区癌症年龄别死亡率在 25 岁之前的各年龄组均处于较低水平，25 岁之后随年龄的增长呈现逐步上升的走势，在 80 ~ 84 岁年龄组达到高峰，死亡率为 1116.88/10^5（图 3–2–1，表 3–2–2）。

男性和女性 25 岁之前的各年龄组死亡率均处于较低水平，25 ~ 29 岁年龄组与之前各年龄组相比有明显上升，之后随年龄的增长均呈现逐步上升的走势，在 85 岁及以上年龄组达到高峰，男性和女性死亡率分别为 1567.28/10^5 和 789.62/10^5。20 岁之前的各年龄组男女间年龄别死亡率差异不明显，20 岁之后的各年龄组男性均高于女性，且随年龄的增长差异明显扩大（图 3–2–1，表 3–2–2）。

城市地区和农村地区 25 岁之前的各年龄组死亡率均处于较低水平，25 岁之后随年龄的增长城市地区呈现逐步上升的走势，城市地区和农村地区分别在 80 ~ 84 岁年龄组和 85 岁及以上达到高峰，死亡率分别为 1258.12/10^5 和 965.53/10^5。25 岁之前城市地区和农村地区死亡率差异不明显，25 ~ 74

岁各年龄组死亡率农村地区均高于城市地区，70 岁之后城市地区死亡率高于农村地区 （图 3-2-2，表 3-2-2）。

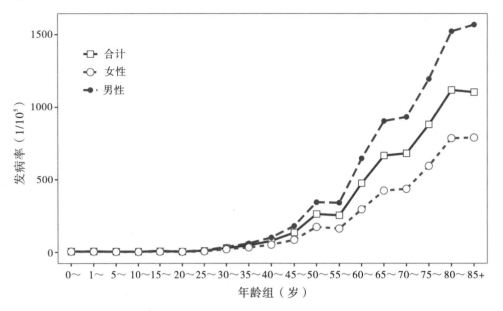

图 3-2-1　2017 年广西肿瘤登记地区癌症年龄别死亡率

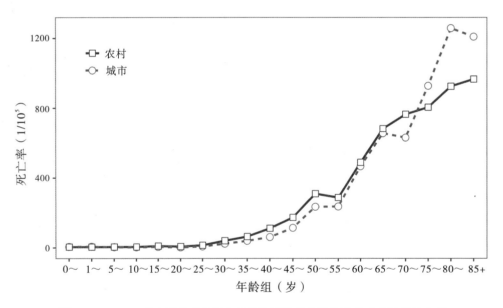

图 3-2-2　2017 年广西城市地区和农村地区肿瘤登记地区癌症年龄别死亡率

表 3-2-2　2017 年广西肿瘤登记地区癌症年龄别死亡率（1/10^5）

年龄段（岁）	广西			城市			农村		
	合计	男性	女性	合计	男性	女性	合计	男性	女性
0 ～	4.98	5.08	4.86	5.56	6.92	3.99	4.13	2.46	6.23
1 ～	5.34	6.00	4.57	6.45	6.02	6.95	3.90	5.96	1.34
5 ～	3.91	4.65	3.06	3.63	3.95	3.27	4.29	5.56	2.77
10 ～	3.44	4.21	2.52	2.87	3.56	2.07	4.29	5.15	3.22
15 ～	6.75	9.09	4.11	5.11	7.92	2.01	9.25	10.81	7.41

续表

年龄段（岁）	广西			城市			农村		
	合计	男性	女性	合计	男性	女性	合计	男性	女性
20 ～	3.85	4.64	3.06	2.49	2.74	2.24	6.32	8.05	4.57
25 ～	9.93	13.68	5.97	7.55	11.38	3.71	13.76	17.15	9.87
30 ～	29.44	37.57	20.52	23.36	32.22	14.04	39.89	46.26	32.36
35 ～	47.74	61.24	33.03	39.42	48.91	29.38	63.39	83.50	40.19
40 ～	78.21	101.92	52.42	61.00	81.67	39.35	110.64	138.16	78.49
45 ～	135.81	181.59	86.01	113.95	154.55	71.08	173.08	225.91	112.57
50 ～	262.42	344.15	174.32	234.47	309.49	156.33	309.36	399.88	206.04
55 ～	253.81	340.64	163.37	235.78	325.64	143.55	287.06	367.74	200.73
60 ～	475.02	646.27	295.02	466.60	648.10	278.18	488.59	643.36	322.65
65 ～	665.40	902.82	424.09	655.19	898.07	411.61	681.79	910.31	444.49
70 ～	680.93	931.43	435.98	630.42	857.57	411.94	764.26	1050.61	476.50
75 ～	879.40	1192.56	594.97	927.51	1236.10	650.04	804.19	1125.40	507.80
80 ～	1116.88	1521.40	785.25	1258.12	1675.06	915.37	924.37	1311.21	608.44
85+	1102.11	1567.28	789.62	1209.41	1699.94	876.68	965.53	1396.19	679.79
合计	147.96	190.34	102.23	141.02	183.13	96.83	159.31	201.72	111.40

3. 死亡率前 10 位的癌症

2017 年广西肿瘤登记地区癌症死亡率第一位是肝癌，之后依次分别为肺癌、结直肠癌、胃癌、乳腺癌、子宫颈癌、鼻咽癌、食管癌、白血病、脑瘤。男性死亡率第一位是肝癌，之后依次分别为肺癌、胃癌、结直肠癌、鼻咽癌、食管癌、白血病、脑瘤、淋巴瘤、前列腺癌。女性死亡率第一位是肺癌，之后依次分别为肝癌、乳腺癌、结直肠癌、胃癌、子宫颈癌、白血病、鼻咽癌、子宫体癌、脑瘤（表 3-2-3，图 3-2-3）。

城市肿瘤登记地区癌症死亡率第一位是肺癌，之后依次分别为肝癌、结直肠癌、乳腺癌、胃癌、子宫颈癌、鼻咽癌、前列腺癌、食管癌、白血病。城市地区男性死亡率第一位是肝癌，之后依次分别为肺癌、结直肠癌、胃癌、鼻咽癌、食管癌、白血病、淋巴瘤、前列腺癌、脑瘤；女性死亡率第一位是肺癌，之后依次分别为肝癌、结直肠癌、乳腺癌、胃癌、子宫颈癌、卵巢癌、白血病、淋巴瘤、子宫体癌（表 3-2-4，图 3-2-3）。

农村肿瘤登记地区癌症死亡率第一位是肝癌，之后依次分别为肺癌、胃癌、结直肠癌、乳腺癌、子宫颈癌、鼻咽癌、食管癌、脑瘤、白血病。农村地区男性死亡率第一位是肝癌，之后依次分别为肺癌、胃癌、结直肠癌、鼻咽癌、食管癌、脑瘤、白血病、口腔癌、淋巴瘤；女性死亡率第一位是肺癌，之后依次分别为肝癌、乳腺癌、胃癌、结直肠癌、子宫颈癌、鼻咽癌、白血病、脑瘤、子宫体癌（表 3-2-5，图 3-2-3）。

表3-2-3 2017年广西肿瘤登记地区恶性肿瘤死亡率前10位

顺位	合计					男性					女性				
	部位	构成(%)	死亡率(1/10⁵)	中标率(1/10⁵)	世标率(1/10⁵)	部位	构成(%)	死亡率(1/10⁵)	中标率(1/10⁵)	世标率(1/10⁵)	部位	构成(%)	死亡率(1/10⁵)	中标率(1/10⁵)	世标率(1/10⁵)
1	肝	24.14	35.72	29.86	28.83	肝	29.02	55.24	47.61	45.7609	肺	19.69	20.13	14.57	14.5733
2	肺	23.56	34.86	26.93	27.06	肺	25.49	48.51	39.51	39.7644	肝	14.34	14.66	11.34	11.2381
3	结直肠	8.62	12.75	9.61	9.52	胃	8.10	15.42	12.50	12.3415	乳房	10.77	11.01	8.98	8.66496
4	胃	7.71	11.40	8.74	8.59	结直肠	7.90	15.03	12.10	12.0724	结直肠	10.07	10.29	7.23	7.07227
5	乳房	3.66	11.01	8.98	8.66	鼻咽	4.58	8.71	7.37	7.20135	胃	6.92	7.07	5.03	4.88959
6	子宫颈	2.02	6.21	5.04	4.83	食管	3.67	6.98	5.72	5.78693	子宫颈	6.07	6.21	5.04	4.83129
7	鼻咽	4.10	6.07	5.02	4.90	白血病	2.51	4.78	4.35	4.42687	白血病	3.18	3.25	2.76	2.72648
8	食管	3.06	4.52	3.50	3.53	脑	2.34	4.45	3.87	3.92688	鼻咽	3.15	3.22	2.59	2.52272
9	白血病	2.73	4.04	3.57	3.60	淋巴瘤	2.05	3.90	3.28	3.22838	子宫体	2.96	3.03	2.39	2.41387
10	脑	2.54	3.75	3.13	3.16	前列腺	1.91	3.63	2.66	2.65756	脑	2.94	3.00	2.35	2.35654

表3-2-4 2017年广西城市肿瘤登记地区恶性肿瘤死亡率前10位

顺位	合计					男性					女性				
	部位	构成(%)	死亡率(1/10⁵)	中标率(1/10⁵)	世标率(1/10⁵)	部位	构成(%)	死亡率(1/10⁵)	中标率(1/10⁵)	世标率(1/10⁵)	部位	构成(%)	死亡率(1/10⁵)	中标率(1/10⁵)	世标率(1/10⁵)
1	肺	23.77	33.52	25.94	33.5187	肝	27.53	50.42	42.79	50.4213	肺	19.25	18.64	13.57	18.6402
2	肝	22.65	31.94	26.36	31.9413	肺	26.05	47.70	38.74	47.7001	肝	12.96	12.55	9.69	12.5526
3	结直肠	9.90	13.96	10.52	13.9556	结直肠	8.95	16.39	13.21	16.3948	结直肠	11.77	11.40	7.96	11.3965
4	乳房	3.97	11.21	9.00	11.2077	胃	7.68	14.06	11.38	14.0559	乳房	11.57	11.21	9.00	11.2077
5	胃	7.19	10.13	7.81	10.1328	鼻咽	4.06	7.44	6.21	7.444	胃	6.21	6.02	4.35	6.01676
6	子宫颈	1.80	5.19	4.13	5.19093	食管	3.67	6.72	5.50	6.72434	子宫颈	5.36	5.19	4.13	5.19093
7	鼻咽	3.51	4.95	4.03	4.95124	白血病	2.58	4.72	4.28	4.72278	卵巢	3.34	3.23	2.52	3.23253
8	前列腺	1.56	4.30	3.19	4.29548	淋巴瘤	2.42	4.43	3.69	4.43042	白血病	3.19	3.09	2.56	3.09096
9	食管	2.86	4.03	3.17	4.03008	前列腺	2.35	4.30	3.19	4.29548	淋巴瘤	3.12	3.02	2.30	3.02018
10	白血病	2.78	3.93	3.43	3.92645	脑	2.14	3.91	3.38	3.91316	子宫体	2.95	2.86	2.20	2.85501

表3-2-5 2017年广西农村肿瘤登记地区恶性肿瘤死亡率前10位

顺位	合计					男性					女性				
	部位	构成(%)	死亡率(1/10⁵)	中标率(1/10⁵)	世标率(1/10⁵)	部位	构成(%)	死亡率(1/10⁵)	中标率(1/10⁵)	世标率(1/10⁵)	部位	构成(%)	死亡率(1/10⁵)	中标率(1/10⁵)	世标率(1/10⁵)
1	肝	26.31	41.91	35.93	41.909	肝	31.16	62.85	55.74	62.851	肺	20.34	22.66	16.40	22.657
2	肺	23.26	37.05	28.71	37.052	肺	24.68	49.79	40.89	49.791	肝	16.38	18.25	14.26	18.246
3	胃	8.46	13.48	10.31	13.48	胃	8.71	17.57	14.35	17.567	乳房	9.58	10.67	9.14	10.667
4	结直肠	6.77	10.79	8.30	10.788	结直肠	6.39	12.88	10.48	12.882	胃	7.96	8.86	6.19	8.8623
5	乳房	3.21	10.67	9.14	10.667	鼻咽	5.31	10.72	9.24	10.718	结直肠	7.56	8.42	6.18	8.4212
6	子宫颈	2.34	7.94	6.71	7.94	食管	3.66	7.38	6.02	7.3817	子宫颈	7.13	7.94	6.71	7.94
7	鼻咽	4.96	7.91	6.68	7.9074	脑	2.62	5.29	4.65	5.2878	鼻咽	4.25	4.73	3.95	4.7319
8	食管	3.34	5.33	4.00	5.3281	白血病	2.41	4.86	4.52	4.862	白血病	3.17	3.53	3.16	3.5289
9	脑	2.80	4.46	3.71	4.462	口腔	1.74	3.51	3.06	3.5134	脑	3.17	3.53	2.65	3.5289
10	白血病	2.66	4.24	3.87	4.2361	淋巴瘤	1.51	3.05	2.64	3.052	子宫体	2.99	3.33	2.76	3.3284

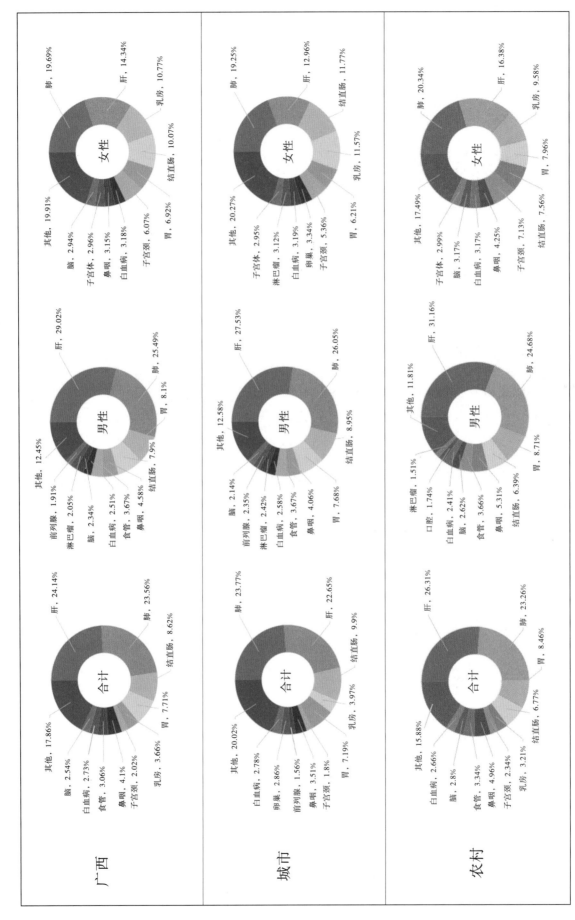

图 3-2-3 2017 年广西肿瘤登记地区前 10 位癌症死亡构成

4. 各主要年龄段肿瘤别死亡顺位

2017 年广西肿瘤登记地区不同年龄段各种主要癌症死亡顺位有明显的不同，0～14 岁年龄段（儿童少年时期）癌症死亡率前 3 位分别为白血病、脑瘤、肝癌；15～44 岁年龄段（中青年时期）癌症死亡率前 3 位分别为肝癌、乳腺癌、肺癌；45～64 岁年龄段（壮年时期）癌症死亡率前 3 位分别为肝癌、肺癌、乳腺癌；65 岁及以上年龄段（老年时期）癌症死亡率前 3 位分别为肺癌、肝癌、结直肠癌；35～64 岁年龄段（癌症易发阶段）癌症死亡率前 3 位分别为肝癌、肺癌、乳腺癌（表 3-2-6）。

男性 0～14 岁年龄段（儿童少年时期）癌症死亡率前 3 位分别为白血病、脑瘤、肝癌；15～44 岁年龄段（中青年时期）癌症死亡率前 3 位分别为肝癌、肺癌、鼻咽癌；45～64 岁年龄段（壮年时期）癌症死亡率前 3 位分别为肝癌、肺癌、胃癌；65 岁及以上年龄段（老年时期）癌症死亡率前 3 位分别为肺癌、肝癌、结直肠癌；35～64 岁年龄段（癌症易发阶段）癌症死亡率前 3 位分别为肝癌、肺癌、胃癌（表 3-2-6）。

女性 0～14 岁年龄段（儿童少年时期）癌症死亡率前 3 位分别为白血病、脑瘤、肝癌；15～44 岁年龄段（中青年时期）癌症死亡率前 3 位分别为乳腺癌、肝癌、子宫颈癌；45～64 岁年龄段（壮年时期）癌症死亡率前 3 位分别为肺癌、乳腺癌、肝癌；65 岁及以上年龄段（老年时期）癌症死亡率前 3 位分别为肺癌、肝癌、结直肠癌；35～64 岁年龄段（癌症易发阶段）癌症死亡率前 3 位分别为乳腺癌、肺癌、肝癌（表 3-2-6）。

城市地区 0～14 岁年龄段（儿童少年时期）癌症死亡率前 3 位分别为白血病、脑瘤、肝癌；15～44 岁年龄段（中青年时期）癌症死亡率前 3 位分别为肝癌、乳腺癌、肺癌；45～64 岁年龄段（壮年时期）癌症死亡率前 3 位分别为肝癌、肺癌、乳腺癌；65 岁及以上年龄段（老年时期）癌症死亡率前 3 位分别为肺癌、肝癌、结直肠癌；35～64 岁年龄段（癌症易发阶段）癌症死亡率前 3 位分别为肝癌、肺癌、乳腺癌（表 3-2-7）。

农村地区 0～14 岁年龄段（儿童少年时期）癌症死亡率前 3 位分别为白血病、脑瘤、肝癌；15～44 岁年龄段（中青年时期）癌症死亡率前 3 位分别为肝癌、乳腺癌、肺癌；45～64 岁年龄段（壮年时期）癌症死亡率前 3 位分别为肝癌、肺癌、乳腺癌；65 岁及以上年龄段（老年时期）癌症死亡率前 3 位分别为肺癌、肝癌、胃癌；35～64 岁年龄段（癌症易发阶段）癌症死亡率前 3 位分别为肝癌、肺癌、乳腺癌（表 3-2-8）。

表 3-2-6　2017年广西肿瘤登记地区不同年龄段各种主要恶性肿瘤死亡顺位

年龄段（岁）	顺位	合计 部位	合计 构成（%）	合计 死亡率（1/10⁵）	顺位	男性 部位	男性 构成（%）	男性 死亡率（1/10⁵）	顺位	女性 部位	女性 构成（%）	女性 死亡率（1/10⁵）
0～14	1	白血病	48.28	2.04	1	白血病	57.53	2.83	1	白血病	32.56	1.12
	2	脑	23.28	0.99	2	脑	21.92	1.08	2	脑	25.58	0.88
	3	肝	8.62	0.37	3	肝	6.85	0.34	3	肝	11.63	0.40
	4	胃	5.17	0.22	4	胃	4.11	0.20	4	胃	6.98	0.24
	5	淋巴瘤	1.72	0.07	5	其他胸腔器官	1.37	0.07	5	鼻咽	2.33	0.08
	6	鼻咽	0.86	0.04	5	肾及泌尿系统不明	1.37	0.07	5	结直肠	2.33	0.08
	6	结直肠	0.86	0.04	5	淋巴瘤	1.37	0.07	5	膀胱	2.33	0.08
	6	其他胸腔器官	0.86	0.04					5	甲状腺	2.33	0.08
	6	肾及泌尿系统不明	0.86	0.04					5	淋巴瘤	2.33	0.08
	6	膀胱	0.86	0.04								
	6	甲状腺	0.86	0.04								
15～44	1	肝	40.80	11.93	1	肝	52.81	20.13	1	乳房	19.06	3.75
	2	乳房	6.18	3.75	2	肺	7.73	2.94	2	肝	15.78	3.11
	3	肺	8.26	2.41	3	鼻咽	7.65	2.92	3	子宫颈	9.53	1.88
	4	鼻咽	6.79	1.99	4	白血病	5.55	2.12	4	肺	9.38	1.84
	5	子宫颈	3.09	1.88	5	胃	4.35	1.66	5	白血病	7.03	1.38
	6	白血病	6.03	1.76	6	脑	4.13	1.57	6	结直肠	5.94	1.17
	7	结直肠	4.56	1.33	7	结直肠	3.90	1.49	7	鼻咽	5.00	0.98
	8	胃	4.46	1.30	8	淋巴瘤	1.73	0.66	8	胃	4.69	0.92
	9	脑	4.16	1.21	9	肺	1.43	0.54	9	脑	4.22	0.83
	10	卵巢	1.06	0.65	9	食管	1.43	0.54	10	卵巢	3.28	0.65
					10	胃	1.35	0.51				

续表

年龄段（岁）	顺位	合计			男性				女性		
		部位	构成（%）	死亡率（1/10⁵）	顺位	部位	构成（%）	死亡率（1/10⁵）	部位	构成（%）	死亡率（1/10⁵）
45～64	1	肝	29.33	75.16	1	肝	36.04	123.38	肺	17.61	28.93
	2	肺	21.49	55.07	2	肺	23.24	79.54	乳房	16.32	26.81
	3	乳房	5.06	26.81	3	胃	7.14	24.45	肝	14.40	23.66
	4	胃	6.53	16.73	4	鼻咽	5.82	19.93	子宫颈	8.57	14.08
	5	结直肠	6.36	16.29	5	结直肠	5.70	19.51	结直肠	7.83	12.86
	6	子宫颈	2.66	14.08	6	食管	3.98	13.61	胃	5.17	8.49
	7	鼻咽	5.25	13.46	7	脑	2.22	7.59	子宫体	4.19	6.88
	8	食管	2.97	7.62	8	肺	2.08	7.11	鼻咽	3.99	6.56
	9	子宫体	1.30	6.88	9	白血病	1.99	6.80	卵巢	3.41	5.59
	10	脑	2.33	5.97	10	淋巴瘤	1.93	6.62	白血病	2.78	4.57
65+	1	肺	28.37	228.21	1.00	肺	31.18	338.47	肺	23.19	126.11
	2	肝	17.03	137.00	2.00	肝	18.63	202.28	肝	14.08	76.56
	3	结直肠	11.27	90.66	3.00	结直肠	10.63	115.40	结直肠	12.46	67.75
	4	胃	9.34	75.16	4.00	胃	9.74	105.73	胃	8.62	46.86
	5	前列腺	2.21	36.91	5.00	食管	3.89	42.23	乳房	5.54	30.15
	6	乳房	1.95	30.15	6.00	前列腺	3.40	36.91	子宫颈	3.79	20.60
	7	食管	3.55	28.52	7.00	鼻咽	2.97	32.24	食管	2.91	15.82
	8	鼻咽	2.72	21.85	8.00	淋巴瘤	2.21	24.02	胰腺	2.74	14.92
	9	子宫颈	1.33	20.60	9.00	膀胱	2.02	21.92	脑	2.69	14.63
	10	淋巴瘤	2.34	18.83	10.00	脑	1.87	20.31	淋巴瘤	2.58	14.03
35～64	1	肝	31.28	55.16	1	肝	38.81	90.81	乳房	17.22	19.70
	2	肺	19.67	34.70	2	肺	21.17	49.54	肺	16.36	18.71

续表

年龄段(岁)	合计				男性				女性			
	顺位	部位	构成(%)	死亡率(1/10⁵)	顺位	部位	构成(%)	死亡率(1/10⁵)	顺位	部位	构成(%)	死亡率(1/10⁵)
	3	乳房	5.38	19.70	3	胃	6.78	15.87	3	肝	14.67	16.78
	4	胃	6.29	11.09	4	鼻咽	6.32	14.78	4	子宫颈	8.94	10.23
	5	结直肠	6.07	10.71	5	结直肠	5.40	12.63	5	结直肠	7.55	8.64
35~64	6	子宫颈	2.79	10.23	6	食管	3.68	8.62	6	胃	5.20	5.95
	7	鼻咽	5.63	9.92	7	脑	2.27	5.31	7	鼻咽	4.11	4.70
	8	食管	2.74	4.83	8	白血病	2.11	4.93	8	子宫体	4.01	4.58
	9	子宫体	1.25	4.58	9	肺	2.02	4.71	9	卵巢	3.41	3.90
	10	白血病	2.40	4.23	10	淋巴瘤	1.86	4.36	10	白血病	3.05	3.49

表 3-2-7　2017 年广西城市肿瘤登记地区不同年龄段各种主要恶性肿瘤死亡顺位

年龄段(岁)	合计				男性				女性			
	顺位	部位	构成(%)	死亡率(1/10⁵)	顺位	部位	构成(%)	死亡率(1/10⁵)	顺位	部位	构成(%)	死亡率(1/10⁵)
	1	白血病	57.35	2.46	1	白血病	71.79	3.29	1	白血病	37.93	1.49
	2	脑	22.06	0.94	2	脑	20.51	0.94	2	脑	24.14	0.95
0~14	3	肝	8.82	0.38	3	胃	5.13	0.24	3	肝	17.24	0.68
	4	胃	7.35	0.31	4	肝	2.56	0.12	4	胃	10.34	0.41
	5	膀胱	1.47	0.06					5	膀胱	3.45	0.14
	5	淋巴瘤	1.47	0.06					5	淋巴瘤	3.45	0.14
	1	肝	41.55	9.76	1	肝	53.51	16.75	1	乳房	20.81	3.19
15~44	2	乳房	6.66	3.19	2	肺	8.04	2.52	2	肝	16.15	2.48
	3	肺	8.45	1.98	3	鼻咽	7.89	2.47	3	肺	9.32	1.43
	4	鼻咽	6.36	1.49	4	白血病	5.41	1.69	4	子宫颈	8.39	1.29

续表

年龄段（岁）	合计				男性				女性			
	顺位	部位	构成（%）	死亡率（1/10^5）	顺位	部位	构成（%）	死亡率（1/10^5）	顺位	部位	构成（%）	死亡率（1/10^5）
15～44	5	子宫颈	2.68	1.29	5	结直肠	4.24	1.33	5	结直肠	6.83	1.05
	6	白血病	5.47	1.28	6	脑	3.95	1.24	6	脑	5.59	0.86
	7	结直肠	5.07	1.19	6	胃	3.51	1.10	6	白血病	5.59	0.86
	8	脑	4.47	1.05	7	淋巴瘤	2.19	0.69	7	卵巢	4.97	0.76
	9	胃	3.78	0.89	8	食管	1.75	0.55	8	胃	4.35	0.67
	10	卵巢	1.59	0.76	9	肾	1.75	0.55	9	鼻咽	3.11	0.48
					10	肺	0.73	0.23	10	子宫体	2.80	0.43
									10	淋巴瘤	2.80	0.43
45～64	1	肝	27.57	64.87	1	肝	34.3769	110.235	1	肺	17.6632	25.8518
	2	肺	22.15	52.12	2	肺	24.11	77.32	2	乳房	17.46	25.55
	3	乳房	5.32	25.55	3	胃	6.98	22.39	3	肝	12.03	17.60
	4	结直肠	7.24	17.04	4	结直肠	6.38	20.46	4	结直肠	9.21	13.48
	5	胃	6.41	15.07	5	鼻咽	5.33	17.09	5	子宫颈	7.90	11.57
	6	子宫颈	2.41	11.57	6	食管	4.43	14.19	6	胃	5.09	7.44
	7	鼻咽	4.86	11.43	7	淋巴瘤	2.35	7.53	7	卵巢	4.40	6.44
	8	食管	3.22	7.59	8	肺	2.14	6.85	8	子宫体	3.92	5.73
	8	卵巢	1.34	6.44	8	脑	2.14	6.85	9	鼻咽	3.78	5.53
	9	淋巴瘤	2.45	5.76	9	白血病	1.90	6.08	10	脑	2.75	4.02
	10				10	胰腺	1.51	4.83				
65+	1	肺	27.64	225.67	1	肺	30.87	336.97	1	肺	21.89	123.28
	2	肝	16.15	131.86	2	肝	17.89	195.25	2	结直肠	14.23	80.14
	3	结直肠	12.74	104.03	3	结直肠	11.91	129.99	3	肝	13.05	73.52

续表

年龄段（岁）	合计				男性				女性			
	顺位	部位	构成(%)	死亡率(1/10⁵)	顺位	部位	构成(%)	死亡率(1/10⁵)	顺位	部位	构成(%)	死亡率(1/10⁵)
65+	4	胃	8.38	68.42	4	胃	9.00	98.29	4	胃	7.27	40.93
	5	前列腺	2.69	45.82	5	前列腺	4.20	45.82	5	乳房	6.70	37.74
	6	乳房	2.41	37.74	6	食管	3.42	37.29	6	胰腺	3.52	19.85
	7	食管	2.88	23.49	7	淋巴瘤	2.54	27.70	7	淋巴瘤	3.44	19.36
	8	淋巴瘤	2.86	23.36	8	鼻咽	2.44	26.64	8	子宫颈	3.39	19.12
	9	胰腺	2.55	20.81	9	膀胱	2.07	22.64	9	白血病	2.74	15.44
	10	子宫颈	1.22	19.12	10	胰腺	2.00	21.84	10	卵巢	2.48	13.97
35~64	1	肝	29.61	46.58	1	肝	37.09	78.88	1	乳房	18.38	18.25
	2	肺	20.45	32.17	2	肺	22.26	47.35	2	肺	16.38	16.27
	3	乳房	5.67	18.25	3	胃	6.57	13.98	3	肝	12.86	12.77
	4	结直肠	6.96	10.94	4	结直肠	6.08	12.92	4	结直肠	8.93	8.86
	5	胃	6.12	9.63	5	鼻咽	5.87	12.48	5	子宫颈	8.10	8.05
	6	鼻咽	5.20	8.18	6	食管	4.16	8.86	6	胃	5.11	5.07
	7	子宫颈	2.50	8.05	7	淋巴瘤	2.28	4.85	7	卵巢	4.46	4.43
	8	食管	3.01	4.73	8	脑	2.15	4.57	8	子宫体	3.76	3.73
	9	卵巢	1.38	4.43	9	白血病	2.02	4.29	9	鼻咽	3.70	3.67
	10	脑	2.39	3.76	10	肺	1.96	4.18	10	脑	2.94	2.92

表 3-2-8　2017 年广西农村肿瘤登记地区不同年龄段各种主要恶性肿瘤死亡顺位

年龄段（岁）	顺位	合计 部位	合计 构成（%）	合计 死亡率（1/10⁵）	男性 顺位	男性 部位	男性 构成（%）	男性 死亡率（1/10⁵）	女性 顺位	女性 部位	女性 构成（%）	女性 死亡率（1/10⁵）
0～14	1	白血病	35.42	1.48	1	白血病	41.18	2.20	1	脑	28.57	0.77
	2	脑	25.00	1.04	2	脑	23.53	1.26	2	白血病	21.43	0.58
	3	肝	8.33	0.35	3	肝	11.76	0.63	3	鼻咽	7.14	0.19
	4	鼻咽	2.08	0.09	4	其他胸腔器官	2.94	0.16	3	结直肠	7.14	0.19
	4	结直肠	2.08	0.09	4	胃	2.94	0.16	3	甲状腺	7.14	0.19
	4	其他胸腔器官	2.08	0.09	4	肾及泌尿系统不明	2.94	0.16				
	4	肾及泌尿系统不明	2.08	0.09	4	淋巴瘤	2.94	0.16				
	4	胃	2.08	0.09								
	4	甲状腺	2.08	0.09								
	4	淋巴瘤	2.08	0.09								
15～44	1	肝	40.02	15.69	1	肝	52.08	25.74	1	乳房	17.30	4.77
	2	乳房	5.69	4.77	2	鼻咽	7.40	3.66	2	肝	15.41	4.25
	3	肺	8.07	3.16	2	肺	7.40	3.66	3	子宫颈	10.69	2.95
	4	子宫颈	3.52	2.95	3	白血病	5.70	2.82	4	肺	9.43	2.60
	5	鼻咽	7.24	2.84	4	胃	5.24	2.59	5	白血病	8.49	2.34
	6	白血病	6.62	2.59	5	脑	4.31	2.13	6	鼻咽	6.92	1.91
	7	胃	5.17	2.03	6	结直肠	3.54	1.75	7	胃	5.03	1.39
	8	结直肠	4.03	1.58	7	肺	2.16	1.07	7	结直肠	5.03	1.39
	9	脑	3.83	1.50	8	淋巴瘤	1.23	0.61	8	脑	2.83	0.78
	10	肺	2.17	0.85	9	食管	1.08	0.53	9	子宫体	2.52	0.69
					10	骨	0.92	0.46	10	肺	2.20	0.61

续表

年龄段(岁)	合计 顺位	部位	构成(%)	死亡率(1/10⁵)	男性 顺位	部位	构成(%)	死亡率(1/10⁵)	女性 顺位	部位	构成(%)	死亡率(1/10⁵)
45~64	1	肝	31.76	92.76	1	肝	38.38	145.18	1	肝	17.55	34.40
	2	肺	20.59	60.12	2	肺	22.01	83.23	1	肺	17.55	34.40
	3	乳房	4.71	29.05	3	胃	7.36	27.85	2	乳房	14.82	29.05
	4	胃	6.70	19.56	4	鼻咽	6.52	24.65	3	子宫颈	9.45	18.53
	5	子宫颈	3.00	18.53	5	结直肠	4.74	17.93	4	结直肠	6.00	11.76
	6	鼻咽	5.80	16.95	6	食管	3.34	12.64	5	胃	5.27	10.34
	7	结直肠	5.14	15.01	7	脑	2.33	8.80	6	子宫体	4.55	8.91
	8	子宫体	1.44	8.91	8	白血病	2.12	8.00	7	鼻咽	4.27	8.38
	9	食管	2.63	7.67	9	肺	1.99	7.52	8	白血病	2.91	5.70
	10	白血病	2.37	6.91	10	淋巴瘤	1.35	5.12	9	脑	2.36	4.63
									10	卵巢	2.09	4.10
65+	1	肺	29.54	232.12	1	肺	31.65	340.78	1	肺	25.41	130.52
	2	肝	18.45	144.95	2	肝	19.79	213.04	2	肝	15.82	81.29
	3	胃	10.89	85.59	3	胃	10.88	117.13	3	胃	10.92	56.10
	4	结直肠	8.91	70.01	4	结直肠	8.64	93.05	4	结直肠	9.44	48.47
	5	食管	4.62	36.29	5	食管	4.62	49.79	5	食管	4.61	23.66
	6	鼻咽	3.71	29.19	6	鼻咽	3.79	40.81	6	子宫颈	4.46	22.90
	7	前列腺	1.43	23.26	7	脑	2.20	23.67	7	脑	3.64	18.70
	8	子宫颈	1.51	22.90	8	前列腺	2.16	23.26	8	鼻咽	3.57	18.32
	9	脑	2.69	21.10	9	膀胱	1.93	20.81	8	乳房	3.57	18.32
	10	乳房	1.20	18.32	10	淋巴瘤	1.71	18.37	9	白血病	1.93	9.92
									10	子宫体	1.86	9.54

续表

年龄段（岁）	合计				男性				女性			
	顺位	部位	构成（%）	死亡率（1/10^5）	顺位	部位	构成（%）	死亡率（1/10^5）	顺位	部位	构成（%）	死亡率（1/10^5）
35～64	1	肝	33.49	70.43	1	肝	41.14	111.26	1	肝	17.02	24.22
	2	肺	18.64	39.20	2	肺	19.70	53.29	2	肺	16.34	23.24
	3	乳房	4.99	22.38	3	胃	7.06	19.10	3	乳房	15.73	22.38
	4	子宫颈	3.18	14.27	4	鼻咽	6.92	18.72	4	子宫颈	10.03	14.27
	5	胃	6.51	13.69	5	结直肠	4.48	12.13	5	结直肠	5.78	8.22
	6	鼻咽	6.20	13.03	6	食管	3.04	8.21	6	胃	5.32	7.57
	7	结直肠	4.89	10.29	7	脑	2.44	6.59	7	鼻咽	4.64	6.60
	8	子宫体	1.37	6.16	8	白血病	2.22	6.02	8	子宫体	4.33	6.16
	9	白血病	2.56	5.38	9	肺	2.08	5.63	9	白血病	3.27	4.65
	10	食管	2.39	5.02	10	淋巴瘤	1.31	3.53	10	脑	2.28	3.24

（余家华、周子寒）

第四章　各部位癌症的发病与死亡情况

一、口腔和咽（除鼻咽）

1. 发病情况

2017 年广西肿瘤登记地区口腔和咽癌新发病例数为 513 例，占全部癌症新发病例的 1.50%，发病顺位［癌症分类（大类）］为第 16 位，发病率、中标率、世标率和 0～74 岁累积率分别为 3.67/10⁵、3.02/10⁵、3.03/10⁵ 和 0.35%。男性和女性中标发病率比为 2.59，城市地区和农村地区中标发病率比为 1.24（表 4-1-1）。口腔和咽癌包括了唇、舌、口、唾液腺、扁桃体、其他口咽、下咽及咽，部位不明部位的肿瘤，其中口是最常见的发病部位，占 34.60%，其次为舌（34.31%）、下咽（24.34%）、唾液腺（21.40%）（表 4-1-2）。

表 4-1-1　2017 年广西肿瘤登记地区口腔和咽癌发病情况

地区	性别	病例数	构成（%）	发病率（1/10⁵）	中标率（1/10⁵）	世标率（1/10⁵）	0～74 岁累积率（%）	顺位
广西	合计	513	1.50	3.67	3.02	3.03	0.35	16
	男性	370	1.92	5.09	4.32	4.34	0.50	12
	女性	143	0.97	2.12	1.67	1.68	0.19	16
城市	合计	347	1.66	4.00	3.26	3.26	0.38	16
	男性	257	2.20	5.78	4.83	4.86	0.57	11
	女性	90	0.98	2.12	1.68	1.66	0.19	16
农村	合计	166	1.25	3.13	2.63	2.63	0.29	16
	男性	113	1.48	4.01	3.50	3.50	0.37	12
	女性	53	0.95	2.13	1.69	1.72	0.19	17

30 岁之前各年龄组口腔和咽癌发病率均处于极低水平，之后随年龄的增长呈现波动上升的走势，在 85 岁及以上年龄组达到高峰，发病率为 18.63/10⁵，之后波动下降（图 4-1-1）。

男性 30 岁之前和女性 35 岁之前各年龄组发病率均处于极低水平，之后随年龄的增长均呈现波动上升的走势，男性在 85 岁及以上年龄组达到高峰，发病率为 32.46/10⁵，女性在 75～79 岁年龄组达到高峰，发病率为 14.73/10⁵，35 岁之后各年龄组男性发病率均明显高于女性（图 4-1-1）。

城市地区和农村地区 30 岁之前各年龄组发病率均处于极低水平，之后随年龄的增长均呈现波动上升的走势。城市地区在 80～84 岁年龄组达到高峰，发病率为 19.66/10⁵；农村地区在 85 岁及以上年龄组达到高峰，发病率为 19.06/10⁵，50～84 岁各年龄组农村地区发病率均低于城市地区（图 4-1-2）。

口腔和咽癌在 65 岁及以上年龄段高发，发病率为 13.87/10⁵，男性发病率高于女性，城市地区发病率高于农村地区（图 4-1-3）。

表 4-1-2　2017 年广西肿瘤登记地区口腔和咽各细分部位癌症发病率及其在全部癌症发病中的占比

		唇	舌	口	唾液腺	扁桃体	其他口咽	下咽	咽，部位不明
合计	病例数	18	117	118	73	42	38	83	24
	构成（%）	5.28	34.31	34.60	21.40	12.31	11.14	24.34	7.04
	发病率（1/10⁵）	0.13	0.84	0.84	0.52	0.30	0.27	0.59	0.17
	中标率（1/10⁵）	0.10	0.69	0.69	0.45	0.25	0.22	0.48	0.14
男性	病例数	7	80	70	45	36	33	79	20
	构成（%）	3.62	41.43	36.25	23.30	18.64	17.09	40.91	10.36
	发病率（1/10⁵）	0.10	1.10	0.96	0.62	0.50	0.45	1.09	0.28
	中标率（1/10⁵）	0.08	0.93	0.82	0.54	0.43	0.38	0.90	0.24
女性	病例数	11	37	48	28	6	5	4	4
	构成（%）	0.07	0.25	0.32	0.19	0.04	0.03	0.03	0.03
	发病率（1/10⁵）	0.16	0.55	0.71	0.42	0.09	0.07	0.06	0.06
	中标率（1/10⁵）	0.12	0.44	0.56	0.35	0.06	0.06	0.04	0.04
城市	病例数	8	82	82	46	29	29	56	15
	构成（%）	3.83	39.29	39.29	22.04	13.90	13.90	26.84	7.19
	发病率（1/10⁵）	0.09	0.94	0.94	0.53	0.33	0.33	0.64	0.17
	中标率（1/10⁵）	0.06	0.78	0.76	0.45	0.27	0.27	0.52	0.14
农村	病例数	10	35	36	27	13	9	27	9
	构成（%）	7.55	26.44	27.20	20.40	9.82	6.80	20.40	6.80
	发病率（1/10⁵）	0.19	0.66	0.68	0.51	0.24	0.17	0.51	0.17
	中标率（1/10⁵）	0.16	0.54	0.58	0.46	0.20	0.14	0.41	0.14

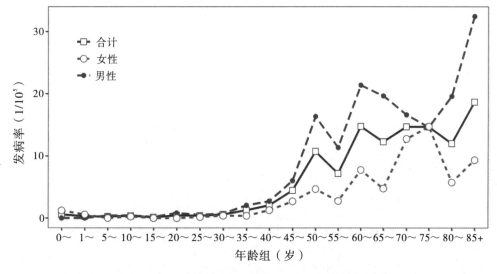

图 4-1-1　2017 年广西肿瘤登记地区口腔和咽癌年龄别发病率

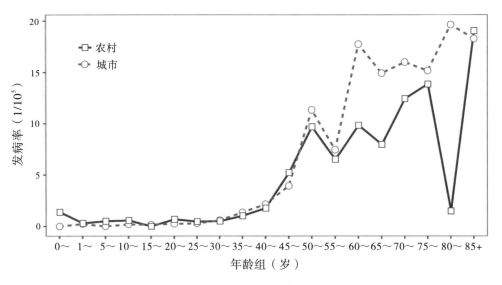

图 4-1-2 2017 年广西城市地区和农村地区肿瘤登记地区口腔和咽癌年龄别发病率

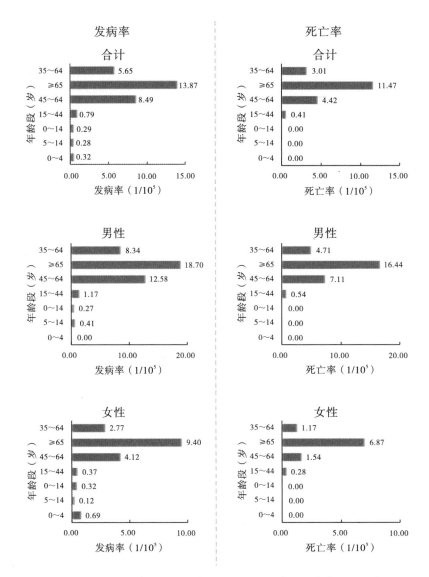

图 4-1-3 2017 年广西不同年龄段口腔和咽癌的发病率和死亡率

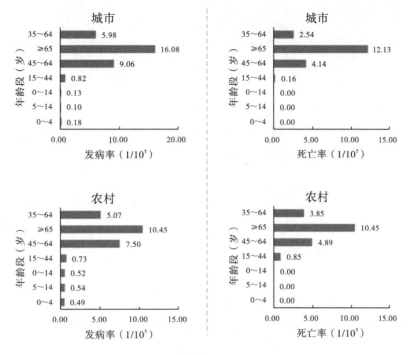

续图 4-1-3

2. 死亡情况

2017 年广西肿瘤登记地区口腔和咽癌的死亡病例数为 318 例，占全部癌症死亡病例的 1.54%，死亡顺位为第 16 位，死亡率、中标率、世标率和 0～74 岁累积率分别为 2.27/10⁵、1.81/10⁵、1.82/10⁵和 0.22%。男性和女性中标死亡率比为 3.14，城市地区和农村地区中标死亡率比为 0.80（表 4-1-3）。在口腔和咽癌的细分部位肿瘤中，舌癌死亡所占比例最高（33.65%），其次为口（17.30%）、下咽（16.04%）、其他口咽（9.43%）部位癌症（表 4-1-4）。

表 4-1-3　2017 年广西肿瘤登记地区口腔和咽癌死亡情况

地区	性别	死亡数	构成（%）	死亡率 （1/10⁵）	中标率 （1/10⁵）	世标率 （1/10⁵）	0～74 岁 累积率（%）	顺位
广西	合计	318	1.54	2.27	1.81	1.82	0.22	16
	男性	239	1.73	3.29	2.73	2.76	0.33	11
	女性	79	1.15	1.17	0.87	0.86	0.11	17
城市	合计	186	1.52	2.14	1.67	1.72	0.21	16
	男性	140	1.72	3.15	2.55	2.66	0.31	11
	女性	46	1.12	1.09	0.79	0.80	0.11	15
农村	合计	132	1.56	2.49	2.08	2.01	0.24	13
	男性	99	1.74	3.51	3.06	2.97	0.36	9
	女性	33	1.19	1.32	1.03	0.98	0.10	16

表 4-1-4　2017 年广西肿瘤登记地区口腔和咽各细分部位癌症死亡率及其
在全部口腔和咽癌死亡中的占比

		唇	舌	口	唾液腺	扁桃体	其他口咽	下咽	咽，部位不明
合计	病例数	6	107	55	26	16	30	51	27
	构成（%）	1.89	33.65	17.30	8.18	5.03	9.43	16.04	8.49
	死亡率（1/10⁵）	0.04	0.76	0.39	0.19	0.11	0.21	0.36	0.19
	中标率（1/10⁵）	0.03	0.64	0.29	0.14	0.09	0.17	0.29	0.15
男性	病例数	4	70	36	17	15	25	51	21
	构成（%）	1.67	29.29	15.06	7.11	6.28	10.46	21.34	8.79
	死亡率（1/10⁵）	0.03	0.51	0.26	0.12	0.11	0.18	0.37	0.15
	中标率（1/10⁵）	0.04	0.82	0.40	0.19	0.17	0.29	0.58	0.24
女性	病例数	2	37	19	9	1	5	0	6
	构成（%）	2.53	46.84	24.05	11.39	1.27	6.33	0.00	7.59
	死亡率（1/10⁵）	0.03	0.54	0.28	0.13	0.01	0.07	0.00	0.09
	中标率（1/10⁵）	0.01	0.46	0.19	0.10	0.01	0.05	0.00	0.06
城市	病例数	4	51	40	14	13	20	33	11
	构成（%）	2.15	27.42	21.51	7.53	6.99	10.75	17.74	5.91
	死亡率（1/10⁵）	0.05	0.59	0.46	0.16	0.15	0.23	0.38	0.13
	中标率（1/10⁵）	0.03	0.47	0.34	0.13	0.12	0.18	0.30	0.10
农村	病例数	2	56	15	12	3	10	18	16
	构成（%）	1.52	42.42	11.36	9.09	2.27	7.58	13.64	12.12
	死亡率（1/105）	0.04	1.05	0.28	0.23	0.06	0.19	0.34	0.30
	中标率（1/105）	0.03	0.95	0.22	0.16	0.05	0.15	0.28	0.23

　　40 岁之前各年龄组口腔和咽癌死亡率均处于极低水平，之后随年龄的增长呈现波动上升的走势，在 85 岁及以上年龄组达到高峰，为 19.56/10⁵（图 4-1-4）。

　　男性 40 岁之前和女性 50 岁之前各年龄组死亡率均处于极低水平，之后随年龄的增长呈现波动上升的走势，男性和女性均在 85 岁及以上年龄组达到高峰，40 岁之后各年龄组死亡率男性均明显高于女性（图 4-1-4）。

　　城市地区 40 岁之前和农村地区 30 岁之前各年龄组死亡率均处于极低水平，之后随年龄的增长呈现波动上升的走势，均在 85 岁及以上年龄组达到高峰，城乡间各年龄组死亡率在随年龄增长的过程中交替上升互为高低，农村地区的波动幅度大于城市地区（图 4-1-5）。

　　口腔和咽癌在 65 岁及以上年龄段死亡率最高，为 11.47/10⁵，死亡数占该年龄段全部癌症死亡数的 1.43%。在 65 岁及以上年龄段，口腔和咽癌死亡率男性高于女性，城市地区高于农村地区（图 4-1-3、附录 5）。

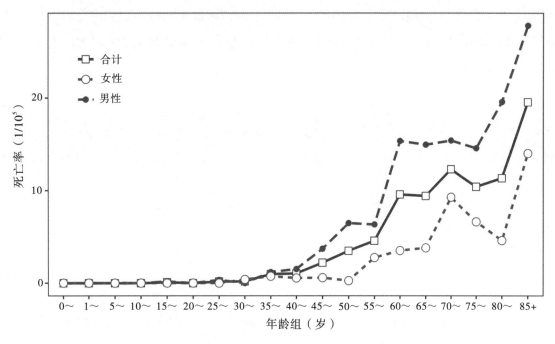

图 4-1-4　2017 年广西肿瘤登记地区口腔和咽癌年龄别死亡率

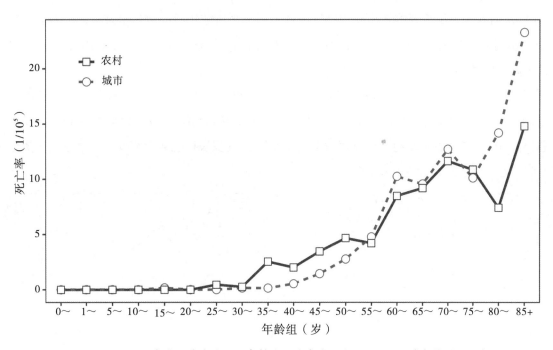

图 4-1-5　2017 年广西城市地区和农村地区肿瘤登记地区口腔和咽癌年龄别死亡率

（李秋林、黄秋兰）

二、鼻　咽

1. 发病情况

2017 年广西肿瘤登记地区鼻咽癌新发病例数为 1778 例，占全部癌症新发病例的 5.21%，发病顺位［癌症分类（大类）］为第七位，发病率、中标率、世标率和 0 ～ 74 岁累积率分别为 12.70/10⁵、11.10/10⁵、10.40/10⁵ 和 1.12%。男性和女性中标发病率比为 2.29，城市地区和农村地区中标发病率比为 0.51（表 4-2-1）。

表 4-2-1　2017 年广西肿瘤登记地区鼻咽癌发病情况

地区	性别	病例数	构成（%）	发病率（1/10⁵）	中标率（1/10⁵）	世标率（1/10⁵）	0 ～ 74 岁累积率（%）	顺位
广西	合计	1778	5.21	12.70	11.10	10.40	1.12	7
	男性	1253	6.49	17.25	15.27	14.24	1.53	5
	女性	525	3.55	7.80	6.66	6.32	0.69	9
城市	合计	834	4.00	9.60	8.21	7.74	0.83	8
	男性	617	5.29	13.88	12.03	11.27	1.21	5
	女性	217	2.36	5.12	4.27	4.10	0.45	13
农村	合计	944	7.13	17.77	16.10	15.00	1.61	6
	男性	636	8.32	22.57	20.73	19.25	2.06	4
	女性	308	5.51	12.35	10.92	10.24	1.11	6

20 岁之前各年龄组鼻咽癌发病率均处于极低水平，之后随年龄的增长呈现波动上升的走势，呈现两个发病高峰，分别在 50 ～ 54 岁和 60 ～ 64 岁年龄组，发病率分别为 38.77/10⁵ 和 36.47/10⁵，之后波动下降（图 4-2-1）。

男性 20 岁之前及女性 25 岁之前各年龄组发病率均处于极低水平，之后随年龄的增长均呈现波动上升的走势，均在 50 ～ 54 岁和 60 ～ 64 岁年龄组出现发病高峰。20 岁之前男性和女性发病率无明显差异，20 ～ 84 岁各年龄组男性发病率均高于女性，85 岁及以上年龄组女性发病率高于男性（图 4-2-1）。

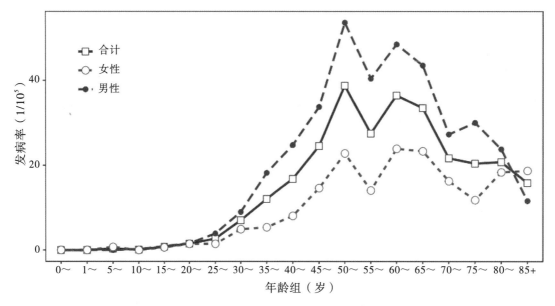

图 4-2-1　2017 年广西肿瘤登记地区鼻咽癌年龄别发病率

　　城市地区 20 岁之前和农村地区 15 岁之前各年龄组发病率均处于极低水平，之后随年龄的增长呈现波动上升的走势，城市地区和农村地区均在 50 ～ 54 岁年龄组达到第一个发病高峰，城市地区在 65 ～ 69 岁年龄组达到第二个发病高峰后，发病率随年龄的增长波动下降；城市地区在 60 ～ 64 岁年龄组达到第二个发病高峰，之后发病率随年龄的增长下降，在 80 ～ 84 岁年龄组出现第三个发病高峰。25 岁之前城乡间发病率无显著差异，25 岁之后除 80 ～ 84 岁年龄组外，其他年龄组农村地区发病率均高于城市地区（图 4-2-2）。

　　鼻咽癌在 45 ～ 64 岁年龄段高发，发病率为 30.94/10^5，男性高于女性，农村地区高于城市地区（图 4-2-3）。

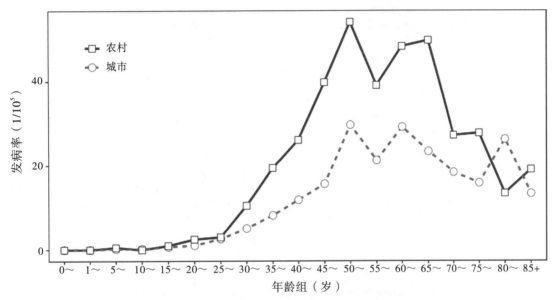

图 4-2-2　2017 年广西城市地区和农村地区肿瘤登记地区鼻咽癌年龄别发病率

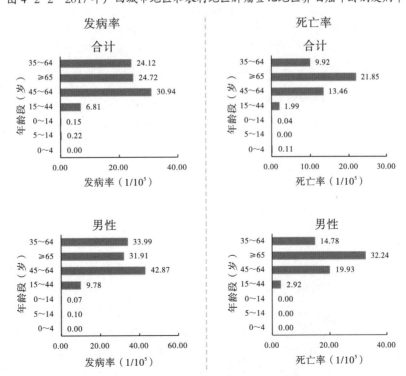

图 4-2-3　2017 年广西不同年龄段鼻咽癌发病和死亡情况

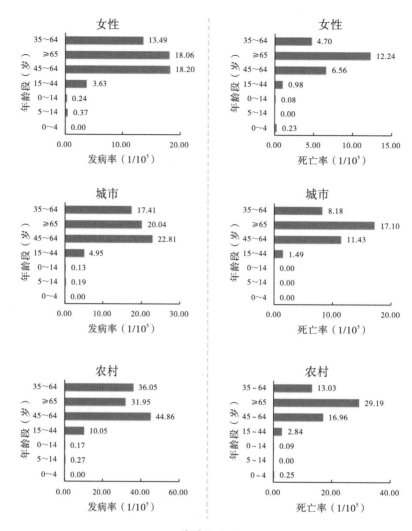

续图 4-2-3

2. 死亡情况

2017 年广西肿瘤登记地区鼻咽癌死亡病例数为 850 例，占全部癌症死亡病例的 4.10%，死亡顺位为第七位，死亡率、中标率、世标率和 0～74 岁累积率分别为 6.07/10⁵、5.02/10⁵、4.90/10⁵ 和 0.56%。男性和女性中标死亡率比为 2.85，城市地区和农村地区中标死亡率比为 0.60（表 4-2-2）。

表 4-2-2 2017 年广西肿瘤登记地区鼻咽癌死亡情况

地区	性别	死亡数	构成（%）	死亡率（1/10⁵）	中标率（1/10⁵）	世标率（1/10⁵）	0～74 岁累积率（%）	顺位
广西	合计	850	4.10	6.07	5.02	4.90	0.56	7
	男性	633	4.58	8.71	7.37	7.20	0.83	5
	女性	217	3.15	3.22	2.59	2.52	0.28	8
城市	合计	430	3.51	4.95	4.03	3.99	0.45	7
	男性	331	4.06	7.44	6.21	6.13	0.71	5
	女性	99	2.41	2.34	1.82	1.80	0.19	13
农村	合计	420	4.96	7.91	6.68	6.44	0.75	7
	男性	302	5.31	10.72	9.24	8.93	1.04	5
	女性	118	4.25	4.73	3.95	3.77	0.44	7

40岁之前各年龄组鼻咽癌死亡率均处于极低水平，之后随年龄的增长呈现波动上升的走势，在65～69岁年龄组达到高峰，为23.34/10⁵，之后的各年龄组死亡率均居于较高水平（图4-2-4）。

35岁之前男性和女性各年龄组死亡率均处于极低水平，之后随年龄的增长呈现波动上升的走势，男性和女性均在85岁及以上年龄组达到高峰，35岁之后各年龄组男性均明显高于女性（图4-2-4）。

城市地区和农村地区30岁之前各年龄组死亡率均处于极低水平，之后随年龄的增长呈现波动上升的走势，农村地区死亡率在70～74岁年龄组达到高峰后随年龄增长而下降；城市地区死亡率呈现两个高峰，分别在65～69岁和85岁及以上年龄组。30岁之后各年龄组农村地区死亡率均高于城市地区（图4-2-5）。

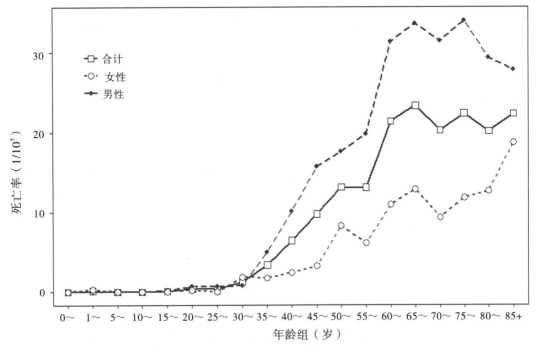

图 4-2-4 2017年广西肿瘤登记地区鼻咽癌年龄别死亡率

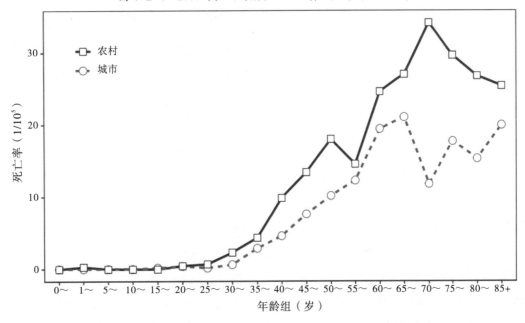

图 4-2-5 2017年广西城市地区和农村地区肿瘤登记地区鼻咽癌年龄别死亡率

鼻咽癌在 65 岁及以上年龄段死亡率最高，为 21.85/10^5，男性死亡率高于女性，农村地区死亡率高于城市地区（图 4-2-3）。

（李秋林、梁翠敏）

三、食 管

1. 发病情况

2017 年广西肿瘤登记地区食管癌新发病例数为 846 例，占全部癌症新发病例的 2.48%，发病顺位[癌症分类（大类）]为第 14 位，发病率、中标率、世标率和 0～74 岁累积率分别为 6.04/10^5、4.80/10^5、4.87/10^5 和 0.58%。男性和女性中标发病率比为 3.95，城市地区和农村地区中标发病率比为 0.68（表 4-3-1）。

表 4-3-1 2017 年广西肿瘤登记地区食管癌发病情况

地区	性别	病例数	构成（%）	发病率（1/10^5）	中标率（1/10^5）	世标率（1/10^5）	0～74 岁累积率（%）	顺位
广西	合计	846	2.48	6.04	4.80	4.87	0.58	14
	男性	668	3.46	9.20	7.62	7.73	0.94	6
	女性	178	1.20	2.64	1.93	1.97	0.22	14
城市	合计	445	2.13	5.12	4.08	4.13	0.49	15
	男性	376	3.22	8.46	6.94	7.06	0.84	7
	女性	69	0.75	1.63	1.21	1.22	0.14	19
农村	合计	401	3.03	7.55	5.96	6.05	0.73	9
	男性	292	3.82	10.36	8.71	8.82	1.09	6
	女性	109	1.95	4.37	3.09	3.18	0.35	13

2017 年广西肿瘤登记地区 40 岁之前各年龄组食管癌发病率均处于极低水平，之后随年龄的增长呈现波动上升的走势，在 65～69 岁年龄组达到第一个高峰后略有下降，70～74 岁年龄组后再次随年龄持续上升，并于 80～84 岁年龄组达到发病高峰，发病率为 38.43/10^5（图 4-3-1）。

男性 40 岁之前和女性 45 岁之前各年龄组发病率均处于极低水平，之后随年龄的增长呈现波动上升的走势，男性发病率在 65～69 岁年龄组达到第一个高峰后略有下降，70～74 岁年龄组后波动上升，并于 85 岁及以上年龄组达到发病高峰；女性发病率在 80～84 岁年龄组达到高峰。45 岁之后各年龄组男性发病率均明显高于女性（图 4-3-1）。

城市地区和农村地区 40 岁之前各年龄组发病率均处于极低水平，40 岁之后，农村地区年龄组发病率变化趋势与全广西相似，也有两个发病高峰，分别在 65～69 岁和 80～84 岁年龄组；城市地区年龄组发病率随年龄增长而上升，在 85 岁及以上年龄组达到高峰。45 岁之前城乡间各年龄组发病率差异不明显，45～84 岁各年龄组农村地区高于城市地区，85 岁及以上年龄组城市地区高于农村地区（图 4-3-2）。

食管癌在 65 岁及以上年龄段高发，发病率为 31.85 /10^5，占该年龄段所有癌症发病的 2.42%。65 岁以上年龄段，男性发病率高于女性，农村地区发病率高于城市地区（图 4-3-3，附件 4）。

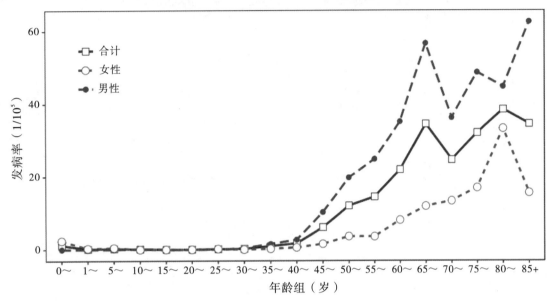

图 4-3-1　2017 年广西肿瘤登记地区食管癌年龄别发病率

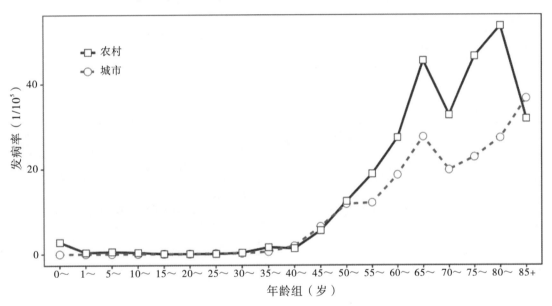

图 4-3-2　2017 年广西城市地区和农村地区肿瘤登记地区食管癌年龄别发病率

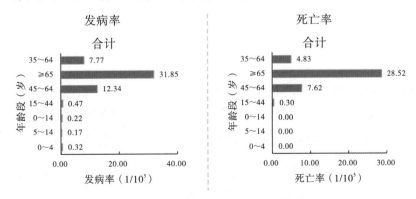

图 4-3-3　2017 年广西肿瘤登记地区不同年龄段食管癌发病和死亡情况

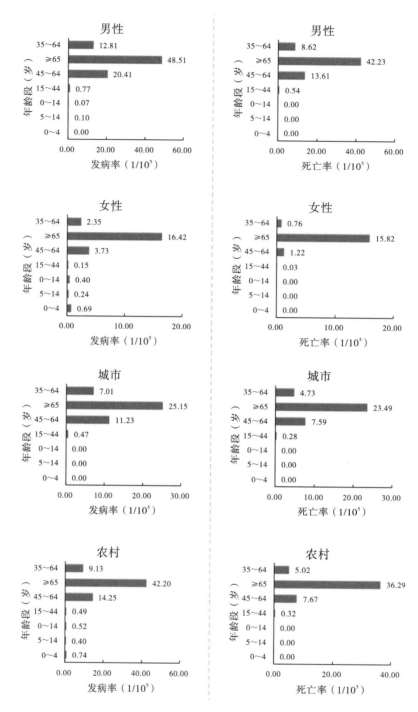

续图 4-3-3

2. 死亡情况

2017年广西肿瘤登记地区食管癌死亡例数为633例,占全部癌症死亡病例的3.06%,死亡顺位[癌症分类(大类)]为第八位,死亡率、中标率、世标率和0～74岁累积率分别为4.52/10⁵、3.50/10⁵、3.53/10⁵和0.42%。男性和女性中标死亡率比为4.58,城市地区和农村地区中标死亡率比为0.79(表4-3-2)。

表 4-3-2　2017 年广西肿瘤登记地区食管癌死亡情况

地区	性别	死亡数	构成（%）	死亡率（1/10⁵）	中标率（1/10⁵）	世标率（1/10⁵）	0～74 岁累积率（%）	顺位
广西	合计	633	3.06	4.52	3.50	3.53	0.42	8
	男性	507	3.67	6.98	5.72	5.79	0.69	6
	女性	126	1.83	1.87	1.25	1.25	0.14	14
城市	合计	350	2.86	4.03	3.17	3.23	0.40	9
	男性	299	3.67	6.72	5.50	5.65	0.69	6
	女性	51	1.24	1.20	0.85	0.84	0.10	14
农村	合计	283	3.34	5.33	4.00	3.98	0.46	8
	男性	208	3.66	7.38	6.02	5.97	0.69	6
	女性	75	2.70	3.01	1.89	1.89	0.22	11

2017 年广西肿瘤登记地区 40 岁之前各年龄组食管癌死亡率均处于极低水平，之后随年龄的增长呈现波动上升的走势，在 85 岁及以上年龄组达到高峰，为 42.85/10⁵（图 4-3-4）。

男性 40 岁之前和女性 55 岁之前各年龄组死亡率均处于极低水平，之后随年龄的增长呈现波动上升的走势，均在 85 岁及以上年龄组达到高峰。40 岁之前男性和女性各年龄组死亡率无明显差异，40 岁之后各年龄组男性均明显高于女性（图 4-3-4）。

城市地区和农村地区 40 岁之前各年龄组死亡率均处于极低水平，之后随年龄的增长呈现波动上升的走势，城市地区和农村地区分别在 85 岁及以上和 80～84 岁年龄组达到高峰。55 岁之前城乡间各年龄组死亡率无明显差异，60 岁之后农村地区明显高于城市地区（图 4-3-5）。

食管癌在 65 岁及以上年龄段死亡率最高，为 28.52/10⁵，占该年龄段所有癌症死亡数的 3.55%。在 65 岁以上年龄段，男性死亡率高于女性，农村地区死亡率高于城市地区（图 4-3-3、附录 5）。

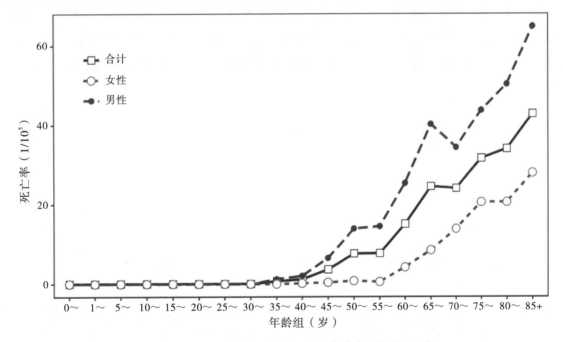

图 4-3-4　2017 年广西肿瘤登记地区食管癌年龄别死亡率

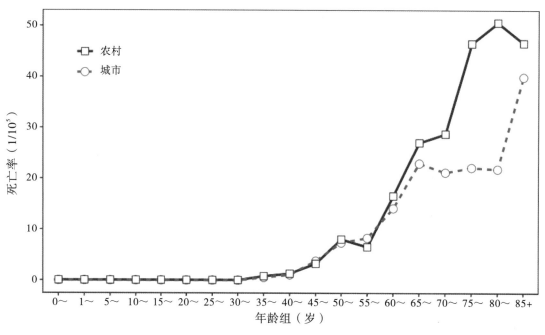

图 4-3-5　2017年广西城市地区和农村地区肿瘤登记地区食管癌年龄别死亡率

（李秋林、卢志玲）

四、胃

1. 发病情况

2017年广西肿瘤登记地区胃癌新发病例数为2014例，占全部癌症新发病例的5.91%，发病顺位〔癌症分类（大类）〕为第六位，发病率、中标率、世标率和0～74岁累积率分别为14.39/10⁵、11.47/10⁵、11.32 /10⁵和1.34%。男性和女性中标发病率比为2.01，城市地区和农村地区中标发病率比为0.87（表4-4-1）。

表 4-4-1　2017年广西肿瘤登记地区胃癌发病情况

地区	性别	病例数	构成（%）	发病率（1/10⁵）	中标率（1/10⁵）	世标率（1/10⁵）	0～74岁累积率（%）	顺位
广西	合计	2014	5.91	14.39	11.47	11.32	1.34	6
	男性	1343	6.95	18.49	15.31	15.22	1.85	4
	女性	671	4.54	9.97	7.63	7.38	0.82	7
城市	合计	1190	5.70	13.70	10.87	10.73	1.25	6
	男性	799	6.85	17.97	14.69	14.65	1.75	4
	女性	391	4.25	9.23	7.15	6.90	0.75	8
农村	合计	824	6.22	15.51	12.50	12.32	1.49	7
	男性	544	7.12	19.31	16.37	16.22	2.03	5
	女性	280	5.01	11.23	8.44	8.20	0.92	7

40 岁之前各年龄组胃癌发病率均处于极低水平，之后随年龄的增长呈现逐步上升的走势，在 80 ～ 84 岁年龄组达到高峰，为 103.94/10⁵（图 4-4-1）。

男性和女性 40 岁之前各年龄组发病率均处于极低水平，之后随年龄的增长均呈现逐步上升的走势，男性在 80 ～ 84 岁年龄组达到高峰，女性在 85 岁及以上年龄组达到高峰。45 岁之前男性和女性各年龄组发病率无明显差异，45 岁之后各年龄组发病率男性均高于女性（图 4-4-1）。

城市地区和农村地区 30 岁之前各年龄组发病率均处于极低水平，之后随年龄的增长呈现逐步上升的走势，均在 80 ～ 84 岁年龄组达到高峰。整体而言，各年龄组城乡间发病率差异均不明显，其中 65 ～ 74 岁各年龄组农村地区高于城市地区，80 ～ 84 岁年龄组城市地区高于农村地区（图 4-4-2、附录 4）。

胃癌在 65 岁及以上年龄段高发，发病率为 78.19/10⁵，占该年龄段所有癌症发病数的 7.55 %。65 岁以上年龄段，男性发病率高于女性，农村地区发病率高于城市地区（图 4-4-3）。

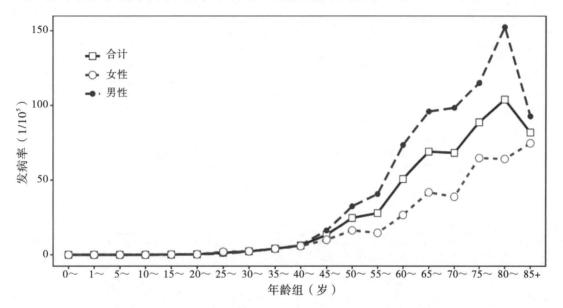

图 4-4-1　2017 年广西肿瘤登记地区胃癌年龄别发病率

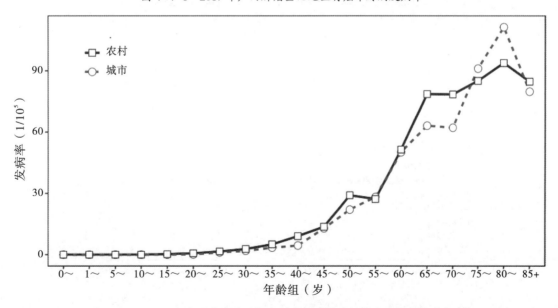

图 4-4-2　2017 年广西城市地区和农村地区肿瘤登记地区胃癌年龄别发病率

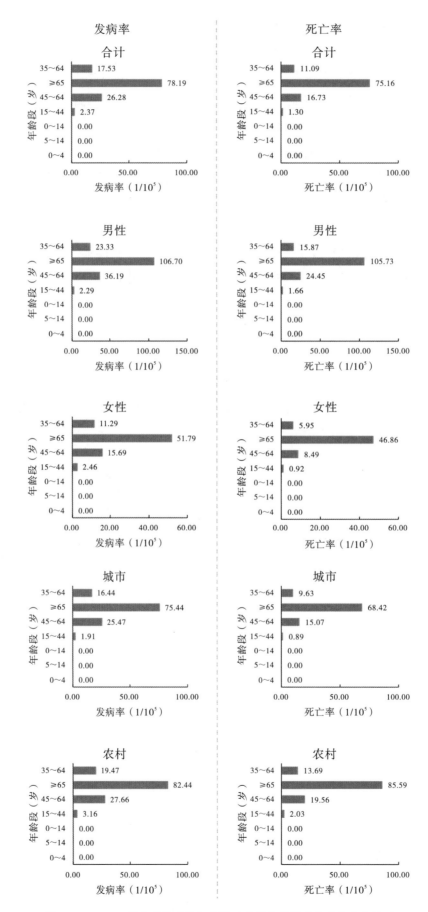

图 4-4-3　2017 年广西肿瘤登记地区不同年龄段胃癌发病和死亡情况

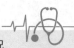

2.死亡情况

2017年广西肿瘤登记地区胃癌死亡例数为1596例，占全部癌症死亡病例的7.71%，死亡顺位［癌症分类（大类）］为第四位，死亡率、中标率、世标率和0～74岁累积率分别为11.40/10⁵、8.74/10⁵、8.59/10⁵和0.99%。男性和女性中标死亡率比为2.49，城市地区和农村地区中标死亡率比为0.76（表4-4-2）。

表 4-4-2　2017 年广西肿瘤登记地区胃癌死亡情况

地区	性别	死亡数	构成（%）	死亡率（1/10⁵）	中标率（1/10⁵）	世标率（1/10⁵）	0～74岁累积率（%）	顺位
广西	合计	1596	7.71	11.40	8.74	8.59	0.99	4
	男性	1120	8.10	15.42	12.50	12.34	1.44	3
	女性	476	6.92	7.07	5.03	4.89	0.53	5
城市	合计	880	7.19	10.13	7.81	7.65	0.85	5
	男性	625	7.68	14.06	11.38	11.17	1.26	4
	女性	255	6.21	6.02	4.35	4.21	0.44	5
农村	合计	716	8.46	13.48	10.31	10.16	1.22	3
	男性	495	8.71	17.57	14.35	14.24	1.73	3
	女性	221	7.96	8.86	6.19	6.02	0.67	4

40岁之前各年龄组胃癌死亡率均处于极低水平，之后随年龄的增长呈现逐步上升的走势，在80～84岁年龄组达到高峰，为123.47/10⁵（图4-4-4）。

男性40岁之前和女性55岁之前各年龄组死亡率均处于极低水平，之后随年龄的增长均呈现逐步上升的走势，男性在80～84岁年龄组达到高峰，女性在85岁及以上年龄组达到高峰。45岁之前男性和女性各年龄组死亡率无显著差异，45岁之后各年龄组死亡率男性均高于女性（图4-4-4）。

城市地区40岁之前和农村地区35岁之前各年龄组死亡率均处于极低水平，之后随年龄的增长均呈现逐步上升的走势，城市地区在80～84岁年龄组达到高峰，农村地区在85岁及以上年龄组达到高峰。整体而言，城乡间各年龄组死亡率无显著差异，其中65～74岁及85岁以上年龄组农村地区死亡率高于城市地区（图4-4-5）。

胃癌在65岁以上年龄段死亡率最高，为75.16/10⁵，占该年龄段所有癌症死亡数的9.34%。在65岁以上年龄段，男性死亡率高于女性，农村地区死亡率高于城市地区（图4-4-3、附录5）。

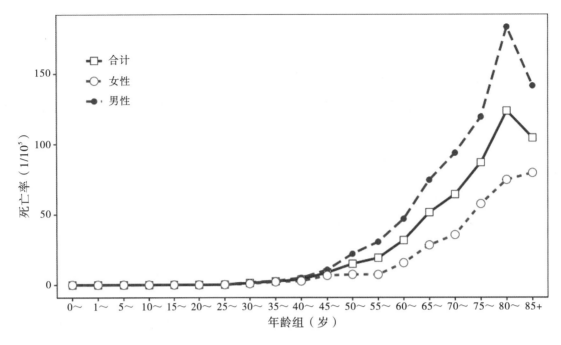

图 4-4-4 2017 年广西肿瘤登记地区胃癌年龄别死亡率

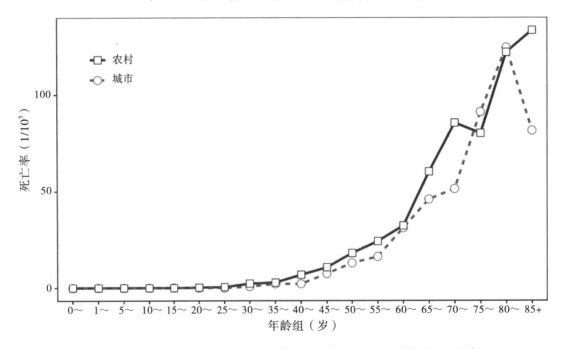

图 4-4-5 2017 年广西城市地区和农村地区肿瘤登记地区胃癌年龄别死亡率

（李秋林、戴姮）

五、结直肠

1. 发病情况

2017 年广西肿瘤登记地区结直肠癌新发病例数为 3742 例，占全部癌症新发病例的 10.97%，发病顺位［癌症分类（大类）］为第四位，发病率、中标率、世标率和 0 ～ 74 岁累积率分别为 26.74/10⁵、21.36/10⁵、21.08/10⁵ 和 2.51%。男性和女性中标发病率比为 1.41，城市地区和农村地区中标发病率比为 1.17（表 4-5-1）。结直肠癌包括结肠、直肠和肛门部位的癌症，其中结肠为最常见的发病部位，占 55.06%，其次是直肠。结肠癌发病率为 14.45/10⁵，占所有癌症的 5.93%；直肠癌发病率为 12.02/10⁵，占所有癌症的 4.93%；肛门癌发病率为 0.26/10⁵，占所有癌症的 0.11%（表 4-5-2）。

表 4-5-1　2017 年广西肿瘤登记地区结直肠癌发病情况

地区	性别	病例数	构成（%）	发病率（1/10⁵）	中标率（1/10⁵）	世标率（1/10⁵）	0 ～ 74 岁累积率（%）	顺位
广西	合计	3742	10.97	26.74	21.36	21.08	2.51	4
	男性	2187	11.33	30.11	25.03	24.83	2.97	3
	女性	1555	10.51	23.10	17.74	17.38	2.04	3
城市	合计	2477	11.87	28.52	22.67	22.50	2.67	4
	男性	1437	12.32	32.32	26.68	26.71	3.19	3
	女性	1040	11.30	24.54	18.78	18.41	2.14	3
农村	合计	1265	9.56	23.82	19.43	18.97	2.27	5
	男性	750	9.81	26.62	22.62	22.06	2.63	3
	女性	515	9.21	20.65	16.20	15.84	1.89	4

表 4-5-2　2017 年广西肿瘤登记地区结直肠细分部位癌症发病率及其在全部癌症发病中的占比

项目	发病统计	结肠	直肠	肛门
合计	发病数	2023	1683	36
	构成（%）	5.93	4.93	0.11
	发病率（1/10⁵）	14.45	12.02	0.26
	中标率（1/105）	11.51	9.65	0.20
男性	发病数	1131	1033	23
	构成（%）	5.86	5.35	0.12
	发病率（1/10⁵）	15.57	14.22	0.32
	中标率（1/10⁵）	12.94	11.83	0.26
女性	发病数	892	650	13
	构成（%）	6.03	4.39	0.09
	发病率（1/10⁵）	13.25	9.66	0.19
	中标率（1/10⁵）	10.10	7.49	0.15
城市	发病数	1397	1055	25
	构成（%）	6.69	5.06	0.12
	发病率（1/10⁵）	16.09	12.15	0.29
	中标率（1/10⁵）	12.75	9.70	0.23
农村	发病数	626	628	11
	构成（%）	4.73	4.74	0.08
	发病率（1/10⁵）	11.79	11.82	0.21
	中标率（1/10⁵）	9.60	9.67	0.16

30 岁之前各年龄组结直肠癌发病率均处于极低水平，之后随年龄的增长呈现逐步上升的走势，在 80～84 岁年龄组达到高峰，为 205.36/10^5（图 4-5-1）。

　　男性和女性 30 岁之前各年龄组发病率均处于极低水平，之后随年龄的增长均呈现逐步上升的走势，均在 80～84 岁龄组达到高峰。50 岁之前男性和女性之间年龄组发病率无明显差异，50 岁之后各年龄组发病率男性均高于女性（图 4-5-1）。

　　城市地区和农村地区 30 岁之前各年龄组发病率均处于极低水平，之后随年龄的增长呈现波动上升的走势，均在 80～84 岁年龄组达到高峰。55 岁之前城乡间年龄组发病率无显著差异，55 岁之后各年龄组发病率城市地区均高于农村地区，且随年龄的增长差异逐步扩大（图 4-5-2）。

　　结直肠癌在 65 岁及以上年龄段高发，发病率为 147.23/10^5，发病数占该年龄段所有癌症发病数的 14.22%。在 65 岁及以上年龄段，结直肠癌发病率男性高于女性，城市地区发病率高于农村地区（图 4-5-3、附录 4）。

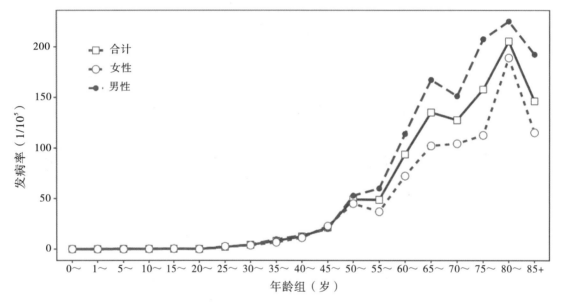

图 4-5-1　2017 年广西肿瘤登记地区结直肠癌年龄别发病率

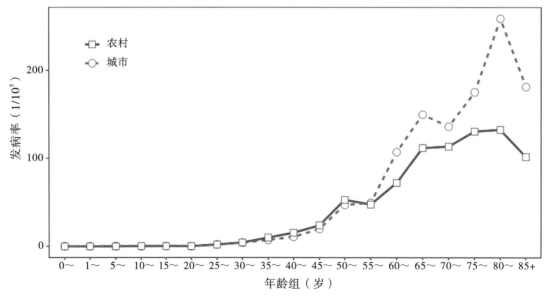

图 4-5-2　2017 年广西城市地区和农村地区肿瘤登记地区结直肠癌年龄别发病率

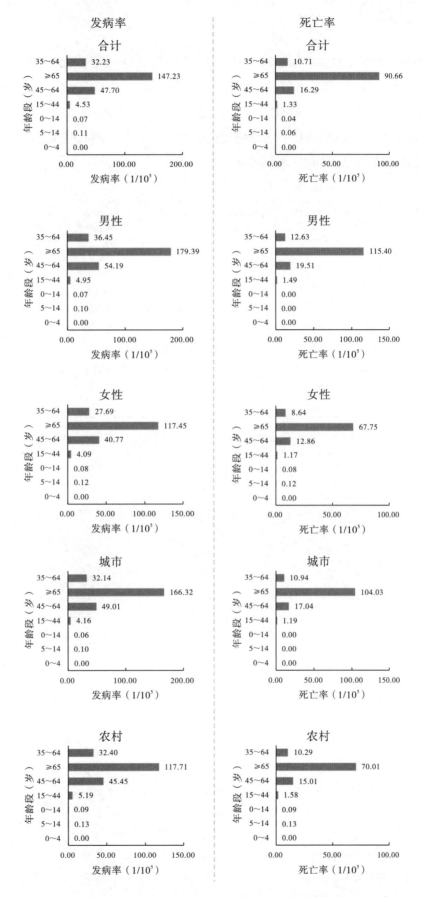

图 4-5-3　2017 年广西肿瘤登记地区不同年龄段结直肠癌发病和死亡情况

2. 死亡情况

2017 年广西肿瘤登记地区结直肠癌死亡例数为 1785 例，占全部癌症死亡病例的 8.62%，死亡顺位为第三位，死亡率、中标率、世标率和 0～74 岁累积率分别为 12.75/10⁵、9.61/10⁵、9.52/10⁵ 和 1.07%。男性和女性中标死亡率比为 1.67，城市地区和农村地区中标死亡率比为 1.27（表 4-5-3）。结肠癌死亡率为 4.47/10⁵，占所有癌症的 6.61%；直肠癌死亡率为 4.03/10⁵，占所有癌症的 5.96%；肛门癌死亡率为 0.13/10⁵，占所有癌症的 0.19%（表 4-5-4）。

表 4-5-3　2017 年广西肿瘤登记地区结直肠癌死亡情况

地区	性别	死亡数	构成（%）	死亡率（1/10⁵）	中标率（1/10⁵）	世标率（1/10⁵）	0～74 岁累积率（%）	顺位
广西	合计	1785	8.62	12.75	9.61	9.52	1.07	3
	男性	1092	7.90	15.03	12.10	12.07	1.37	4
	女性	693	10.07	10.29	7.23	7.07	0.76	4
城市	合计	1212	9.90	13.96	10.52	10.47	1.14	3
	男性	729	8.95	16.39	13.21	13.29	1.48	3
	女性	483	11.77	11.40	7.96	7.80	0.79	3
农村	合计	573	6.77	10.79	8.30	8.13	0.96	4
	男性	363	6.39	12.88	10.48	10.29	1.20	4
	女性	210	7.56	8.42	6.18	6.04	0.72	5

表 4-5-4　2017 年广西肿瘤登记地区结直肠细分部位癌症死亡率及其在所有癌症死亡中的占比

项目	死亡统计	结肠	直肠	肛门
合计	死亡数	925	834	26
	构成（%）	6.61	5.96	0.19
	死亡率（1/10⁵）	4.47	4.03	0.13
	中标率（1/10⁵）	4.94	4.52	0.15
男性	死亡数	553	519	20
	构成（%）	7.61	7.14	0.28
	死亡率（1/10⁵）	4.00	3.75	0.14
	中标率（1/10⁵）	6.09	5.78	0.23
女性	死亡数	372	315	6
	构成（%）	5.53	4.68	0.09
	死亡率（1/10⁵）	5.41	4.58	0.09
	中标率（1/10⁵）	3.84	3.31	0.07
城市	死亡数	642	556	14
	构成（%）	7.39	6.40	0.16
	死亡率（1/10⁵）	5.24	4.54	0.11
	中标率（1/10⁵）	5.54	4.85	0.13
农村	死亡数	283	278	12
	构成（%）	5.33	5.23	0.23
	死亡率（1/10⁵）	3.34	3.29	0.14
	中标率（1/10⁵）	4.06	4.05	0.19

45 岁之前各年龄组结直肠癌死亡率均处于极低水平，之后随年龄的增长呈现逐步上升的走势，在 85 岁及以上年龄组达到高峰，为 162.10/10⁵（图 4-5-4）。

男性和女性 45 岁之前各年龄组死亡率均处于极低水平，之后随年龄的增长呈现逐步上升的走势，分别在 85 岁及以上年龄组和 80 ~ 84 岁年龄组达到高峰。50 岁之前男性和女性间各年龄组死亡率无明显差异，50 岁之后各年龄组死亡率男性均高于女性（图 4-5-4）。

城市地区和农村地区 40 岁之前各年龄组死亡率均处于极低水平，之后随年龄的增长呈现逐步上升的走势，均在 85 岁及以上年龄组达到高峰。55 岁之前城乡间各年龄组死亡率无明显差异，55 岁之后各年龄组死亡率城市地区均高于农村地区（图 4-5-5）。

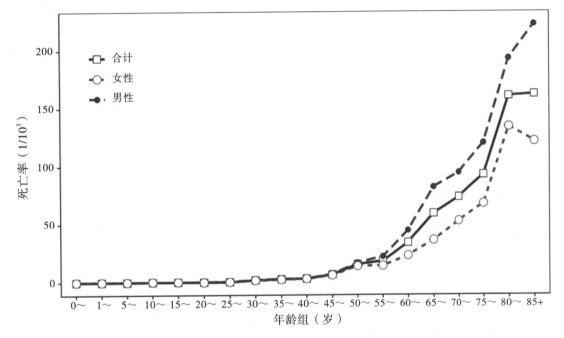

图 4-5-4　2017 年广西肿瘤登记地区结直肠癌年龄别死亡率

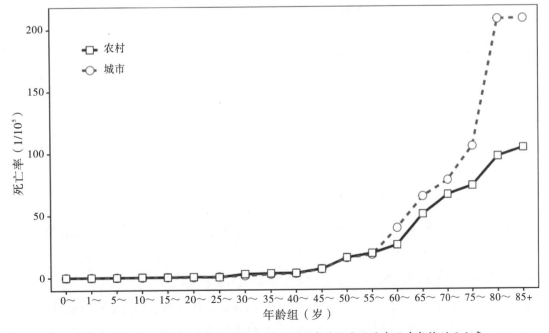

图 4-5-5　2017 年广西城市地区和农村地区肿瘤登记地区结直肠癌年龄别死亡率

结直肠癌在 65 岁及以上年龄段死亡率最高，为 90.66/10⁵，死亡数占该年龄段所有癌症死亡数的 11.27%。在 65 岁及以上年龄段，结直肠癌死亡率男性高于女性，城市地区死亡率高于农村地区（图 4-5-3、附录 5）。

（周子寒、苏升灿）

六、肝

1. 发病情况

2017 年广西肿瘤登记地区肝癌新发病例数为 5830 例，占全部癌症新发病例的 17.09%，发病顺位［癌症分类（大类）］为第二位，发病率、中标率、世标率和 0～74 岁累积率分别为 41.65/10⁵、35.15/10⁵、33.72/10⁵ 和 3.90%。男性和女性中标发病率比为 4.43，城市地区和农村地区中标发病率比为 0.71（表 4-6-1）。

表 4-6-1　2017 年广西肿瘤登记地区肝癌发病情况

地区	性别	病例数	构成（%）	发病率（1/10⁵）	中标率（1/10⁵）	世标率（1/10⁵）	0～74 岁累积率（%）	顺位
广西	合计	5830	17.09	41.65	35.15	33.72	3.90	2
	男性	4729	24.49	65.10	56.54	54.08	6.18	1
	女性	1101	7.44	16.36	12.76	12.48	1.50	5
城市	合计	3192	15.30	36.75	30.60	29.54	3.42	3
	男性	2604	22.32	58.56	50.01	48.18	5.53	1
	女性	588	6.39	13.87	10.83	10.60	1.26	5
农村	合计	2638	19.93	49.67	43.04	40.93	4.71	1
	男性	2125	27.80	75.41	67.51	63.98	7.27	1
	女性	513	9.17	20.57	16.14	15.77	1.92	5

25 岁之前各年龄组肝癌发病率均处于极低水平，之后随年龄的增长呈现波动上升的走势，在 65～69 岁年龄组达到高峰，为 162.22/10⁵，70 岁之后各年龄组发病率略有下降，但仍处于较高水平（图 4-6-1）。

男性和女性 25 岁之前各年龄组发病率均处于极低水平，之后随年龄的增长呈现波动上升的走势，男性在 65～69 岁年龄组达到高峰，女性在 75～79 岁年龄组达到高峰。25 岁之前男性和女性间各年龄组发病率无明显差异，25 岁之后各年龄组发病率男性均明显高于女性（图 4-6-1）。

城市地区和农村地区 20 岁之前各年龄组发病率均处于极低水平，之后随年龄的增长呈现波动上升的走势，均在 65～69 岁年龄组达到高峰，70 岁之后发病率略有下降，但仍处于较高水平。25～79 岁间各年龄组农村地区发病率均高于城市地区（图 4-6-2）。

肝癌在 65 岁及以上年龄段高发，发病率为 148.24/10⁵，占该年龄段所有癌症发病数的 14.31%。在 65 岁及以上年龄段，肝癌发病率男性高于女性，农村地区高于城市地区（图 4-6-3、附录 4）。

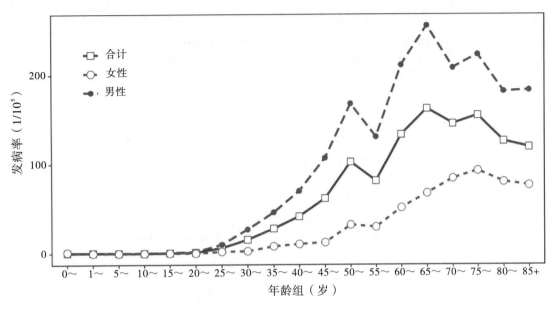

图 4-6-1　2017 年广西肿瘤登记地区肝癌年龄别发病率

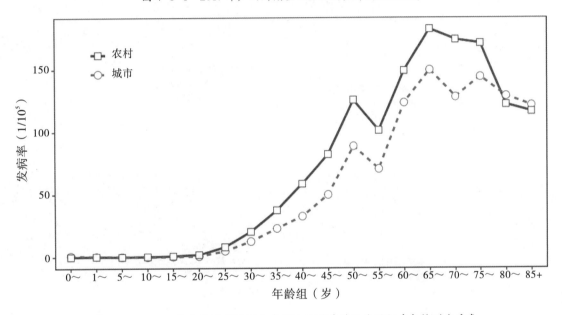

图 4-6-2　2017 年广西城市地区和农村地区肿瘤登记地区肝癌年龄别发病率

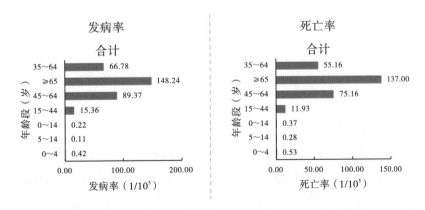

图 4-6-3　2017 年广西肿瘤登记地区不同年龄段肝癌发病和死亡情况

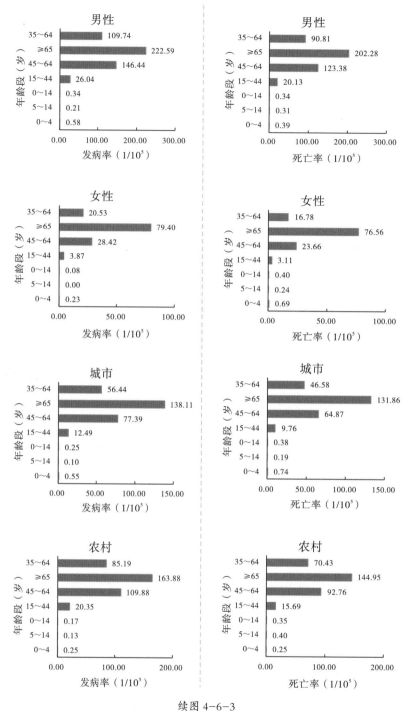

续图 4-6-3

2. 死亡情况

2017 年广西肿瘤登记地区肝癌死亡例数为 5000 例，占全部癌症死亡病例的 24.14%，死亡顺位［癌症分类（大类）］为第一位，死亡率、中标率、世标率和 0 ～ 74 岁累积率分别为 $35.72/10^5$、$29.86/10^5$、$28.83/10^5$ 和 3.35%。男性和女性中标死亡率比为 4.20，城市地区和农村地区中标死亡率比为 0.73（表 4-6-2）。

表 4-6-2　2017 年广西肿瘤登记地区肝癌死亡情况

地区	性别	死亡数	构成（%）	死亡率（1/10⁵）	中标率（1/10⁵）	世标率（1/10⁵）	0～74 岁累积率（%）	顺位
广西	合计	5000	24.14	35.72	29.86	28.83	3.35	1
	男性	4013	29.02	55.24	47.61	45.76	5.26	1
	女性	987	14.34	14.66	11.34	11.24	1.35	2
城市	合计	2774	22.65	31.94	26.36	25.58	2.96	2
	男性	2242	27.53	50.42	42.79	41.29	4.76	1
	女性	532	12.96	12.55	9.69	9.66	1.13	2
农村	合计	2226	26.31	41.91	35.93	34.48	4.01	1
	男性	1771	31.16	62.85	55.74	53.27	6.10	1
	女性	455	16.38	18.25	14.26	14.05	1.73	2

　　25 岁之前各年龄组肝癌死亡率均处于极低水平，之后随年龄的增长呈现逐步上升的走势，在 65～69 岁年龄组达到高峰，为 147.37/10⁵，70 岁之后各年龄组死亡率略有下降，但仍处于较高水平（图 4-6-4）。

　　男性 25 岁之前和女性 45 岁之前各年龄组死亡率均处于极低水平，之后随年龄的增长呈现波动上升的走势，男性和女性分别在 65～69 岁和 80～84 岁年龄组达到高峰。25 岁之前男性和女性间各年龄组死亡率无显著差异，25 岁之后各年龄组死亡率男性均明显高于女性（图 4-6-4）。

　　城市地区和农村地区 25 岁之前各年龄组死亡率均处于极低水平，之后随年龄的增长呈现逐步上升的走势，城市地区和农村地区分别在 80～84 岁和 65～69 岁年龄组达到高峰。30 岁之前城乡间各年龄组死亡率无明显差异，30～74 岁间各年龄组死亡率农村地区均高于城市地区，75 岁之后城市地区高于农村地区（图 4-6-5）。

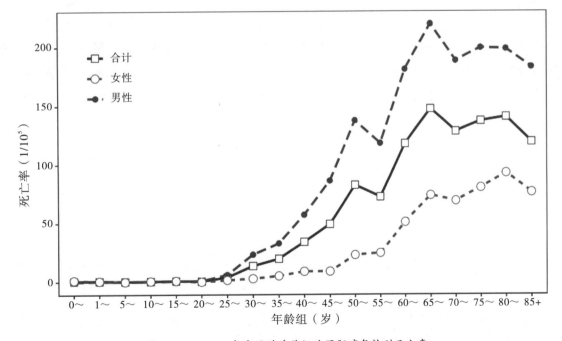

图 4-6-4　2017 年广西肿瘤登记地区肝癌年龄别死亡率

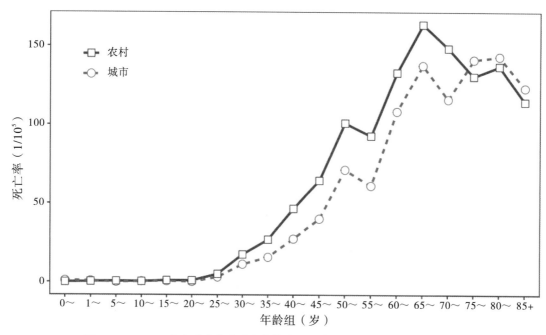

图 4-6-5　2017 年广西城市地区和农村地区肿瘤登记地区肝癌年龄别死亡率

肝癌在 65 岁及以上年龄段死亡率最高，为 137.00/10^5，死亡数占该年龄段所有癌症死亡数的 17.03%。65 岁及以上年龄段，肝癌死亡率男性高于女性，城市地区高于农村地区（图 4-6-3、附录 5）。

（周子寒、韦廑）

七、胆囊及其他

1. 发病情况

2017 年广西肿瘤登记地区胆囊癌新发病例数为 263 例，占全部癌症新发病例的 0.77%，发病顺位［癌症分类（大类）］为第 21 位，发病率、中标率、世标率和 0 ～ 74 岁累积率分别为 1.88/10^5、1.43/10^5、1.43/10^5 和 0.15%。男性和女性中标发病率比为 1.34，城市地区和农村地区中标发病率比为 1.17（表 4-7-1）。

表 4-7-1　2017 年广西肿瘤登记地区胆囊癌发病情况

地区	性别	病例数	构成（%）	发病率（1/10^5）	中标率（1/10^5）	世标率（1/10^5）	0 ～ 74 岁累积率（%）	顺位
广西	合计	263	0.77	1.88	1.43	1.43	0.15	21
	男性	148	0.77	2.04	1.64	1.64	0.18	17
	女性	115	0.78	1.71	1.22	1.22	0.13	19
城市	合计	174	0.83	2.00	1.52	1.53	0.16	21
	男性	100	0.86	2.25	1.81	1.82	0.19	17
	女性	74	0.80	1.75	1.24	1.25	0.12	18
农村	合计	89	0.67	1.68	1.30	1.29	0.15	21
	男性	48	0.63	1.70	1.38	1.39	0.17	17
	女性	41	0.73	1.64	1.20	1.17	0.14	19

40 岁之前各年龄组胆囊癌发病率均处于极低水平，之后随年龄的增长呈现波动上升的走势，在 85 岁及以上年龄组达到高峰，为 21.43/10^5（图 4-7-1）。

男性和女性 40 岁之前各年龄组发病率均处于极低水平，之后随年龄的增长均呈现波动上升的走势，男性和女性均在 85 岁及以上年龄组达到高峰。50 岁之前男性和女性各年龄组发病率无显著差异，50 岁之后男性高于女性（图 4-7-1）。

城市地区和农村地区 40 岁之前各年龄组发病率均处于极低水平，之后随年龄的增长呈现逐步上升的走势，城市地区和农村地区分别在 85 岁及以上和 80 ～ 84 岁年龄组达到高峰。55 岁之前城乡各年龄组发病率无明显差异，55 岁之后除 70 ～ 74 岁年龄组，其他年龄组城市地区高于农村地区（图 4-7-2）。

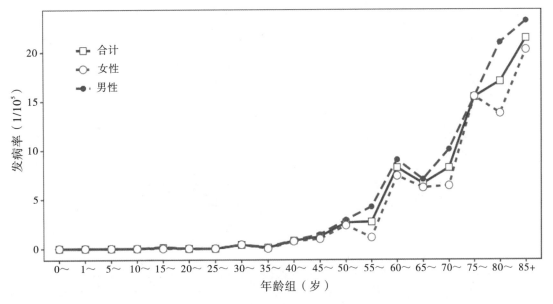

图 4-7-1　2017 年广西肿瘤登记地区胆囊癌年龄别发病率

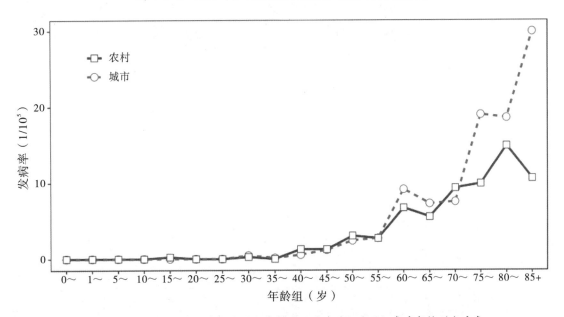

图 4-7-2　2017 年广西城市地区和农村地区肿瘤登记地区胆囊癌年龄别发病率

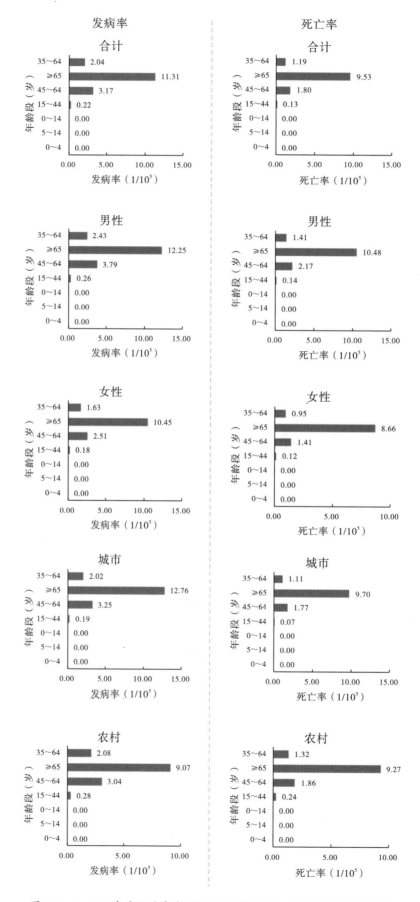

图 4-7-3　2017 年广西肿瘤登记地区不同年龄段胆囊癌发病和死亡情况

胆囊癌在 65 岁及以上年龄段高发，发病率为 11.31/10⁵，发病数占该年龄组全部癌症发病数的 1.09%。在 65 岁及以上年龄段，胆囊癌发病率男性高于女性，城市地区高于农村地区（图 4-7-3、附录 4）。

2. 死亡情况

2017 年广西肿瘤登记地区胆囊癌死亡例数为 190 例，占全部癌症死亡病例的 0.92%，死亡顺位为第 20 位，死亡率、中标率、世标率和 0 ～ 74 岁累积率分别为 1.36/10⁵、1.01/10⁵、0.99/10⁵ 和 0.10%。男性和女性中标死亡率比为 1.32，城市地区和农村地区中标死亡率比为 0.91（表 4-7-2）。

表 4-7-2　2017 年广西肿瘤登记地区胆囊癌死亡情况

地区	性别	死亡数	构成（%）	死亡率（1/10⁵）	中标率（1/10⁵）	世标率（1/10⁵）	0 ～ 74 岁累积率（%）	顺位
广西	合计	190	0.92	1.36	1.01	0.99	0.10	20
	男性	106	0.77	1.46	1.16	1.13	0.11	17
	女性	84	1.22	1.25	0.88	0.86	0.09	15
城市	合计	115	0.94	1.32	0.98	0.97	0.09	20
	男性	69	0.85	1.55	1.21	1.19	0.11	17
	女性	46	1.12	1.09	0.76	0.76	0.08	16
农村	合计	75	0.89	1.41	1.08	1.05	0.12	19
	男性	37	0.65	1.31	1.08	1.04	0.12	17
	女性	38	1.37	1.52	1.08	1.05	0.12	13

40 岁之前各年龄组胆囊癌死亡率均处于极低水平，之后随年龄的增长呈现逐步上升的走势，在 80 ～ 84 岁年龄组达到高峰，为 17.01/10⁵（图 4-7-4）。

男性和女性 40 岁之前各年龄组死亡率均处于极低水平，之后随年龄的增长呈现波动上升的走势，男性和女性均在 80 ～ 84 岁年龄组达到高峰。40 岁之前男性和女性各年龄组死亡率无明显差异，40 岁之后除 50 ～ 54 岁年龄组外各年龄组死亡率男性均高于女性（图 4-7-4）。

城市地区和农村地区 35 岁之前各年龄组死亡率均处于极低水平，之后随年龄的增长均呈现波动上升的走势，城市地区和农村地区均在 80 ～ 84 岁年龄组达到高峰。65 岁之前城乡各年龄组死亡率无显著差异，65 ～ 75 岁各年龄组农村地区高于城市地区，75 岁之后城市地区高于农村地区（图 4-7-5）。

胆囊癌在 65 岁及以上年龄段死亡率最高，为 9.53/10⁵，死亡数占该年龄段所有癌症死亡的 1.18%。在 65 岁及以上年龄段，胆囊癌死亡率男性高于女性，城市地区高于农村地区（图 4-7-3、附录 5）。

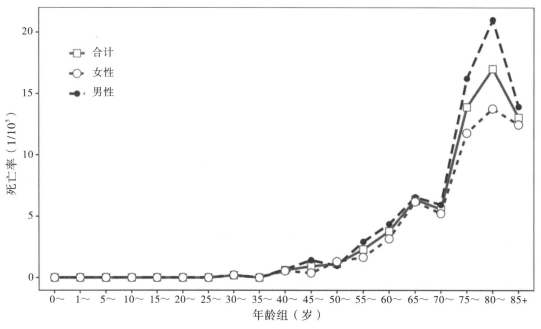

图 4-7-4　2017 年广西肿瘤登记地区胆囊癌年龄别死亡率

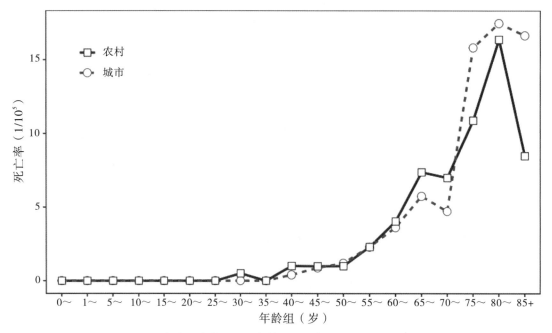

图 4-7-5　2017 年广西城市地区和农村地区肿瘤登记地区胆囊癌年龄别死亡率

（周子寒、陈珍莲）

八、胰　腺

1. 发病情况

2017 年广西肿瘤登记地区胰腺癌新发病例数为 401 例，占全部癌症新发病例的 1.18%，发病顺位［癌症分类（大类）］为第 18 位，发病率、中标率、世标率和 0 ～ 74 岁累积率分别为 2.87/10⁵、

2.27/10⁵、2.26/10⁵ 和 0.28%。男性和女性中标发病率比为 1.51，城市地区和农村地区中标发病率比为 1.20（表 4-8-1）。

表 4-8-1 2017 年广西肿瘤登记地区胰腺癌发病情况

地区	性别	病例数	构成（%）	发病率（1/10⁵）	中标率（1/10⁵）	世标率（1/10⁵）	0～74 岁累积率（%）	顺位
广西	合计	401	1.18	2.87	2.27	2.26	0.28	18
	男性	237	1.23	3.26	2.72	2.71	0.34	14
	女性	164	1.11	2.44	1.80	1.79	0.23	15
城市	合计	269	1.29	3.10	2.44	2.42	0.29	18
	男性	160	1.37	3.60	2.95	2.93	0.36	14
	女性	109	1.18	2.57	1.92	1.90	0.23	14
农村	合计	132	1.00	2.49	2.03	2.05	0.27	18
	男性	77	1.01	2.73	2.40	2.40	0.31	13
	女性	55	0.98	2.21	1.62	1.64	0.22	15

45 岁之前各年龄组胰腺癌发病率均处于极低水平，之后随年龄的增长呈现波动上升的走势，在 80～84 岁年龄组达到高峰，为 23.94/10⁵（图 4-8-1）。

男性和女性 45 岁之前各年龄组发病率均处于极低水平，之后随年龄的增长均呈现波动上升的走势，均在 80～84 岁年龄组达到高峰。50 岁之前男性和女性各年龄组发病率无明显差异，50 岁之后除 85 岁及以上年龄组，其他年龄组发病率男性均高于女性（图 4-8-1）。

城市地区和农村地区 45 岁之前各年龄组发病率均处于极低水平，之后随年龄的增长均呈现波动上升的走势，城市地区和农村地区分别在 80～84 岁和 85 岁及以上年龄组达到高峰。60 岁之前城乡各年龄组发病率无明显差异，60 岁之后各年龄组发病率城市地区均高于农村地区（图 4-8-2）。

胰腺癌在 65 岁及以上年龄段高发，发病率为 17.75/10⁵，发病数占该年龄段全部癌症发病数的 1.71%。在 65 岁及以上年龄段，胰腺癌发病率男性高于女性，城市地区高于农村地区（图 4-8-3、附录 4）。

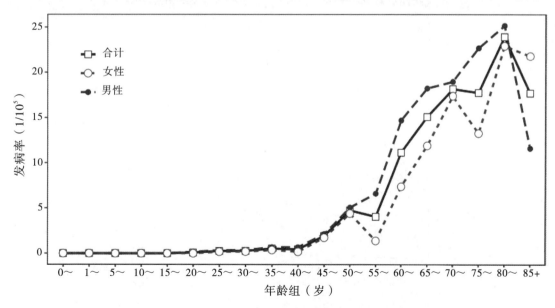

图 4-8-1 2017 年广西肿瘤登记地区胰腺癌年龄别发病率

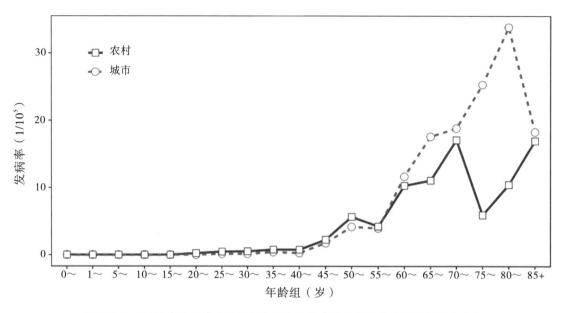

图 4-8-2　2017 年广西城市地区和农村地区肿瘤登记地区胰腺癌年龄别发病率

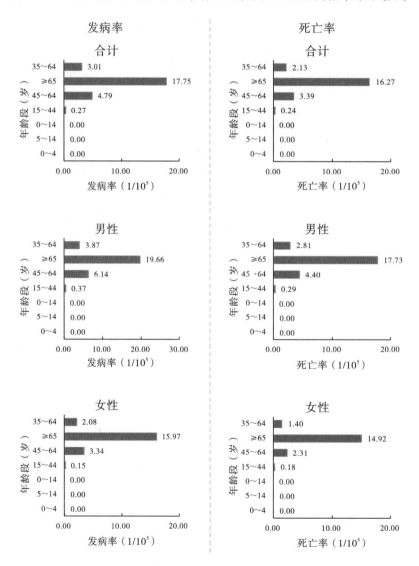

图 4-8-3　2017 年广西肿瘤登记地区不同年龄段胰腺癌发病和死亡情况

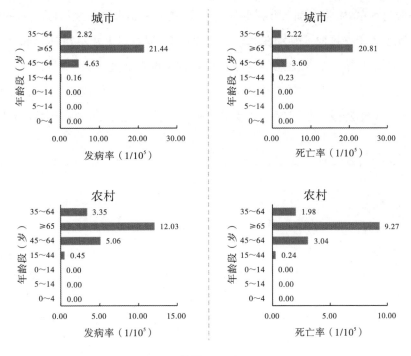

续图 4-8-3

2. 死亡情况

2017 年广西肿瘤登记地区胰腺癌死亡例数为 335 例，占全部癌症死亡数的 1.62%，死亡顺位为第 15 位，死亡率、中标率、世标率和 0 ~ 74 岁累积率分别为 $2.39/10^5$、$1.85/10^5$、$1.82/10^5$ 和 0.21%。男性和女性中标死亡率比为 1.43，城市地区和农村地区中标死亡率比为 1.63（表 4-8-2）。

表 4-8-2　2017 年广西肿瘤登记地区胰腺癌死亡情况

地区	死亡数	病例数	构成（%）	死亡率（$1/10^5$）	中标率（$1/10^5$）	世标率（$1/10^5$）	0 ~ 74 岁累积率（%）	顺位
广西	合计	335	1.62	2.39	1.85	1.82	0.21	15
	男性	193	1.40	2.66	2.17	2.14	0.26	12
	女性	142	2.06	2.11	1.52	1.49	0.17	13
城市	合计	246	2.01	2.83	2.18	2.13	0.24	15
	男性	137	1.68	3.08	2.50	2.44	0.29	12
	女性	109	2.66	2.57	1.85	1.81	0.19	12
农村	合计	89	1.05	1.68	1.34	1.34	0.17	16
	男性	56	0.99	1.99	1.67	1.67	0.22	15
	女性	33	1.19	1.32	1.00	1.00	0.13	17

45 岁之前各年龄组胰腺癌死亡率均处于极低水平，之后随年龄的增长呈现逐步上升的走势，在 80 ~ 84 岁年龄组达到高峰，为 $22.05/10^5$（图 4-8-4）。

男性和女性 45 岁之前各年龄组死亡率均处于极低水平，之后随年龄的增长呈现逐步上升的走势，男性和女性分别在 80 ~ 84 岁和 85 岁及以上年龄组达到高峰。50 岁之前男性和女性各年龄组死亡率无明显差异，50 岁之后除 85 岁及以上年龄组外，其他年龄组死亡率男性均高于女性（图 4-8-4）。

城市地区和农村地区 45 岁之前各年龄组死亡率均处于极低水平，之后随年龄的增长均呈现波动上升的走势，城市地区和农村地区分别在 80 ～ 84 岁和 85 岁及以上年龄组达到高峰。55 岁之前城乡各年龄组死亡率无明显差异，55 岁之后的各年龄组死亡率城市地区均高于农村地区（图 4-8-5）。

胰腺癌在 65 岁及以上年龄段死亡率最高，为 16.27/10^5，死亡数占该年龄段所有癌症死亡的 2.02%。在 65 岁及以上年龄段，胰腺癌死亡率男性高于女性，城市地区高于农村地区（图 4-8-3、附录 5）。

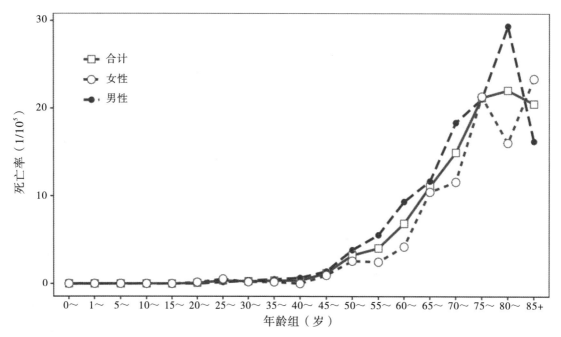

图 4-8-4　2017 年广西肿瘤登记地区胰腺癌年龄别死亡率

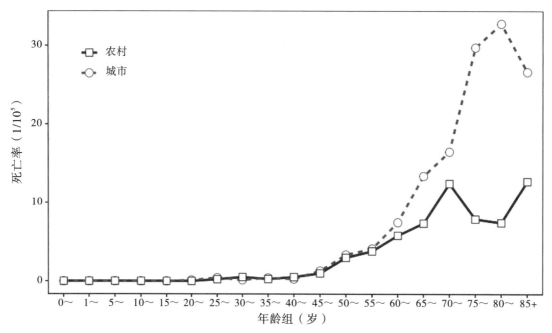

图 4-8-5　2017 年广西城市地区和农村地区肿瘤登记地区胰腺癌年龄别死亡率

（周子寒、陈伟强）

九、喉

1. 发病情况

2017 年广西肿瘤登记地区喉癌新发病例数为 280 例，占全部癌症新发病例的 0.82%，发病顺位［癌症分类（大类）］为第 20 位，发病率、中标率、世标率和 0 ～ 74 岁累积率分别为 2.00/10^5、1.59/10^5、1.64/10^5 和 0.21%。男性和女性中标发病率比为 8.06，城市地区和农村地区中标发病率比为 1.30（表 4-9-1）。

表 4-9-1　2017 年广西肿瘤登记地区喉癌发病情况

地区	性别	病例数	构成 （%）	发病率 （1/10^5）	中标率 （1/10^5）	世标率 （1/10^5）	0 ～ 74 岁 累积率（%）	顺位
广西	合计	280	0.82	2.00	1.59	1.64	0.21	20
	男性	248	1.28	3.41	2.82	2.93	0.38	13
	女性	32	0.22	0.48	0.35	0.34	0.04	22
城市	合计	192	0.92	2.21	1.75	1.81	0.23	20
	男性	175	1.50	3.94	3.22	3.34	0.43	13
	女性	17	0.18	0.40	0.29	0.30	0.04	23
农村	合计	88	0.66	1.66	1.35	1.37	0.17	22
	男性	73	0.96	2.59	2.18	2.27	0.29	14
	女性	15	0.27	0.60	0.46	0.42	0.04	22

40 岁之前各年龄组喉癌发病率均处于极低水平，随年龄的增长整体呈现逐步上升的走势，在 70 ～ 74 岁年龄组达到高峰，为 11.14/10^5。60 岁以上年龄组发病率均处于较高水平（图 4-9-1）。

男性 40 岁之前和女性 60 岁之前各年龄组发病率均处于极低水平，之后随年龄的增长均呈现波动上升的走势，男性出现两个发病高峰，分别在 70 ～ 74 岁和 85 岁及以上年龄组，女性在 80 ～ 84 岁年龄组达到高峰。40 岁之后各年龄组中男性年龄组发病率均高于女性（图 4-9-1）。

城市地区和农村地区 40 岁之前各年龄组发病率均处于极低水平，之后随年龄的增长均呈现波动上升的走势，农村地区在 60 ～ 64 岁年龄组达到高峰，城市地区在 85 岁及以上年龄组达到高峰。农村地区波动幅度大于城市地区，45 岁之前城乡各年龄组发病率差异不明显，45 ～ 54 岁各年龄组发病率农村地区高于城市地区，55 岁之后城市地区高于农村地区（图 4-9-2）。

喉癌在 65 岁及以上年龄段高发，发病率为 10.07/10^5，占该年龄段所有癌症发病的 0.97%。在 65 岁及以上年龄段，喉癌发病率男性高于女性，城市地区高于农村地区（图 4-9-3、附录 4）。

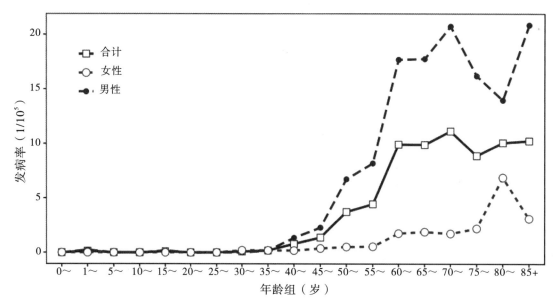

图 4-9-1　2017 年广西肿瘤登记地区喉癌年龄别发病率

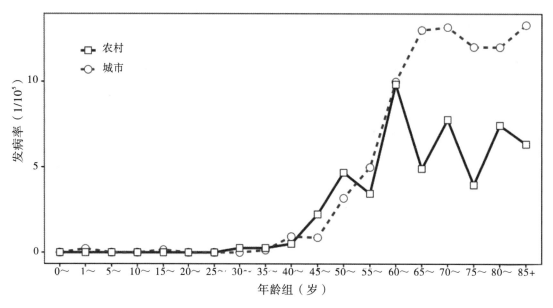

图 4-9-2　2017 年广西城市地区和农村地区肿瘤登记地区喉癌年龄别发病率

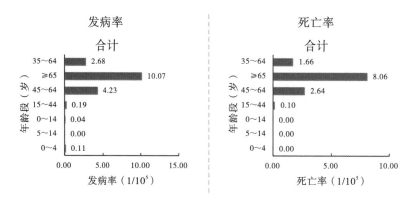

图 4-9-3　2017 年广西肿瘤登记地区不同年龄段喉癌发病和死亡情况

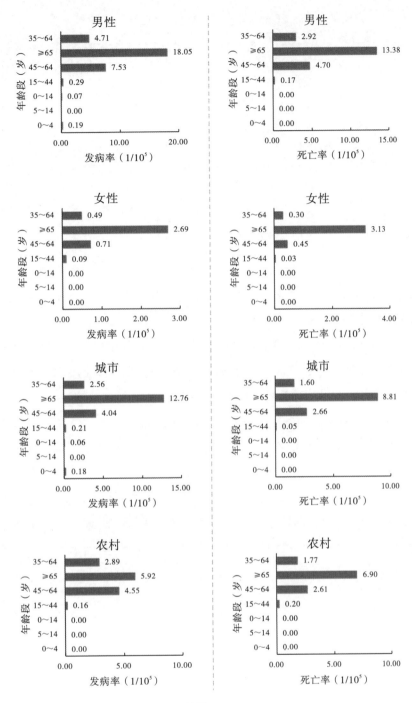

续图 4-9-3

2. 死亡情况

2017 年广西肿瘤登记地区喉癌死亡例数为 196 例，占全部癌症死亡病例的 0.95%，死亡顺位为第 19 位，死亡率、中标率、世标率和 0～74 岁累积率分别为 1.40/10⁵、1.08/10⁵、1.10/10⁵ 和 0.13%。男性和女性中标死亡率比为 6.68，城市地区和农村地区中标死亡率比为 1.06（表 4-9-2）。

表 4-9-2　2017 年广西肿瘤登记地区喉癌死亡情况

地区	性别	死亡数	构成（%）	死亡率（1/10⁵）	中标率（1/10⁵）	世标率（1/10⁵）	0～74 岁累积率（%）	顺位
广西	合计	196	0.95	1.40	1.08	1.10	0.13	19
	男性	167	1.21	2.30	1.87	1.91	0.23	14
	女性	29	0.42	0.43	0.28	0.28	0.03	21
城市	合计	125	1.02	1.44	1.10	1.13	0.13	18
	男性	108	1.33	2.43	1.97	2.01	0.25	14
	女性	17	0.41	0.40	0.25	0.26	0.02	20
农村	合计	71	0.84	1.34	1.04	1.05	0.13	20
	男性	59	1.04	2.09	1.72	1.75	0.21	14
	女性	12	0.43	0.48	0.32	0.32	0.04	21

　　40 岁之前各年龄组喉癌死亡率均处于极低水平，之后随年龄的增长整体呈现逐步上升的走势，在 80～84 岁年龄组达到高峰，为 12.60/10⁵（图 4-9-4）。

　　男性 40 岁之前和女性 50 岁之前各年龄组死亡率均处于极低水平，之后随年龄的增长均呈现逐步上升的走势，男性和女性分别在 85 岁及以上和 80～84 岁年龄组达到高峰。40 岁之前男性和女性各年龄组发病率差异不明显，40 岁之后各年龄组发病率男性高于女性（图 4-9-4）。

　　城市地区和农村地区 40 岁之前各年龄组死亡率均处于极低水平，之后随年龄的增长均呈现波动上升的走势，分别在 80～84 岁和 85 岁及以上年龄组达到高峰。65 岁之前城乡各年龄组死亡率差异不明显，65 岁之后除 70～74 岁年龄组外，城市地区均高于农村地区（图 4-9-5）。

　　喉癌在 65 岁及以上年龄段死亡率最高，为 8.06/10⁵，死亡数占该年龄段全部癌症死亡数的 1.00%。在 65 岁及以上年龄段，喉癌死亡率男性高于女性，城市地区高于农村地区（图 4-9-3、附录 5）。

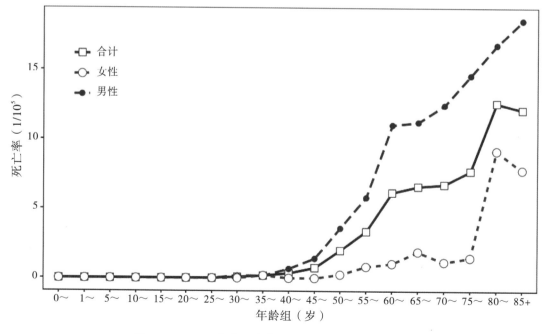

图 4-9-4　2017 年广西肿瘤登记地区喉癌年龄别死亡率

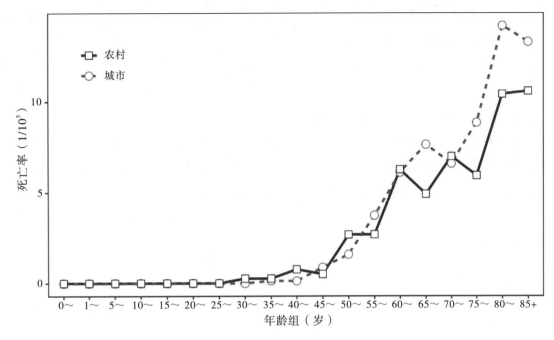

图 4-9-5　2017 年广西城市地区和农村地区肿瘤登记地区喉癌年龄别死亡率

（曹骥、陈宁钰）

十、肺

1. 发病情况

2017 年广西肿瘤登记地区肺癌新发病例数为 6095 例，占全部癌症新发病例的 17.87%，发病顺位［癌症分类（大类）］为第一位，发病率、中标率、世标率和 0～74 岁累积率分别为 43.55/10⁵、34.28/10⁵、34.45/10⁵ 和 4.23%。男性和女性中标发病率比为 2.14，城市地区和农村地区中标发病率比为 0.94（表 4-10-1）。

表 4-10-1　2017 年广西肿瘤登记地区肺癌发病情况

地区	性别	病例数	构成（%）	发病率（1/10⁵）	中标率（1/10⁵）	世标率（1/10⁵）	0～74 岁累积率（%）	顺位
广西	合计	6095	17.87	43.55	34.28	34.45	4.23	1
	男性	4131	21.39	56.87	46.84	47.19	5.86	2
	女性	1964	13.28	29.17	21.84	21.83	2.58	2
城市	合计	3713	17.79	42.75	33.61	33.86	4.15	1
	男性	2523	21.62	56.74	46.56	47.01	5.87	2
	女性	1190	12.93	28.08	20.95	20.95	2.44	2
农村	合计	2382	18.00	44.85	35.59	35.62	4.38	2
	男性	1608	21.04	57.07	47.44	47.59	5.85	2
	女性	774	13.84	31.04	23.58	23.52	2.84	2

40岁之前各年龄组肺癌发病率均处于极低水平，之后随年龄的增长呈现逐步上升的走势，在80～84岁年龄组达到高峰，为331.98/10⁵（图4-10-1）。

男性和女性40岁之前各年龄组发病率均处于极低水平，之后随年龄的增长均呈现逐步上升的走势，均在80～84岁年龄组达到高峰。45岁之前男性和女性各年龄组发病率无明显差异，45岁之后各年龄组发病率男性均高于女性（图4-10-1）。

城市地区和农村地区40岁之前各年龄组发病率均处于极低水平，之后随年龄的增长均呈现逐步上升的走势，城市地区和农村地区均在80～84岁年龄组达到高峰。70岁之前城乡各年龄组发病率差异不显著，70岁之后各年龄组发病率城市地区高于农村地区（图4-10-2）。

肺癌在65岁及以上年龄段高发，发病率为255.10/10⁵，发病数占该年龄段所有癌症发病数的24.63%。在65岁及以上年龄段，肺癌发病率男性高于女性，城市地区高于农村地区（图4-10-3、附录4）。

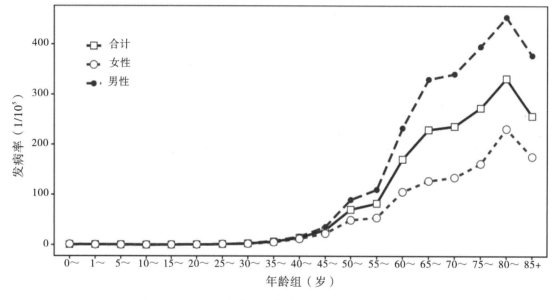

图 4-10-1　2017 年广西肿瘤登记地区肺癌年龄别发病率

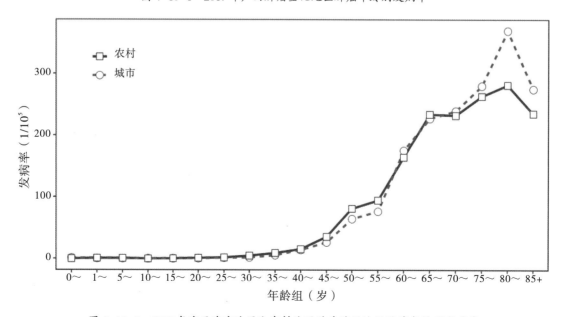

图 4-10-2　2017 年广西城市地区和农村地区肿瘤登记地区肺癌年龄别发病率

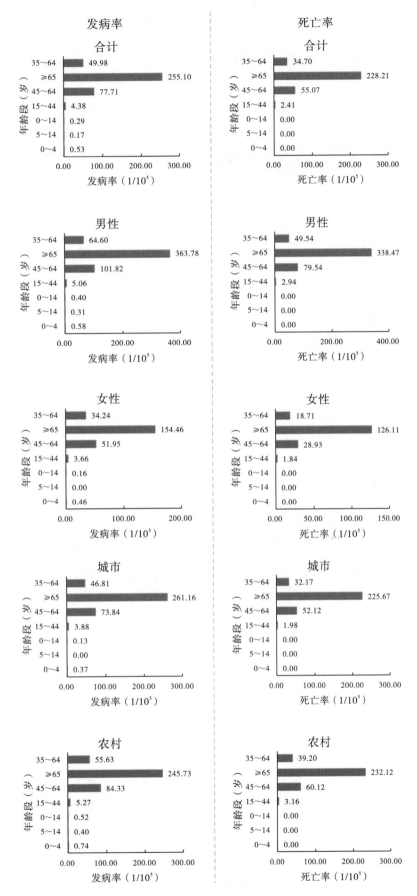

图 4-10-3 2017 年广西肿瘤登记地区不同年龄段肺癌发病和死亡情况

2. 死亡情况

2017 年广西肿瘤登记地区肺癌的死亡例数为 4879 例，占全部癌症死亡病例的 23.56%，死亡顺位为第二位，死亡率、中标率、世标率和 0～74 岁累积率分别为 34.86/10⁵、26.93/10⁵、27.06/10⁵ 和 3.24%。男性和女性中标死亡率比为 2.71，城市地区和农村地区中标死亡率比为 0.90（表 4-10-2）。

表 4-10-2　2017 年广西肿瘤登记地区肺癌死亡情况

地区	性别	死亡数	构成（%）	死亡率（1/10⁵）	中标率（1/10⁵）	世标率（1/10⁵）	0～74 岁累积率（%）	顺位
广西	合计	4879	23.56	34.86	26.93	27.06	3.24	2
	男性	3524	25.49	48.51	39.51	39.76	4.76	2
	女性	1355	19.69	20.13	14.57	14.57	1.69	1
城市	合计	2911	23.77	33.52	25.94	26.12	3.07	1
	男性	2121	26.05	47.70	38.74	39.08	4.60	2
	女性	790	19.25	18.64	13.57	13.57	1.53	1
农村	合计	1968	23.26	37.05	28.71	28.74	3.53	2
	男性	1403	24.68	49.79	40.89	40.99	5.02	2
	女性	565	20.34	22.66	16.40	16.38	1.97	1

40 岁之前各年龄组肺癌死亡率均处于极低水平，之后随年龄的增长呈现逐步上升的走势，在 80～84 岁年龄组达到高峰，为 320.64/10⁵（图 4-10-4）。

男性和女性 35 岁之前各年龄组死亡率均处于极低水平，之后随年龄的增长均呈现逐步上升的走势，男性在 85 岁及以上年龄组达到高峰，女性在 80～84 岁年龄组达到高峰。40 岁之后各年龄组死亡率男性均高于女性（图 4-10-4）。

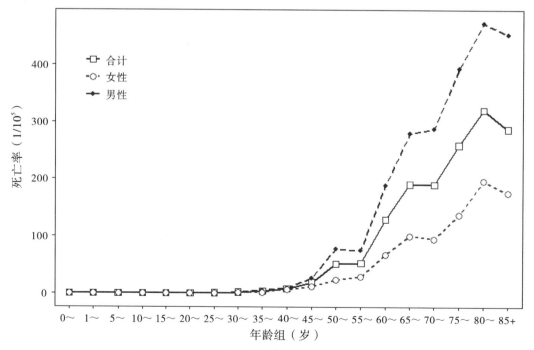

图 4-10-4　2017 年广西肿瘤登记地区肺癌年龄别死亡率

城市地区和农村地区40岁之前各年龄组死亡率均处于极低水平，之后随年龄的增长均呈现逐步上升的走势，均在80～84岁年龄组达到高峰。整体而言，城乡各年龄组死亡率无显著差异，其中65～74岁各年龄组农村地区高于城市地区，75岁以上各年龄组城市地区高于农村地区（图4-10-5）。

肺癌在65岁及以上年龄段死亡率最高，为228.21/10^5，死亡数占该年龄段所有癌症死亡数的28.37%。在65岁及以上年龄段，肺癌死亡率男性高于女性，农村地区高于城市地区（图4-10-3、附录5）。

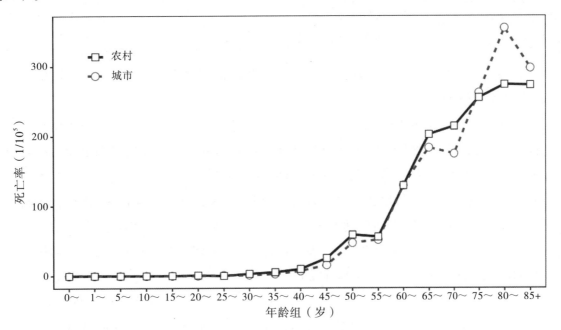

图4-10-5 2017年广西城市地区和农村地区肿瘤登记地区肺癌年龄别死亡率

（曹骥、石瑀）

十一、骨和关节软骨

1.发病情况

2017年广西肿瘤登记地区骨癌新发病例数为257例，占全部癌症新发病例的0.75%，发病顺位［癌症分类（大类）］为第22位，发病率、中标率、世标率和0～74岁累积率分别为1.84/10^5、1.63/10^5、1.62/10^{5}和0.17%。男性和女性中标发病率比为1.16，城市地区和农村地区中标发病率比为0.76（表4-11-1）。

表4-11-1 2017年广西肿瘤登记地区骨癌发病情况

地区	性别	病例数	构成（%）	发病率（1/10^5）	中标率（1/10^5）	世标率（1/10^5）	0～74岁累积率（%）	顺位
广西	合计	257	0.75	1.84	1.63	1.62	0.17	22
	男性	144	0.75	1.98	1.76	1.74	0.18	18
	女性	113	0.76	1.68	1.51	1.51	0.17	20

续表

地区	性别	病例数	构成（%）	发病率（1/10⁵）	中标率（1/10⁵）	世标率（1/10⁵）	0～74岁累积率（%）	顺位
城市	合计	143	0.69	1.65	1.45	1.43	0.16	22
	男性	83	0.71	1.87	1.64	1.57	0.16	18
	女性	60	0.65	1.42	1.31	1.32	0.16	20
农村	合计	114	0.86	2.15	1.91	1.92	0.20	19
	男性	61	0.80	2.16	1.95	2.00	0.21	15
	女性	53	0.95	2.13	1.88	1.84	0.18	16

35 岁之前各年龄组骨癌发病率均处于极低水平，之后随年龄的增长呈现波动上升的走势，在 85 岁及以上年龄组达到高峰，为 12.11/10⁵（图 4-11-1）。

男性和女性 35 岁之前各年龄组发病率均处于极低水平，之后随年龄的增长均呈现波动上升的走势，男性和女性分别在 85 岁及以上和 70～74 岁年龄组达到高峰。70 岁之前男性和女性各年龄组发病率差异不明显，70 岁以后各年龄组发病率男性均高于女性（图 4-11-1）。

城市地区 55 岁之前和农村地区 50 岁之前各年龄组发病率均处于极低水平，之后随年龄的增长城市地区和农村地区发病率均呈现波动上升的走势，均在 85 岁及以上年龄组达到高峰，农村地区各年龄组发病率的波动幅度大于城市地区。整体而言，农村地区各年龄组发病率高于城市地区，但 75～84 岁城市地区高于农村地区（图 4-11-2）。

骨癌在 65 岁及以上年龄段高发，发病率为 8.76/10⁵，发病数占该年龄段全部癌症发病数的 0.85%。在 65 岁及以上年龄段，骨癌发病率男性高于女性，城市地区高于农村地区（图 4-11-3、附录 4）。

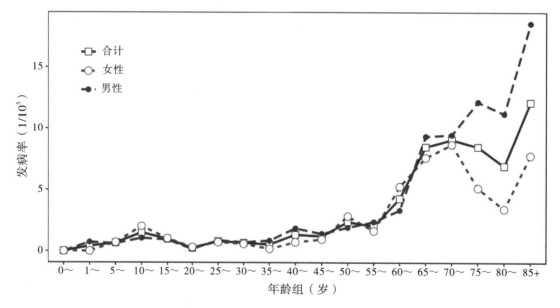

图 4-11-1　2017 年广西肿瘤登记地区骨癌年龄别发病率

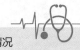

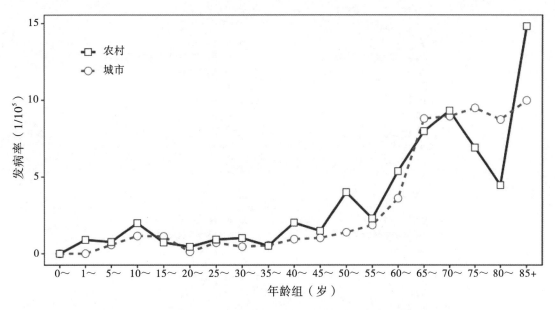

图 4-11-2 2017 年广西城市地区和农村地区肿瘤登记地区骨癌年龄别发病率

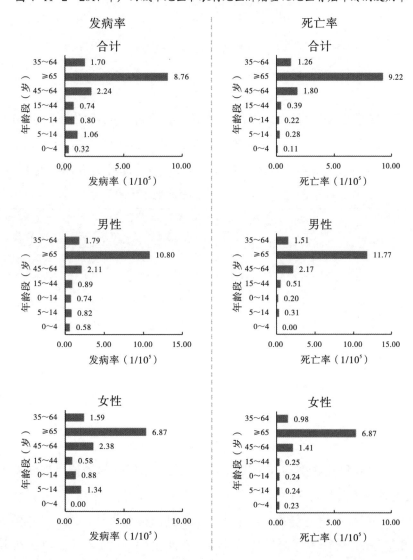

图 4-11-3 2017 年广西肿瘤登记地区不同年龄段骨癌发病和死亡情况

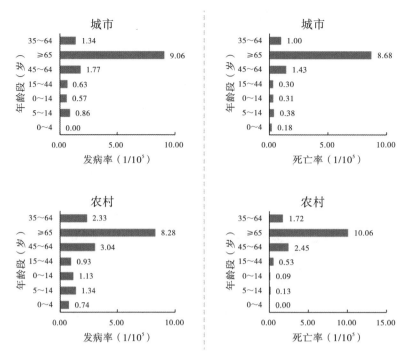

续图 4-11-3

2. 死亡情况

2017 年广西肿瘤登记地区骨癌死亡例数为 209 例，占全部癌症死亡例数的 1.01%，死亡顺位为第 18 位，死亡率、中标率、世标率和 0～74 岁累积率分别为 $1.49/10^5$、$1.22/10^5$、$1.19/10^5$ 和 0.13%。男性和女性中标死亡率比为 1.65，城市地区和农村地区中标死亡率比为 0.76（表 4-11-2）。

表 4-11-2　2017 年广西肿瘤登记地区骨癌死亡情况

地区	性别	死亡数	构成（%）	死亡率（1/10⁵）	中标率（1/10⁵）	世标率（1/10⁵）	0～74 岁累积率（%）	顺位
广西	合计	209	1.01	1.49	1.22	1.19	0.13	18
	男性	130	0.94	1.79	1.52	1.47	0.16	15
	女性	79	1.15	1.17	0.92	0.91	0.10	16
城市	合计	115	0.94	1.32	1.09	1.06	0.11	19
	男性	70	0.86	1.57	1.34	1.26	0.12	15
	女性	45	1.10	1.06	0.84	0.87	0.09	17
农村	合计	94	1.11	1.77	1.43	1.40	0.16	15
	男性	60	1.06	2.13	1.79	1.80	0.22	13
	女性	34	1.22	1.36	1.07	1.00	0.10	15

50 岁之前各年龄组骨癌死亡率均处于极低水平，之后随年龄的增长呈现波动上升的走势，在 80～84 岁年龄组达到高峰，为 $13.86/10^5$（图 4-11-4）。

男性 50 岁之前和女性 55 岁之前各年龄组死亡率均处于极低水平，之后随年龄的增长均呈现波动上升的走势，男性在 80～84 岁年龄组达到高峰，女性在 75～79 岁年龄组达到高峰。50 岁之前男性和女性各年龄组死亡率差异不显著，50 岁之后各年龄组男性均高于女性（图 4-11-4）。

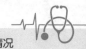

　　城市地区和农村地区 50 岁之前各年龄组死亡率均处于极低水平，之后随年龄的增长呈现波动上升的走势，城市地区在 80 ～ 84 岁年龄组达到高峰，农村地区在 85 岁及以上年龄组达到高峰。城乡各年龄组死亡率随年龄的增长交替上升（图 4-11-5）。

　　骨癌在 65 岁及以上年龄段死亡率最高，为 $9.22/10^5$，死亡数占该年龄段全部癌症死亡数的 1.15%。在 65 岁及以上年龄段，骨癌死亡率男性高于女性，农村地区高于城市地区（图 4-11-3、附录 5）。

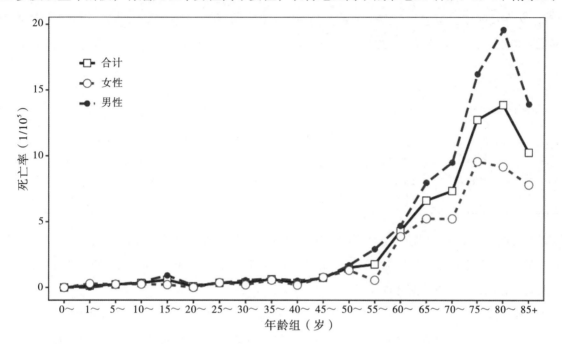

图 4-11-4　2017 年广西肿瘤登记地区骨癌年龄别死亡率

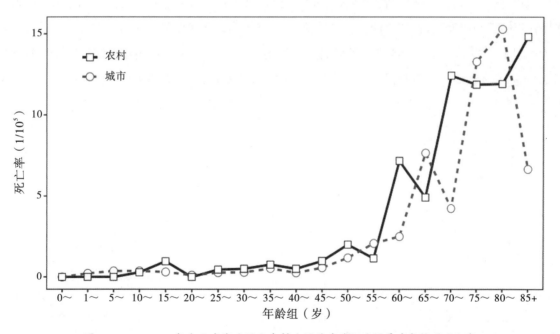

图 4-11-5　2017 年广西城市地区和农村地区肿瘤登记地区骨癌年龄别死亡率

（曹骥、苏韶华）

十二、女性乳腺

1. 发病情况

2017 年广西肿瘤登记地区女性乳腺癌新发病例数为 2720 例，占女性全部癌症新发病例的 18.39%，女性发病顺位［癌症分类（大类）］为第一位，发病率、中标率、世标率和 0～74 岁累积率分别为 40.40/10^5、34.83/10^5、32.33/10^5 和 3.41%。城市地区和农村地区中标发病率比为 1.04（表 4-12-1）。

表 4-12-1　2017 年广西肿瘤登记地区女性乳腺癌发病情况

地区	病例数	构成（%）	发病率（1/10^5）	中标率（1/10^5）	世标率（1/10^5）	0～74 岁累积率（%）	顺位
广西	2720	18.39	40.40	34.83	32.33	3.41	1
城市	1785	19.40	42.12	35.48	33.19	3.57	1
农村	935	16.71	37.49	34.04	31.16	3.15	1

25 岁之前各年龄组女性乳腺癌发病率均处于极低水平，之后随年龄的增长呈现持续上升的走势，在 50～54 岁年龄组达到第一个高峰，55～59 岁年龄组略下降后于 60～64 岁年龄组达到第二个高峰，之后呈现波动下降的走势（图 4-12-1）。

城市地区和农村地区 25 岁之前各年龄组发病率均处于极低水平，之后随年龄的增长均呈现波动上升的走势，城市地区分别在 50～54 岁和 60～64 岁年龄组出现发病高峰，农村地区在 50～54 岁年龄组达到高峰之后波动下降。农村地区在 40～44 岁和 50～54 岁年龄组发病率高于城市地区，55 岁之后各年龄组城市地区高于农村地区，其他年龄组城乡间发病率差异不明显（图 4-12-1）。

女性乳腺癌发病在 45～64 岁年龄段高发，发病率为 97.22/10^5，发病数占该年龄段所有女性癌症的 9.85%。在 45～64 岁年龄段，女性乳腺癌发病率城市地区高于农村地区（图 4-12-2、附录 4）。

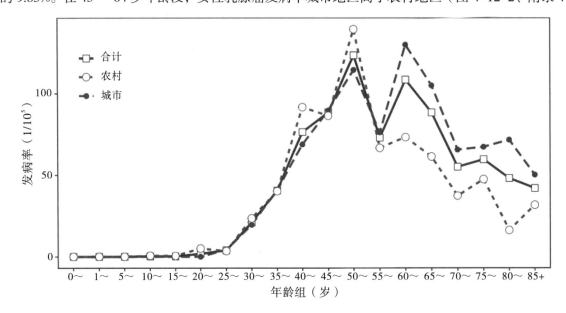

图 4-12-1　2017 年广西肿瘤登记地区女性乳腺癌年龄别发病率

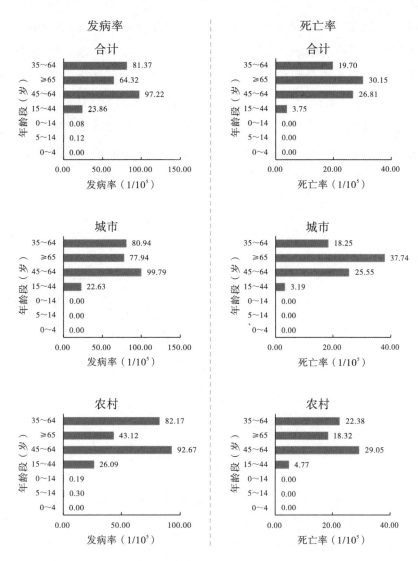

图 4-12-2　2017 年广西肿瘤登记地区不同年龄段女性乳腺癌发病和死亡情况

2. 死亡情况

2017 年广西肿瘤登记地区女性乳腺癌死亡例数为 741 例，占全部女性癌症死亡数的 10.77%，死亡顺位为第三位，死亡率、中标率、世标率和 0 ～ 74 岁累积率分别为 11.01/10^5、8.98/10^5、8.66/10^5 和 0.96%。城市地区和农村地区中标死亡率比为 0.98（表 4-12-2）。

表 4-12-2　2017 年广西肿瘤登记地区女性乳腺癌死亡情况

地区	死亡数	构成（%）	死亡率（1/10^5）	中标率（1/10^5）	世标率（1/10^5）	0 ～ 74 岁累积率（%）	顺位
广西	741	10.77	11.01	8.98	8.66	0.96	3
城市	475	11.57	11.21	9.00	8.70	0.96	4
农村	266	9.58	10.67	9.14	8.78	0.96	3

25 岁之前各年龄组女性乳腺癌死亡率处于极低水平，之后随年龄的增长呈现波动上升的走势，分别在 50 ～ 54 岁、65 ～ 69 岁和 80 ～ 84 岁年龄组达到高峰，死亡率分别为 30.05/10^5、35.18/10^5 和 35.54/10^5（图 4-12-3）。

城市地区和农村地区 25 岁之前各年龄组死亡率均处于极低水平，之后随年龄的增长呈现波动上升的走势，城市地区死亡率变化趋势与全广西一致，即分别在 50 ～ 54 岁、65 ～ 69 岁和 80 ～ 84 岁年龄组出现死亡高峰；农村地区分别在 55 ～ 59 岁和 85 岁及以上年龄组出现死亡高峰。40 ～ 59 岁各年龄组死亡率农村地区高于城市地区，60 岁及以上各年龄组城市地区高于农村地区（图 4-12-3）。

女性乳腺癌 65 岁及以上年龄段死亡率最高，为 30.15/10^5，死亡数占该年龄段女性癌症死亡数的 1.95%。在 65 岁及以上年龄段，女性乳腺癌死亡率城市地区高于农村地区（图 4-12-2、附录 5）。

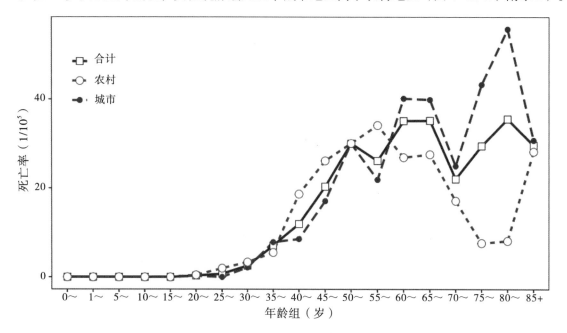

图 4-12-3　2017 年广西肿瘤登记地区女性乳腺癌年龄别死亡率

（容敏华、苏石汉）

十三、子宫颈

1. 发病情况

2017 年广西肿瘤登记地区子宫颈癌新发病例数为 1342 例，占女性全部癌症新发病例的 9.07%，女性发病顺位［癌症分类（大类）］为第四位，发病率、中标率、世标率和 0 ～ 74 岁累积率分别为 19.94/10^5、16.83/10^5、15.94/10^5 和 1.74%。城市地区和农村地区中标发病率比为 0.67（表 4-13-1）。

表 4-13-1　2017 年广西肿瘤登记地区子宫颈癌发病情况

地区	病例数	构成（%）	发病率（1/10^5）	中标率（1/10^5）	世标率（1/10^5）	0 ～ 74 岁累积率（%）	顺位
广西	1342	9.07	19.94	16.83	15.94	1.74	4
城市	728	7.91	17.18	14.29	13.59	1.50	4
农村	614	10.98	24.62	21.43	20.16	2.18	3

25 岁之前各年龄组子宫颈癌发病率均处于极低水平，之后随年龄的增长呈现逐步上升的走势，在 50 ～ 54 岁年龄组达到高峰，为 67.35/10^5，之后逐步下降（图 4-13-1），在 85 岁及以上年龄组略有上升。

城市地区和农村地区 25 岁之前各年龄组发病率均处于极低水平，之后随年龄的增长呈现逐步上升的走势，均在 50 ～ 54 岁年龄组达到高峰，之后波动下降。25 岁之后农村地区各年龄组发病率高于城市地区（图 4-13-1）。

子宫颈癌在 45 ～ 64 岁年龄段高发，发病率为 49.70/10^5，发病数占该年龄段女性癌症发病数的 5.04%。在 45 ～ 64 岁年龄段，农村地区发病率高于城市地区（图 4-13-2、附录 4）。

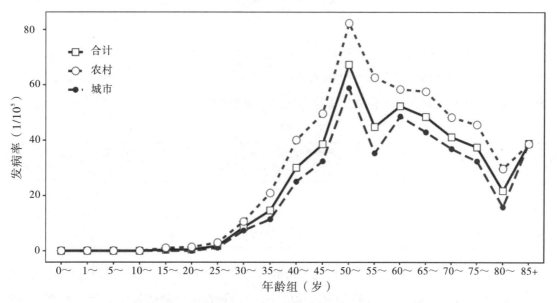

图 4-13-1 2017 年广西肿瘤登记地区子宫颈癌年龄别发病率

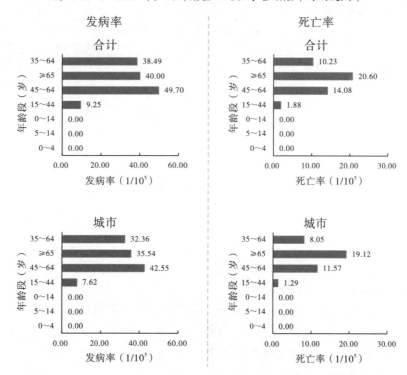

图 4-13-2 2017 年广西肿瘤登记地区不同年龄段子宫颈癌发病和死亡情况

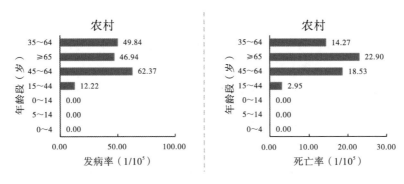

续图 4-13-2

2. 死亡情况

2017 年广西肿瘤登记地区子宫颈癌死亡例数为 418 例，占女性全部癌症死亡数的 6.07%，女性死亡顺位为第六位，死亡率、中标率、世标率和 0 ~ 74 岁累积率分别为 6.21/10⁵、5.04/10⁵、4.83/10⁵ 和 0.55%。城市地区和农村地区中标死亡率比为 0.62（表 4-13-2）。

表 4-13-2　2017 年广西肿瘤登记地区子宫颈癌死亡情况

地区	死亡数	构成（%）	死亡率（1/10⁵）	中标率（1/10⁵）	世标率（1/10⁵）	0 ~ 74 岁累积率（%）	顺位
广西	418	6.07	6.21	5.04	4.83	0.55	6
城市	220	5.36	5.19	4.13	3.96	0.43	6
农村	198	7.13	7.94	6.71	6.41	0.75	6

25 岁之前各年龄组子宫颈癌死亡率均处于极低水平，之后随年龄的增长呈现波动上升的走势，在 50 ~ 54 岁年龄组到达第一个高峰后略有下降，60 岁后再次随年龄增长而上升，于 75 ~ 79 岁年龄组到达第二个高峰（图 4-13-3）。

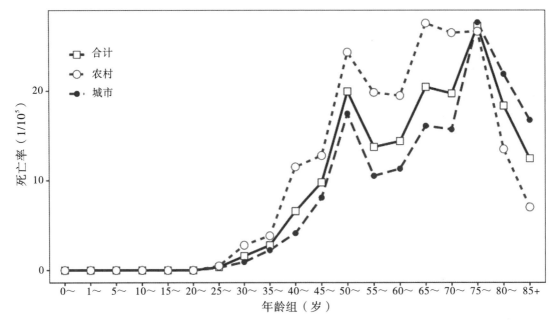

图 4-13-3　2017 年广西肿瘤登记地区子宫颈癌年龄别死亡率

城市地区和农村地区 25 岁之前各年龄组死亡率均处于极低水平，之后随年龄的增长呈现波动上升的走势，城市地区死亡率变化趋势和全广西的一致，分别在 50～54 岁和 75～79 岁年龄组出现死亡高峰；而农村地区则分别在 50～54 岁和 65～69 岁年龄组出现死亡高峰。25～74 岁各年龄组死亡率农村地区高于城市地区，75 岁后城市地区高于农村地区（图 4-13-3）。

子宫颈癌在 65 岁及以上年龄段死亡率最高，为 20.60/10^5，死亡数占该年龄段女性癌症死亡数的 1.33%。在 65 岁及以上年龄段，子宫颈癌死亡率农村地区高于城市地区（图 4-13-2、附录 5）。

（容敏华、梁耀洁）

十四、子宫体

1. 发病情况

2017 年广西肿瘤登记地区子宫体癌新发病例数为 663 例，占女性全部癌症新发病例的 4.48%，女性发病顺位［癌症分类（大类）］为第八位，发病率、中标率、世标率和 0～74 岁累积率分别为 9.85/10^5、8.17/10^5、7.95/10^5 和 0.89%。城市地区和农村地区中标发病率比为 1.37（表 4-14-1）。

表 4-14-1 2017 年广西肿瘤登记地区子宫体癌发病情况

地区	病例数	构成（%）	发病率（1/10^5）	中标率（1/10^5）	世标率（1/10^5）	0～74 岁累积率（%）	顺位
广西	663	4.48	9.85	8.17	7.95	0.89	8
城市	470	5.11	11.09	9.06	8.83	0.99	7
农村	193	3.45	7.74	6.60	6.42	0.71	8

35 岁之前各年龄组子宫体癌发病率均处于极低水平，之后随年龄的增长呈现逐步上升的走势，在 50～54 岁年龄组达到高峰，为 44.55/10^5，之后整体呈现波动下降的走势（图 4-14-1）。

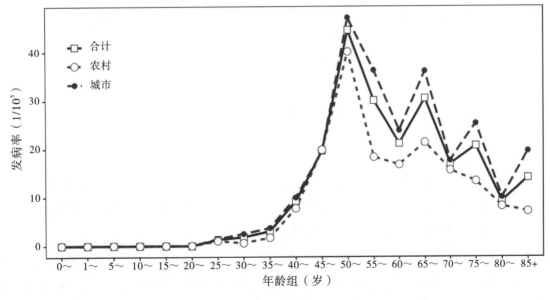

图 4-14-1 2017 年广西肿瘤登记地区子宫体癌年龄别发病率

城市地区和农村地区在 35 岁之前各年龄组发病率均处于极低水平，之后随年龄的增长均呈现逐步上升的走势，城市地区和农村地区发病率均在 50 ～ 54 岁年龄组达到高峰，之后呈现波动下降的走势，城市地区的波动幅度大于农村地区。50 岁之后各年龄组城市地区发病率高于农村地区（图4-14-1）。

子宫体癌在 45 ～ 64 岁年龄段高发，发病率为 28.48/10⁵，发病数占该年龄段女性全部癌症发病数的 2.89%。在 45 ～ 64 岁年龄段，子宫体癌发病率城市地区高于农村地区（图 4-14-2、附录 4）。

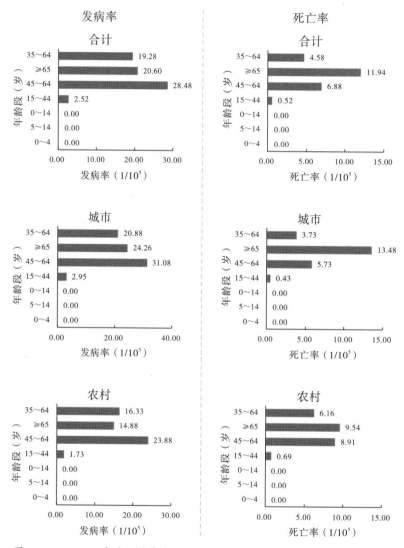

图 4-14-2　2017 年广西肿瘤登记地区不同年龄段子宫体癌发病和死亡情况

2. 死亡情况

2017 年广西肿瘤登记地区子宫体癌的死亡例数为 204 例，占女性全部癌症死亡数的 2.96%，女性死亡顺位为第九位，死亡率、中标率、世标率和 0 ～ 74 岁累积率分别为 3.03/10⁵、2.39/10⁵、2.41/10⁵ 和 0.30%。城市地区和农村地区中标死亡率比为 0.80（表 4-14-2）。

35 岁之前各年龄组子宫体癌死亡率均处于极低水平，之后随年龄的增长呈现波动上升的走势，在 70 ～ 74 岁年龄组达到第一个高峰后略微下降，在 80 ～ 84 岁年龄组再次上升，于 85 岁及以上年龄组达到第二个高峰（图 4-14-3）。

表 4-14-2 2017 年广西肿瘤登记地区子宫体癌的死亡情况

地区	死亡数	构成（%）	死亡率（1/10⁵）	中标率（1/10⁵）	世标率（1/10⁵）	0～74岁累积率（%）	顺位
广西	204	2.96	3.03	2.39	2.41	0.30	9
城市	121	2.95	2.86	2.20	2.23	0.27	10
农村	83	2.99	3.33	2.76	2.77	0.36	10

　　城市地区和农村地区 35 岁之前各年龄组死亡率均处于极低水平，之后随年龄的增长均呈现波动上升的走势，城市地区各年龄组死亡率变化趋势与全广西的一致，分别在 70～74 岁和 85 岁及以上年龄组出现高峰；农村地区在 70～74 岁年龄组达到高峰后急剧下降。（图 4-14-3）。

　　子宫体癌在 65 岁及以上年龄段死亡率最高，为 11.94/10⁵，死亡数占该年龄段女性所有癌症死亡数的 0.77%。在 65 岁及以上年龄段，子宫体癌死亡率城市地区高于农村地区（图 4-14-2、附录 5）。

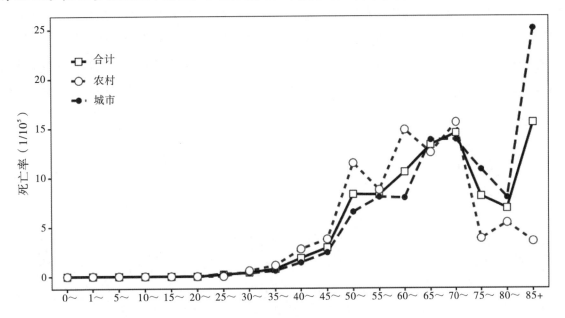

图 4-14-3 2017 年广西肿瘤登记地区子宫体癌年龄别死亡率

（容敏华、张强）

十五、卵　巢

1. 发病情况

　　2017 年广西肿瘤登记地区卵巢癌新发病例数为 493 例，占女性全部癌症新发病例的 3.33%，女性发病顺位［癌症分类（大类）］为第十位，发病率、中标率、世标率和 0～74 岁累积率分别为 7.32/10⁵、6.39/10⁵、5.94/10⁵ 和 0.61%。城市地区和农村地区中标发病率比为 1.63（表 4-15-1）。

表 4-15-1　2017 年广西肿瘤登记地区卵巢癌发病情况

地区	病例数	构成（%）	发病率（1/10⁵）	中标率（1/10⁵）	世标率（1/10⁵）	0～74 岁累积率（%）	顺位
广西	493	3.33	7.32	6.39	5.94	0.61	10
城市	364	3.96	8.59	7.43	6.88	0.71	9
农村	129	2.31	5.17	4.56	4.31	0.43	12

20 岁之前各年龄组卵巢癌发病率均处于极低水平，之后随年龄的增长呈现波动上升的走势，分别在 50～54 岁、65～69 岁和 75～79 岁年龄组出现高峰，其中 65～69 岁年龄组发病率最高，为 19.49/10⁵（图 4-15-1）。

城市地区 20 岁之前和农村地区 35 岁之前各年龄组发病率均处于极低水平，之后随年龄的增长均呈现波动上升的走势，城市地区发病率变化趋势与全广西基本一致，分别在 50～54 岁、65～69 岁和 80～84 岁年龄组出现高峰；农村地区则在 55～59 岁和 75～79 岁年龄组出现发病高峰。25 岁之后除 55～59 岁年龄组外，其他各年龄组城市地区均高于农村地区（图 4-15-1）。

卵巢癌在 45～64 岁年龄段高发，发病率为 15.95/10⁵，发病数占该年龄段女性所有癌症发病数的 1.62%。在 45～64 岁年龄段，卵巢癌发病率城市地区高于农村地区（图 4-15-2、附录 4）。

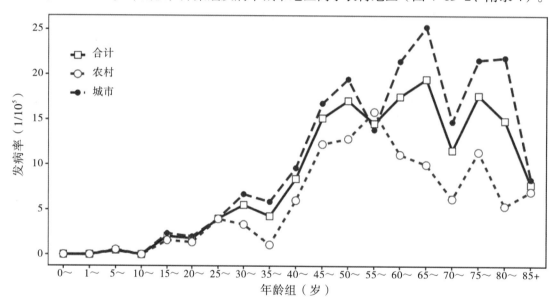

图 4-15-1　2017 年广西城市和农村肿瘤登记地区卵巢癌年龄别发病率

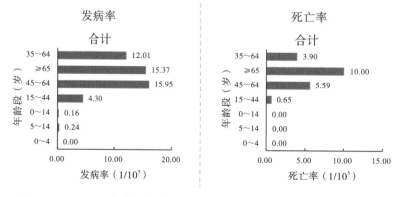

图 4-15-2　2017 年广西肿瘤登记地区不同年龄段卵巢癌发病和死亡情况

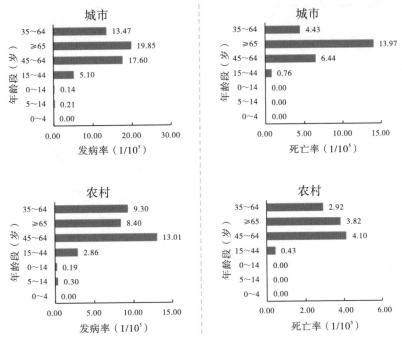

续图 4-15-2

2. 死亡情况

2017 年广西肿瘤登记地区卵巢癌死亡例数为 175 例，占女性全部癌症新死亡例数的 2.54%，女性死亡顺位为第 11 位，死亡率、中标率、世标率和 0 ~ 74 岁累积率分别为 $2.60/10^5$、$2.06/10^5$、$2.00/10^5$ 和 0.23%。城市地区和农村地区中标死亡率比为 1.95（表 4-15-2）。

表 4-15-2　2017 年广西肿瘤登记地区卵巢癌死亡情况

地区	死亡数	构成（%）	死亡率（1/10⁵）	中标率（1/10⁵）	世标率（1/10⁵）	0 ~ 74 岁累积率（%）	顺位
广西	175	2.54	2.60	2.06	2.00	0.23	11
城市	137	3.34	3.23	2.52	2.46	0.28	7
农村	38	1.37	1.52	1.29	1.24	0.14	12

35 岁之前各年龄组卵巢癌死亡率均处于极低水平，之后随年龄的增长呈现波动上升的走势，在 50 ~ 54 岁年龄组达到第一个高峰后略有下降，55 岁之后再次随年龄增长而上升，于 80 ~ 84 岁年龄组达到第二个高峰（图 4-15-3）。

城市地区和农村地区 35 岁之前各年龄组死亡率均处于极低水平，之后随年龄的增长均呈现波动上升的走势，城市地区和农村地区死亡率变化趋势和全广西的相似，分别在 50 ~ 54 岁和 80 ~ 84 岁年龄组出现死亡高峰（图 4-15-3）。

卵巢癌在 65 岁及以上年龄段死亡率最高，为 $10.00/10^5$，死亡数占该年龄段女性所有癌症死亡数的 0.65%。在 65 岁及以上年龄段，卵巢癌死亡率城市地区高于农村地区（图 4-15-2、附录 5）。

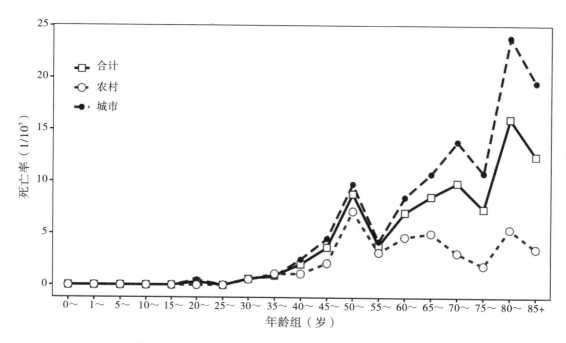

图 4-15-3 2017 年广西肿瘤登记地区卵巢癌年龄别死亡率

（容敏华、陈小乔）

十六、前列腺

1. 发病情况

2017 年广西肿瘤登记地区前列腺癌发病例数为 566 例，占男性全部癌症新发病例的 2.93%，男性发病顺位［癌症分类（大类）］为第七位，发病率、中标率、世标率和 0 ～ 74 岁累积率分别为 7.79/10⁵、6.02/10⁵、5.94/10⁵ 和 0.62%。城市地区和农村地区中标发病率比为 1.87（表 4-16-1）。

表 4-16 1　2017 年广西肿瘤登记地区前列腺癌发病情况

地区	病例数	构成（%）	发病率（1/10⁵）	中标率（1/10⁵）	世标率（1/10⁵）	0 ～ 74 岁累积率（%）	顺位
广西	566	2.93	7.79	6.02	5.94	0.62	7
城市	421	3.61	9.47	7.40	7.28	0.73	6
农村	145	1.90	5.15	3.95	3.94	0.44	9

55 岁之前各年龄组前列腺癌发病率均处于极低水平，之后随年龄的增长呈现逐步上升的走势，在 80 ～ 84 岁年龄组达到高峰，为 153.82/10⁵（图 4-16-1）。

城市地区和农村地区在 55 岁之前各年龄组发病率均处于极低水平，之后随年龄的增长呈现逐步上升的走势，城市地区和农村地区发病率分别在 80 ～ 84 岁和 85 岁及以上年龄组达到高峰。55 岁之后各年龄组发病率城市地区均高于农村地区（图 4-16-1）。

前列腺癌在 65 岁及以上年龄段高发，发病率为 77.04/10⁵，发病数占该年龄段男性所有癌症的 3.58%。在 65 岁及以上年龄段，前列腺癌发病率城市地区高于农村地区（图 4-16-2、附录 4）。

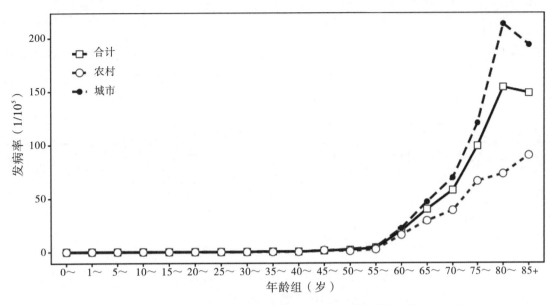

图 4-16-1　2017 年广西城市和农村肿瘤登记地区前列腺癌年龄别发病率

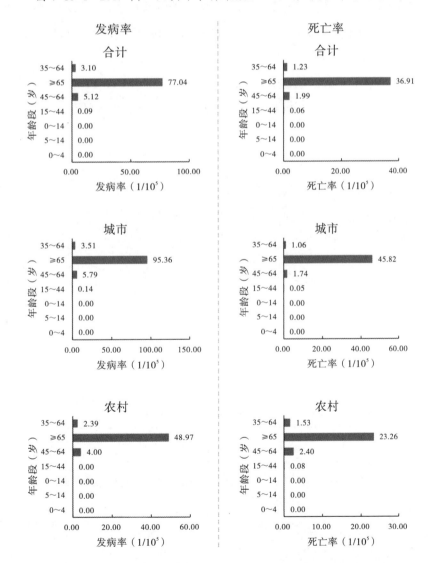

图 4-16-2　2017 年广西肿瘤登记地区不同年龄段前列腺癌发病和死亡情况

2. 死亡情况

2017 年广西肿瘤登记地区前列腺癌死亡例数为 264 例，占男性全部癌症新死亡例数的 1.91%，男性死亡顺位为第十位，死亡率、中标率、世标率和 0～74 岁累积率分别为 $3.63/10^5$、$2.66/10^5$、$2.66/10^5$ 和 0.21%。城市地区和农村地区中标死亡率比为 1.67（表 4-16-2）。

表 4-16-2　2016 年广西肿瘤登记地区前列腺癌死亡情况

地区	死亡数	构成（%）	死亡率（1/10⁵）	中标率（1/10⁵）	世标率（1/10⁵）	0～74 岁累积率（%）	顺位
广西	264	1.91	3.63	2.66	2.66	0.21	10
城市	191	2.35	4.30	3.19	3.15	0.22	9
农村	73	1.28	2.59	1.91	1.97	0.20	11

55 岁之前各年龄组前列腺癌死亡率均处于极低水平，之后随年龄的增长呈现逐步上升的走势，在 85 岁及以上年龄组达到高峰，为 $113.60/10^5$（图 4-16-3）。

城市地区和农村地区 55 岁之前各年龄组死亡率均处于极低水平，之后随年龄的增长呈现逐步上升的走势，城市地区和农村地区均在 85 岁及以上年龄组达到高峰。65 岁之后各年龄组死亡率城市地区均高于农村地区（图 4-16-3）。

前列腺癌在 65 岁及以上年龄段死亡率最大，为 $36.91/10^5$，死亡数占该年龄段男性所有癌症死亡病例数的 2.21%。在 65 岁及以上岁年龄段，前列腺癌死亡率城市地区高于农村地区（图 4-16-2、附录 5）。

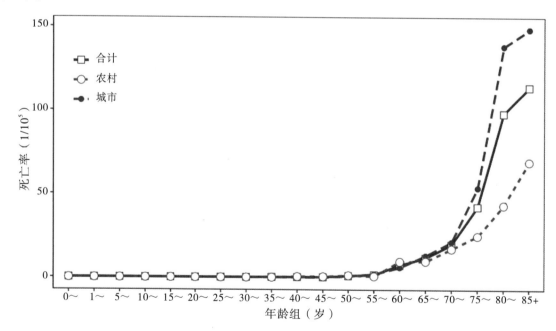

图 4-16-3　2017 年广西城市地区和农村地区肿瘤登记地区前列腺癌年龄别死亡率

（余家华、黄红英）

十七、肾及泌尿系统不明

1. 发病情况

2017年广西肿瘤登记地区肾及泌尿系统不明癌新发病例数为346例，占全部癌症新发病例的1.01%，发病顺位［癌症分类（大类）］为第19位，发病率、中标率、世标率和0～74岁累积率分别为$2.47/10^5$、$2.02/10^5$、$2.02/10^5$和0.24%。男性和女性中标发病率比为1.53，城市地区和农村地区中标发病率比为1.44（表4-17-1）。肾及泌尿系统不明细分部位癌症包括肾、肾盂、输尿管和其他泌尿器官部位的癌症，其中肾是最常见的发病部位，发病率为$1.82/10^5$，其次是输尿管、肾盂和其他泌尿器官（表4-17-2）。

表4-17-1　2017年广西肿瘤登记地区肾及泌尿系统不明癌发病情况

地区	性别	病例数	构成（%）	发病率（1/10^5）	中标率（1/10^5）	世标率（1/10^5）	0～74岁累积率（%）	顺位
广西	合计	346	1.01	2.47	2.02	2.02	0.24	19
	男性	212	1.10	2.92	2.45	2.44	0.29	15
	女性	134	0.91	1.99	1.60	1.61	0.19	17
城市	合计	246	1.18	2.83	2.29	2.33	0.27	19
	男性	156	1.34	3.51	2.90	2.96	0.35	15
	女性	90	0.98	2.12	1.71	1.74	0.19	15
农村	合计	100	0.76	1.88	1.59	1.54	0.19	20
	男性	56	0.73	1.99	1.75	1.65	0.19	16
	女性	44	0.79	1.76	1.42	1.42	0.19	18

表4-17-2　2017年广西肿瘤登记地区肾及泌尿系统不明细分部位癌症发病率及其在全部癌症发病中的占比

项目	发病统计	肾	肾盂	输尿管	其他泌尿器官
合计	病例数	255	36	46	9
	构成（%）	0.75	0.11	0.13	0.03
	发病率（1/10^5）	1.82	0.26	0.33	0.06
	中标率（1/10^5）	1.51	0.21	0.25	0.05
男性	病例数	161	18	28	5
	构成（%）	0.83	0.09	0.14	0.03
	发病率（1/10^5）	2.22	0.25	0.39	0.07
	中标率（1/10^5）	1.88	0.21	0.30	0.05
女性	病例数	94	18	18	4
	构成（%）	0.64	0.12	0.12	0.03
	发病率（1/10^5）	1.40	0.27	0.27	0.06
	中标率（1/10^5）	1.13	0.22	0.20	0.04

续表

项目	发病统计	肾	肾盂	输尿管	其他泌尿器官
城市	病例数	182	28	32	4
	构成（%）	0.87	0.13	0.15	0.02
	发病率（1/10⁵）	2.10	0.32	0.37	0.05
	中标率（1/10⁵）	1.71	0.27	0.28	0.03
农村	病例数	73	8	14	5
	构成（%）	0.55	0.06	0.11	0.04
	发病率（1/10⁵）	1.37	0.15	0.26	0.09
	中标率（1/10⁵）	1.20	0.13	0.19	0.08

40 岁之前各年龄组肾及泌尿系统不明癌发病率均处于极低水平，之后随年龄的增长呈现波动上升的走势，分别在 65～69 岁和 75～79 岁年龄组达到高峰，之后逐步下降（图 4-17-1）。

男性和女性 40 岁之前各年龄组发病率均处于极低水平，之后随年龄的增长均呈现波动上升的走势，男性发病率分别在 75～79 岁和 85 岁及以上年龄组达到高峰，女性发病率分别在 65～69 岁和 80～84 岁年龄组达到高峰。50 岁之后各年龄组发病率男性均高于女性（图 4-17-1）。

城市地区和农村地区 40 岁之前各年龄组发病率均处于极低水平，之后随年龄的增长均呈现波动上升的走势，城市地区分别在 65～69 岁和 85 岁及以上年龄段达到发病高峰，农村地区在 70～74 岁年龄组达到发病高峰，最后逐年降低。50 岁之后除 70～74 岁年龄组，其余年龄组城市地区发病率均高于农村地区。

肾及泌尿系统不明癌在 65 岁及以上年龄段高发，发病率为 12.40/10⁵，发病数占该年龄段全部癌症发病的 1.20%。在 65 岁及以上年龄段，肾及泌尿系统不明癌发病率男性高于女性，城市地区高于农村地区（图 4-17-3、附录 4）。

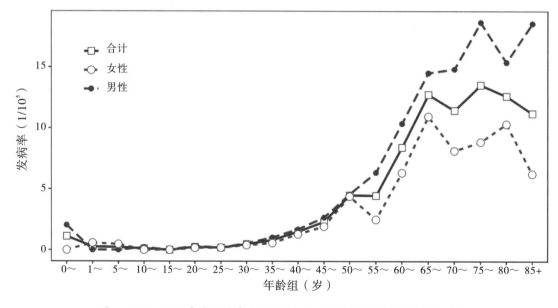

图 4-17-1　2017 年广西肿瘤登记地区肾及泌尿系统不明癌年龄别发病率

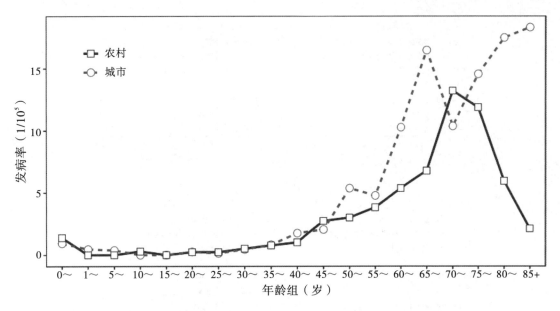

图 4-17-2 2017 年广西城市地区和农村地区肿瘤登记地区肾及泌尿系统不明癌年龄别发病率

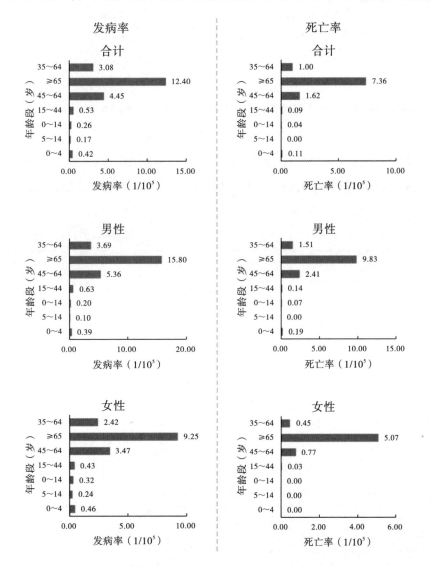

图 4-17-3 2017 年广西肿瘤登记地区不同年龄段肾及泌尿系统不明癌发病和死亡情况

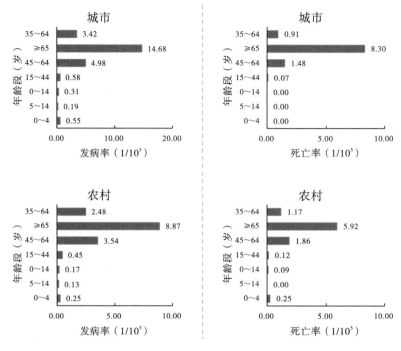

续图 4-17-3

2. 死亡情况

2017 年广西肿瘤登记地区肾及泌尿系统不明癌死亡例数为 154 例，占全部癌症死亡数的 0.74%，死亡顺位为第 21 位，死亡率、中标率、世标率和 0～74 岁累积率分别为 $1.10/10^5$、$0.84/10^5$、$0.85/10^5$ 和 0.09%。男性和女性中标死亡率比为 2.31，城市地区和农村地区中标死亡率比为 1.06（表 4-17-3）。在肾及泌尿系统不明细分部位癌症中，肾部位癌症为最常见的死亡原因，死亡率为 $0.54/10^5$（表 4-17-4）。

表 4-17-3 2017 年广西肿瘤登记地区肾及泌尿系统不明癌死亡情况

地区	性别	死亡数	构成（%）	死亡率（1/10⁵）	中标率（1/10⁵）	世标率（1/10⁵）	0～74 岁累积率（%）	顺位
广西	合计	154	0.74	1.10	0.84	0.85	0.09	21
	男性	107	0.77	1.47	1.18	1.19	0.12	16
	女性	47	0.68	0.70	0.51	0.53	0.07	18
城市	合计	98	0.80	1.13	0.87	0.87	0.09	21
	男性	70	0.86	1.57	1.25	1.26	0.12	16
	女性	28	0.68	0.66	0.50	0.50	0.07	19
农村	合计	56	0.66	1.05	0.82	0.84	0.10	21
	男性	37	0.65	1.31	1.09	1.10	0.12	16
	女性	19	0.68	0.76	0.53	0.57	0.07	18

表 4-17-4　2017 年广西肿瘤登记地区肾及泌尿系统不明细分部位癌症死亡率及其在全癌症死亡中的占比

项目	死亡统计	肾	肾盂	输尿管	其他泌尿器官
合计	病例数	112	17	19	6
	构成（%）	0.80	0.12	0.14	0.04
	死亡率（1/10⁵）	0.54	0.08	0.09	0.03
	中标率（1/10⁵）	0.64	0.07	0.10	0.03
男性	病例数	80	12	11	4
	构成（%）	1.10	0.17	0.15	0.06
	死亡率（1/10⁵）	0.58	0.09	0.08	0.03
	中标率（1/10⁵）	0.91	0.11	0.11	0.04
女性	病例数	32	5	8	2
	构成（%）	0.48	0.07	0.12	0.03
	死亡率（1/10⁵）	0.46	0.07	0.12	0.03
	中标率（1/10⁵）	0.36	0.04	0.09	0.02
城市	病例数	68	10	16	4
	构成（%）	0.78	0.12	0.18	0.05
	死亡率（1/10⁵）	0.56	0.08	0.13	0.03
	中标率（1/10⁵）	0.62	0.08	0.14	0.03
农村	病例数	44	7	3	2
	构成（%）	0.83	0.13	0.06	0.04
	死亡率（1/10⁵）	0.52	0.08	0.04	0.02
	中标率（1/10⁵）	0.67	0.07	0.04	0.03

55 岁之前各年龄组肾及泌尿系统不明癌死亡率均处于极低水平，之后随年龄的增长呈现逐步上升的走势，在 85 岁及以上年龄组达到高峰，为 $12.11/10^5$（图 4-17-4）。

男性和女性 55 岁之前各年龄组死亡率均处于极低水平，之后随年龄的增长呈现逐步上升的走势，均在 85 岁及以上年龄组达到高峰。55 岁之后除 65～69 岁年龄组，其他年龄组死亡率男性均高于女性（图 4-17-4）。

城市地区和农村地区 55 岁之前各年龄组死亡率均处于极低水平，之后随年龄的增长均呈现波动上升的走势，均在 85 岁及以上年龄组达到高峰。60 岁之后除 70～74 岁年龄组，其他年龄组死亡率城市地区均高于农村地区（图 4-17-5）。

肾及泌尿系统不明癌在 65 岁及以上年龄段死亡率最高，为 $7.36/10^5$，死亡数占该年龄段全部癌症死亡数的 0.92%。在 65 岁及以上年龄段，肾及泌尿系统不明癌死亡率男性高于女性，城市地区高于农村地区（图 4-17-3、附录 5）。

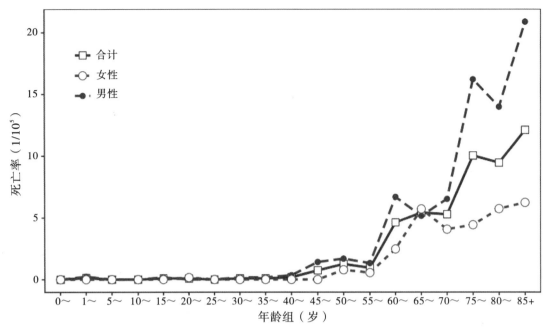

图 4-17-4　2017 年广西肿瘤登记地区肾及泌尿系统不明癌年龄别死亡率

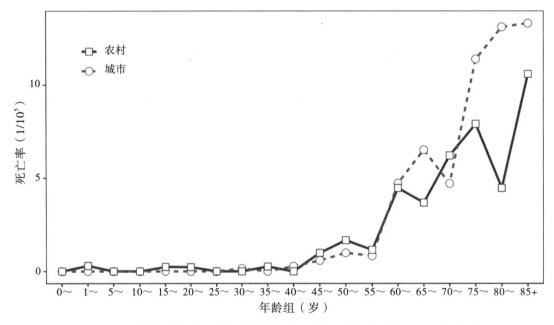

图 4-17-5　2017 年广西城市地区和农村地区肿瘤登记地区肾及泌尿系统不明癌年龄别死亡率

（余家华、韦政兴）

十八、膀　胱

1. 发病情况

2017 年广西肿瘤登记地区膀胱癌新发病例数为 504 例，占全部癌症新发病例的 1.48%，发病顺位［癌症分类（大类）］为第 17 位，发病率、中标率、世标率和 0 ～ 74 岁累积率分别为 3.60/10⁵、

$2.82/10^5$、$2.81/10^5$ 和 0.34%。男性和女性中标发病率比为 3.40，城市地区和农村地区中标发病率比为 1.22（表 4-18-1）。

表 4-18-1　2017 年广西肿瘤登记地区膀胱癌发病情况

地区	性别	病例数	构成（%）	发病率（1/10⁵）	中标率（1/10⁵）	世标率（1/10⁵）	0～74 岁累积率（%）	顺位
广西	合计	504	1.48	3.60	2.82	2.81	0.34	17
	男性	386	2.00	5.31	4.38	4.37	0.52	11
	女性	118	0.80	1.75	1.29	1.28	0.15	18
城市	合计	340	1.63	3.91	3.04	3.04	0.36	17
	男性	262	2.25	5.89	4.81	4.84	0.56	10
	女性	78	0.85	1.84	1.33	1.31	0.15	17
农村	合计	164	1.24	3.09	2.49	2.46	0.30	17
	男性	124	1.62	4.40	3.72	3.66	0.44	11
	女性	40	0.72	1.60	1.25	1.25	0.16	20

45 岁之前各年龄组膀胱癌发病率均处于极低水平，之后随年龄的增长呈现逐步上升的走势，在 85 岁及以上年龄组达到高峰，为 $32.61/10^5$（图 4-18-1）。

男性和女性 45 岁之前各年龄组发病率均处于极低水平，之后随年龄的增长呈现逐步上升的走势，男性和女性发病率分别在 85 岁及以上和 80～84 岁年龄组达到高峰。45 岁之后各年龄组发病率男性均高于女性（图 4-18-1）。

城市地区和农村地区 45 岁之前各年龄组发病率均处于极低水平，之后随年龄的增长呈现波动上升的走势，城市地区和农村地区发病率分别在 85 岁及以上和 75～79 岁年龄组达到高峰。45 岁之后除 60～64 岁年龄组，其他年龄组发病率城市地区均高于农村地区（图 4-18-2）。

膀胱癌在 65 岁及以上年龄段高发，发病率为 $24.02/10^5$，发病数占该年龄段全部癌症发病的 1.94%。在 65 岁及以上年龄段，膀胱癌发病率男性高于女性，城市地区高于农村地区（图 4-18-3、附录 4）。

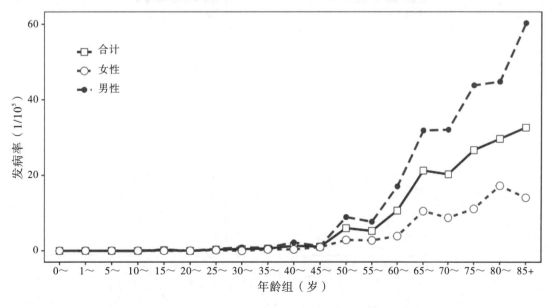

图 4-18-1　2017 年广西肿瘤登记地区膀胱癌年龄别发病率

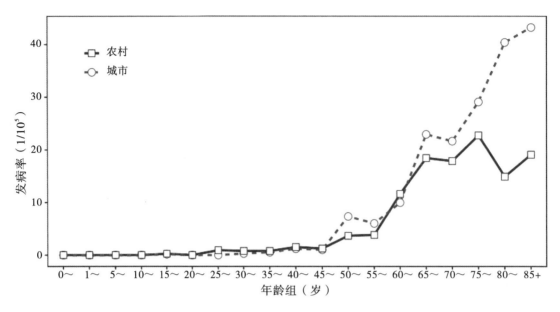

图 4-18-2　2017 年广西城市地区和农村地区肿瘤登记地区膀胱癌年龄别发病率

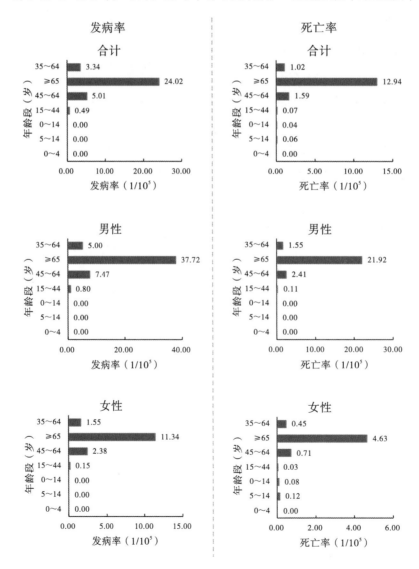

图 4-18-3　2017 年广西肿瘤登记地区不同年龄段膀胱癌发病和死亡情况

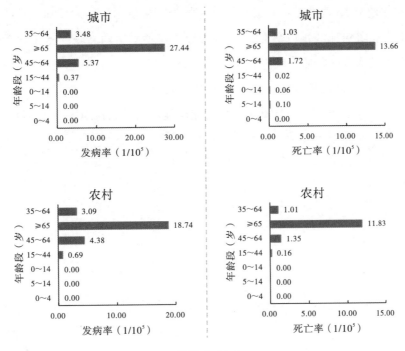

续图 4-18-3

2. 死亡情况

2017 年广西肿瘤登记地区膀胱癌报告死亡例数为 224 例，占全部癌症死亡例数的 1.08%，死亡顺位为第 17 位，死亡率、中标率、世标率和 0 ~ 74 岁累积率分别为 1.60/10⁵、1.13/10⁵、1.17/10⁵ 和 0.12%。男性和女性中标死亡率比为 4.40，城市地区和农村地区中标死亡率比为 1.13（表 4-18-2）。

表 4-18-2　2017 年广西肿瘤登记地区膀胱癌死亡情况

地区	性别	死亡数	构成（%）	死亡率（1/10⁵）	中标率（1/10⁵）	世标率（1/10⁵）	0 ~ 74 岁累积率（%）	顺位
广西	合计	224	1.08	1.60	1.13	1.17	0.12	17
	男性	180	1.30	2.48	1.89	1.96	0.19	13
	女性	44	0.64	0.65	0.43	0.46	0.05	19
城市	合计	144	1.18	1.66	1.19	1.25	0.12	17
	男性	115	1.41	2.59	1.99	2.13	0.21	13
	女性	29	0.71	0.68	0.47	0.49	0.04	18
农村	合计	80	0.95	1.51	1.05	1.06	0.11	18
	男性	65	1.14	2.31	1.74	1.74	0.17	12
	女性	15	0.54	0.60	0.39	0.43	0.05	20

55 岁之前各年龄组膀胱癌死亡率均处于极低水平，之后随年龄的增长呈现波动上升的走势，在 85 岁及以上年龄组达到高峰，为 39.13/10⁵（图 4-18-4）。

男性和女性 55 岁之前各年龄组死亡率均处于极低水平，之后随年龄的增长均呈现波动上升的走势，男性发病率在 85 岁及以上年龄组达到高峰，女性死亡率在 80 ~ 84 岁年龄组达到高峰。55 岁之后各年龄组死亡率男性均高于女性（图 4-18-4）。

城市地区和农村地区 55 岁之前各年龄组死亡率均处于极低水平，之后随年龄的增长呈现波动上升的走势，城市地区和农村地区死亡率均在 85 岁及以上年龄组达到高峰，55 岁之后除了 70 ～ 79 岁各年龄组，其他年龄组城市地区高于农村地区（图 4-18-5）。

膀胱癌在 65 岁及以上年龄段死亡率最高，为 $12.94/10^5$，死亡数占全部癌症死亡数的 1.61%。在 65 岁及以上年龄段，膀胱癌死亡率男性高于女性，城市地区高于农村地区（图 4-18-3、附录 5）。

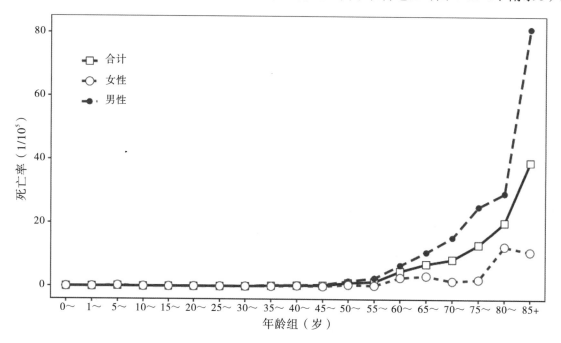

图 4-18-4　2017 年广西肿瘤登记地区膀胱癌年龄别死亡率

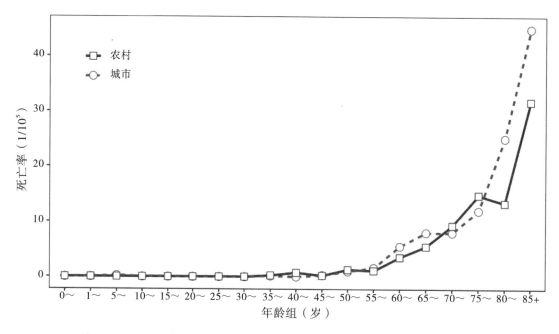

图 4-18-5　2017 年广西城市地区和农村地区肿瘤登记地区膀胱癌年龄别死亡率

（余家华、宋开玲）

十九、脑

1. 发病情况

2017 年广西肿瘤登记地区脑瘤新发病例数为 870 例，占全部癌症新发病例的 2.55%，发病顺位 [癌症分类（大类）] 为第 13 位，发病率、中标率、世标率和 0 ～ 74 岁累积率分别为 $6.22/10^5$、$5.43/10^5$、$5.40/10^5$ 和 0.55%。男性和女性中标发病率比为 0.99，城市地区和农村地区中标发病率比为 0.86（表 4-19-1）。

表 4-19-1　2017 年广西肿瘤登记地区脑瘤发病情况

地区	性别	病例数	构成（%）	发病率（1/10^5）	中标率（1/10^5）	世标率（1/10^5）	0 ～ 74 岁累积率（%）	顺位
广西	合计	870	2.55	6.22	5.43	5.40	0.55	13
	男性	436	2.26	6.00	5.38	5.38	0.55	10
	女性	434	2.93	6.45	5.46	5.41	0.55	11
城市	合计	517	2.48	5.95	5.12	5.16	0.53	14
	男性	244	2.09	5.49	4.81	4.92	0.50	12
	女性	273	2.97	6.44	5.43	5.41	0.56	10
农村	合计	353	2.67	6.65	5.96	5.81	0.58	11
	男性	192	2.51	6.81	6.33	6.13	0.63	8
	女性	161	2.88	6.46	5.53	5.43	0.53	10

35 岁之前各年龄组脑瘤发病率在 $3.00/10^5$ 以下横向波动，之后随年龄的增长呈现波动上升的走势，在 75 ～ 79 岁年龄组达到高峰，为 $25.85/10^5$（图 4-19-1）。

男性和女性 35 岁之前各年龄组发病率均在 $3.00/10^5$ 以下横向波动，之后随年龄的增长均呈现波动上升的走势，均在 75 ～ 79 岁年龄组达到高峰，在波动上升过程中男性和女性发病率交替上升互为高低（图 4-19-1）。

城市地区和农村地区 35 岁之前各年龄组发病率在 $3.00/10^5$ 以下横向波动，之后随年龄的增长均呈现波动上升的走势，均在 75 ～ 79 岁年龄组达到高峰（图 4-19-2）。

脑瘤在 65 岁及以上年龄段高发，发病率为 $21.85/10^5$，发病数占该年龄段全部癌症发病数的 2.11%。在 65 岁及以上年龄段，脑瘤发病率女性高于男性，城市地区高于农村地区（图 4-19-3、附录 4）。

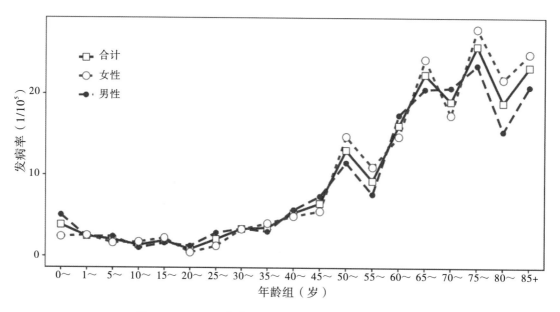

图 4-19-1　2017 年广西肿瘤登记地区脑瘤年龄别发病率

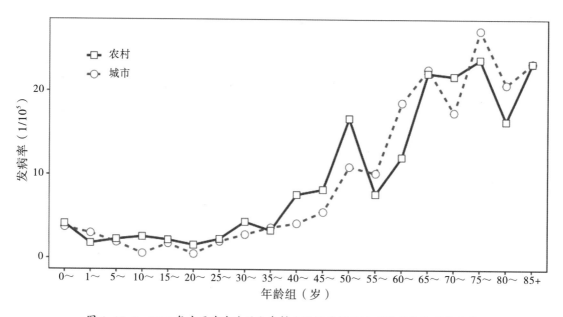

图 4-19-2　2017 年广西城市地区和农村地区肿瘤登记地区脑瘤年龄别发病率

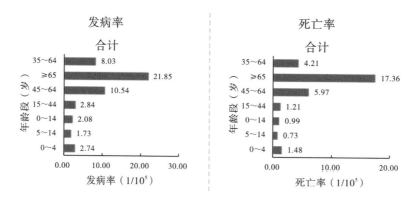

图 4-19-3　2017 年广西肿瘤登记地区不同年龄段脑瘤发病和死亡情况

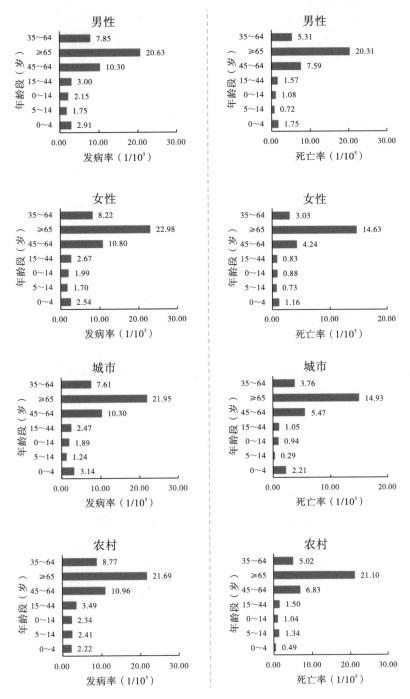

续图 4-19-3

2. 死亡情况

2017 年广西肿瘤登记地区脑瘤新死亡病例数为 525 例，占全部癌症新死亡病例数的 2.54%，死亡顺位为第十位，死亡率、中标率、世标率和 0 ~ 74 岁累积率分别为 $3.75/10^5$、$3.13/10^5$、$3.16/10^5$ 和 0.33%。男性和女性中标死亡率比为 1.65，城市地区和农村地区中标死亡率比为 0.75（表 4-19-2）。

表 4-19-2 2017 年广西肿瘤登记地区脑瘤死亡情况

地区	性别	死亡数	构成（%）	死亡率（1/10⁵）	中标率（1/10⁵）	世标率（1/10⁵）	0～74 岁累积率（%）	顺位
广西	合计	525	2.54	3.75	3.13	3.16	0.33	10
	男性	323	2.34	4.45	3.87	3.93	0.42	8
	女性	202	2.94	3.00	2.35	2.36	0.24	10
城市	合计	288	2.35	3.32	2.77	2.83	0.29	12
	男性	174	2.14	3.91	3.38	3.48	0.37	10
	女性	114	2.78	2.69	2.15	2.18	0.21	11
农村	合计	237	2.80	4.46	3.71	3.69	0.39	9
	男性	149	2.62	5.29	4.65	4.63	0.49	7
	女性	88	3.17	3.53	2.65	2.65	0.28	9

40 岁之前各年龄组脑瘤死亡率均在 $2.00/10^5$ 以下横向波动，之后随年龄的增长呈现波动上升的走势，在 80～84 岁年龄组达到高峰，为 $26.46/10^5$（图 4-19-4）。

男性和女性 40 岁之前各年龄组死亡率均在 $2.00/10^5$ 以下横向波动，之后随年龄的增长均呈现波动上升的走势，男性和女性死亡率分别在 85 岁及以上和 80～84 岁年龄组达到高峰，在波动上升过程中男性和女性死亡率交替上升互为高低（图 4-19-4）。

城市地区和农村地区 40 岁之前各年龄组死亡率分别在 $2.00/10^5$ 以下横向波动，之后随年龄的增长均呈现波动上升的走势，城市地区和农村地区死亡率均在 80～84 岁年龄组达到高峰，在波动上升过程中城乡间死亡率交替上升互为高低（图 4-19-5）。

脑瘤在 65 岁及以上年龄段死亡率最高，为 $17.36/10^5$，死亡数占该年龄段全部癌症死亡数的 2.16%。在 65 岁及以上年龄段，脑瘤死亡率男性高于女性，农村地区高于城市地区（图 4-19-3、附录 5）。

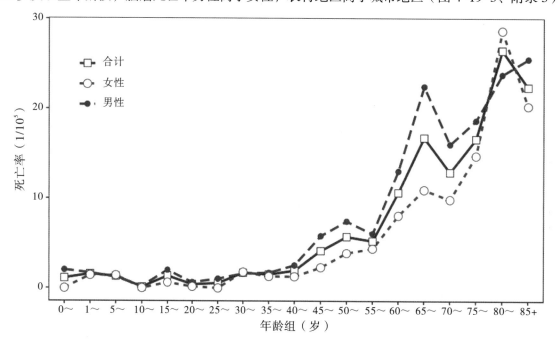

图 4-19-4 2017 年广西肿瘤登记地区脑瘤年龄别死亡率

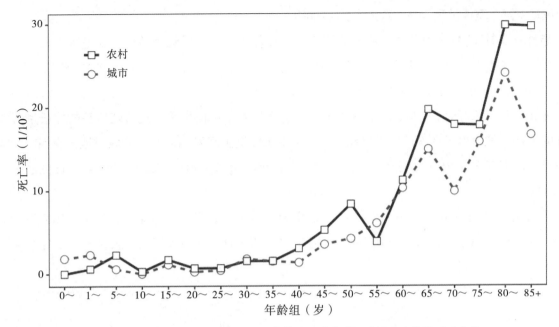

图 4-19-5　2017 年广西城市地区和农村地区肿瘤登记地区脑瘤年龄别死亡率

（余家华、冯翠）

二十、甲状腺

1. 发病情况

2017 年广西肿瘤登记地区甲状腺癌新发病例数为 950 例，占全部癌症新发病例的 2.79%，发病顺位［癌症分类（大类）］为第 11 位，发病率、中标率、世标率和 0 ～ 74 岁累积率分别为 6.79/10⁵、6.43/10⁵、5.62/10⁵ 和 0.53%。男性和女性中标发病率比为 0.24，城市地区和农村地区中标发病率比为 2.07（表 4-20-1）。

表 4-20-1　2017 年广西肿瘤登记地区甲状腺癌发病情况

地区	性别	病例数	构成（%）	发病率（1/10⁵）	中标率（1/10⁵）	世标率（1/10⁵）	0 ～ 74 岁累积率（%）	顺位
广西	合计	950	2.79	6.79	6.43	5.62	0.53	11
	男性	198	1.03	2.73	2.56	2.22	0.21	16
	女性	752	5.08	11.17	10.58	9.25	0.88	6
城市	合计	739	3.54	8.51	7.92	6.87	0.66	11
	男性	154	1.32	3.46	3.20	2.75	0.26	16
	女性	585	6.36	13.80	12.83	11.14	1.07	6
农村	合计	211	1.59	3.97	3.83	3.46	0.32	15
	男性	44	0.58	1.56	1.47	1.33	0.12	18
	女性	167	2.99	6.70	6.50	5.85	0.54	9

15 岁之前各年龄组甲状腺癌发病率均处于极低水平，之后在 50 岁之前的各年龄组随年龄的增长呈现波动上升的走势，在 50 ～ 54 岁和 60 ～ 64 岁年龄组均出现发病高峰，64 岁之后随年龄的增长

呈现波动下降，整体呈现双高峰走势（图4-20-1）。

男性和女性15岁之前各年龄组发病率均处于极低水平，之后随年龄的增长呈现波动上升的走势，女性分别在50～54岁和60～64岁年龄组出现发病高峰，男性在75～79岁年龄组达到高峰。10～74岁各年龄组女性发病率明显高于男性（图4-20-1）。

城市地区和农村地区15岁之前各年龄组发病率均处于极低水平，之后随年龄的增长呈现波动上升的走势，城市地区在50～54岁和60～64岁年龄组出现发病高峰，而农村地区在50～54岁和65～69岁年龄组出现发病高峰。25～74岁各年龄组城市地区发病率明显高于农村地区（图4-20-2）。

甲状腺癌在45～64岁年龄段高发，发病率为11.94/10^5，发病数占该年龄段全部癌症发病数的2.50%。在45～64岁年龄段，甲状腺癌发病率女性高于男性，城市地区高于农村地区（图4-20-3、附录4）。

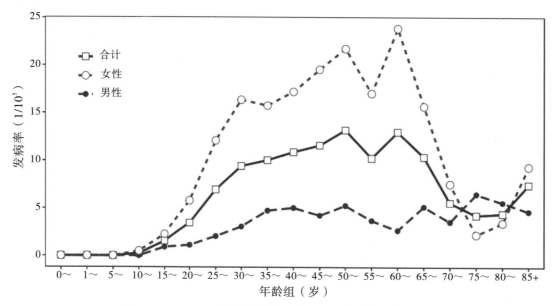

图 4-20-1　2017 年广西肿瘤登记地区甲状腺癌年龄别发病率

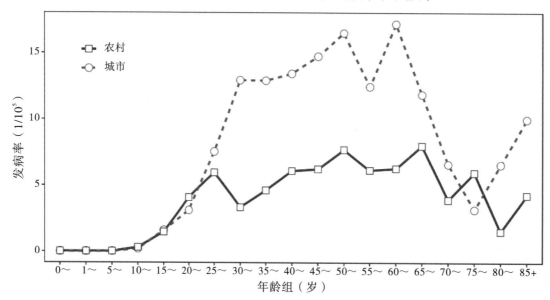

图 4-20-2　2017 年广西城市地区和农村地区肿瘤登记地区甲状腺癌年龄别发病率

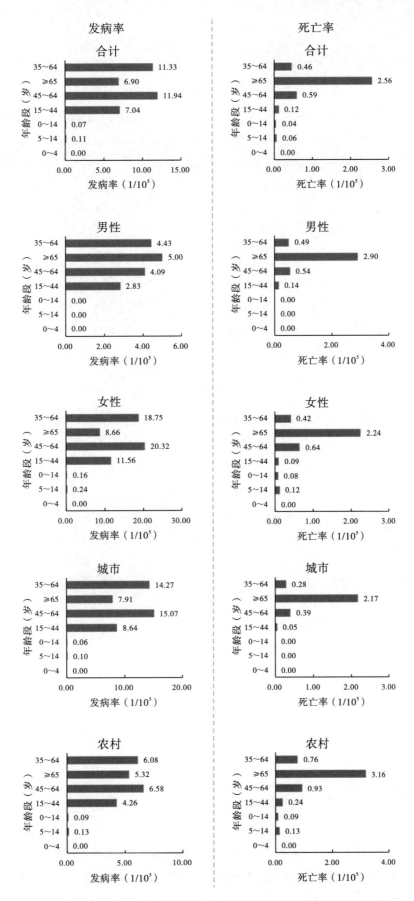

图 4-20-3　2017 年广西肿瘤登记地区不同年龄段甲状腺癌发病和死亡情况

2. 死亡情况

2017 年广西肿瘤登记地区甲状腺癌新死亡例数为 61 例，占全部癌症新死亡例数的 0.29 %，死亡顺位为第 23 位，死亡率、中标率、世标率和 0～74 岁累积率分别为 0.44/10⁵、0.34/10⁵、0.34/10⁵ 和 0.04%。男性和女性中标死亡率比为 1.03，城市地区和农村地区中标死亡率比为 0.43（表 4-20-2）。

表 4-20-2　2017 年广西肿瘤登记地区甲状腺癌死亡情况

地区	性别	死亡数	构成（%）	死亡率（1/10⁵）	中标率（1/10⁵）	世标率（1/10⁵）	0～74 岁累积率（%）	顺位
广西	合计	61	0.29	0.44	0.34	0.34	0.04	23
	男性	32	0.23	0.44	0.35	0.35	0.04	19
	女性	29	0.42	0.43	0.34	0.34	0.04	20
城市	合计	27	0.22	0.31	0.23	0.24	0.02	24
	男性	13	0.16	0.29	0.23	0.23	0.02	20
	女性	14	0.34	0.33	0.23	0.24	0.03	23
农村	合计	34	0.40	0.64	0.54	0.53	0.06	22
	男性	19	0.33	0.67	0.56	0.55	0.07	19
	女性	15	0.54	0.60	0.53	0.51	0.06	19

45 岁之前各年龄组甲状腺癌死亡率均处于极低水平，之后随年龄的增长呈现波动上升的走势，在 85 岁及以上年龄组达到高峰，为 5.59 /10⁵（图 4-20-4）。

男性 50 岁之前和女性 45 岁之前各年龄组死亡率均处于极低水平，之后随年龄的增长均呈现波动上升的走势，均在 85 岁及以上年龄组达到高峰（图 4-20-4）。

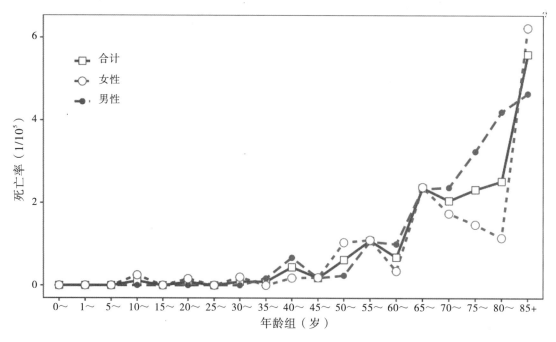

图 4-20-4　2017 年广西肿瘤登记地区甲状腺癌年龄别死亡率

城市地区和农村地区 45 岁之前各年龄组死亡率均处于极低水平，之后随年龄的增长呈现波动上升的走势，均在 85 岁及以上年龄组达到高峰（图 4-20-5）。

甲状腺癌在 65 岁及以上年龄段死亡率最高，为 2.56/10^5，死亡数占该年龄段全部癌症死亡数的 0.32%。在 65 岁及以上年龄段，甲状腺癌死亡率男性高于女性，农村地区高于城市地区（图 4-20-3、附录 5）。

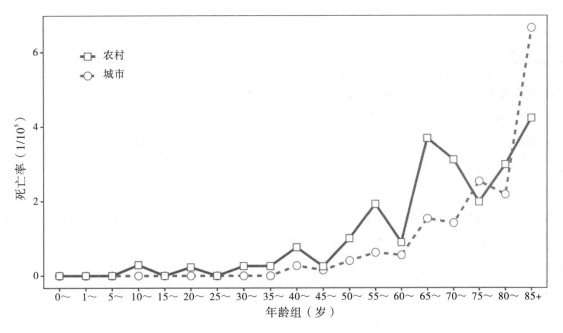

图 4-20-5　2017 年广西城市地区和农村地区肿瘤登记地区甲状腺癌年龄别死亡率

（赵惠柳、吴定康）

二十一、淋巴瘤

1. 发病情况

2017 年广西肿瘤登记地区淋巴瘤新发病例数为 778 例，占全部癌症新发病例的 2.28%，发病顺位［癌症分类（大类）］为第 15 位，发病率、中标率、世标率和 0 ～ 74 岁累积率分别为 5.56/10^5、4.66/10^5、4.58/10^5 和 0.53%。男性和女性中标发病率比为 1.31，城市地区和农村地区中标发病率比为 1.29（表 4-21-1）。

表 4-21-1　2017 年广西肿瘤登记地区淋巴瘤发病情况

地区	性别	病例数	构成（%）	发病率（1/10^5）	中标率（1/10^5）	世标率（1/10^5）	0 ～ 74 岁累积率（%）	顺位
广西	合计	778	2.28	5.56	4.66	4.58	0.53	15
	男性	441	2.28	6.07	5.27	5.20	0.59	9
	女性	337	2.28	5.01	4.03	3.93	0.47	13
城市	合计	537	2.57	6.18	5.12	5.05	0.57	13
	男性	303	2.60	6.81	5.80	5.75	0.63	9
	女性	234	2.54	5.52	4.43	4.35	0.51	11

续表

地区	性别	病例数	构成（%）	发病率（1/10^5）	中标率（1/10^5）	世标率（1/10^5）	0～74岁累积率（%）	顺位
农村	合计	241	1.82	4.54	3.96	3.85	0.47	14
	男性	138	1.81	4.90	4.45	4.37	0.52	10
	女性	103	1.84	4.13	3.39	3.26	0.41	14

40岁之前各年龄组淋巴瘤发病率均处于极低水平，之后随年龄的增长呈现逐步上升的走势，在80～84岁年龄组达到高峰，为37.17/10^5（图4-21-1）。

男性和女性40岁之前各年龄组发病率均处于极低水平，之后随年龄的增长均呈现波动上升的走势，均在80～84岁年龄组达到高峰。40岁之后除70～79岁各年龄组外，其他年龄组男性发病率均高于女性（图4-21-1）。

城市地区和农村地区45岁之前各年龄组发病率均处于极低水平，之后随年龄的增长均呈现波动上升的走势，城市地区发病率在80～84岁年龄组达到高峰；农村地区在65～69岁和80～84岁年龄组出现发病高峰。45岁之后的各年龄组城市地区发病率明显高于农村地区（图4-21-2）。

淋巴瘤在65岁及以上年龄段高发，发病率为26.04/10^5，发病数占该年龄段全部癌症发病数的2.51%。在65岁及以上年龄段，淋巴瘤发病率男性高于女性，城市地区高于农村地区（图4-21-3、附录4）。

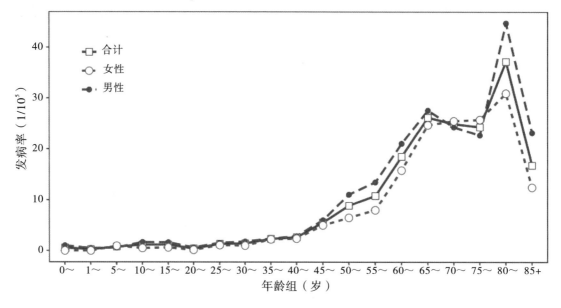

图 4-21-1　2017年广西肿瘤登记地区淋巴瘤年龄别发病率

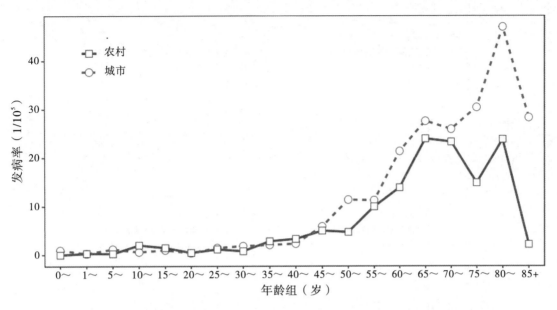

图 4-21-2 2017 年广西城市地区和农村地区肿瘤登记地区淋巴瘤年龄别发病率

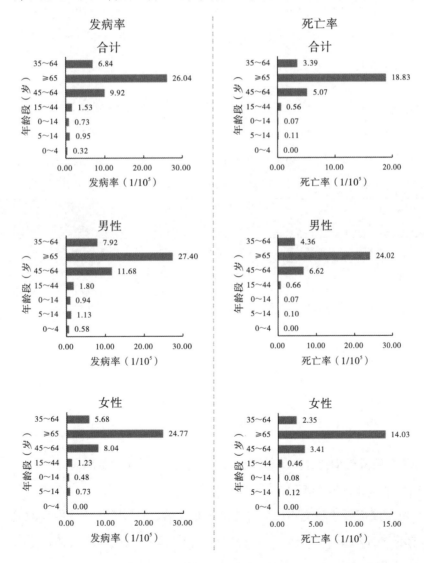

图 4-21-3 2017 年广西肿瘤登记地区不同年龄段淋巴瘤发病和死亡情况

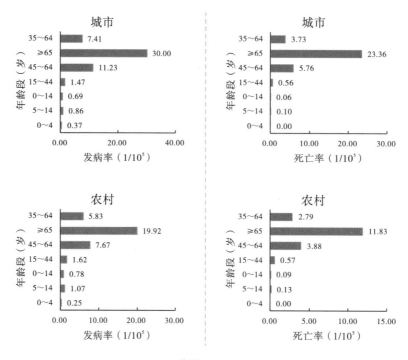

续图 4-21-3

2. 死亡情况

2017年广西肿瘤登记地区淋巴瘤新死亡例数为446例,占全部癌症新死亡例数的2.15%,死亡顺位为第12位,死亡率、中标率、世标率和0~74岁累积率分别为3.19/10⁵、2.56/10⁵、2.51/10⁵和0.30%。男性和女性中标死亡率比为1.77,城市地区和农村地区中标死亡率比为1.57(表4-21-2)。

表 4-21-2 2017 年广西肿瘤登记地区淋巴瘤死亡情况

地区	性别	死亡数	构成(%)	死亡率(1/10⁵)	中标率(1/10⁵)	世标率(1/10⁵)	0~74岁累积率(%)	顺位
广西	合计	446	2.15	3.19	2.56	2.51	0.30	12
	男性	283	2.05	3.90	3.28	3.23	0.39	9
	女性	163	2.37	2.42	1.85	1.80	0.21	12
城市	合计	325	2.65	3.74	2.99	2.93	0.34	11
	男性	197	2.42	4.43	3.69	3.64	0.42	8
	女性	128	3.12	3.02	2.30	2.24	0.26	9
农村	合计	121	1.43	2.28	1.90	1.87	0.24	14
	男性	86	1.51	3.05	2.64	2.60	0.35	10
	女性	35	1.26	1.40	1.14	1.11	0.13	14

40岁之前各年龄组淋巴瘤死亡率均处于极低水平,之后随年龄的增长呈现波动上升的走势,在80~84岁年龄组达到高峰,为24.57/10⁵(图4-21-4)。

男性和女性40岁之前各年龄组死亡率均处于极低水平,之后随年龄的增长均呈现波动上升的走势,男性和女性死亡率分别在80~84岁、75~79岁年龄组达到高峰。40岁之后各年龄组男性死亡率均高于女性(图4-21-4)。

城市地区和农村地区 40 岁之前各年龄组死亡率均处于极低水平，之后随年龄的增长呈现逐步上升的走势，城市地区和农村地区死亡率分别在 80 ～ 84 岁和 70 ～ 74 岁年龄组达到高峰。40 岁之后各年龄组死亡率城市地区明显高于农村地区，且整体而言城乡间差异随年龄的增长而扩大（图 4-21-5）。

淋巴瘤在 65 岁及以上年龄段死亡率最高，为 18.83/10⁵，死亡数占该年龄段全部癌症死亡数的 2.34%。在 65 岁及以上年龄段，淋巴瘤死亡率男性高于女性，城市地区高于农村地区（图 4-21-3、附录 5）。

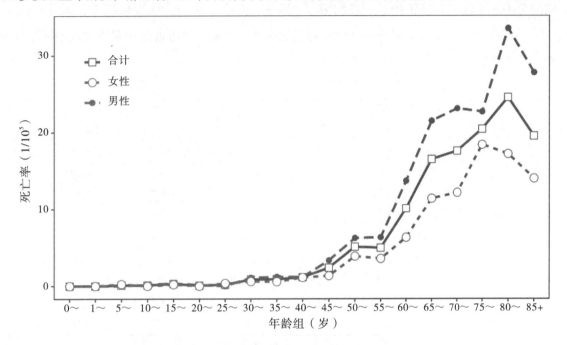

图 4-21-4　2017 年广西肿瘤登记地区淋巴瘤年龄别死亡率

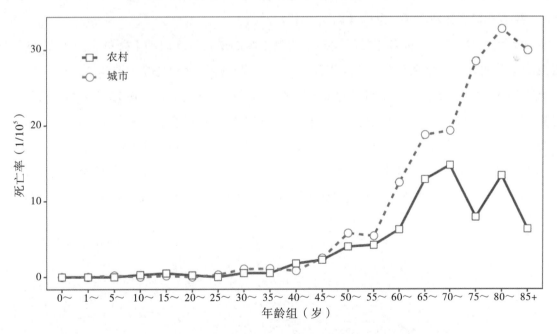

图 4-21-5　2017 年广西城市地区和农村地区肿瘤登记地区淋巴瘤年龄别死亡率

（赵惠柳、黄海浪）

125

二十二、白血病

1. 发病情况

2017 年广西肿瘤登记地区白血病新发病例数为 921 例，占全部癌症新发病例的 2.70%，发病顺位［癌症分类（大类）］为第 12 位，发病率、中标率、世标率和 0 ～ 74 岁累积率分别为 6.58/10⁵、5.92/10⁵、6.06/10⁵ 和 0.57%。男性和女性中标发病率比为 1.40，城市地区和农村地区中标发病率比为 0.87（表 4-22-1）。

表 4-22-1　2017 年广西肿瘤登记地区白血病发病情况

地区	性别	病例数	构成（%）	发病率（1/10⁵）	中标率（1/10⁵）	世标率（1/10⁵）	0 ～ 74 岁累积率（%）	顺位
广西	合计	921	2.70	6.58	5.92	6.06	0.57	12
	男性	548	2.84	7.54	6.89	7.22	0.65	8
	女性	373	2.52	5.54	4.91	4.83	0.48	12
城市	合计	546	2.62	6.29	5.60	5.77	0.54	12
	男性	327	2.80	7.35	6.66	6.95	0.61	8
	女性	219	2.38	5.17	4.51	4.55	0.47	12
农村	合计	375	2.83	7.06	6.45	6.53	0.61	10
	男性	221	2.89	7.84	7.19	7.57	0.71	7
	女性	154	2.75	6.18	5.66	5.37	0.50	11

白血病发病率在 0 ～ 40 岁随年龄的增长呈现波动下降的走势，在 40 岁之后呈现逐步上升的走势，在 75 ～ 79 岁年龄组达到高峰，为 27.40/10⁵（图 4-22-1）。

男性和女性在 35 岁之前各年龄组发病率均随年龄的增长呈现波动下降的走势，在 35 岁之后呈现波动上升的走势，分别在 80 ～ 84 岁和 75 ～ 79 岁年龄组达到高峰（图 4-22-1）。

城市地区在 0 ～ 25 岁各年龄组发病率随年龄的增长呈现波动下降，在 25 岁之后呈现波动上升的走势，在 75 ～ 79 岁年龄组达到高峰。农村地区 40 岁之前各年龄组发病率在 1.00/10⁵ ～ 6.00/10⁵ 波动变化，40 岁之后呈现波动上升的走势，在 80 ～ 84 岁年龄组达到高峰（图 4-22-2）。

白血病在 65 岁及以上年龄段高发，发病率为 22.39/10⁵，发病数占该年龄段全部癌症发病数的 2.16%。在 65 岁及以上年龄段，白血病发病率男性高于女性，城市地区高于农村地区（图 4-22-3、附录 4）。

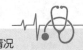

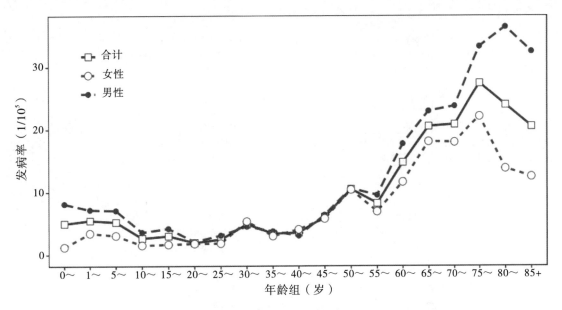

图 4-22-1 2017 年广西肿瘤登记地区白血病年龄别发病率

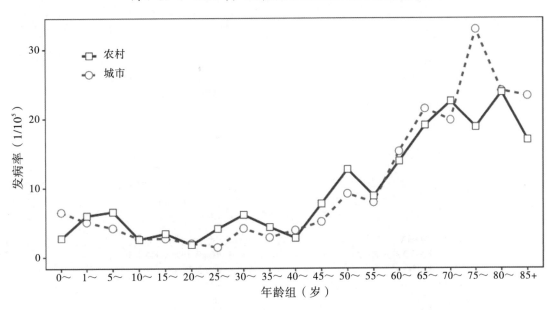

图 4-22-2 2017 年广西城市地区和农村地区肿瘤登记地区白血病年龄别发病率

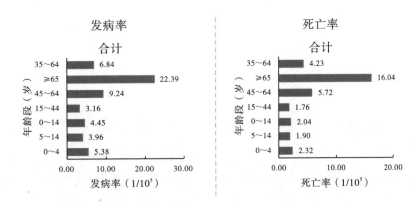

图 4-22-3 2017 年广西肿瘤登记地区不同年龄段白血病发病和死亡情况

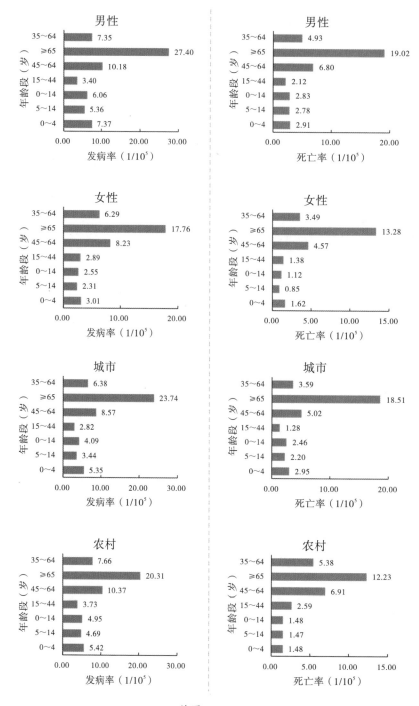

续图 4-22-3

2. 死亡情况

2017 年广西肿瘤登记地区白血病新死亡例数为 566 例，占全部癌症死亡数的 2.73%，死亡顺位为第九位，死亡率、中标率、世标率和 0～74 岁累积率分别为 4.04/10⁵、3.57/10⁵、3.60/10⁵ 和 0.36%。男性和女性中标死亡率比为 1.58，城市地区和农村地区中标死亡率比为 0.89（表 4-22-2）。

表 4-22-2　2017 年广西肿瘤登记地区白血病死亡情况

地区	性别	死亡数	构成（%）	死亡率（1/10⁵）	中标率（1/10⁵）	世标率（1/10⁵）	0～74岁累积率（%）	顺位
广西	合计	566	2.73	4.04	3.57	3.60	0.36	9
	男性	347	2.51	4.78	4.35	4.43	0.43	7
	女性	219	3.18	3.25	2.76	2.73	0.28	7
城市	合计	341	2.78	3.93	3.43	3.57	0.35	10
	男性	210	2.58	4.72	4.28	4.45	0.41	7
	女性	131	3.19	3.09	2.56	2.67	0.29	8
农村	合计	225	2.66	4.24	3.87	3.74	0.37	10
	男性	137	2.41	4.86	4.52	4.48	0.45	8
	女性	88	3.17	3.53	3.16	2.91	0.28	8

　　45 岁之前白血病各年龄组死亡率在 $3.00/10^5$ 以下波动，在 45 岁之后呈现波动上升的走势，在 85 岁及以上年龄组达到高峰，为 $18.63/10^5$（图 4-22-4）。

　　男性和女性 45 岁之前各年龄组死亡率在 $3.00/10^5$ 以下波动变化，在 45 岁之后呈现波动上升的走势，男性和女性死亡率分别在 85 岁及以上和 70～74 岁年龄组达到高峰。40 岁之后男性各年龄组死亡率明显高于女性（图 4-22-4）。

　　城市地区和农村地区 45 岁之前各年龄组死亡率在低水平呈小幅度波动变化，在 45 岁之后呈现波动上升的走势，城市地区死亡率在 85 岁及以上年龄组达到高峰；农村地区死亡率在 70～74 岁年龄组达到高峰。15～50 岁农村地区死亡率高于城市地区，65 岁之后城市地区高于农村地区（图 4-22-5）。

　　白血病在 65 岁及以上年龄段死亡率最高，为 $16.04/10^5$，死亡数占该年龄段全部癌症死亡数的 1.99%。在 65 岁及以上年龄段，白血病死亡率男性高于女性，城市地区高于农村地区（图 4-22-3、附录 5）。

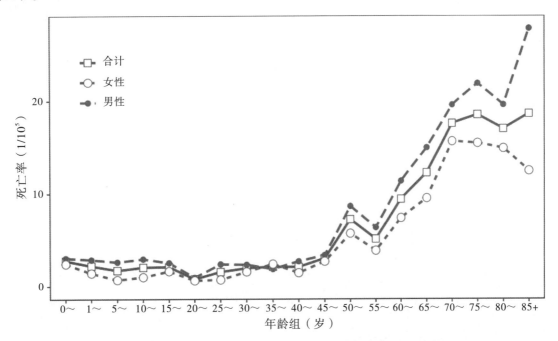

图 4-22-4　2017 年广西肿瘤登记地区白血病年龄别死亡率

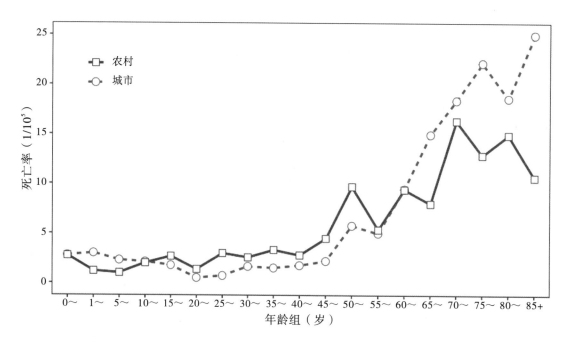

图 4-22-5　2017 年广西城市地区和农村地区肿瘤登记地区白血病年龄别死亡率

（赵惠柳、李云西）

附 录

附录1 2017 年广西壮族自治区肿瘤登记地区恶性肿瘤发病主要结果

附表 1-1 2017 年广西壮族自治区肿瘤登记地区男女合计癌症发病主要指标（1/10⁵）

部位	病例数	构成（%）	0～	1～4	5～9	10～14	15～19	20～24	25～29	30～34	35～39	40～44	45～49
唇	18	0.05	0.55	0.13	0.11	0.11	0.00	0.00	0.00	0.00	0.00	0.00	0.09
舌	117	0.34	0.00	0.00	0.00	0.00	0.00	0.08	0.00	0.28	0.27	0.26	1.56
口	118	0.35	0.00	0.13	0.11	0.11	0.00	0.08	0.09	0.09	0.18	0.53	0.74
唾液腺	73	0.21	0.00	0.00	0.00	0.11	0.10	0.00	0.09	0.09	0.35	0.26	0.74
扁桃体	42	0.12	0.00	0.00	0.00	0.00	0.00	0.16	0.00	0.00	0.09	0.35	0.37
其他口咽	38	0.11	0.00	0.00	0.00	0.00	0.00	0.00	0.09	0.00	0.09	0.35	0.28
鼻咽	1778	5.21	0.00	0.00	0.33	0.11	0.77	1.52	2.72	7.05	12.07	16.77	24.55
下咽	83	0.24	0.00	0.00	0.00	0.00	0.00	0.00	0.00	0.00	0.27	0.18	0.64
咽，部位不明	24	0.07	0.00	0.00	0.00	0.00	0.00	0.08	0.09	0.09	0.00	0.09	0.00
食管	846	2.48	1.11	0.13	0.22	0.11	0.00	0.00	0.09	0.19	0.89	1.67	6.07
胃	2014	5.91	0.00	0.00	0.00	0.00	0.10	0.32	1.32	2.26	4.08	6.14	13.24
小肠	137	0.40	0.00	0.00	0.00	0.00	0.00	0.00	0.00	0.28	0.18	0.61	0.74
结肠	2023	5.93	0.00	0.00	0.00	0.00	0.10	0.00	1.32	2.82	4.70	6.76	10.30
直肠	1683	4.93	0.00	0.00	0.00	0.11	0.19	0.08	0.70	1.41	3.46	5.44	10.94
肛门	36	0.11	0.00	0.00	0.11	0.00	0.00	0.00	0.09	0.00	0.00	0.18	0.00
肝脏	5830	17.09	0.55	0.39	0.11	0.11	0.48	1.04	6.06	15.33	27.87	41.52	61.70
胆囊及其他	263	0.77	0.00	0.00	0.00	0.00	0.10	0.00	0.00	0.38	0.09	0.79	1.20
胰腺	401	1.18	0.00	0.00	0.00	0.00	0.00	0.08	0.26	0.28	0.53	0.44	1.93
鼻，鼻窦及其他	64	0.19	0.00	0.00	0.00	0.00	0.00	0.00	0.26	0.09	0.09	0.53	0.74
喉	280	0.82	0.00	0.13	0.00	0.00	0.10	0.00	0.00	0.09	0.18	0.79	1.38
气管，支气管，肺	6095	17.87	0.55	0.52	0.33	0.00	0.19	0.56	1.41	2.82	6.66	14.57	29.61
其他胸腔器官	129	0.38	0.00	0.00	0.11	0.11	0.39	0.24	0.53	0.56	0.35	0.79	0.92
骨	257	0.75	0.00	0.39	0.65	1.49	0.96	0.24	0.79	0.66	0.53	1.32	1.20
皮肤黑色素瘤	82	0.24	0.00	0.00	0.00	0.11	0.00	0.00	0.00	0.28	0.18	0.18	0.92
其他皮肤	362	1.06	0.00	0.00	0.11	0.11	0.19	0.16	0.26	0.38	0.35	0.61	1.56
间皮瘤	17	0.05	0.00	0.00	0.00	0.00	0.00	0.00	0.09	0.09	0.09	0.09	0.09
卡波西肉瘤	8	0.02	0.00	0.00	0.00	0.00	0.00	0.00	0.00	0.00	0.00	0.00	0.00
周围神经，结缔、软组织	126	0.37	0.55	0.26	0.22	0.23	0.19	0.40	0.26	1.22	0.53	0.79	0.64

50～54	55～59	60～64	65～69	70～74	75～79	80～84	85+	粗率	中国 人口 标化率	世界 人口 标化率	累积率（%） 0～64岁	0～74岁	ICD-10
0.00	0.00	0.17	0.24	0.59	1.54	1.26	2.79	0.13	0.10	0.11	0.00	0.01	C00
2.62	1.75	2.57	2.83	3.52	3.09	3.15	3.73	0.84	0.69	0.67	0.05	0.08	C01～C02
2.24	1.75	4.28	2.59	3.22	3.86	3.15	2.79	0.84	0.69	0.70	0.05	0.08	C03～C06
1.62	1.08	2.74	1.18	2.35	1.54	0.00	0.00	0.52	0.45	0.44	0.04	0.05	C07～C08
1.37	0.27	0.51	1.18	0.88	1.16	1.26	1.86	0.30	0.25	0.24	0.02	0.03	C09
0.62	0.40	0.51	1.41	1.76	1.16	0.00	2.79	0.27	0.22	0.22	0.01	0.03	C10
38.77	27.48	36.47	33.48	21.69	20.45	20.79	15.84	12.70	11.10	10.40	0.84	1.12	C11
1.87	1.48	2.91	2.36	1.76	1.54	2.52	3.73	0.59	0.48	0.49	0.04	0.06	C12～C13
0.37	0.40	1.03	0.47	0.59	0.77	0.63	0.93	0.17	0.14	0.14	0.01	0.02	C14
11.97	14.41	21.92	34.43	24.62	32.03	38.43	34.47	6.04	4.80	4.87	0.29	0.58	C15
24.68	27.89	50.69	69.09	68.30	88.75	103.94	81.98	14.39	11.47	11.32	0.65	1.34	C16
1.87	2.83	4.62	5.42	2.64	5.02	1.89	5.59	0.98	0.79	0.80	0.06	0.10	C17
25.68	27.62	50.86	67.44	72.11	86.05	112.13	87.57	14.45	11.51	11.34	0.65	1.35	C18
22.81	20.48	42.30	66.02	54.81	70.61	90.71	55.90	12.02	9.65	9.53	0.54	1.14	C19～C20
0.62	0.67	0.51	1.65	0.59	1.16	2.52	2.79	0.26	0.20	0.21	0.01	0.02	C21
102.47	81.23	133.22	162.22	145.39	154.73	125.99	119.25	41.65	35.15	33.72	2.36	3.90	C22
2.62	2.69	8.22	6.60	8.21	15.43	17.01	21.43	1.88	1.43	1.43	0.08	0.15	C23～C24
4.74	4.04	11.13	15.09	18.17	17.75	23.94	17.70	2.87	2.27	2.26	0.12	0.28	C25
1.25	0.54	1.71	1.18	1.76	1.16	1.26	4.66	0.46	0.38	0.37	0.03	0.04	C30～C31
3.74	4.45	9.93	9.90	11.14	8.88	10.08	10.25	2.00	1.59	1.64	0.10	0.21	C32
70.43	82.72	170.90	229.66	236.55	273.20	331.98	257.13	43.55	34.28	34.45	1.90	4.23	C33～C34
1.37	3.10	2.40	2.83	1.76	3.47	4.41	2.79	0.92	0.79	0.75	0.05	0.08	C37～C38
2.37	2.02	4.28	8.49	9.09	8.49	6.93	12.11	1.84	1.63	1.62	0.08	0.17	C40～C41
1.12	0.54	1.37	2.36	2.93	3.86	6.30	2.79	0.59	0.48	0.45	0.02	0.05	C43
3.86	2.83	7.19	8.02	14.66	16.98	35.28	40.06	2.59	1.93	1.92	0.09	0.20	C44
0.12	0.13	0.51	0.47	0.00	0.77	1.26	0.93	0.12	0.10	0.09	0.01	0.01	C45
0.12	0.27	0.00	0.24	0.59	0.39	0.00	0.93	0.06	0.04	0.04	0.00	0.01	C46
1.50	2.42	1.88	2.12	2.05	2.70	3.78	3.73	0.90	0.80	0.76	0.05	0.07	C47, C49

续表

部位	病例数	构成（%）	年龄组（岁）										
			0～	1～4	5～9	10～14	15～19	20～24	25～29	30～34	35～39	40～44	45～49
乳房	2759	8.09	0.00	0.00	0.00	0.11	0.10	0.88	1.93	9.97	19.79	36.78	42.48
外阴	37	0.11	0.00	0.00	0.00	0.00	0.10	0.16	0.09	0.19	0.27	0.00	0.09
阴道	19	0.06	0.00	0.00	0.00	0.00	0.00	0.00	0.00	0.00	0.00	0.00	0.09
子宫颈	1342	3.93	0.00	0.00	0.00	0.00	0.19	0.24	0.88	4.04	7.01	14.40	18.48
子宫体	535	1.57	0.00	0.00	0.00	0.00	0.00	0.00	0.53	0.85	0.71	3.34	8.09
子宫，部位不明	128	0.38	0.00	0.00	0.00	0.00	0.00	0.00	0.09	0.00	0.71	1.05	1.29
卵巢	493	1.45	0.00	0.00	0.22	0.00	0.96	0.88	1.93	2.63	2.04	4.04	7.26
其他女性生殖器	30	0.09	0.00	0.00	0.00	0.00	0.00	0.00	0.00	0.09	0.09	0.37
胎盘	4	0.01	0.00	0.00	0.00	0.00	0.00	0.08	0.18	0.00	0.00	0.00	0.00
阴茎	45	0.13	0.00	0.00	0.00	0.11	0.00	0.08	0.00	0.00	0.35	0.09	0.46
前列腺	566	1.66	0.00	0.00	0.00	0.00	0.00	0.00	0.00	0.00	0.18	0.09	0.55
睾丸	43	0.13	0.00	0.26	0.11	0.00	0.10	0.00	0.35	0.28	0.35	0.44	0.37
其他男性生殖器	11	0.03	0.00	0.00	0.00	0.00	0.00	0.00	0.00	0.09	0.18	0.00	0.00
肾	255	0.75	1.11	0.26	0.22	0.11	0.00	0.24	0.09	0.38	0.80	1.23	2.11
肾盂	36	0.11	0.00	0.00	0.00	0.00	0.00	0.00	0.00	0.09	0.00	0.18	0.09
输尿管	46	0.13	0.00	0.00	0.00	0.00	0.00	0.00	0.09	0.00	0.00	0.00	0.00
膀胱	504	1.48	0.00	0.00	0.00	0.00	0.19	0.00	0.35	0.47	0.62	1.32	1.10
其他泌尿器官	9	0.03	0.00	0.00	0.00	0.00	0.00	0.00	0.00	0.00	0.00	0.09	0.09
眼	20	0.06	0.00	0.52	0.00	0.00	0.00	0.00	0.00	0.00	0.00	0.09	0.18
脑，神经系统	870	2.55	3.88	2.48	2.07	1.38	1.93	0.88	2.11	3.39	3.55	5.35	6.53
甲状腺	950	2.79	0.00	0.00	0.00	0.23	1.54	3.45	6.94	9.41	10.03	10.88	11.59
肾上腺	21	0.06	0.00	0.26	0.11	0.00	0.00	0.00	0.09	0.19	0.27	0.18	0.09
其他内分泌腺	34	0.10	0.00	0.00	0.00	0.34	0.19	0.16	0.35	0.09	0.09	0.18	0.18
霍奇金病	49	0.14	0.00	0.00	0.00	0.23	0.19	0.08	0.00	0.19	0.53	0.44	0.46
非霍奇金淋巴瘤	505	1.48	0.55	0.26	0.76	0.92	0.96	0.24	1.23	1.03	1.51	1.67	4.14
免疫增生性疾病	4	0.01	0.00	0.00	0.00	0.00	0.00	0.00	0.00	0.00	0.00	0.09	0.00
多发性骨髓瘤	220	0.65	0.00	0.00	0.00	0.00	0.00	0.08	0.09	0.19	0.27	0.44	0.92
淋巴样白血病	194	0.57	0.55	1.95	2.61	0.57	1.35	0.32	0.09	0.75	0.71	0.61	0.83
髓样白血病	381	1.12	0.55	1.17	0.65	0.92	0.68	0.72	1.67	2.35	1.33	1.93	2.39
白血病，未特指	346	1.01	3.88	2.35	1.96	1.15	0.96	0.88	0.70	1.79	1.33	0.97	2.85
其他或未指明部位	705	2.07	1.66	0.78	0.22	0.34	0.58	0.48	0.97	1.13	1.86	3.60	5.06
所有部位合计	34105	100.00	15.50	12.38	11.31	9.29	13.89	14.92	37.26	76.28	118.65	191.54	290.29
所有部位除C44	33743	98.94	15.50	12.38	11.20	9.18	13.69	14.76	37.00	75.90	118.30	190.92	288.72

50~54	55~59	60~64	65~69	70~74	75~79	80~84	85+	粗率	中国人口标化率	世界人口标化率	累积率（%）0~64岁	0~74岁	ICD-10
59.96	36.37	53.60	45.04	28.14	34.73	27.72	27.02	19.71	17.12	15.92	1.31	1.68	C50
0.37	0.13	1.37	1.89	1.17	0.77	0.00	0.93	0.26	0.24	0.23	0.01	0.03	C51
0.12	0.13	0.68	0.47	0.88	1.54	0.63	1.86	0.14	0.10	0.10	0.01	0.01	C52
32.41	21.96	25.51	24.05	20.81	19.68	11.97	23.29	9.59	8.19	7.77	0.63	0.85	C53
17.58	12.80	9.08	11.32	6.16	6.56	3.78	4.66	3.82	3.22	3.15	0.26	0.35	C54
3.86	1.89	1.20	3.77	2.35	4.24	1.26	3.73	0.91	0.76	0.73	0.05	0.08	C55
8.23	7.14	8.56	9.67	5.86	9.26	8.19	4.66	3.52	3.11	2.90	0.22	0.30	C56
0.75	0.67	0.68	0.47	0.59	0.39	2.52	0.00	0.21	0.17	0.17	0.01	0.02	C57
0.12	0.00	0.00	0.00	0.00	0.00	0.00	0.00	0.03	0.03	0.03	0.00	0.00	C58
0.75	0.27	0.86	0.94	1.76	1.16	3.78	0.93	0.32	0.27	0.25	0.01	0.03	C60
0.87	1.89	9.93	20.04	28.43	47.08	69.29	59.62	4.04	2.89	2.85	0.07	0.31	C61
0.62	0.54	0.34	0.71	0.00	1.16	0.00	1.86	0.31	0.28	0.27	0.02	0.02	C62
0.25	0.13	0.17	0.47	0.00	0.00	0.63	0.93	0.08	0.07	0.06	0.00	0.01	C63
3.49	3.50	6.51	8.72	7.62	7.72	8.19	5.59	1.82	1.51	1.52	0.10	0.18	C64
0.75	0.40	0.68	1.89	1.76	0.77	1.26	0.93	0.26	0.21	0.21	0.01	0.03	C65
0.12	0.40	0.86	1.89	2.05	4.63	3.15	3.73	0.33	0.25	0.24	0.01	0.03	C66
5.98	5.25	10.62	21.22	20.23	26.63	29.61	32.61	3.60	2.82	2.81	0.13	0.34	C67
0.12	0.13	0.34	0.24	0.00	0.39	0.00	0.93	0.06	0.05	0.05	0.00	0.01	C68
0.25	0.00	0.51	0.24	1.17	0.39	1.26	0.00	0.14	0.12	0.14	0.01	0.01	C69
13.09	9.30	16.10	22.40	19.05	25.85	18.90	23.29	6.22	5.43	5.40	0.34	0.55	C70~C72
13.21	10.24	13.01	10.37	5.57	4.24	4.41	7.45	6.79	6.43	5.62	0.45	0.53	C73
0.12	0.54	0.17	0.24	0.29	0.00	0.63	0.00	0.15	0.14	0.14	0.01	0.01	C74
0.25	0.27	0.34	0.71	1.17	1.16	0.63	0.00	0.24	0.23	0.22	0.01	0.02	C75
0.75	0.67	0.34	0.47	0.88	1.54	1.26	1.86	0.35	0.31	0.28	0.02	0.03	C81
5.98	7.68	11.47	15.33	13.19	14.66	23.94	9.32	3.61	3.06	3.00	0.19	0.33	C82~C85, C96
0.00	0.00	0.00	0.24	0.29	0.39	0.00	0.00	0.03	0.02	0.02	0.00	0.00	C88
2.12	2.42	6.68	10.14	10.55	7.72	11.97	5.59	1.57	1.27	1.27	0.07	0.17	C90
1.62	1.48	2.91	4.24	2.93	6.56	5.67	2.79	1.39	1.27	1.39	0.08	0.11	C91
5.24	3.91	7.19	8.72	9.09	12.35	8.82	6.52	2.72	2.44	2.36	0.15	0.24	C92~C94
3.62	2.83	4.62	7.55	8.79	8.49	9.45	11.18	2.47	2.22	2.32	0.13	0.21	C95
9.35	9.03	15.93	19.81	20.81	25.47	28.98	34.47	5.04	4.10	4.08	0.25	0.45	O&U
524.83	457.50	785.13	992.20	933.31	1102.05	1238.46	1072.29	243.67	201.71	196.51	12.72	22.35	ALL
520.97	454.67	777.94	984.19	918.65	1085.07	1203.18	1032.23	241.09	199.78	194.59	12.63	22.15	ALLbC44

附表 1–2　2017 年广西壮族自治区肿瘤登记地区男性癌症发病主要指标（1/10⁵）

部位	病例数	构成(%)	0~	1~4	5~9	10~14	15~19	20~24	25~29	30~34	35~39	40~44	45~49
唇	7	0.04	0.00	0.00	0.20	0.21	0.00	0.00	0.00	0.00	0.00	0.00	0.00
舌	80	0.41	0.00	0.00	0.00	0.00	0.00	0.16	0.00	0.18	0.51	0.34	2.29
口	70	0.36	0.00	0.00	0.20	0.00	0.00	0.16	0.17	0.18	0.34	0.34	0.88
唾液腺	45	0.23	0.00	0.00	0.00	0.21	0.18	0.00	0.00	0.18	0.34	0.34	0.53
扁桃体	36	0.19	0.00	0.00	0.00	0.00	0.00	0.32	0.00	0.00	0.17	0.51	0.71
其他口咽	33	0.17	0.00	0.00	0.00	0.00	0.00	0.00	0.17	0.00	0.17	0.67	0.35
鼻咽	1253	6.49	0.00	0.00	0.00	0.21	0.91	1.60	3.93	8.99	18.20	24.76	33.71
下咽	79	0.41	0.00	0.00	0.00	0.00	0.00	0.00	0.00	0.00	0.51	0.34	1.24
咽，部位不明	20	0.10	0.00	0.00	0.00	0.00	0.00	0.16	0.17	0.18	0.00	0.17	0.00
食管	668	3.46	0.00	0.00	0.00	0.21	0.00	0.00	0.00	0.36	1.53	2.70	10.24
胃	1343	6.95	0.00	0.00	0.00	0.00	0.00	0.32	0.68	2.16	4.08	6.40	16.24
小肠	70	0.36	0.00	0.00	0.00	0.00	0.00	0.00	0.00	0.36	0.00	0.84	1.24
结肠	1131	5.86	0.00	0.00	0.00	0.00	0.00	0.00	1.20	3.24	5.44	6.57	9.88
直肠	1033	5.35	0.00	0.00	0.00	0.00	0.18	0.16	0.34	1.44	4.08	6.91	9.88
肛门	23	0.12	0.00	0.00	0.20	0.00	0.00	0.00	0.00	0.00	0.00	0.00	0.00
肝脏	4729	24.49	0.00	0.72	0.20	0.21	0.73	1.92	9.92	26.96	46.10	70.08	107.12
胆囊及其他	148	0.77	0.00	0.00	0.00	0.00	0.18	0.00	0.00	0.36	0.17	0.84	1.41
胰腺	237	1.23	0.00	0.00	0.00	0.00	0.00	0.16	0.34	0.36	0.68	0.67	2.12
鼻，鼻窦及其他	41	0.21	0.00	0.00	0.00	0.00	0.00	0.00	0.51	0.18	0.17	0.34	1.06
喉	248	1.28	0.00	0.24	0.00	0.00	0.18	0.00	0.00	0.00	0.17	1.35	2.29
气管，支气管，肺	4131	21.39	0.00	0.72	0.61	0.00	0.18	0.64	1.37	3.42	7.83	16.68	35.82
其他胸腔器官	86	0.45	0.00	0.00	0.20	0.21	0.55	0.32	0.86	0.90	0.17	1.18	1.24
骨	144	0.75	0.00	0.72	0.61	1.05	0.91	0.16	0.86	0.72	0.85	1.85	1.41
皮肤黑色素瘤	52	0.27	0.00	0.00	0.00	0.21	0.00	0.00	0.00	0.36	0.17	0.00	0.53
其他皮肤	194	1.00	0.00	0.00	0.20	0.21	0.00	0.16	0.34	0.54	0.34	0.51	1.59
间皮瘤	7	0.04	0.00	0.00	0.00	0.00	0.00	0.00	0.00	0.00	0.00	0.17	0.18
卡波西肉瘤	6	0.03	0.00	0.00	0.00	0.00	0.00	0.00	0.00	0.00	0.00	0.00	0.00
周围神经，结缔、软组织	65	0.34	0.00	0.48	0.20	0.21	0.00	0.48	0.34	1.44	0.51	0.17	0.71
乳房	39	0.20	0.00	0.00	0.00	0.00	0.00	0.00	0.00	0.00	0.68	0.34	0.18
外阴	—	—	—	—	—	—	—	—	—	—	—	—	—
阴道	—	—	—	—	—	—	—	—	—	—	—	—	—

50～54	55～59	60～64	65～69	70～74	75～79	80～84	85+	粗率	中国人口标化率	世界人口标化率	累积率（%）0～64岁	0～74岁	ICD-10
0.00	0.00	0.00	0.47	0.00	0.81	1.40	4.64	0.10	0.08	0.09	0.00	0.00	C00
3.60	2.90	3.34	4.21	3.56	2.43	2.80	9.27	1.10	0.93	0.92	0.07	0.11	C01～C02
2.64	2.38	5.01	3.74	4.15	1.62	6.99	0.00	0.96	0.82	0.83	0.06	0.10	C03～C06
2.40	1.32	4.01	0.94	1.78	2.43	0.00	0.00	0.62	0.54	0.54	0.05	0.06	C07～C08
2.64	0.53	1.00	2.34	1.19	0.81	1.40	2.32	0.50	0.43	0.42	0.03	0.05	C09
0.96	0.79	1.00	2.81	1.78	2.43	0.00	6.96	0.45	0.38	0.38	0.02	0.04	C10
53.59	40.40	48.45	43.50	27.27	30.00	23.77	11.59	17.25	15.27	14.24	1.17	1.53	C11
3.36	2.64	5.35	4.68	3.56	2.43	5.59	9.27	1.09	0.90	0.92	0.07	0.11	C12～C13
0.72	0.79	1.67	0.47	0.59	1.62	1.40	0.00	0.28	0.24	0.23	0.02	0.02	C14
19.71	24.82	35.09	56.60	36.17	48.64	44.75	62.60	9.20	7.62	7.73	0.47	0.94	C15
32.44	40.67	73.52	95.90	98.42	115.12	152.42	92.74	18.49	15.31	15.22	0.88	1.85	C16
1.20	3.43	4.34	5.15	2.96	4.05	1.40	6.96	0.96	0.80	0.81	0.06	0.10	C17
27.88	33.01	57.14	75.31	83.60	111.07	114.66	106.65	15.57	12.94	12.75	0.72	1.52	C18
24.51	26.14	55.80	89.35	67.00	94.85	104.88	83.46	14.22	11.83	11.81	0.65	1.43	C19～C20
0.48	0.79	1.00	2.81	0.59	1.62	5.59	2.32	0.32	0.26	0.27	0.01	0.03	C21
167.75	130.71	211.19	255.41	208.10	222.95	181.79	183.16	65.10	56.54	54.08	3.87	6.18	C22
2.88	4.22	9.02	7.02	10.08	15.40	20.98	23.18	2.04	1.64	1.64	0.10	0.18	C23～C24
5.05	6.60	14.70	18.24	18.97	22.70	25.17	11.59	3.26	2.72	2.71	0.15	0.34	C25
1.68	1.06	2.34	1.87	1.78	1.62	1.40	0.00	0.56	0.50	0.48	0.04	0.05	C30～C31
6.73	8.19	17.71	17.78	20.75	16.21	13.98	20.87	3.41	2.82	2.93	0.18	0.38	C32
89.88	110.11	232.91	330.25	340.91	395.63	454.46	377.91	56.87	46.84	47.19	2.50	5.86	C33～C34
1.92	3.96	3.01	4.68	1.78	4.05	2.80	4.64	1.18	1.05	1.02	0.07	0.10	C37～C38
1.92	2.38	3.34	9.36	9.49	12.16	11.19	18.55	1.98	1.76	1.74	0.08	0.18	C40～C41
1.44	1.06	2.34	2.34	4.74	3.24	11.19	6.96	0.72	0.60	0.58	0.03	0.07	C43
3.60	2.64	9.36	10.76	17.79	16.21	34.96	48.69	2.67	2.16	2.18	0.10	0.24	C44
0.24	0.26	0.67	0.00	0.00	0.81	0.00	0.00	0.10	0.08	0.08	0.01	0.01	C45
0.24	0.53	0.00	0.47	0.00	0.81	0.00	2.32	0.08	0.06	0.07	0.00	0.01	C46
1.68	2.11	2.34	1.87	2.96	3.24	4.20	4.64	0.89	0.82	0.77	0.05	0.08	C47, C49
0.96	1.32	1.34	2.34	0.59	7.30	2.80	4.64	0.54	0.44	0.42	0.02	0.04	C50
—	—	—	—	—	—	—	—	—	—	—	—	—	C51
—	—	—	—	—	—	—	—	—	—	—	—	—	C52

续表

部位	病例数	构成（%）	0～	1～4	5～9	10～14	15～19	20～24	25～29	30～34	35～39	40～44	45～49
子宫颈	—	—	—	—	—	—	—	—	—	—	—	—	—
子宫体	—	—	—	—	—	—	—	—	—	—	—	—	—
子宫，部位不明	—	—	—	—	—	—	—	—	—	—	—	—	—
卵巢	—	—	—	—	—	—	—	—	—	—	—	—	—
其他女性生殖器	—	—	—	—	—	—	—	—	—	—	—	—	—
胎盘	—	—	—	—	—	—	—	—	—	—	—	—	—
阴茎	45	0.23	0.00	0.00	0.00	0.21	0.00	0.16	0.00	0.00	0.68	0.17	0.88
前列腺	566	2.93	0.00	0.00	0.00	0.00	0.00	0.00	0.00	0.00	0.34	0.17	1.06
睾丸	43	0.22	0.00	0.48	0.20	0.00	0.18	0.00	0.68	0.54	0.68	0.84	0.71
其他男性生殖器	11	0.06	0.00	0.00	0.00	0.00	0.00	0.00	0.00	0.18	0.34	0.00	0.00
肾	161	0.83	2.03	0.00	0.00	0.21	0.00	0.32	0.00	0.54	1.02	1.52	2.47
肾盂	18	0.09	0.00	0.00	0.00	0.00	0.00	0.00	0.00	0.00	0.00	0.17	0.00
输尿管	28	0.14	0.00	0.00	0.00	0.00	0.00	0.00	0.17	0.00	0.00	0.00	0.00
膀胱	386	2.00	0.00	0.00	0.00	0.00	0.36	0.00	0.51	0.90	0.85	2.19	1.24
其他泌尿器官	5	0.03	0.00	0.00	0.00	0.00	0.00	0.00	0.00	0.00	0.00	0.00	0.18
眼	14	0.07	0.00	0.96	0.00	0.00	0.00	0.00	0.00	0.00	0.00	0.00	0.35
脑，神经系统	436	2.26	5.08	2.40	2.43	1.05	1.64	1.28	2.91	3.42	3.06	5.73	7.41
甲状腺	198	1.03	0.00	0.00	0.00	0.00	0.91	1.12	2.05	3.06	4.76	5.05	4.24
肾上腺	14	0.07	0.00	0.00	0.00	0.00	0.00	0.00	0.17	0.18	0.51	0.34	0.18
其他内分泌腺	17	0.09	0.00	0.00	0.00	0.21	0.18	0.16	0.17	0.18	0.00	0.00	0.35
霍奇金病	31	0.16	0.00	0.00	0.00	0.21	0.36	0.16	0.00	0.36	0.68	0.34	0.35
非霍奇金淋巴瘤	286	1.48	1.02	0.48	0.61	1.47	1.27	0.32	1.37	1.08	1.36	1.52	4.76
免疫增生性疾病	2	0.01	0.00	0.00	0.00	0.00	0.00	0.00	0.00	0.00	0.00	0.17	0.00
多发性骨髓瘤	122	0.63	0.00	0.00	0.00	0.00	0.00	0.16	0.17	0.36	0.34	0.84	0.88
淋巴样白血病	126	0.65	1.02	2.64	3.44	0.63	2.18	0.48	0.17	0.72	0.68	0.34	1.06
髓样白血病	211	1.09	0.00	1.92	0.61	1.05	0.55	0.80	1.71	1.62	1.70	1.85	2.12
白血病，未特指	211	1.09	7.12	2.64	3.03	1.89	1.45	0.80	1.20	2.16	1.36	0.84	3.18
其他或未指明部位	362	1.87	0.00	0.48	0.20	0.63	0.55	0.48	0.34	0.90	2.38	3.87	4.94
所有部位合计	19311	100.00	16.26	14.87	13.14	10.52	13.63	12.96	32.84	68.66	113.97	170.99	279.18
所有部位除C44	19117	99.00	16.26	14.87	12.94	10.31	13.63	12.80	32.50	68.12	113.63	170.49	277.59

50～54	55～59	60～64	65～69	70～74	75～79	80～84	85+	粗率	中国人口标化率	世界人口标化率	累积率（%）0～64岁	0～74岁	ICD-10
—	—	—	—	—	—	—	—	—	—	—	—	—	C53
—	—	—	—	—	—	—	—	—	—	—	—	—	C54
—	—	—	—	—	—	—	—	—	—	—	—	—	C55
—	—	—	—	—	—	—	—	—	—	—	—	—	C56
—	—	—	—	—	—	—	—	—	—	—	—	—	C57
—	—	—	—	—	—	—	—	—	—	—	—	—	C58
1.44	0.53	1.67	1.87	3.56	2.43	8.39	2.32	0.62	0.53	0.50	0.03	0.06	C60
1.68	3.70	19.38	39.76	57.51	98.91	153.82	148.38	7.79	6.02	5.94	0.13	0.62	C61
1.20	1.06	0.67	1.40	0.00	2.43	0.00	4.64	0.59	0.54	0.52	0.04	0.04	C62
0.48	0.26	0.33	0.94	0.00	0.00	1.40	2.32	0.15	0.14	0.13	0.01	0.01	C63
4.09	5.02	8.35	10.29	10.67	9.73	9.79	9.27	2.22	1.88	1.88	0.12	0.22	C64
0.48	0.53	1.00	2.34	1.19	0.81	2.80	0.00	0.25	0.21	0.21	0.01	0.03	C65
0.00	0.53	0.33	1.87	2.96	7.30	2.80	9.27	0.39	0.30	0.30	0.01	0.03	C66
8.89	7.66	17.04	31.81	32.02	43.78	44.75	60.28	5.31	4.38	4.37	0.20	0.52	C67
0.00	0.26	0.67	0.00	0.00	0.81	0.00	0.00	0.07	0.05	0.06	0.01	0.01	C68
0.24	0.00	0.33	0.47	1.78	0.00	2.80	0.00	0.19	0.16	0.20	0.01	0.02	C69
11.54	7.66	17.38	20.58	20.75	23.51	15.38	20.87	6.00	5.38	5.38	0.34	0.55	C70～C72
5.29	3.70	2.67	5.15	3.56	6.49	5.59	4.64	2.73	2.56	2.22	0.16	0.21	C73
0.24	0.79	0.00	0.47	0.00	0.00	1.40	0.00	0.19	0.18	0.15	0.01	0.01	C74
0.00	0.53	0.67	0.47	1.19	1.62	1.40	0.00	0.23	0.22	0.20	0.01	0.02	C75
1.20	0.79	0.67	0.94	1.19	1.62	1.40	0.00	0.43	0.40	0.36	0.03	0.04	C81
7.45	9.77	12.03	14.97	13.04	17.03	29.37	13.91	3.94	3.43	3.38	0.22	0.36	C82～C85, C96
0.00	0.00	0.00	0.47	0.00	0.00	0.00	0.00	0.03	0.02	0.02	0.00	0.00	C88
2.40	2.90	8.35	11.23	10.08	4.05	13.98	9.27	1.68	1.42	1.44	0.08	0.19	C90
1.44	1.85	4.34	5.15	2.37	9.73	9.79	4.64	1.73	1.59	1.79	0.10	0.14	C91
4.57	5.02	8.35	9.82	10.67	15.40	12.59	11.59	2.90	2.60	2.57	0.16	0.26	C92～C94
4.57	2.64	5.01	7.95	10.67	8.11	13.98	16.23	2.90	2.70	2.86	0.16	0.25	C95
9.13	10.03	16.37	24.79	22.53	24.32	22.37	37.10	4.98	4.23	4.21	0.25	0.49	O&U
528.48	520.99	932.64	1243.36	1176.29	1420.37	1585.73	1460.63	265.83	225.30	221.77	13.57	25.66	ALL
524.87	518.35	923.28	1232.60	1158.50	1404.16	1550.77	1411.94	263.16	223.14	219.59	13.47	25.42	ALLbC44

附表 1-3　2017 年广西壮族自治区肿瘤登记地区女性癌症发病主要指标（1/10⁵）

部位	病例数	构成(%)	0~	1~4	5~9	10~14	15~19	20~24	25~29	30~34	35~39	40~44	45~49
唇	11	0.07	1.22	0.29	0.00	0.00	0.00	0.00	0.00	0.00	0.00	0.00	0.19
舌	37	0.25	0.00	0.00	0.00	0.00	0.00	0.00	0.00	0.39	0.00	0.18	0.77
口	48	0.32	0.00	0.29	0.00	0.25	0.00	0.00	0.00	0.00	0.00	0.73	0.58
唾液腺	28	0.19	0.00	0.00	0.00	0.00	0.00	0.00	0.18	0.00	0.37	0.18	0.96
扁桃体	6	0.04	0.00	0.00	0.00	0.00	0.00	0.00	0.00	0.00	0.00	0.18	0.00
其他口咽	5	0.03	0.00	0.00	0.00	0.00	0.00	0.00	0.00	0.00	0.00	0.00	0.19
鼻咽	525	3.55	0.00	0.00	0.71	0.00	0.62	1.45	1.45	4.93	5.38	8.06	14.59
下咽	4	0.03	0.00	0.00	0.00	0.00	0.00	0.00	0.00	0.00	0.00	0.00	0.00
咽，部位不明	4	0.03	0.00	0.00	0.00	0.00	0.00	0.00	0.00	0.00	0.00	0.00	0.00
食管	178	1.20	2.43	0.29	0.47	0.00	0.00	0.00	0.18	0.00	0.19	0.55	1.54
胃	671	4.54	0.00	0.00	0.00	0.00	0.21	0.32	1.99	2.37	4.08	5.86	9.98
小肠	67	0.45	0.00	0.00	0.00	0.00	0.00	0.00	0.00	0.20	0.37	0.37	0.19
结肠	892	6.03	0.00	0.00	0.00	0.00	0.21	0.00	1.45	2.37	3.90	6.96	10.75
直肠	650	4.39	0.00	0.00	0.00	0.25	0.21	0.00	1.08	1.38	2.78	3.85	12.10
肛门	13	0.09	0.00	0.00	0.00	0.00	0.00	0.00	0.18	0.00	0.00	0.37	0.00
肝脏	1101	7.44	1.22	0.00	0.00	0.00	0.21	0.16	1.99	2.56	7.98	10.45	12.29
胆囊及其他	115	0.78	0.00	0.00	0.00	0.00	0.00	0.00	0.00	0.39	0.00	0.73	0.96
胰腺	164	1.11	0.00	0.00	0.00	0.00	0.00	0.00	0.18	0.20	0.37	0.18	1.73
鼻，鼻窦及其他	23	0.16	0.00	0.00	0.00	0.00	0.00	0.00	0.00	0.00	0.00	0.73	0.38
喉	32	0.22	0.00	0.00	0.00	0.00	0.00	0.00	0.00	0.20	0.19	0.18	0.38
气管，支气管，肺	1964	13.28	1.22	0.29	0.00	0.00	0.21	0.48	1.45	2.17	5.38	12.28	22.85
其他胸腔器官	43	0.29	0.00	0.00	0.00	0.00	0.21	0.16	0.18	0.20	0.56	0.37	0.58
骨	113	0.76	0.00	0.00	0.71	2.02	1.03	0.32	0.72	0.59	0.19	0.73	0.96
皮肤黑色素瘤	30	0.20	0.00	0.00	0.00	0.00	0.00	0.00	0.00	0.20	0.19	0.37	1.34
其他皮肤	168	1.14	0.00	0.00	0.00	0.00	0.41	0.16	0.18	0.20	0.37	0.73	1.54
间皮瘤	10	0.07	0.00	0.00	0.00	0.00	0.00	0.00	0.18	0.20	0.19	0.00	0.00
卡波西肉瘤	2	0.01	0.00	0.00	0.00	0.00	0.00	0.00	0.00	0.00	0.00	0.00	0.00
周围神经，结缔、软组织	61	0.41	1.22	0.00	0.24	0.25	0.41	0.32	0.18	0.99	0.56	1.47	0.58
乳房	2720	18.39	0.00	0.00	0.00	0.25	0.21	1.77	3.98	20.91	40.63	76.43	88.51
外阴	37	0.25	0.00	0.00	0.00	0.00	0.21	0.32	0.18	0.39	0.56	0.00	0.19
阴道	19	0.13	0.00	0.00	0.00	0.00	0.00	0.00	0.00	0.00	0.00	0.00	0.19

50～54	55～59	60～64	65～69	70～74	75～79	80～84	85+	粗率	中国人口标化率	世界人口标化率	累积率（%） 0～64岁	0～74岁	ICD-10
0.00	0.00	0.35	0.00	1.16	2.21	1.15	1.56	0.16	0.12	0.14	0.01	0.01	C00
1.55	0.55	1.76	1.43	3.48	3.68	3.44	0.00	0.55	0.44	0.42	0.03	0.05	C01～C02
1.81	1.10	3.51	1.43	2.32	5.89	0.00	4.67	0.71	0.56	0.58	0.04	0.06	C03～C06
0.78	0.83	1.40	1.43	2.90	0.74	0.00	0.00	0.42	0.35	0.34	0.02	0.05	C07～C08
0.00	0.00	0.00	0.00	0.58	1.47	1.15	1.56	0.09	0.06	0.05	0.00	0.00	C09
0.26	0.00	0.00	0.00	1.74	0.00	0.00	0.00	0.07	0.06	0.06	0.00	0.01	C10
22.79	14.03	23.88	23.30	16.23	11.78	18.34	18.69	7.80	6.66	6.32	0.49	0.69	C11
0.26	0.28	0.35	0.00	0.00	0.74	0.00	0.00	0.06	0.04	0.05	0.00	0.00	C12～C13
0.00	0.00	0.35	0.48	0.58	0.00	0.00	1.56	0.06	0.04	0.05	0.00	0.01	C14
3.63	3.58	8.08	11.89	13.33	16.94	33.24	15.57	2.64	1.93	1.97	0.09	0.22	C15
16.32	14.58	26.69	41.84	38.84	64.80	64.20	74.76	9.97	7.63	7.38	0.41	0.82	C16
2.59	2.20	4.92	5.71	2.32	5.89	2.29	4.67	1.00	0.78	0.79	0.05	0.09	C17
23.31	22.00	44.25	59.43	60.87	63.33	110.05	74.76	13.25	10.10	9.95	0.58	1.18	C18
20.98	14.58	28.10	42.31	42.90	48.60	79.10	37.38	9.66	7.49	7.29	0.43	0.85	C19～C20
0.78	0.55	0.00	0.48	0.58	0.74	0.00	3.11	0.19	0.15	0.15	0.01	0.01	C21
32.12	29.70	51.28	67.51	84.07	92.78	80.24	76.31	16.36	12.76	12.48	0.74	1.50	C22
2.33	1.10	7.38	6.18	6.38	15.46	13.76	20.25	1.71	1.22	1.22	0.06	0.13	C23～C24
4.40	1.38	7.38	11.89	17.39	13.25	22.93	21.80	2.44	1.80	1.79	0.08	0.23	C25
0.78	0.00	1.05	0.48	1.74	0.74	1.15	7.79	0.34	0.24	0.25	0.01	0.03	C30～C31
0.52	0.55	1.76	1.90	1.74	2.21	6.88	3.11	0.48	0.35	0.34	0.02	0.04	C32
49.47	54.18	105.72	127.42	134.50	162.00	231.56	175.99	29.17	21.84	21.83	1.27	2.58	C33～C34
0.78	2.20	1.76	0.95	1.74	2.95	5.73	1.56	0.64	0.50	0.47	0.03	0.05	C37～C38
2.85	1.65	5.27	7.61	8.70	5.15	3.44	7.79	1.68	1.51	1.51	0.09	0.17	C40～C41
0.78	0.00	0.35	2.38	1.16	4.42	2.29	0.00	0.45	0.37	0.33	0.02	0.03	C43
4.14	3.03	4.92	5.23	11.60	17.67	35.54	34.26	2.50	1.71	1.67	0.08	0.16	C44
0.00	0.00	0.35	0.95	0.00	0.74	2.29	1.56	0.15	0.12	0.11	0.00	0.01	C45
0.00	0.00	0.00	0.00	1.16	0.00	0.00	0.00	0.03	0.02	0.02	0.00	0.01	C46
1.30	2.75	1.40	2.38	1.16	2.21	3.44	3.11	0.91	0.78	0.75	0.05	0.07	C47, C49
123.56	72.88	108.53	88.43	55.08	59.64	48.15	42.05	40.40	34.83	32.33	2.69	3.41	C50
0.78	0.28	2.81	3.80	2.32	1.47	0.00	1.56	0.55	0.48	0.47	0.03	0.06	C51
0.26	0.28	1.40	0.95	1.74	2.95	1.15	3.11	0.28	0.20	0.21	0.01	0.02	C52

续表

部位	病例数	构成（%）	年龄组（岁）										
			0～	1～4	5～9	10～14	15～19	20～24	25～29	30～34	35～39	40～44	45～49
子宫颈	1342	9.07	0.00	0.00	0.00	0.00	0.41	0.48	1.81	8.48	14.66	30.06	38.59
子宫体	535	3.62	0.00	0.00	0.00	0.00	0.00	0.00	1.08	1.78	1.48	6.96	16.89
子宫，部位不明	128	0.87	0.00	0.00	0.00	0.00	0.00	0.00	0.18	0.00	1.48	2.20	2.69
卵巢	493	3.33	0.00	0.00	0.47	0.00	2.05	1.77	3.98	5.52	4.27	8.43	15.17
其他女性生殖器	30	0.20	0.00	0.00	0.00	0.00	0.00	0.00	0.00	0.00	0.19	0.18	0.77
胎盘	4	0.03	0.00	0.00	0.00	0.00	0.00	0.16	0.36	0.00	0.00	0.00	0.00
阴茎	—	—	—	—	—	—	—	—	—	—	—	—	—
前列腺	—	—	—	—	—	—	—	—	—	—	—	—	—
睾丸	—	—	—	—	—	—	—	—	—	—	—	—	—
其他男性生殖器	—	—	—	—	—	—	—	—	—	—	—	—	—
肾	94	0.64	0.00	0.57	0.47	0.00	0.00	0.16	0.18	0.20	0.56	0.92	1.73
肾盂	18	0.12	0.00	0.00	0.00	0.00	0.00	0.00	0.00	0.20	0.00	0.18	0.19
输尿管	18	0.12	0.00	0.00	0.00	0.00	0.00	0.00	0.00	0.00	0.00	0.00	0.00
膀胱	118	0.80	0.00	0.00	0.00	0.00	0.00	0.00	0.18	0.00	0.37	0.37	0.96
其他泌尿器官	4	0.03	0.00	0.00	0.00	0.00	0.00	0.00	0.00	0.00	0.00	0.18	0.00
眼	6	0.04	0.00	0.00	0.00	0.00	0.00	0.00	0.00	0.00	0.00	0.18	0.00
脑，神经系统	434	2.93	2.43	2.57	1.65	1.77	2.26	0.48	1.27	3.35	4.08	4.95	5.57
甲状腺	752	5.08	0.00	0.00	0.00	0.50	2.26	5.80	12.11	16.38	15.77	17.23	19.58
肾上腺	7	0.05	0.00	0.57	0.24	0.00	0.00	0.00	0.00	0.20	0.00	0.00	0.00
其他内分泌腺	17	0.11	0.00	0.00	0.00	0.50	0.21	0.16	0.54	0.00	0.19	0.37	0.00
霍奇金病	18	0.12	0.00	0.00	0.00	0.25	0.00	0.00	0.00	0.00	0.37	0.55	0.58
非霍奇金淋巴瘤	219	1.48	0.00	0.00	0.94	0.25	0.62	0.16	1.08	0.99	1.67	1.83	3.46
免疫增生性疾病	2	0.01	0.00	0.00	0.00	0.00	0.00	0.00	0.00	0.00	0.00	0.00	0.00
多发性骨髓瘤	98	0.66	0.00	0.00	0.00	0.00	0.00	0.00	0.00	0.00	0.19	0.00	0.96
淋巴样白血病	68	0.46	0.00	1.14	1.65	0.50	0.41	0.16	0.00	0.79	0.74	0.92	0.58
髓样白血病	170	1.15	1.22	0.29	0.71	0.76	0.82	0.64	1.63	3.16	0.93	2.02	2.69
白血病，未特指	135	0.91	0.00	2.00	0.71	0.25	0.41	0.97	0.18	1.38	1.30	1.10	2.50
其他或未指明部位	343	2.32	3.65	1.14	0.24	0.00	0.62	0.48	1.63	1.38	1.30	3.30	5.18
所有部位合计	14794	100.00	14.59	9.42	9.17	7.82	14.17	16.91	41.94	84.64	123.75	213.89	302.38
所有部位除C44	14626	98.86	14.59	9.42	9.17	7.82	13.76	16.74	41.76	84.44	123.38	213.16	300.84

50～54	55～59	60～64	65～69	70～74	75～79	80～84	85+	粗率	中国人口标化率	世界人口标化率	累积率（%）0～64岁	0～74岁	ICD-10
67.35	44.83	52.33	48.49	41.16	37.55	21.78	38.94	19.94	16.83	15.94	1.29	1.74	C53
36.52	26.13	18.61	22.82	12.17	12.52	6.88	7.79	7.95	6.61	6.46	0.55	0.72	C54
8.03	3.85	2.46	7.61	4.64	8.10	2.29	6.23	1.90	1.56	1.50	0.10	0.17	C55
17.10	14.58	17.56	19.49	11.60	17.67	14.90	7.79	7.32	6.39	5.94	0.45	0.61	C56
1.55	1.38	1.40	0.95	1.16	0.74	4.59	0.00	0.45	0.35	0.34	0.03	0.04	C57
0.26	0.00	0.00	0.00	0.00	0.00	0.00	0.00	0.06	0.06	0.05	0.00	0.00	C58
—	—	—	—	—	—	—	—	—	—	—	—	—	C60
—	—	—	—	—	—	—	—	—	—	—	—	—	C61
—	—	—	—	—	—	—	—	—	—	—	—	—	C62
—	—	—	—	—	—	—	—	—	—	—	—	—	C63
2.85	1.93	4.57	7.13	4.64	5.89	6.88	3.11	1.40	1.13	1.15	0.07	0.13	C64
1.04	0.28	0.35	1.43	2.32	0.74	0.00	1.56	0.27	0.22	0.22	0.01	0.03	C65
0.26	0.28	1.40	1.90	1.16	2.21	3.44	0.00	0.27	0.20	0.20	0.01	0.03	C66
2.85	2.75	3.86	10.46	8.70	11.05	17.20	14.02	1.75	1.29	1.28	0.06	0.15	C67
0.26	0.00	0.00	0.48	0.00	0.00	0.00	1.56	0.06	0.04	0.05	0.00	0.00	C68
0.26	0.00	0.70	0.00	0.58	0.74	0.00	0.00	0.09	0.07	0.07	0.01	0.01	C69
14.76	11.00	14.75	24.25	17.39	27.98	21.78	24.92	6.45	5.46	5.41	0.34	0.55	C70～C72
21.76	17.05	23.88	15.69	7.54	2.21	3.44	9.34	11.17	10.58	9.25	0.76	0.88	C73
0.00	0.28	0.35	0.00	0.58	0.00	0.00	0.00	0.10	0.10	0.13	0.01	0.01	C74
0.52	0.00	0.00	0.95	1.16	0.74	0.00	0.00	0.25	0.26	0.24	0.01	0.02	C75
0.26	0.55	0.00	0.00	0.58	1.47	1.15	3.11	0.27	0.22	0.20	0.01	0.02	C81
4.40	5.50	10.89	15.69	13.33	12.52	19.49	6.23	3.25	2.68	2.62	0.16	0.30	C82～C85, C96
0.00	0.00	0.00	0.00	0.58	0.74	0.00	0.00	0.03	0.02	0.02	0.00	0.00	C88
1.81	1.93	4.92	9.03	11.02	11.05	10.32	3.11	1.46	1.11	1.10	0.05	0.15	C90
1.81	1.10	1.40	3.33	3.48	3.68	2.29	1.56	1.01	0.93	0.97	0.05	0.09	C91
5.96	2.75	5.97	7.61	7.54	9.57	5.73	3.11	2.53	2.29	2.14	0.14	0.22	C92～C94
2.59	3.03	4.21	7.13	6.96	8.84	5.73	7.79	2.01	1.69	1.72	0.10	0.17	C95
9.58	7.98	15.45	14.74	19.13	26.51	34.39	32.71	5.10	3.96	3.96	0.24	0.41	O&U
520.90	391.37	630.09	736.93	695.71	812.92	953.77	811.43	219.76	179.20	172.22	11.84	19.00	ALL
516.76	388.35	625.17	731.70	684.12	795.25	918.23	777.16	217.26	177.49	170.55	11.76	18.84	ALLbC44

附表 1-4　2017 年广西壮族自治区城市肿瘤登记地区男女合计癌症发病主要指标（1/10⁵）

部位	病例数	构成(%)	年龄组（岁）										
			0～	1～4	5～9	10～14	15～19	20～24	25～29	30～34	35～39	40～44	45～49
唇	8	0.04	0.00	0.23	0.00	0.00	0.00	0.00	0.00	0.00	0.00	0.00	0.00
舌	82	0.39	0.00	0.00	0.00	0.00	0.00	0.12	0.00	0.45	0.27	0.00	1.90
口	82	0.39	0.00	0.00	0.00	0.19	0.00	0.12	0.14	0.15	0.14	0.67	0.15
唾液腺	46	0.22	0.00	0.00	0.00	0.00	0.16	0.00	0.00	0.00	0.41	0.40	0.58
扁桃体	29	0.14	0.00	0.00	0.00	0.00	0.00	0.00	0.00	0.00	0.14	0.40	0.44
其他口咽	29	0.14	0.00	0.00	0.00	0.00	0.00	0.00	0.00	0.00	0.14	0.40	0.29
鼻咽	834	4.00	0.00	0.00	0.19	0.19	0.64	1.00	2.56	5.06	8.16	11.82	15.61
下咽	56	0.27	0.00	0.00	0.00	0.00	0.00	0.00	0.00	0.27	0.13	0.58	
咽，部位不明	15	0.07	0.00	0.00	0.00	0.00	0.00	0.14	0.00	0.00	0.13	0.00	
食管	445	2.13	0.00	0.00	0.00	0.00	0.00	0.14	0.15	0.54	1.88	6.42	
胃	1190	5.70	0.00	0.00	0.00	0.00	0.00	0.12	1.14	1.93	3.53	4.57	12.98
小肠	98	0.47	0.00	0.00	0.00	0.00	0.00	0.00	0.00	0.30	0.27	0.40	0.58
结肠	1397	6.69	0.00	0.00	0.00	0.00	0.00	0.00	1.57	2.83	4.21	6.72	9.92
直肠	1055	5.06	0.00	0.00	0.00	0.00	0.32	0.00	0.57	1.34	2.99	3.76	9.78
肛门	25	0.12	0.00	0.00	0.19	0.00	0.00	0.00	0.00	0.00	0.00	0.27	0.00
肝脏	3192	15.30	0.93	0.46	0.19	0.00	0.32	0.62	4.84	12.50	22.84	32.52	49.75
胆囊及其他	174	0.83	0.00	0.00	0.00	0.00	0.00	0.00	0.00	0.45	0.14	0.54	1.17
胰腺	269	1.29	0.00	0.00	0.00	0.00	0.00	0.00	0.14	0.15	0.41	0.27	1.75
鼻，鼻窦及其他	49	0.23	0.00	0.00	0.00	0.00	0.00	0.00	0.43	0.15	0.00	0.54	0.88
喉	192	0.92	0.00	0.23	0.00	0.00	0.16	0.00	0.00	0.00	0.14	0.94	0.88
气管，支气管，肺	3713	17.79	0.93	0.23	0.00	0.00	0.16	0.25	1.14	1.64	5.30	14.11	26.12
其他胸腔器官	74	0.35	0.00	0.00	0.00	0.19	0.32	0.12	0.14	0.30	0.41	0.94	0.73
骨	143	0.69	0.00	0.00	0.57	1.15	1.12	0.12	0.71	0.45	0.54	0.94	1.02
皮肤黑色素瘤	48	0.23	0.00	0.00	0.00	0.00	0.00	0.00	0.00	0.45	0.14	0.13	0.44
其他皮肤	236	1.13	0.00	0.00	0.00	0.00	0.00	0.00	0.28	0.30	0.27	0.40	1.31
间皮瘤	10	0.05	0.00	0.00	0.00	0.00	0.00	0.00	0.00	0.15	0.14	0.13	0.00
卡波西肉瘤	4	0.02	0.00	0.00	0.00	0.00	0.00	0.00	0.00	0.00	0.00	0.00	0.00
周围神经，结缔、软组织	89	0.43	0.93	0.00	0.38	0.19	0.16	0.50	0.43	1.49	0.82	0.67	0.44
乳房	1802	8.64	0.00	0.00	0.00	0.00	0.00	0.00	2.14	9.52	19.98	33.73	43.62
外阴	20	0.10	0.00	0.00	0.00	0.00	0.00	0.00	0.00	0.15	0.14	0.00	0.00
阴道	10	0.05	0.00	0.00	0.00	0.00	0.00	0.00	0.00	0.00	0.00	0.00	0.15

50～54	55～59	60～64	65～69	70～74	75～79	80～84	85+	粗率	中国人口标化率	世界人口标化率	累积率（%）		ICD-10
											0～64岁	0～74岁	
0.00	0.00	0.28	0.00	0.00	1.27	2.18	3.33	0.09	0.06	0.07	0.00	0.00	C00
2.98	2.08	2.50	3.06	4.71	3.16	4.37	3.33	0.94	0.78	0.76	0.05	0.09	C01～C02
2.19	2.08	5.27	3.06	3.30	5.06	5.46	4.99	0.94	0.76	0.77	0.06	0.09	C03～C06
1.39	0.83	3.33	1.91	1.88	1.90	0.00	0.00	0.53	0.45	0.45	0.04	0.05	C07～C08
1.39	0.42	0.55	1.53	1.41	0.63	2.18	1.66	0.33	0.27	0.27	0.02	0.03	C09
0.80	0.21	0.83	1.91	2.35	1.90	0.00	3.33	0.33	0.27	0.27	0.01	0.03	C10
29.63	21.19	29.13	23.34	18.36	15.82	26.21	13.31	9.60	8.21	7.74	0.63	0.83	C11
1.99	1.45	3.88	3.06	1.41	1.27	4.37	1.66	0.64	0.52	0.54	0.04	0.06	C12～C13
0.60	0.42	1.11	0.38	0.94	0.00	1.09	0.00	0.17	0.14	0.15	0.01	0.02	C14
11.73	12.05	18.59	27.55	19.77	22.78	27.30	36.60	5.12	4.08	4.13	0.26	0.49	C15
22.08	28.25	50.21	63.15	62.15	91.11	111.40	79.85	13.70	10.87	10.73	0.62	1.25	C16
2.59	3.32	6.10	5.36	2.82	5.69	3.28	6.65	1.13	0.91	0.92	0.07	0.11	C17
24.66	29.29	58.53	79.98	80.98	101.23	146.34	111.46	16.09	12.75	12.61	0.69	1.49	C18
21.48	19.74	47.99	67.74	54.61	72.13	109.21	66.54	12.15	9.70	9.65	0.54	1.15	C19～C20
0.80	0.42	0.55	1.91	0.47	1.90	3.28	3.33	0.29	0.23	0.23	0.01	0.02	C21
88.70	70.42	123.45	149.64	128.06	144.25	128.87	121.44	36.75	30.60	29.54	2.03	3.42	C22
2.39	2.70	9.15	7.27	7.53	18.98	18.57	29.94	2.00	1.52	1.53	0.08	0.16	C23～C24
4.18	3.95	11.65	17.60	18.83	25.31	33.86	18.30	3.10	2.44	2.42	0.11	0.29	C25
1.59	0.62	2.22	1.91	1.41	1.90	1.09	6.65	0.56	0.47	0.46	0.03	0.05	C30～C31
3.18	4.99	9.99	13.01	13.18	12.02	12.01	13.31	2.21	1.75	1.81	0.10	0.23	C32
64.04	76.24	175.04	226.94	239.17	279.64	369.14	274.49	42.75	33.61	33.86	1.82	4.15	C33～C34
0.80	3.53	2.77	2.30	1.41	2.53	6.55	3.33	0.85	0.69	0.67	0.05	0.07	C37～C38
1.39	1.87	3.61	8.80	8.95	9.49	8.74	9.98	1.65	1.45	1.43	0.07	0.16	C40～C41
0.60	0.83	1.39	3.06	2.35	4.43	6.55	3.33	0.55	0.45	0.42	0.02	0.05	C43
3.38	3.53	7.21	8.42	16.95	20.88	40.41	49.91	2.72	2.02	2.01	0.08	0.21	C44
0.00	0.21	0.55	0.38	0.00	1.27	0.00	1.66	0.12	0.09	0.09	0.01	0.01	C45
0.00	0.42	0.00	0.00	0.47	0.63	0.00	0.00	0.05	0.03	0.03	0.00	0.00	C46
1.79	2.29	2.22	3.06	2.82	2.53	4.37	4.99	1.02	0.92	0.86	0.06	0.09	C47, C49
56.28	38.02	64.36	53.58	33.90	37.96	39.32	33.27	20.75	17.63	16.52	1.34	1.78	C50
0.60	0.00	1.66	2.30	0.94	0.63	0.00	0.00	0.23	0.21	0.21	0.01	0.03	C51
0.20	0.21	1.11	0.00	0.00	0.00	1.09	3.33	0.12	0.08	0.09	0.01	0.01	C52

续表

部位	病例数	构成(%)	年龄组（岁）										
			0～	1～4	5～9	10～14	15～19	20～24	25～29	30～34	35～39	40～44	45～4*
子宫颈	728	3.49	0.00	0.00	0.00	0.00	0.00	0.00	0.57	3.57	5.57	12.23	15.76
子宫体	403	1.93	0.00	0.00	0.00	0.00	0.00	0.00	0.71	1.19	1.09	4.03	8.32
子宫，部位不明	67	0.32	0.00	0.00	0.00	0.00	0.00	0.00	0.00	0.00	0.68	0.81	1.17
卵巢	364	1.74	0.00	0.00	0.19	0.00	1.12	1.00	1.99	3.27	2.85	4.70	8.17
其他女性生殖器	20	0.10	0.00	0.00	0.00	0.00	0.00	0.00	0.00	0.00	0.14	0.00	0.29
胎盘	4	0.02	0.00	0.00	0.00	0.00	0.00	0.12	0.28	0.00	0.00	0.00	0.00
阴茎	21	0.10	0.00	0.00	0.00	0.00	0.00	0.12	0.00	0.00	0.00	0.13	0.29
前列腺	421	2.02	0.00	0.00	0.00	0.00	0.00	0.00	0.00	0.00	0.27	0.13	0.44
睾丸	25	0.12	0.00	0.23	0.00	0.00	0.16	0.00	0.28	0.15	0.41	0.54	0.29
其他男性生殖器	10	0.05	0.00	0.00	0.00	0.00	0.00	0.00	0.00	0.15	0.14	0.00	0.00
肾	182	0.87	0.93	0.46	0.38	0.00	0.00	0.25	0.14	0.30	0.82	1.75	2.04
肾盂	28	0.13	0.00	0.00	0.00	0.00	0.00	0.00	0.15	0.00	0.00	0.00	0.00
输尿管	32	0.15	0.00	0.00	0.00	0.00	0.00	0.00	0.00	0.00	0.00	0.00	0.00
膀胱	340	1.63	0.00	0.00	0.00	0.00	0.16	0.00	0.00	0.30	0.54	1.21	1.02
其他泌尿器官	4	0.02	0.00	0.00	0.00	0.00	0.00	0.00	0.00	0.00	0.00	0.00	0.00
眼	13	0.06	0.00	0.46	0.00	0.00	0.00	0.00	0.00	0.00	0.00	0.13	0.29
脑，神经系统	517	2.48	3.71	3.00	1.91	0.57	1.76	0.50	1.99	2.83	3.67	4.17	5.54
甲状腺	739	3.54	0.00	0.00	0.00	0.19	1.60	3.11	7.55	12.94	12.91	13.44	14.74
肾上腺	14	0.07	0.00	0.46	0.00	0.00	0.00	0.00	0.14	0.30	0.27	0.13	0.15
其他内分泌腺	20	0.10	0.00	0.00	0.00	0.19	0.32	0.00	0.43	0.15	0.00	0.27	0.00
霍奇金病	29	0.14	0.00	0.00	0.00	0.19	0.16	0.12	0.00	0.30	0.27	0.27	0.58
非霍奇金淋巴瘤	340	1.63	0.93	0.23	1.15	0.38	0.80	0.25	1.28	1.34	1.36	1.61	4.09
免疫增生性疾病	3	0.01	0.00	0.00	0.00	0.00	0.00	0.00	0.00	0.00	0.00	0.00	0.00
多发性骨髓瘤	165	0.79	0.00	0.00	0.00	0.00	0.00	0.00	0.14	0.15	0.41	0.40	1.17
淋巴样白血病	136	0.65	0.93	2.30	2.87	0.77	1.60	0.50	0.14	0.74	0.68	0.94	0.58
髓样白血病	263	1.26	0.93	1.61	0.76	0.96	0.48	0.87	1.14	2.38	1.63	2.42	2.33
白血病，未特指	147	0.70	4.63	1.15	0.57	0.96	0.64	0.62	0.14	1.04	0.54	0.54	2.19
其他或未指明部位	417	2.00	0.00	0.92	0.00	0.00	0.32	0.62	0.28	0.74	1.63	3.22	3.94
所有部位合计	20868	100.00	14.83	11.98	9.36	6.13	12.46	11.08	33.76	71.86	108.21	170.51	260.87
所有部位除C44	20632	98.87	14.83	11.98	9.36	6.13	12.46	11.08	33.48	71.56	107.94	170.11	259.55

50～54	55～59	60～64	65～69	70～74	75～79	80～84	85+	粗率	中国人口标化率	世界人口标化率	累积率（%）0～64岁	0～74岁	ICD-10
28.84	17.45	23.86	21.43	18.83	17.08	8.74	23.29	8.38	7.05	6.72	0.54	0.74	C53
20.48	16.41	10.82	15.69	6.12	8.86	3.28	4.99	4.64	3.86	3.77	0.32	0.42	C54
2.59	1.45	0.83	2.30	2.82	4.43	2.18	6.65	0.77	0.62	0.59	0.04	0.06	C55
9.55	6.86	10.54	12.63	7.53	11.39	12.01	4.99	4.19	3.67	3.40	0.25	0.35	C56
0.99	0.42	1.11	0.38	0.94	0.00	3.28	0.00	0.23	0.19	0.18	0.01	0.02	C57
0.20	0.00	0.00	0.00	0.00	0.00	0.00	0.00	0.05	0.05	0.04	0.00	0.00	C58
0.60	0.21	0.83	0.77	1.88	1.27	2.18	0.00	0.24	0.19	0.19	0.01	0.02	C60
1.19	2.29	11.10	23.34	33.90	56.94	96.11	78.19	4.85	3.53	3.46	0.08	0.36	C61
0.60	0.42	0.55	0.77	0.00	0.63	0.00	1.66	0.29	0.26	0.25	0.02	0.02	C62
0.40	0.21	0.28	0.77	0.00	0.00	1.09	1.66	0.12	0.10	0.09	0.01	0.01	C63
4.38	3.53	8.04	9.95	5.65	10.12	13.11	8.32	2.10	1.71	1.73	0.11	0.19	C64
0.99	0.62	0.55	3.06	2.35	0.63	2.18	1.66	0.32	0.27	0.27	0.01	0.04	C65
0.00	0.62	1.39	3.06	2.35	3.16	2.18	6.65	0.37	0.28	0.30	0.01	0.04	C66
7.36	6.02	9.99	22.96	21.66	29.10	40.41	43.25	3.91	3.04	3.04	0.13	0.36	C67
0.00	0.00	0.28	0.38	0.00	0.63	0.00	1.66	0.05	0.03	0.04	0.00	0.00	C68
0.20	0.00	0.28	0.38	1.41	0.63	1.09	0.00	0.15	0.12	0.14	0.01	0.02	C69
10.94	10.18	18.59	22.58	17.42	27.21	20.75	23.29	5.95	5.12	5.16	0.33	0.53	C70～C72
16.51	12.46	17.20	11.86	6.59	3.16	6.55	9.98	8.51	7.92	6.87	0.56	0.66	C73
0.00	0.62	0.28	0.00	0.47	0.00	0.00	0.00	0.16	0.15	0.15	0.01	0.01	C74
0.20	0.21	0.55	0.00	1.41	1.90	1.09	0.00	0.23	0.22	0.20	0.01	0.02	C75
0.99	0.42	0.55	0.38	0.47	1.27	1.09	3.33	0.33	0.29	0.27	0.02	0.02	C81
7.56	7.89	12.21	17.22	13.18	17.72	27.30	14.97	3.91	3.29	3.24	0.20	0.35	C82～C85, C96
0.00	0.00	0.00	0.38	0.47	0.63	0.00	0.00	0.03	0.03	0.03	0.00	0.00	C88
2.78	2.91	8.60	9.57	11.77	10.76	18.57	9.98	1.90	1.51	1.51	0.08	0.19	C90
1.19	1.45	2.77	4.59	3.77	10.12	8.74	4.99	1.57	1.44	1.58	0.08	0.12	C91
5.97	4.36	8.60	9.57	8.95	15.18	9.83	11.64	3.03	2.66	2.61	0.17	0.26	C92～C94
1.99	2.08	3.88	7.27	7.06	7.59	5.46	6.65	1.69	1.51	1.58	0.09	0.16	C95
7.76	9.14	16.09	21.05	19.30	27.84	32.76	41.59	4.80	3.81	3.83	0.22	0.42	O&U
487.64	439.78	815.02	1004.59	927.50	1156.54	1437.23	1219.39	240.28	196.84	192.50	12.20	21.86	ALL
484.26	436.25	807.81	996.17	910.55	1135.66	1396.82	1169.48	237.57	194.82	190.49	12.11	21.65	ALLbC44

附表1-5 2017年广西壮族自治区城市肿瘤登记地区男性癌症发病主要指标（1/10⁵）

部位	病例数	构成(%)	0~	1~4	5~9	10~14	15~19	20~24	25~29	30~34	35~39	40~44	45~49
唇	3	0.03	0.00	0.00	0.00	0.00	0.00	0.00	0.00	0.00	0.00	0.00	0.00
舌	56	0.48	0.00	0.00	0.00	0.00	0.00	0.25	0.00	0.29	0.53	0.00	2.84
口	50	0.43	0.00	0.00	0.00	0.00	0.00	0.25	0.28	0.29	0.26	0.53	0.28
唾液腺	30	0.26	0.00	0.00	0.00	0.00	0.00	0.30	0.00	0.00	0.26	0.53	0.28
扁桃体	27	0.23	0.00	0.00	0.00	0.00	0.00	0.00	0.00	0.00	0.26	0.79	0.85
其他口咽	25	0.21	0.00	0.00	0.00	0.00	0.00	0.00	0.00	0.00	0.26	0.79	0.28
鼻咽	617	5.29	0.00	0.00	0.00	0.36	1.22	1.00	3.70	7.84	12.16	18.65	22.73
下咽	53	0.45	0.00	0.00	0.00	0.00	0.00	0.00	0.00	0.00	0.53	0.26	1.14
咽，部位不明	13	0.11	0.00	0.00	0.00	0.00	0.00	0.28	0.00	0.00	0.26	0.00
食管	376	3.22	0.00	0.00	0.00	0.00	0.00	0.00	0.00	0.29	1.06	3.41	11.36
胃	799	6.85	0.00	0.00	0.00	0.00	0.00	0.25	0.28	2.03	3.17	5.25	13.64
小肠	45	0.39	0.00	0.00	0.00	0.00	0.00	0.00	0.00	0.58	0.00	0.26	0.85
结肠	774	6.63	0.00	0.00	0.00	0.00	0.00	0.00	1.71	3.48	4.23	6.30	8.52
直肠	648	5.55	0.00	0.00	0.00	0.00	0.30	0.00	0.57	1.16	2.64	4.46	8.52
肛门	15	0.13	0.00	0.00	0.36	0.00	0.00	0.00	0.00	0.00	0.00	0.00	0.00
肝脏	2604	22.32	0.00	0.86	0.36	0.00	0.61	1.25	9.11	22.64	37.27	54.62	88.64
胆囊及其他	100	0.86	0.00	0.00	0.00	0.00	0.00	0.00	0.00	0.58	0.26	0.26	1.99
胰腺	160	1.37	0.00	0.00	0.00	0.00	0.00	0.00	0.00	0.29	0.26	0.26	2.27
鼻，鼻窦及其他	31	0.27	0.00	0.00	0.00	0.00	0.00	0.00	0.85	0.29	0.00	0.26	1.42
喉	175	1.50	0.00	0.43	0.00	0.00	0.30	0.00	0.00	0.00	0.26	1.58	1.70
气管，支气管，肺	2523	21.62	0.00	0.43	0.00	0.00	0.30	0.00	1.14	1.45	6.61	16.02	32.10
其他胸腔器官	51	0.44	0.00	0.00	0.00	0.36	0.61	0.25	0.28	0.29	0.26	1.31	0.85
骨	83	0.71	0.00	0.00	0.36	0.71	0.91	0.25	1.14	0.29	1.06	1.31	1.14
皮肤黑色素瘤	30	0.26	0.00	0.00	0.00	0.00	0.00	0.00	0.00	0.58	0.00	0.00	0.00
其他皮肤	122	1.05	0.00	0.00	0.00	0.00	0.00	0.00	0.28	0.29	0.26	0.53	1.14
间皮瘤	4	0.03	0.00	0.00	0.00	0.00	0.00	0.00	0.00	0.00	0.00	0.26	0.00
卡波西肉瘤	3	0.03	0.00	0.00	0.00	0.00	0.00	0.00	0.00	0.00	0.00	0.00	0.00
周围神经，结缔、软组织	47	0.40	0.00	0.00	0.36	0.00	0.00	0.50	0.57	1.74	0.79	0.00	0.57
乳房	17	0.15	0.00	0.00	0.00	0.00	0.00	0.00	0.00	0.00	0.26	0.26	0.00
外阴	—	—	—	—	—	—	—	—	—	—	—	—	—
阴道	—	—	—	—	—	—	—	—	—	—	—	—	—

0~54	55~59	60~64	65~69	70~74	75~79	80~84	85+	粗率	中国人口标化率	世界人口标化率	累积率（%）0~64岁	0~74岁	ICD-10
0.00	0.00	0.00	0.00	0.00	1.34	2.42	4.12	0.07	0.05	0.05	0.00	0.00	C00
4.68	3.69	3.27	4.59	3.84	2.67	2.42	8.23	1.26	1.06	1.05	0.08	0.12	C01~C02
2.73	3.28	5.45	5.35	3.84	2.67	12.10	0.00	1.12	0.94	0.93	0.07	0.11	C03~C06
1.95	0.82	5.99	1.53	2.88	2.67	0.00	0.00	0.67	0.57	0.59	0.05	0.07	C07~C08
2.73	0.82	1.09	3.06	1.92	1.34	2.42	4.12	0.61	0.51	0.50	0.03	0.06	C09
1.17	0.41	1.63	3.82	2.88	4.01	0.00	8.23	0.56	0.47	0.47	0.02	0.06	C10
44.05	33.63	38.12	33.63	24.97	25.39	33.89	12.35	13.88	12.03	11.27	0.92	1.21	C11
3.90	2.46	7.08	6.11	2.88	1.34	9.68	4.12	1.19	0.99	1.02	0.08	0.12	C12~C13
1.17	0.82	1.63	0.76	0.96	0.00	2.42	0.00	0.29	0.25	0.25	0.02	0.03	C14
21.05	22.56	29.95	46.62	31.69	34.74	41.15	69.97	8.46	6.94	7.06	0.45	0.84	C15
28.06	41.42	73.52	90.19	91.23	125.61	167.02	107.02	17.97	14.69	14.65	0.84	1.75	C16
1.95	4.10	5.45	5.35	2.88	2.67	2.42	4.12	1.01	0.84	0.86	0.07	0.11	C17
27.67	34.45	65.90	90.19	96.03	132.30	145.24	135.83	17.41	14.36	14.24	0.76	1.69	C18
25.73	26.66	63.72	94.78	66.26	88.20	125.87	102.90	14.57	12.04	12.18	0.67	1.47	C19~C20
0.39	0.41	1.09	3.06	0.00	2.67	7.26	4.12	0.34	0.28	0.29	0.01	0.03	C21
148.90	117.71	204.23	227.77	193.02	203.12	198.49	189.34	58.56	50.01	48.18	3.43	5.53	C22
2.73	3.69	9.26	9.94	9.60	18.71	24.21	37.04	2.25	1.81	1.82	0.09	0.19	C23~C24
3.90	6.56	16.34	21.40	20.17	32.07	41.15	12.35	3.60	2.95	2.93	0.15	0.36	C25
1.95	1.23	2.72	3.06	0.96	2.67	2.42	0.00	0.70	0.62	0.59	0.04	0.06	C30~C31
6.24	9.43	17.97	22.93	24.97	22.72	19.36	28.81	3.94	3.22	3.34	0.19	0.43	C32
82.24	103.35	246.71	337.06	345.72	403.57	498.64	362.21	56.74	46.56	47.01	2.45	5.87	C33~C34
1.17	4.92	3.81	4.59	1.92	4.01	4.84	4.12	1.15	0.96	0.96	0.07	0.10	C37~C38
1.17	2.46	2.72	9.94	7.68	17.37	14.52	16.46	1.87	1.64	1.57	0.07	0.16	C40~C41
0.78	1.64	2.18	3.82	3.84	4.01	9.68	8.23	0.67	0.56	0.55	0.03	0.06	C43
2.73	3.28	9.80	12.99	19.21	18.71	36.31	57.63	2.74	2.20	2.25	0.09	0.25	C44
0.00	0.41	0.54	0.00	0.00	1.34	0.00	0.00	0.09	0.07	0.07	0.01	0.01	C45
0.00	0.82	0.00	0.00	0.00	1.34	0.00	0.00	0.07	0.05	0.05	0.00	0.00	C46
2.34	2.46	3.27	2.29	3.84	2.67	7.26	4.12	1.06	0.96	0.88	0.06	0.09	C47, C49
0.39	0.82	1.09	2.29	0.96	5.35	0.00	8.23	0.38	0.31	0.31	0.01	0.03	C50
—	—	—	—	—	—	—	—	—	—	—	—	—	C51
—	—	—	—	—	—	—	—	—	—	—	—	—	C52

续表

部位	病例数	构成（%）	0～	1～4	5～9	10～14	15～19	20～24	25～29	30～34	35～39	40～44	45～4
子宫颈	—	—	—	—	—	—	—	—	—	—	—	—	—
子宫体	—	—	—	—	—	—	—	—	—	—	—	—	—
子宫，部位不明	—	—	—	—	—	—	—	—	—	—	—	—	—
卵巢	—	—	—	—	—	—	—	—	—	—	—	—	—
其他女性生殖器	—	—	—	—	—	—	—	—	—	—	—	—	—
胎盘	—	—	—	—	—	—	—	—	—	—	—	—	—
阴茎	21	0.18	0.00	0.00	0.00	0.00	0.00	0.25	0.00	0.00	0.00	0.26	0.57
前列腺	421	3.61	0.00	0.00	0.00	0.00	0.00	0.00	0.00	0.00	0.53	0.26	0.85
睾丸	25	0.21	0.00	0.43	0.00	0.00	0.30	0.00	0.57	0.29	0.79	1.05	0.57
其他男性生殖器	10	0.09	0.00	0.00	0.00	0.00	0.00	0.00	0.00	0.29	0.26	0.00	0.00
肾	122	1.05	1.73	0.00	0.00	0.00	0.00	0.25	0.00	0.29	1.06	2.10	2.56
肾盂	15	0.13	0.00	0.00	0.00	0.00	0.00	0.00	0.00	0.00	0.00	0.00	0.00
输尿管	17	0.15	0.00	0.00	0.00	0.00	0.00	0.00	0.00	0.00	0.00	0.00	0.00
膀胱	262	2.25	0.00	0.00	0.00	0.00	0.30	0.00	0.00	0.58	0.79	2.10	1.42
其他泌尿器官	2	0.02	0.00	0.00	0.00	0.00	0.00	0.00	0.00	0.00	0.00	0.00	0.00
眼	9	0.08	0.00	0.86	0.00	0.00	0.00	0.00	0.00	0.00	0.00	0.00	0.57
脑，神经系统	244	2.09	5.19	3.01	1.79	0.36	1.83	0.75	2.56	2.03	3.17	3.68	6.53
甲状腺	154	1.32	0.00	0.00	0.00	0.00	1.22	1.25	1.71	4.35	6.34	7.35	5.68
肾上腺	8	0.07	0.00	0.00	0.00	0.00	0.00	0.00	0.28	0.29	0.53	0.26	0.28
其他内分泌腺	12	0.10	0.00	0.00	0.00	0.36	0.30	0.00	0.28	0.29	0.00	0.00	0.00
霍奇金病	21	0.18	0.00	0.00	0.00	0.00	0.30	0.25	0.00	0.58	0.53	0.00	0.28
非霍奇金淋巴瘤	194	1.66	1.73	0.43	1.08	0.71	0.91	0.25	0.85	1.74	1.32	1.31	5.40
免疫增生性疾病	1	0.01	0.00	0.00	0.00	0.00	0.00	0.00	0.00	0.00	0.00	0.00	0.00
多发性骨髓瘤	87	0.75	0.00	0.00	0.00	0.00	0.00	0.00	0.28	0.29	0.53	0.79	1.42
淋巴样白血病	88	0.75	1.73	2.58	3.23	1.07	2.74	0.75	0.28	1.16	0.79	0.53	0.85
髓样白血病	144	1.23	0.00	3.01	0.36	1.07	0.00	1.00	1.42	1.74	2.38	2.10	2.27
白血病，未特指	95	0.81	8.65	1.72	1.08	1.42	0.91	1.00	0.28	1.74	0.53	0.53	3.41
其他或未指明部位	235	2.01	0.00	0.86	0.00	0.00	0.00	0.75	0.00	0.87	2.38	3.68	4.83
所有部位合计	11668	100.00	19.04	14.62	8.97	6.40	13.40	10.46	28.74	60.95	94.64	144.17	240.64
所有部位除 C44	11546	98.95	19.04	14.62	8.97	6.40	13.40	10.46	28.46	60.66	94.38	143.65	239.50

50~54	55~59	60~64	65~69	70~74	75~79	80~84	85+	粗率	中国人口标化率	世界人口标化率	累积率（%）0~64岁	0~74岁	ICD-10
—	—	—	—	—	—	—	—	—	—	—	—	—	C53
—	—	—	—	—	—	—	—	—	—	—	—	—	C54
—	—	—	—	—	—	—	—	—	—	—	—	—	C55
—	—	—	—	—	—	—	—	—	—	—	—	—	C56
—	—	—	—	—	—	—	—	—	—	—	—	—	C57
—	—	—	—	—	—	—	—	—	—	—	—	—	C58
1.17	0.41	1.63	1.53	3.84	2.67	4.84	0.00	0.47	0.39	0.38	0.02	0.05	C60
2.34	4.51	21.78	46.62	69.14	120.27	213.01	193.46	9.47	7.40	7.28	0.15	0.73	C61
1.17	0.82	1.09	1.53	0.00	1.34	0.00	4.12	0.56	0.51	0.49	0.03	0.04	C62
0.78	0.41	0.54	1.53	0.00	0.00	2.42	4.12	0.22	0.20	0.19	0.01	0.02	C63
5.46	4.51	12.53	15.29	8.64	13.36	16.94	16.46	2.74	2.28	2.31	0.15	0.27	C64
0.78	0.82	1.09	3.82	1.92	0.00	4.84	0.00	0.34	0.28	0.29	0.01	0.04	C65
0.00	0.82	0.54	3.06	2.88	2.67	2.42	16.46	0.38	0.30	0.33	0.01	0.04	C66
11.69	9.43	15.79	35.92	34.57	45.44	58.09	82.32	5.89	4.81	4.84	0.21	0.56	C67
0.00	0.00	0.54	0.00	0.00	1.34	0.00	0.00	0.04	0.04	0.04	0.00	0.00	C68
0.00	0.00	0.00	0.76	2.88	0.00	2.42	0.00	0.20	0.17	0.21	0.01	0.02	C69
8.58	9.43	18.52	21.40	15.37	22.72	19.36	24.70	5.49	4.81	4.92	0.31	0.50	C70~C72
6.63	3.69	2.72	6.11	4.80	5.35	7.26	4.12	3.46	3.20	2.75	0.20	0.26	C73
0.00	0.82	0.00	0.00	0.00	0.00	0.00	0.00	0.18	0.17	0.14	0.01	0.01	C74
0.00	0.41	1.09	0.00	1.92	2.67	2.42	0.00	0.27	0.26	0.24	0.01	0.02	C75
1.95	0.82	1.09	0.76	0.96	2.67	2.42	0.00	0.47	0.43	0.39	0.03	0.04	C81
8.97	10.66	13.07	17.58	12.48	21.38	33.89	24.70	4.36	3.73	3.69	0.23	0.39	C82~C85, C96
0.00	0.00	0.00	0.76	0.00	0.00	0.00	0.00	0.02	0.02	0.02	0.00	0.00	C88
2.73	2.87	10.89	9.94	10.56	5.35	21.79	16.46	1.96	1.62	1.65	0.10	0.20	C90
1.17	1.23	3.81	5.35	2.88	16.04	16.94	8.23	1.98	1.85	2.00	0.10	0.14	C91
5.07	6.15	9.26	9.94	9.60	20.04	12.10	20.58	3.24	2.83	2.85	0.18	0.27	C92~C94
3.12	2.46	4.36	6.88	7.68	6.68	7.26	8.23	2.14	1.97	2.10	0.12	0.19	C95
8.19	10.66	19.61	30.57	23.05	26.73	24.21	41.16	5.29	4.40	4.44	0.26	0.53	O&U
491.52	505.28	964.52	1266.47	1177.35	1481.99	1863.87	1658.78	262.41	219.60	217.44	12.93	25.15	ALL
488.79	502.00	954.72	1253.48	1158.15	1463.28	1827.56	1601.15	259.66	217.40	215.20	12.83	24.89	ALLbC44

附表 1-6　2017 年广西壮族自治区城市肿瘤登记地区女性癌症发病主要指标（1/10⁵）

部位	病例数	构成(%)	0～	1～4	5～9	10～14	15～19	20～24	25～29	30～34	35～39	40～44	45～4
唇	5	0.05	0.00	0.50	0.00	0.00	0.00	0.00	0.00	0.00	0.00	0.00	0.00
舌	26	0.28	0.00	0.00	0.00	0.00	0.00	0.00	0.00	0.61	0.00	0.00	0.90
口	32	0.35	0.00	0.00	0.00	0.41	0.00	0.00	0.00	0.00	0.00	0.83	0.00
唾液腺	16	0.17	0.00	0.00	0.00	0.00	0.00	0.00	0.00	0.00	0.56	0.28	0.90
扁桃体	2	0.02	0.00	0.00	0.00	0.00	0.00	0.00	0.00	0.00	0.00	0.00	0.00
其他口咽	4	0.04	0.00	0.00	0.00	0.00	0.00	0.00	0.00	0.00	0.00	0.00	0.30
鼻咽	217	2.36	0.00	0.00	0.41	0.00	0.00	0.99	1.43	2.14	3.92	4.68	8.10
下咽	3	0.03	0.00	0.00	0.00	0.00	0.00	0.00	0.00	0.00	0.00	0.00	0.00
咽,部位不明	2	0.02	0.00	0.00	0.00	0.00	0.00	0.00	0.00	0.00	0.00	0.00	0.00
食管	69	0.75	0.00	0.00	0.00	0.00	0.00	0.00	0.29	0.00	0.00	0.28	1.20
胃	391	4.25	0.00	0.00	0.00	0.00	0.00	0.00	2.00	1.83	3.92	3.85	12.30
小肠	53	0.58	0.00	0.00	0.00	0.00	0.00	0.00	0.00	0.00	0.56	0.55	0.30
结肠	623	6.77	0.00	0.00	0.00	0.00	0.00	0.00	1.43	2.14	4.20	7.15	11.40
直肠	407	4.42	0.00	0.00	0.00	0.00	0.34	0.00	0.57	1.53	3.36	3.03	11.10
肛门	10	0.11	0.00	0.00	0.00	0.00	0.00	0.00	0.00	0.00	0.00	0.55	0.00
肝脏	588	6.39	1.99	0.00	0.00	0.00	0.00	0.00	0.57	1.83	7.56	9.36	8.70
胆囊及其他	74	0.80	0.00	0.00	0.00	0.00	0.00	0.00	0.00	0.31	0.00	0.83	0.30
胰腺	109	1.18	0.00	0.00	0.00	0.00	0.00	0.00	0.29	0.00	0.56	0.28	1.20
鼻,鼻窦及其他	18	0.20	0.00	0.00	0.00	0.00	0.00	0.00	0.00	0.00	0.00	0.83	0.30
喉	17	0.18	0.00	0.00	0.00	0.00	0.00	0.00	0.00	0.00	0.00	0.28	0.00
气管,支气管,肺	1190	12.93	1.99	0.00	0.00	0.00	0.00	0.50	1.14	1.83	3.92	12.11	19.79
其他胸腔器官	23	0.25	0.00	0.00	0.00	0.00	0.00	0.00	0.00	0.31	0.56	0.55	0.60
骨	60	0.65	0.00	0.00	0.82	1.66	1.34	0.00	0.29	0.61	0.00	0.55	0.90
皮肤黑色素瘤	18	0.20	0.00	0.00	0.00	0.00	0.00	0.00	0.00	0.31	0.28	0.28	0.90
其他皮肤	114	1.24	0.00	0.00	0.00	0.00	0.00	0.00	0.29	0.31	0.28	0.28	1.50
间皮瘤	6	0.07	0.00	0.00	0.00	0.00	0.00	0.00	0.00	0.31	0.28	0.00	0.00
卡波西肉瘤	1	0.01	0.00	0.00	0.00	0.00	0.00	0.00	0.00	0.00	0.00	0.00	0.00
周围神经,结缔、软组织	42	0.46	1.99	0.00	0.41	0.41	0.34	0.50	0.29	1.22	0.84	1.38	0.30
乳房	1785	19.40	0.00	0.00	0.00	0.00	0.00	0.00	4.28	19.53	40.86	68.79	89.67
外阴	20	0.22	0.00	0.00	0.00	0.00	0.00	0.00	0.00	0.31	0.28	0.00	0.00
阴道	10	0.11	0.00	0.00	0.00	0.00	0.00	0.00	0.00	0.00	0.00	0.00	0.30

50~54	55~59	60~64	65~69	70~74	75~79	80~84	85+	粗率	中国人口标化率	世界人口标化率	累积率（%）0~64岁	0~74岁	ICD-10
0.00	0.00	0.57	0.00	0.00	1.20	1.99	2.79	0.12	0.08	0.11	0.00	0.00	C00
1.22	0.42	1.70	1.53	5.54	3.60	5.97	0.00	0.61	0.50	0.46	0.02	0.06	C01~C02
1.62	0.84	5.09	0.77	2.77	7.21	0.00	8.38	0.76	0.58	0.60	0.04	0.06	C03~C06
0.81	0.84	0.57	2.30	0.92	1.20	0.00	0.00	0.38	0.32	0.30	0.02	0.04	C07~C08
0.00	0.00	0.00	0.00	0.92	0.00	1.99	0.00	0.05	0.03	0.03	0.00	0.00	C09
0.41	0.00	0.00	0.00	1.85	0.00	0.00	0.00	0.09	0.08	0.08	0.00	0.01	C10
14.62	8.42	19.79	13.03	12.01	7.21	19.90	13.96	5.12	4.27	4.10	0.32	0.45	C11
0.00	0.42	0.57	0.00	0.00	1.20	0.00	0.00	0.07	0.05	0.05	0.00	0.00	C12~C13
0.00	0.00	0.57	0.00	0.92	0.00	0.00	0.00	0.05	0.04	0.04	0.00	0.01	C14
2.03	1.26	6.78	8.43	8.31	12.02	15.92	13.96	1.63	1.21	1.22	0.06	0.14	C15
15.84	14.73	26.01	36.03	34.17	60.08	65.67	61.42	9.23	7.15	6.90	0.40	0.75	C16
3.25	2.53	6.78	5.37	2.77	8.41	3.98	8.38	1.25	0.96	0.98	0.07	0.11	C17
21.52	23.99	50.89	69.75	66.50	73.29	147.25	94.93	14.70	11.19	11.04	0.61	1.29	C18
17.05	12.63	31.66	40.62	43.41	57.67	95.52	41.88	9.60	7.42	7.19	0.41	0.83	C19~C20
1.22	0.42	0.00	0.77	0.92	1.20	0.00	2.79	0.24	0.18	0.18	0.01	0.02	C21
25.99	21.89	39.58	71.28	65.58	91.32	71.64	75.38	13.87	10.83	10.60	0.58	1.26	C22
2.03	1.68	9.05	4.60	5.54	19.22	13.93	25.13	1.75	1.24	1.25	0.07	0.12	C23~C24
4.47	1.26	6.78	13.80	17.55	19.22	27.86	22.34	2.57	1.92	1.90	0.07	0.23	C25
1.22	0.00	1.70	0.77	1.85	1.20	0.00	11.17	0.42	0.30	0.32	0.02	0.03	C30~C31
0.00	0.42	1.70	3.07	1.85	2.40	5.97	2.79	0.40	0.29	0.30	0.01	0.04	C32
45.07	48.41	100.64	116.51	136.70	168.22	262.67	214.98	28.08	20.95	20.95	1.17	2.44	C33~C34
0.41	2.10	1.70	0.00	0.92	1.20	7.96	2.79	0.54	0.41	0.38	0.03	0.04	C37~C38
1.62	1.26	4.52	7.66	10.16	2.40	3.98	5.58	1.42	1.31	1.32	0.07	0.16	C40~C41
0.41	0.00	0.57	2.30	0.92	4.81	3.98	0.00	0.42	0.35	0.30	0.01	0.03	C43
4.06	3.79	4.52	3.83	14.78	22.83	43.78	44.67	2.69	1.83	1.78	0.08	0.17	C44
0.00	0.00	0.57	0.77	0.00	1.20	0.00	2.79	0.14	0.12	0.11	0.01	0.01	C45
0.00	0.00	0.00	0.00	0.92	0.00	0.00	0.00	0.02	0.02	0.02	0.00	0.00	C46
1.22	2.10	1.13	3.83	1.85	2.40	1.99	5.58	0.99	0.88	0.85	0.05	0.08	C47, C49
114.50	76.19	130.04	105.01	65.58	67.29	71.64	50.26	42.12	35.48	33.19	2.72	3.57	C50
1.22	0.00	3.39	4.60	1.85	1.20	0.00	0.00	0.47	0.41	0.42	0.03	0.06	C51
0.41	0.42	2.26	0.00	0.00	0.00	1.99	5.58	0.24	0.16	0.18	0.02	0.02	C52

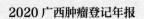

续表

部位	病例数	构成 (%)	年龄组（岁）										
			0～	1～4	5～9	10～14	15～19	20～24	25～29	30～34	35～39	40～44	45～49
子宫颈	728	7.91	0.00	0.00	0.00	0.00	0.00	0.00	1.14	7.33	11.47	25.04	32.39
子宫体	403	4.38	0.00	0.00	0.00	0.00	0.00	0.00	1.43	2.44	2.24	8.25	17.10
子宫，部位不明	67	0.73	0.00	0.00	0.00	0.00	0.00	0.00	0.00	0.00	1.40	1.65	2.40
卵巢	364	3.96	0.00	0.00	0.41	0.00	2.35	1.99	3.99	6.72	5.88	9.63	16.80
其他女性生殖器	20	0.22	0.00	0.00	0.00	0.00	0.00	0.00	0.00	0.00	0.28	0.00	0.60
胎盘	4	0.04	0.00	0.00	0.00	0.00	0.00	0.25	0.57	0.00	0.00	0.00	0.00
阴茎	—	—	—	—	—	—	—	—	—	—	—	—	—
前列腺	—	—	—	—	—	—	—	—	—	—	—	—	—
睾丸	—	—	—	—	—	—	—	—	—	—	—	—	—
其他男性生殖器	—	—	—	—	—	—	—	—	—	—	—	—	—
肾	60	0.65	0.00	0.99	0.82	0.00	0.00	0.25	0.29	0.31	0.56	1.38	1.50
肾盂	13	0.14	0.00	0.00	0.00	0.00	0.00	0.00	0.00	0.31	0.00	0.00	0.00
输尿管	15	0.16	0.00	0.00	0.00	0.00	0.00	0.00	0.00	0.00	0.00	0.00	0.00
膀胱	78	0.85	0.00	0.00	0.00	0.00	0.00	0.00	0.00	0.00	0.28	0.28	0.60
其他泌尿器官	2	0.02	0.00	0.00	0.00	0.00	0.00	0.00	0.00	0.00	0.00	0.00	0.00
眼	4	0.04	0.00	0.00	0.00	0.00	0.00	0.00	0.00	0.00	0.00	0.28	0.00
脑，神经系统	273	2.97	1.99	2.98	2.04	0.83	1.68	0.25	1.43	3.66	4.20	4.68	4.50
甲状腺	585	6.36	0.00	0.00	0.00	0.41	2.01	4.97	13.41	21.98	19.87	19.81	24.29
肾上腺	6	0.07	0.00	0.99	0.00	0.00	0.00	0.00	0.00	0.31	0.00	0.00	0.00
其他内分泌腺	8	0.09	0.00	0.00	0.00	0.00	0.34	0.00	0.57	0.00	0.00	0.55	0.00
霍奇金病	8	0.09	0.00	0.00	0.00	0.41	0.00	0.00	0.00	0.00	0.00	0.55	0.90
非霍奇金淋巴瘤	146	1.59	0.00	0.00	1.23	0.00	0.67	0.25	1.71	0.92	1.40	1.93	2.70
免疫增生性疾病	2	0.02	0.00	0.00	0.00	0.00	0.00	0.00	0.00	0.00	0.00	0.00	0.00
多发性骨髓瘤	78	0.85	0.00	0.00	0.00	0.00	0.00	0.00	0.00	0.00	0.28	0.00	0.90
淋巴样白血病	48	0.52	0.00	1.99	2.45	0.41	0.34	0.25	0.00	0.31	0.56	1.38	0.30
髓样白血病	119	1.29	1.99	0.00	1.23	0.83	1.01	0.75	0.86	3.05	0.84	2.75	2.40
白血病，未特指	52	0.57	0.00	0.50	0.00	0.41	0.34	0.25	0.00	0.31	0.56	0.55	0.90
其他或未指明部位	182	1.98	0.00	0.99	0.00	0.00	0.67	0.50	0.57	0.61	0.84	2.75	3.00
所有部位合计	9200	100.00	9.97	8.94	9.81	5.81	11.41	11.69	38.80	83.33	122.57	198.11	282.22
所有部位除 C44	9086	98.76	9.97	8.94	9.81	5.81	11.41	11.69	38.51	83.02	122.29	197.84	280.72

50~54	55~59	60~64	65~69	70~74	75~79	80~84	85+	粗率	中国人口标化率	世界人口标化率	累积率（%） 0~64岁	0~74岁	ICD-10
58.88	35.36	48.62	42.92	36.95	32.44	15.92	39.09	17.18	14.29	13.59	1.10	1.50	C53
41.82	33.26	22.05	31.43	12.01	16.82	5.97	8.38	9.51	7.82	7.64	0.64	0.86	C54
5.28	2.95	1.70	4.60	5.54	8.41	3.98	11.17	1.58	1.24	1.19	0.08	0.13	C55
19.49	13.89	21.49	25.29	14.78	21.63	21.89	8.38	8.59	7.43	6.88	0.51	0.71	C56
2.03	0.84	2.26	0.77	1.85	0.00	5.97	0.00	0.47	0.37	0.37	0.03	0.04	C57
0.41	0.00	0.00	0.00	0.00	0.00	0.00	0.00	0.09	0.09	0.09	0.01	0.01	C58
—	—	—	—	—	—	—	—	—	—	—	—	—	C60
—	—	—	—	—	—	—	—	—	—	—	—	—	C61
—	—	—	—	—	—	—	—	—	—	—	—	—	C62
—	—	—	—	—	—	—	—	—	—	—	—	—	C63
3.25	2.53	3.39	4.60	2.77	7.21	9.95	2.79	1.42	1.15	1.17	0.08	0.11	C64
1.22	0.42	0.00	2.30	2.77	1.20	0.00	2.79	0.31	0.25	0.25	0.01	0.04	C65
0.00	0.42	2.26	3.07	1.85	3.60	1.99	0.00	0.35	0.27	0.28	0.01	0.04	C66
2.84	2.53	3.96	9.96	9.24	14.42	25.87	16.75	1.84	1.33	1.31	0.05	0.15	C67
0.00	0.00	0.00	0.77	0.00	0.00	0.00	2.79	0.05	0.03	0.04	0.00	0.00	C68
0.41	0.00	0.57	0.00	0.00	1.20	0.00	0.00	0.09	0.07	0.07	0.01	0.01	C69
13.40	10.94	18.66	23.76	19.40	31.24	21.89	22.34	6.44	5.43	5.41	0.35	0.56	C70~C72
26.80	21.47	32.23	17.63	8.31	1.20	5.97	13.96	13.80	12.83	11.14	0.94	1.07	C73
0.00	0.42	0.57	0.00	0.92	0.00	0.00	0.00	0.14	0.13	0.17	0.01	0.02	C74
0.41	0.00	0.00	0.00	0.92	1.20	0.00	0.00	0.19	0.17	0.16	0.01	0.01	C75
0.00	0.00	0.00	0.00	0.00	0.00	0.00	5.58	0.19	0.16	0.15	0.01	0.01	C81
6.09	5.05	11.31	16.86	13.85	14.42	21.89	8.38	3.44	2.84	2.79	0.17	0.32	C82~C85, C96
0.00	0.00	0.00	0.00	0.92	1.20	0.00	0.00	0.05	0.03	0.03	0.00	0.00	C88
2.84	2.95	6.22	9.20	12.93	15.62	15.92	5.58	1.84	1.39	1.38	0.07	0.18	C90
1.22	1.68	1.70	3.83	4.62	4.81	1.99	2.79	1.13	1.01	1.15	0.06	0.10	C91
6.90	2.53	7.92	9.20	8.31	10.81	7.96	5.58	2.81	2.50	2.39	0.16	0.24	C92~C94
0.81	1.68	3.39	7.66	6.47	8.41	3.98	5.58	1.23	1.01	1.01	0.05	0.12	C95
7.31	7.58	12.44	11.50	15.70	28.84	39.80	41.88	4.29	3.19	3.20	0.19	0.32	O&U
483.60	372.55	659.82	741.97	687.19	863.91	1086.50	921.35	217.08	175.61	169.00	11.44	18.59	ALL
479.54	368.76	655.29	738.13	672.41	841.08	1042.72	876.68	214.39	173.78	167.22	11.37	18.42	ALLbC44

附表 1-7 2017 年广西壮族自治区农村肿瘤登记地区男女合计癌症发病主要指标（1/10⁵）

部位	病例数	构成（%）	0～	1～4	5～9	10～14	15～19	20～24	25～29	30～34	35～39	40～44	45～49
唇	10	0.08	1.38	0.00	0.25	0.29	0.00	0.00	0.00	0.00	0.00	0.00	0.25
舌	35	0.26	0.00	0.00	0.00	0.00	0.00	0.00	0.00	0.00	0.26	0.76	0.99
口	36	0.27	0.00	0.30	0.25	0.00	0.00	0.00	0.00	0.00	0.26	0.25	1.74
唾液腺	27	0.20	0.00	0.00	0.00	0.29	0.00	0.00	0.23	0.26	0.26	0.00	0.99
扁桃体	13	0.10	0.00	0.00	0.00	0.00	0.00	0.45	0.00	0.00	0.00	0.25	0.25
其他口咽	9	0.07	0.00	0.00	0.00	0.00	0.00	0.23	0.00	0.00	0.00	0.25	0.25
鼻咽	944	7.13	0.00	0.00	0.50	0.00	0.97	2.48	2.98	10.48	19.43	26.08	39.79
下咽	27	0.20	0.00	0.00	0.00	0.00	0.00	0.00	0.00	0.00	0.26	0.25	0.75
咽，部位不明	9	0.07	0.00	0.00	0.00	0.00	0.00	0.23	0.00	0.26	0.00	0.00	0.00
食管	401	3.03	2.75	0.30	0.50	0.29	0.00	0.00	0.00	0.26	1.53	1.27	5.47
胃	824	6.22	0.00	0.00	0.00	0.00	0.24	0.68	1.61	2.81	5.11	9.11	13.68
小肠	39	0.29	0.00	0.00	0.00	0.00	0.00	0.00	0.00	0.26	0.00	1.01	0.99
结肠	626	4.73	0.00	0.00	0.00	0.00	0.24	0.00	0.92	2.81	5.62	6.84	10.94
直肠	628	4.74	0.00	0.00	0.00	0.29	0.00	0.23	0.92	1.53	4.35	8.61	12.93
肛门	11	0.08	0.00	0.00	0.00	0.00	0.00	0.00	0.23	0.00	0.00	0.00	0.00
肝脏	2638	19.93	0.00	0.30	0.00	0.29	0.73	1.81	8.03	20.20	37.32	58.48	82.06
胆囊及其他	89	0.67	0.00	0.00	0.00	0.00	0.24	0.00	0.00	0.26	0.00	1.27	1.24
胰腺	132	1.00	0.00	0.00	0.00	0.00	0.00	0.23	0.46	0.51	0.77	0.76	2.24
鼻，鼻窦及其他	15	0.11	0.00	0.00	0.00	0.00	0.00	0.00	0.00	0.00	0.26	0.51	0.50
喉	88	0.66	0.00	0.00	0.00	0.00	0.00	0.00	0.00	0.26	0.26	0.51	2.24
气管，支气管，肺	2382	18.00	0.00	0.90	0.76	0.00	0.24	1.13	1.84	4.86	9.20	15.44	35.56
其他胸腔器官	55	0.42	0.00	0.00	0.25	0.00	0.49	0.45	1.15	1.02	0.26	0.51	1.24
骨	114	0.86	0.00	0.90	0.76	2.00	0.73	0.45	0.92	1.02	0.51	2.03	1.49
皮肤黑色素瘤	34	0.26	0.00	0.00	0.00	0.29	0.00	0.00	0.00	0.00	0.26	0.25	1.74
其他皮肤	126	0.95	0.00	0.00	0.25	0.29	0.49	0.45	0.23	0.51	0.51	1.01	1.99
间皮瘤	7	0.05	0.00	0.00	0.00	0.00	0.00	0.00	0.23	0.00	0.00	0.00	0.25
卡波西肉瘤	4	0.03	0.00	0.00	0.00	0.00	0.00	0.00	0.00	0.00	0.00	0.00	0.00
周围神经，结缔、软组织	37	0.28	0.00	0.60	0.00	0.29	0.24	0.23	0.00	0.77	0.00	1.01	0.99
乳房	957	7.23	0.00	0.00	0.00	0.00	0.29	0.24	2.48	1.61	10.74	19.43	42.53	40.53
外阴	17	0.13	0.00	0.00	0.00	0.00	0.00	0.24	0.45	0.23	0.26	0.51	0.00	0.25
阴道	9	0.07	0.00	0.00	0.00	0.00	0.00	0.00	0.00	0.00	0.00	0.00	0.00

50～54	55～59	60～64	65～69	70～74	75～79	80～84	85+	粗率	中国人口标化率	世界人口标化率	累积率（%）0～64岁	0～74岁	ICD-10
0.00	0.00	0.00	0.61	1.55	1.98	0.00	2.12	0.19	0.16	0.18	0.01	0.02	C00
2.00	1.15	2.68	2.46	1.55	2.97	1.49	4.23	0.66	0.54	0.54	0.04	0.06	C01～C02
2.34	1.15	2.68	1.84	3.11	1.98	0.00	0.00	0.68	0.58	0.60	0.04	0.07	C03～C06
2.00	1.53	1.79	0.00	3.11	0.99	0.00	0.00	0.51	0.46	0.44	0.04	0.05	C07～C08
1.34	0.00	0.45	0.61	0.00	1.98	0.00	2.12	0.24	0.20	0.20	0.01	0.02	C09
0.33	0.77	0.00	0.61	0.78	0.00	0.00	2.12	0.17	0.14	0.14	0.01	0.02	C10
54.12	39.09	48.32	49.75	27.18	27.70	13.40	19.06	17.77	16.10	15.00	1.22	1.61	C11
1.67	1.53	1.34	1.23	2.33	1.98	0.00	6.35	0.51	0.41	0.41	0.03	0.05	C12～C13
0.00	0.38	0.89	0.61	0.00	1.98	0.00	2.12	0.17	0.14	0.13	0.01	0.01	C14
12.36	18.78	27.29	45.45	32.62	46.49	53.59	31.76	7.55	5.96	6.05	0.34	0.73	C15
29.06	27.21	51.45	78.62	78.45	85.07	93.78	84.70	15.51	12.50	12.32	0.70	1.49	C16
0.67	1.92	2.24	5.53	2.33	3.96	0.00	4.23	0.73	0.61	0.61	0.04	0.07	C17
27.39	24.53	38.48	47.30	57.47	62.32	65.49	57.17	11.79	9.60	9.36	0.59	1.11	C18
25.06	21.85	33.11	63.27	55.14	68.25	65.49	42.35	11.82	9.67	9.44	0.54	1.14	C19～C20
0.33	1.15	0.45	1.23	0.78	0.00	1.49	2.12	0.21	0.16	0.17	0.01	0.02	C21
125.61	101.18	148.99	182.43	173.98	171.12	122.06	116.46	49.67	43.04	40.93	2.92	4.71	C22
3.01	2.68	6.71	5.53	9.32	9.89	14.89	10.59	1.68	1.30	1.29	0.08	0.15	C23～C24
5.68	4.22	10.29	11.06	17.09	5.93	10.42	16.94	2.49	2.03	2.05	0.13	0.27	C25
0.67	0.38	0.89	0.00	2.33	0.00	1.49	2.12	0.28	0.23	0.22	0.02	0.03	C30～C31
4.68	3.45	9.84	4.91	7.77	3.96	7.44	6.35	1.66	1.35	1.37	0.11	0.17	C32
81.18	94.67	164.21	234.02	232.23	263.12	281.33	235.03	44.85	35.59	35.62	2.05	4.38	C33～C34
2.34	2.30	1.79	3.69	2.33	4.95	1.49	2.12	1.04	0.94	0.88	0.06	0.09	C37～C38
4.01	2.30	5.37	7.98	9.32	6.92	4.47	14.82	2.15	1.91	1.92	0.11	0.20	C40～C41
2.00	0.00	1.34	1.23	3.88	2.97	5.95	2.12	0.64	0.53	0.50	0.03	0.05	C43
4.68	1.53	7.16	7.37	10.87	10.88	28.28	27.53	2.37	1.82	1.80	0.10	0.19	C44
0.33	0.00	0.45	0.61	0.00	0.00	2.98	0.00	0.13	0.11	0.10	0.01	0.01	C45
0.33	0.00	0.00	0.61	0.78	0.00	0.00	2.12	0.08	0.06	0.06	0.00	0.01	C46
1.00	2.68	1.34	0.61	0.78	2.97	2.98	2.12	0.70	0.60	0.59	0.05	0.05	C47, C49
66.15	33.34	36.24	31.33	18.64	29.67	11.91	19.06	18.02	16.38	15.02	1.27	1.52	C50
0.00	0.38	0.89	1.23	1.55	0.99	0.00	2.12	0.32	0.29	0.28	0.02	0.03	C51
0.00	0.00	0.00	1.23	2.33	3.96	0.00	0.00	0.17	0.13	0.12	0.00	0.02	C52

续表

部位	病例数	构成(%)	0～	1～4	5～9	10～14	15～19	20～24	25～29	30～34	35～39	40～44	45～49
子宫颈	614	4.64	0.00	0.00	0.00	0.00	0.49	0.68	1.38	4.86	9.71	18.48	23.13
子宫体	132	1.00	0.00	0.00	0.00	0.00	0.00	0.00	0.23	0.26	0.00	2.03	7.71
子宫，部位不明	61	0.46	0.00	0.00	0.00	0.00	0.00	0.00	0.23	0.00	0.77	1.52	1.49
卵巢	129	0.97	0.00	0.00	0.25	0.00	0.73	0.68	1.84	1.53	0.51	2.78	5.72
其他女性生殖器	10	0.08	0.00	0.00	0.00	0.00	0.00	0.00	0.00	0.00	0.00	0.25	0.50
胎盘	0	0.00	0.00	0.00	0.00	0.00	0.00	0.00	0.00	0.00	0.00	0.00	0.00
阴茎	24	0.18	0.00	0.00	0.00	0.29	0.00	0.00	0.00	0.00	1.02	0.00	0.75
前列腺	145	1.10	0.00	0.00	0.00	0.00	0.00	0.00	0.00	0.00	0.00	0.00	0.75
睾丸	18	0.14	0.00	0.30	0.25	0.00	0.00	0.00	0.46	0.51	0.26	0.25	0.50
其他男性生殖器	1	0.01	0.00	0.00	0.00	0.00	0.00	0.00	0.00	0.26	0.00	0.00	0.00
肾	73	0.55	1.38	0.00	0.00	0.29	0.00	0.23	0.00	0.51	0.77	0.25	2.24
肾盂	8	0.06	0.00	0.00	0.00	0.00	0.00	0.00	0.00	0.00	0.00	0.51	0.25
输尿管	14	0.11	0.00	0.00	0.00	0.00	0.00	0.00	0.23	0.00	0.00	0.00	0.00
膀胱	164	1.24	0.00	0.00	0.00	0.00	0.24	0.00	0.92	0.77	0.77	1.52	1.24
其他泌尿器官	5	0.04	0.00	0.00	0.00	0.00	0.00	0.00	0.00	0.00	0.00	0.25	0.25
眼	7	0.05	0.00	0.60	0.00	0.00	0.00	0.00	0.00	0.00	0.00	0.00	0.00
脑，神经系统	353	2.67	4.13	1.80	2.27	2.58	2.19	1.58	2.29	4.35	3.32	7.60	8.21
甲状腺	211	1.59	0.00	0.00	0.00	0.29	1.46	4.07	5.96	3.32	4.60	6.08	6.22
肾上腺	7	0.05	0.00	0.00	0.25	0.00	0.00	0.00	0.00	0.00	0.26	0.25	0.00
其他内分泌腺	14	0.11	0.00	0.00	0.00	0.57	0.00	0.45	0.23	0.00	0.26	0.00	0.50
霍奇金病	20	0.15	0.00	0.00	0.00	0.29	0.24	0.00	0.00	0.00	1.02	0.76	0.25
非霍奇金淋巴瘤	165	1.25	0.00	0.30	0.25	1.72	1.22	0.23	1.15	0.51	1.79	1.77	4.23
免疫增生性疾病	1	0.01	0.00	0.00	0.00	0.00	0.00	0.00	0.00	0.00	0.00	0.25	0.00
多发性骨髓瘤	55	0.42	0.00	0.00	0.00	0.00	0.00	0.23	0.00	0.26	0.00	0.51	0.50
淋巴样白血病	58	0.44	0.00	1.50	2.27	0.29	0.97	0.00	0.00	0.77	0.77	0.00	1.24
髓样白血病	118	0.89	0.00	0.60	0.50	0.86	0.97	0.45	2.52	2.30	0.77	1.01	2.49
白血病，未特指	199	1.50	2.75	3.90	3.78	1.43	1.46	1.36	1.61	3.07	2.81	1.77	3.98
其他或未指明部位	288	2.18	4.13	0.60	0.50	0.86	0.97	0.23	2.06	1.79	2.30	4.30	6.96
所有部位合计	13237	100.00	16.51	12.90	13.87	14.03	16.07	21.91	42.90	83.87	138.29	231.15	340.43
所有部位除C44	13111	99.05	16.51	12.90	13.62	13.74	15.58	21.46	42.67	83.36	137.78	230.14	338.45

50～54	55～59	60～64	65～69	70～74	75～79	80～84	85+	粗率	中国人口标化率	世界人口标化率	累积率（%）0～64岁	0～74岁	ICD-10
38.42	30.28	28.19	28.25	24.08	23.74	16.37	23.29	11.56	10.18	9.60	0.78	1.04	C53
12.69	6.13	6.26	4.30	6.21	2.97	4.47	4.23	2.49	2.13	2.07	0.18	0.23	C54
6.01	2.68	1.79	6.14	1.55	3.96	0.00	0.00	1.15	1.01	0.98	0.07	0.11	C55
6.01	7.67	5.37	4.91	3.11	5.93	2.98	4.23	2.43	2.16	2.05	0.17	0.21	C56
0.33	1.15	0.00	0.61	0.00	0.99	1.49	0.00	0.19	0.15	0.14	0.01	0.01	C57
0.00	0.00	0.00	0.00	0.00	0.00	0.00	0.00	0.00	0.00	0.00	0.00	0.00	C58
1.00	0.38	0.89	1.23	1.55	0.99	5.95	2.12	0.45	0.39	0.35	0.02	0.04	C60
0.33	1.15	8.05	14.74	19.42	31.65	32.75	36.00	2.73	1.93	1.92	0.05	0.22	C61
0.67	0.77	0.00	0.61	0.00	1.98	0.00	2.12	0.34	0.31	0.29	0.02	0.02	C62
0.00	0.00	0.00	0.00	0.00	0.00	0.00	0.00	0.02	0.02	0.02	0.00	0.00	C63
2.00	3.45	4.03	6.76	10.87	3.96	1.49	2.12	1.37	1.20	1.18	0.07	0.16	C64
0.33	0.00	0.89	0.00	0.78	0.99	0.00	0.00	0.15	0.13	0.12	0.01	0.01	C65
0.33	0.00	0.00	0.00	1.55	6.92	4.47	0.00	0.26	0.19	0.16	0.00	0.01	C66
3.67	3.83	11.63	18.43	17.86	22.75	14.89	19.06	3.09	2.49	2.46	0.12	0.30	C67
0.33	0.38	0.45	0.00	0.00	0.00	0.00	0.00	0.09	0.08	0.08	0.01	0.01	C68
0.33	0.00	0.89	0.00	0.78	0.00	1.49	0.00	0.13	0.10	0.13	0.01	0.01	C69
16.70	7.67	12.08	22.11	21.75	23.74	16.37	23.29	6.65	5.96	5.81	0.37	0.58	C70～C72
7.68	6.13	6.26	7.98	3.88	5.93	1.49	4.23	3.97	3.83	3.46	0.26	0.32	C73
0.33	0.38	0.00	0.61	0.00	0.00	1.49	0.00	0.13	0.12	0.11	0.01	0.01	C74
0.33	0.38	0.00	1.84	0.78	0.00	0.00	0.00	0.26	0.27	0.25	0.01	0.03	C75
0.33	1.15	0.00	0.61	1.55	1.98	1.49	0.00	0.38	0.35	0.31	0.02	0.03	C81
3.34	7.28	10.29	12.28	13.20	9.89	19.35	2.12	3.11	2.71	2.63	0.17	0.30	C82～C85, C96
0.00	0.00	0.00	0.00	0.00	0.00	0.00	0.00	0.02	0.02	0.02	0.00	0.00	C88
1.00	1.53	3.58	11.06	8.54	2.97	2.98	0.00	1.04	0.88	0.90	0.04	0.14	C90
2.34	1.53	3.13	3.69	1.55	0.99	1.49	0.00	1.09	1.01	1.11	0.07	0.10	C91
4.01	3.07	4.92	7.37	9.32	7.91	7.44	0.00	2.22	2.08	1.95	0.12	0.21	C92～C94
6.35	4.22	5.82	7.98	11.65	9.89	14.89	16.94	3.75	3.37	3.46	0.21	0.30	C95
12.03	8.82	15.66	17.81	23.30	21.76	23.82	25.41	5.42	4.59	4.52	0.29	0.49	O&U
587.31	490.19	736.92	972.32	942.90	1016.86	967.54	885.07	249.21	211.19	204.45	13.65	23.23	ALL
582.63	488.66	729.76	964.95	932.02	1005.97	939.25	857.54	246.84	209.37	202.65	13.56	23.04	ALLbC44

附表 1-8　2017 年广西壮族自治区农村肿瘤登记地区男性癌症发病主要指标（1/10⁵）

部位	病例数	构成（%）	0～	1～4	5～9	10～14	15～19	20～24	25～29	30～34	35～39	40～44	45～49
唇	4	0.05	0.00	0.00	0.46	0.52	0.00	0.00	0.00	0.00	0.00	0.00	0.00
舌	24	0.31	0.00	0.00	0.00	0.00	0.00	0.00	0.00	0.00	0.48	0.94	1.40
口	20	0.26	0.00	0.00	0.00	0.46	0.00	0.00	0.00	0.00	0.48	0.00	1.86
唾液腺	15	0.20	0.00	0.00	0.00	0.52	0.00	0.00	0.00	0.47	0.48	0.00	0.93
扁桃体	9	0.12	0.00	0.00	0.00	0.00	0.00	0.89	0.00	0.00	0.00	0.00	0.47
其他口咽	8	0.10	0.00	0.00	0.00	0.00	0.00	0.43	0.00	0.00	0.47	0.47	
鼻咽	636	8.32	0.00	0.00	0.00	0.00	0.45	2.68	4.29	10.86	29.11	35.71	51.70
下咽	26	0.34	0.00	0.00	0.00	0.00	0.00	0.00	0.00	0.48	0.47	1.40	
咽，部位不明	7	0.09	0.00	0.00	0.00	0.00	0.00	0.45	0.00	0.47	0.00	0.00	0.00
食管	292	3.82	0.00	0.00	0.00	0.52	0.00	0.00	0.00	0.47	2.39	1.41	8.38
胃	544	7.12	0.00	0.00	0.00	0.00	0.00	0.45	1.29	2.36	5.73	8.46	20.49
小肠	25	0.33	0.00	0.00	0.00	0.00	0.00	0.00	0.00	0.00	0.00	1.88	1.86
结肠	357	4.67	0.00	0.00	0.00	0.00	0.00	0.00	0.43	2.83	7.63	7.05	12.11
直肠	385	5.04	0.00	0.00	0.00	0.00	0.00	0.45	0.00	1.89	6.68	11.28	12.11
肛门	8	0.10	0.00	0.00	0.00	0.00	0.00	0.00	0.00	0.00	0.00	0.00	0.00
肝脏	2125	27.80	0.00	0.54	0.00	0.52	0.90	3.13	11.15	33.99	62.03	97.74	137.41
胆囊及其他	48	0.63	0.00	0.00	0.00	0.00	0.45	0.00	0.00	0.00	0.00	1.88	0.47
胰腺	77	1.01	0.00	0.00	0.00	0.00	0.00	0.45	0.86	0.47	1.43	1.41	1.86
鼻，鼻窦及其他	10	0.13	0.00	0.00	0.00	0.00	0.00	0.00	0.00	0.00	0.48	0.47	0.47
喉	73	0.96	0.00	0.00	0.00	0.00	0.00	0.00	0.00	0.00	0.00	0.94	3.26
气管，支气管，肺	1608	21.04	0.00	1.08	1.39	0.00	0.00	1.79	1.72	6.61	10.02	17.86	41.92
其他胸腔器官	35	0.46	0.00	0.00	0.46	0.00	0.45	0.45	1.72	1.89	0.00	0.94	1.86
骨	61	0.80	0.00	1.63	0.93	1.55	0.90	0.00	0.43	1.42	0.48	2.82	1.86
皮肤黑色素瘤	22	0.29	0.00	0.00	0.00	0.52	0.00	0.00	0.00	0.00	0.48	0.00	1.40
其他皮肤	72	0.94	0.00	0.00	0.46	0.52	0.00	0.45	0.43	0.94	0.48	0.47	2.33
间皮瘤	3	0.04	0.00	0.00	0.00	0.00	0.00	0.00	0.00	0.00	0.00	0.00	0.47
卡波西肉瘤	3	0.04	0.00	0.00	0.00	0.00	0.00	0.00	0.00	0.00	0.00	0.00	0.00
周围神经，结缔、软组织	18	0.24	0.00	1.08	0.00	0.52	0.00	0.45	0.00	0.94	0.00	0.47	0.93
乳房	22	0.29	0.00	0.00	0.00	0.00	0.00	0.00	0.00	0.00	1.43	0.47	0.47
外阴	—	—	—	—	—	—	—	—	—	—	—	—	—
阴道	—	—	—	—	—	—	—	—	—	—	—	—	—

50~54	55~59	60~64	65~69	70~74	75~79	80~84	85+	粗率	中国人口标化率	世界人口标化率	累积率（%）0~64岁	0~74岁	ICD-10
0.00	0.00	0.00	1.21	0.00	0.00	0.00	5.31	0.14	0.14	0.16	0.00	0.01	C00
1.88	1.48	3.46	3.62	3.10	2.06	3.31	10.62	0.85	0.71	0.72	0.05	0.08	C01~C02
2.51	0.74	4.32	1.21	4.65	0.00	0.00	0.00	0.71	0.63	0.64	0.05	0.08	C03~C06
3.13	2.22	0.86	0.00	0.00	2.06	0.00	0.00	0.53	0.50	0.46	0.04	0.04	C07~C08
2.51	0.00	0.86	1.21	0.00	0.00	0.00	0.00	0.32	0.29	0.30	0.02	0.03	C09
0.63	1.48	0.00	1.21	0.00	0.00	0.00	5.31	0.28	0.24	0.24	0.02	0.02	C10
68.94	52.64	64.85	59.08	30.99	37.10	9.93	10.62	22.57	20.73	19.25	1.61	2.06	C11
2.51	2.97	2.59	2.41	4.65	4.12	0.00	15.93	0.92	0.76	0.77	0.05	0.09	C12~C13
0.00	0.74	1.73	0.00	0.00	4.12	0.00	0.00	0.25	0.22	0.20	0.02	0.02	C14
17.55	28.92	43.24	72.34	43.39	70.08	49.67	53.09	10.36	8.71	8.82	0.51	1.09	C15
39.49	39.29	73.50	104.90	110.02	98.94	132.45	74.32	19.31	16.37	16.22	0.96	2.03	C16
0.00	2.22	2.59	4.82	3.10	6.18	0.00	10.62	0.89	0.73	0.74	0.04	0.08	C17
28.20	30.40	43.24	51.85	63.53	78.32	72.85	69.01	12.67	10.77	10.49	0.66	1.24	C18
22.56	25.21	43.24	80.78	68.18	105.12	76.16	58.40	13.66	11.62	11.33	0.62	1.36	C19~C20
0.63	1.48	0.86	2.41	1.55	0.00	3.31	0.00	0.28	0.24	0.25	0.01	0.03	C21
198.06	154.21	222.24	299.01	232.44	253.52	158.94	175.19	75.41	67.51	63.98	4.61	7.27	C22
3.13	5.19	8.65	2.41	10.85	10.31	16.56	5.31	1.70	1.38	1.39	0.10	0.17	C23~C24
6.89	6.67	12.11	13.26	17.05	8.24	3.31	10.62	2.73	2.40	2.40	0.16	0.31	C25
1.25	0.74	1.73	0.00	3.10	0.00	0.00	0.00	0.35	0.32	0.31	0.03	0.04	C30~C31
7.52	5.93	17.29	9.65	13.95	6.18	6.62	10.62	2.59	2.18	2.27	0.17	0.29	C32
102.16	122.33	210.99	319.51	333.16	383.38	394.03	398.15	57.07	47.44	47.59	2.59	5.85	C33~C34
3.13	2.22	1.73	4.82	1.55	4.12	0.00	5.31	1.24	1.19	1.10	0.07	0.11	C37~C38
3.13	2.22	4.32	8.44	12.40	4.12	6.62	21.23	2.16	1.95	2.00	0.11	0.21	C40~C41
2.51	0.00	2.59	0.00	6.20	2.06	13.24	5.31	0.78	0.66	0.63	0.04	0.07	C43
5.01	1.48	8.65	7.23	15.50	12.37	33.11	37.16	2.56	2.10	2.07	0.11	0.22	C44
0.63	0.00	0.86	0.00	0.00	0.00	0.00	0.00	0.11	0.09	0.09	0.01	0.01	C45
0.63	0.00	0.00	1.21	0.00	0.00	0.00	5.31	0.11	0.08	0.09	0.00	0.01	C46
0.63	1.48	0.86	1.21	1.55	4.12	0.00	5.31	0.64	0.58	0.59	0.04	0.05	C47, C49
1.88	2.22	1.73	2.41	0.00	10.31	6.62	0.00	0.78	0.67	0.60	0.04	0.05	C50
—	—	—	—	—	—	—	—	—	—	—	—	—	C51
—	—	—	—	—	—	—	—	—	—	—	—	—	C52

续表

部位	病例数	构成（%）	年龄组（岁）										
			0~	1~4	5~9	10~14	15~19	20~24	25~29	30~34	35~39	40~44	45~49
子宫颈	—	—	—	—	—	—	—	—	—	—	—	—	—
子宫体	—	—	—	—	—	—	—	—	—	—	—	—	—
子宫，部位不明	—	—	—	—	—	—	—	—	—	—	—	—	—
卵巢	—	—	—	—	—	—	—	—	—	—	—	—	—
其他女性生殖器	—	—	—	—	—	—	—	—	—	—	—	—	—
胎盘	—	—	—	—	—	—	—	—	—	—	—	—	—
阴茎	24	0.31	0.00	0.00	0.00	0.52	0.00	0.00	0.00	0.00	1.91	0.00	1.40
前列腺	145	1.90	0.00	0.00	0.00	0.00	0.00	0.00	0.00	0.00	0.00	0.00	1.40
睾丸	18	0.24	0.00	0.54	0.46	0.00	0.00	0.00	0.86	0.94	0.48	0.47	0.93
其他男性生殖器	1	0.01	0.00	0.00	0.00	0.00	0.00	0.00	0.00	0.00	0.48	0.00	0.00
肾	39	0.51	2.46	0.00	0.00	0.52	0.00	0.45	0.00	0.94	0.95	0.47	2.33
肾盂	3	0.04	0.00	0.00	0.00	0.00	0.00	0.00	0.00	0.00	0.00	0.47	0.00
输尿管	11	0.14	0.00	0.00	0.00	0.00	0.00	0.00	0.43	0.00	0.00	0.00	0.00
膀胱	124	1.62	0.00	0.00	0.00	0.00	0.45	0.00	1.29	1.42	0.95	2.35	0.93
其他泌尿器官	3	0.04	0.00	0.00	0.00	0.00	0.00	0.00	0.00	0.00	0.00	0.00	0.47
眼	5	0.07	0.00	1.08	0.00	0.00	0.00	0.00	0.00	0.00	0.00	0.00	0.00
脑，神经系统	192	2.51	4.93	1.63	3.24	2.06	1.35	2.24	3.43	5.66	2.86	9.40	8.85
甲状腺	44	0.58	0.00	0.00	0.00	0.00	0.45	0.89	2.57	0.94	1.91	0.94	1.86
肾上腺	6	0.08	0.00	0.00	0.00	0.00	0.00	0.00	0.00	0.00	0.48	0.47	0.00
其他内分泌腺	5	0.07	0.00	0.00	0.00	0.00	0.00	0.45	0.00	0.00	0.00	0.00	0.93
霍奇金病	10	0.13	0.00	0.00	0.00	0.52	0.45	0.00	0.00	0.00	0.95	0.94	0.47
非霍奇金淋巴瘤	92	1.20	0.00	0.54	0.00	2.58	1.80	0.45	2.14	0.00	1.43	1.88	3.73
免疫增生性疾病	1	0.01	0.00	0.00	0.00	0.00	0.00	0.00	0.00	0.00	0.00	0.47	0.00
多发性骨髓瘤	35	0.46	0.00	0.00	0.00	0.00	0.00	0.45	0.00	0.47	0.00	0.94	0.00
淋巴样白血病	38	0.50	0.00	2.71	3.70	0.00	1.35	0.00	0.00	0.00	0.48	0.00	1.40
髓样白血病	67	0.88	0.00	0.54	0.93	1.03	1.35	0.45	2.14	1.42	0.48	1.41	1.86
白血病，未特指	116	1.52	4.93	3.80	5.56	2.58	2.25	0.45	2.57	2.83	2.86	1.41	2.79
其他或未指明部位	127	1.66	0.00	0.00	0.46	1.55	1.35	0.00	0.86	0.94	2.39	4.23	5.12
所有部位合计	7643	100.00	12.32	15.18	18.52	16.49	13.97	17.44	39.02	81.19	148.87	218.98	342.36
所有部位除C44	7571	99.06	12.32	15.18	18.06	15.98	13.97	16.99	38.59	80.25	148.39	218.51	340.03

50～54	55～59	60～64	65～69	70～74	75～79	80～84	85+	粗率	中国人口标化率	世界人口标化率	累积率（%）0～64岁	0～74岁	ICD-10
—	—	—	—	—	—	—	—	—	—	—	—	—	C53
—	—	—	—	—	—	—	—	—	—	—	—	—	C54
—	—	—	—	—	—	—	—	—	—	—	—	—	C55
—	—	—	—	—	—	—	—	—	—	—	—	—	C56
—	—	—	—	—	—	—	—	—	—	—	—	—	C57
—	—	—	—	—	—	—	—	—	—	—	—	—	C58
1.88	0.74	1.73	2.41	3.10	2.06	13.24	5.31	0.85	0.76	0.69	0.04	0.07	C60
0.63	2.22	15.57	28.94	38.74	65.96	72.85	90.25	5.15	3.95	3.94	0.10	0.44	C61
1.25	1.48	0.00	1.21	0.00	4.12	0.00	5.31	0.64	0.60	0.56	0.04	0.04	C62
0.00	0.00	0.00	0.00	0.00	0.00	0.00	0.00	0.04	0.04	0.03	0.00	0.00	C63
1.88	5.93	1.73	2.41	13.95	4.12	0.00	0.00	1.38	1.27	1.22	0.08	0.16	C64
0.00	0.00	0.86	0.00	0.00	2.06	0.00	0.00	0.11	0.09	0.08	0.01	0.01	C65
0.00	0.00	0.00	0.00	3.10	14.43	3.31	0.00	0.39	0.31	0.26	0.00	0.02	C66
4.39	4.45	19.02	25.32	27.89	41.22	26.49	31.85	4.40	3.72	3.66	0.18	0.44	C67
0.00	0.74	0.86	0.00	0.00	0.00	0.00	0.00	0.11	0.09	0.09	0.01	0.01	C68
0.63	0.00	0.86	0.00	0.00	0.00	3.31	0.00	0.18	0.13	0.19	0.01	0.01	C69
16.30	4.45	15.57	19.29	29.44	24.73	9.93	15.93	6.81	6.33	6.13	0.39	0.63	C70～C72
3.13	3.71	2.59	3.62	1.55	8.24	3.31	5.31	1.56	1.47	1.33	0.10	0.12	C73
0.63	0.74	0.00	1.21	0.00	0.00	3.31	0.00	0.21	0.19	0.17	0.01	0.02	C74
0.00	0.74	0.00	1.21	0.00	0.00	0.00	0.00	0.18	0.16	0.16	0.01	0.02	C75
0.00	0.74	0.00	1.21	1.55	0.00	0.00	0.00	0.35	0.36	0.33	0.02	0.03	C81
5.01	8.16	10.38	10.85	13.95	10.31	23.18	0.00	3.26	2.96	2.89	0.19	0.31	C82～C85, C96
0.00	0.00	0.00	0.00	0.00	0.00	0.00	0.00	0.04	0.03	0.03	0.00	0.00	C88
1.88	2.97	4.32	13.26	9.30	2.06	3.31	0.00	1.24	1.11	1.13	0.06	0.17	C90
1.88	2.97	5.19	4.82	1.55	0.00	0.00	0.00	1.35	1.19	1.46	0.10	0.13	C91
3.76	2.97	6.92	9.65	12.40	8.24	13.24	0.00	2.38	2.20	2.15	0.13	0.24	C92～C94
6.89	2.97	6.05	9.65	15.50	10.31	23.18	26.54	4.12	3.80	3.97	0.22	0.34	C95
10.66	8.90	11.24	15.67	21.69	20.61	19.87	31.85	4.51	3.95	3.84	0.24	0.43	O&U
587.91	549.39	882.02	1206.91	1174.57	1325.34	1205.26	1205.08	271.24	235.90	230.00	14.65	26.56	ALL
582.89	547.90	873.38	1199.68	1159.08	1312.97	1172.15	1167.91	268.69	233.80	227.93	14.55	26.34	ALLbC44

附表 1-9　2017 年广西壮族自治区农村肿瘤登记地区女性癌症发病主要指标（1/10⁵）

部位	病例数	构成 (%)	年龄组（岁）										
			0～	1～4	5～9	10～14	15～19	20～24	25～29	30～34	35～39	40～44	45～4⁹
唇	6	0.11	3.12	0.00	0.00	0.00	0.00	0.00	0.00	0.00	0.00	0.00	0.53
舌	11	0.20	0.00	0.00	0.00	0.00	0.00	0.00	0.00	0.00	0.00	0.55	0.53
口	16	0.29	0.00	0.67	0.00	0.00	0.00	0.00	0.00	0.00	0.00	0.55	1.60
唾液腺	12	0.21	0.00	0.00	0.00	0.00	0.00	0.00	0.49	0.00	0.00	0.00	1.07
扁桃体	4	0.07	0.00	0.00	0.00	0.00	0.00	0.00	0.00	0.00	0.00	0.55	0.00
其他口咽	1	0.02	0.00	0.00	0.00	0.00	0.00	0.00	0.00	0.00	0.00	0.00	0.00
鼻咽	308	5.51	0.00	0.00	1.11	0.00	1.59	2.28	1.48	10.04	8.26	14.82	26.14
下咽	1	0.02	0.00	0.00	0.00	0.00	0.00	0.00	0.00	0.00	0.00	0.00	0.00
咽，部位不明	2	0.04	0.00	0.00	0.00	0.00	0.00	0.00	0.00	0.00	0.00	0.00	0.00
食管	109	1.95	6.23	0.67	1.11	0.00	0.00	0.00	0.00	0.00	0.55	1.10	2.13
胃	280	5.01	0.00	0.00	0.00	0.53	0.91	1.97	3.35	4.40	9.88	5.87
小肠	14	0.25	0.00	0.00	0.00	0.00	0.00	0.00	0.56	0.00	0.00	0.00	0.00
结肠	269	4.81	0.00	0.00	0.00	0.00	0.53	0.00	1.48	2.79	3.30	6.59	9.60
直肠	243	4.34	0.00	0.00	0.00	0.64	0.00	0.00	1.97	1.12	1.65	5.49	13.87
肛门	3	0.05	0.00	0.00	0.00	0.00	0.00	0.00	0.49	0.00	0.00	0.00	0.00
肝脏	513	9.17	0.00	0.00	0.00	0.00	0.53	0.46	4.44	3.91	8.81	12.63	18.67
胆囊及其他	41	0.73	0.00	0.00	0.00	0.00	0.00	0.00	0.00	0.56	0.00	0.55	2.13
胰腺	55	0.98	0.00	0.00	0.00	0.00	0.00	0.00	0.00	0.56	0.00	0.00	2.67
鼻，鼻窦及其他	5	0.09	0.00	0.00	0.00	0.00	0.00	0.00	0.00	0.00	0.00	0.55	0.53
喉	15	0.27	0.00	0.00	0.00	0.00	0.00	0.00	0.00	0.56	0.55	0.00	1.07
气管，支气管，肺	774	13.84	0.00	0.67	0.00	0.00	0.53	0.46	1.97	2.79	8.26	12.63	28.27
其他胸腔器官	20	0.36	0.00	0.00	0.00	0.00	0.53	0.46	0.49	0.00	0.55	0.00	0.53
骨	53	0.95	0.00	0.00	0.55	2.58	0.53	0.91	1.48	0.56	0.55	1.10	1.07
皮肤黑色素瘤	12	0.21	0.00	0.00	0.00	0.00	0.00	0.00	0.00	0.00	0.00	0.55	2.13
其他皮肤	54	0.97	0.00	0.00	0.00	0.00	1.06	0.46	0.00	0.00	0.55	1.65	1.60
间皮瘤	4	0.07	0.00	0.00	0.00	0.00	0.00	0.00	0.49	0.00	0.00	0.00	0.00
卡波西肉瘤	1	0.02	0.00	0.00	0.00	0.00	0.00	0.00	0.00	0.00	0.00	0.00	0.00
周围神经，结缔、软组织	19	0.34	0.00	0.00	0.00	0.00	0.53	0.00	0.00	0.56	0.00	1.65	1.07
乳房	935	16.71	0.00	0.00	0.00	0.64	0.53	5.02	3.45	23.43	40.19	91.67	86.42
外阴	17	0.30	0.00	0.00	0.00	0.00	0.53	0.91	0.49	0.56	1.10	0.00	0.53
阴道	9	0.16	0.00	0.00	0.00	0.00	0.00	0.00	0.00	0.00	0.00	0.00	0.00

50～54	55～59	60～64	65～69	70～74	75～79	80～84	85+	粗率	中国人口标化率	世界人口标化率	累积率（%）0～64岁	0～74岁	ICD-10
0.00	0.00	0.00	0.00	3.11	3.80	0.00	0.00	0.24	0.18	0.21	0.01	0.02	C00
2.15	0.79	1.85	1.25	0.00	3.80	0.00	0.00	0.44	0.36	0.35	0.03	0.04	C01～C02
2.15	1.59	0.93	2.50	1.56	3.80	0.00	0.00	0.64	0.53	0.55	0.04	0.06	C03～C06
0.72	0.79	2.78	0.00	6.23	0.00	0.00	0.00	0.48	0.41	0.41	0.03	0.06	C07～C08
0.00	0.00	0.00	0.00	0.00	3.80	0.00	3.52	0.16	0.10	0.09	0.00	0.00	C09
0.00	0.00	0.00	0.00	1.56	0.00	0.00	0.00	0.04	0.03	0.03	0.00	0.01	C10
37.20	24.60	30.60	40.07	23.36	19.02	16.22	24.66	12.35	10.92	10.24	0.79	1.11	C11
0.72	0.00	0.00	0.00	0.00	0.00	0.00	0.00	0.04	0.04	0.04	0.00	0.00	C12～C13
0.00	0.00	0.00	1.25	0.00	0.00	0.00	3.52	0.08	0.05	0.06	0.00	0.01	C14
6.44	7.93	10.20	17.53	21.80	24.72	56.79	17.61	4.37	3.09	3.18	0.16	0.35	C15
17.17	14.28	27.81	51.34	46.72	72.27	62.20	91.58	11.23	8.44	8.20	0.43	0.92	C16
1.43	1.59	1.85	6.26	1.56	1.90	0.00	0.00	0.56	0.48	0.48	0.03	0.07	C17
26.47	18.25	33.38	42.57	51.39	47.55	59.49	49.31	10.79	8.40	8.22	0.51	0.98	C18
27.90	18.25	22.25	45.07	42.04	34.23	56.79	31.70	9.74	7.71	7.54	0.47	0.90	C19～C20
0.00	0.79	0.00	0.00	0.00	0.00	0.00	3.52	0.12	0.09	0.09	0.01	0.01	C21
42.92	44.43	70.46	61.35	115.23	95.09	91.94	77.49	20.57	16.14	15.77	1.04	1.92	C22
2.86	0.00	4.64	8.76	7.79	9.51	13.52	14.09	1.64	1.20	1.17	0.05	0.14	C23～C24
4.29	1.59	8.34	8.76	17.13	3.80	16.22	21.13	2.21	1.62	1.64	0.09	0.22	C25
0.00	0.00	0.00	0.00	1.56	0.00	2.70	3.52	0.20	0.13	0.13	0.01	0.01	C30～C31
1.43	0.79	1.85	0.00	1.56	1.90	8.11	3.52	0.60	0.46	0.42	0.03	0.04	C32
57.23	65.06	114.04	145.24	130.80	152.15	189.29	126.80	31.04	23.58	23.52	1.46	2.84	C33～C34
1.43	2.38	1.85	2.50	3.11	5.71	2.70	0.00	0.80	0.66	0.64	0.04	0.07	C37～C38
5.01	2.38	6.49	7.51	6.23	9.51	2.70	10.57	2.13	1.88	1.84	0.12	0.18	C40～C41
1.43	0.00	0.00	2.50	1.56	3.80	0.00	0.00	0.48	0.41	0.38	0.02	0.04	C43
4.29	1.59	5.56	7.51	6.23	9.51	24.34	21.13	2.17	1.54	1.53	0.08	0.15	C44
0.00	0.00	0.00	1.25	0.00	0.00	5.41	0.00	0.16	0.12	0.10	0.00	0.01	C45
0.00	0.00	0.00	0.00	1.56	0.00	0.00	0.00	0.04	0.03	0.03	0.00	0.01	C46
1.43	3.97	1.85	0.00	0.00	1.90	5.41	0.00	0.76	0.62	0.59	0.06	0.06	C47, C49
139.50	66.65	73.25	61.35	37.37	47.55	16.22	31.70	37.49	34.04	31.16	2.65	3.15	C50
0.00	0.79	1.85	2.50	3.11	1.90	0.00	3.52	0.68	0.61	0.57	0.03	0.06	C51
0.00	0.00	0.00	2.50	4.67	7.61	0.00	0.00	0.36	0.26	0.24	0.00	0.04	C52

续表

部位	病例数	构成(%)	年龄组（岁）										
			0～	1～4	5～9	10～14	15～19	20～24	25～29	30～34	35～39	40～44	45～4
子宫颈	614	10.98	0.00	0.00	0.00	0.00	1.06	1.37	2.96	10.60	20.92	40.07	49.61
子宫体	132	2.36	0.00	0.00	0.00	0.00	0.00	0.00	0.49	0.56	0.00	4.39	16.54
子宫，部位不明	61	1.09	0.00	0.00	0.00	0.00	0.00	0.00	0.49	0.00	1.65	3.29	3.20
卵巢	129	2.31	0.00	0.00	0.55	0.00	1.59	1.37	3.95	3.35	1.10	6.04	12.27
其他女性生殖器	10	0.18	0.00	0.00	0.00	0.00	0.00	0.00	0.00	0.00	0.00	0.55	1.07
胎盘	0	0.00	0.00	0.00	0.00	0.00	0.00	0.00	0.00	0.00	0.00	0.00	0.00
阴茎	—	—	—	—	—	—	—	—	—	—	—	—	—
前列腺	—	—	—	—	—	—	—	—	—	—	—	—	—
睾丸	—	—	—	—	—	—	—	—	—	—	—	—	—
其他男性生殖器	—	—	—	—	—	—	—	—	—	—	—	—	—
肾	34	0.61	0.00	0.00	0.00	0.00	0.00	0.00	0.00	0.00	0.55	0.00	2.13
肾盂	5	0.09	0.00	0.00	0.00	0.00	0.00	0.00	0.00	0.00	0.00	0.55	0.53
输尿管	3	0.05	0.00	0.00	0.00	0.00	0.00	0.00	0.00	0.00	0.00	0.00	0.00
膀胱	40	0.72	0.00	0.00	0.00	0.00	0.00	0.00	0.49	0.00	0.55	0.55	1.60
其他泌尿器官	2	0.04	0.00	0.00	0.00	0.00	0.00	0.00	0.00	0.00	0.55	0.00
眼	2	0.04	0.00	0.00	0.00	0.00	0.00	0.00	0.00	0.00	0.00	0.00	0.00
脑，神经系统	161	2.88	3.12	2.01	1.11	3.22	3.18	0.91	0.99	2.79	3.85	5.49	7.47
甲状腺	167	2.99	0.00	0.00	0.00	0.64	2.65	7.30	9.87	6.14	7.71	12.08	11.20
肾上腺	1	0.02	0.00	0.00	0.55	0.00	0.00	0.00	0.00	0.00	0.00	0.00	0.00
其他内分泌腺	9	0.16	0.00	0.00	0.00	1.29	0.00	0.46	0.49	0.00	0.55	0.00	0.00
霍奇金病	10	0.18	0.00	0.00	0.00	0.00	0.00	0.00	0.00	0.00	1.10	0.55	0.00
非霍奇金淋巴瘤	73	1.30	0.00	0.00	0.55	0.64	0.53	0.00	0.00	1.12	2.20	1.65	4.80
免疫增生性疾病	0	0.00	0.00	0.00	0.00	0.00	0.00	0.00	0.00	0.00	0.00	0.00	0.00
多发性骨髓瘤	20	0.36	0.00	0.00	0.00	0.00	0.00	0.00	0.00	0.00	0.00	0.00	1.07
淋巴样白血病	20	0.36	0.00	0.00	0.55	0.64	0.53	0.00	0.00	1.67	1.10	0.00	1.07
髓样白血病	51	0.91	0.00	0.67	0.00	0.64	0.53	0.46	2.96	3.35	1.10	0.55	3.20
白血病，未特指	83	1.48	0.00	4.03	1.66	0.00	0.53	2.28	0.49	3.35	2.75	2.20	5.33
其他或未指明部位	161	2.88	9.35	1.34	0.55	0.00	0.53	0.46	3.45	2.79	2.20	4.39	9.07
所有部位合计	5594	100.00	21.81	10.07	8.31	10.95	18.53	26.48	47.36	87.04	126.07	245.36	338.23
所有部位除C44	5540	99.03	21.81	10.07	8.31	10.95	17.47	26.02	47.36	87.04	125.52	243.72	336.63

50～54	55～59	60～64	65～69	70～74	75～79	80～84	85+	粗率	中国人口标化率	世界人口标化率	累积率（%）0～64岁	0～74岁	ICD-10
82.27	62.68	58.41	57.60	48.27	45.64	29.75	38.74	24.62	21.43	20.16	1.65	2.18	C53
27.19	12.69	12.98	8.76	12.46	5.71	8.11	7.04	5.29	4.47	4.36	0.37	0.48	C54
12.88	5.55	3.71	12.52	3.11	7.61	0.00	0.00	2.45	2.13	2.06	0.15	0.23	C55
12.88	15.87	11.13	10.02	6.23	11.41	5.41	7.04	5.17	4.56	4.31	0.35	0.43	C56
0.72	2.38	0.00	1.25	0.00	1.90	2.70	0.00	0.40	0.31	0.30	0.02	0.03	C57
0.00	0.00	0.00	0.00	0.00	0.00	0.00	0.00	0.00	0.00	0.00	0.00	0.00	C58
—	—	—	—	—	—	—	—	—	—	—	—	—	C60
—	—	—	—	—	—	—	—	—	—	—	—	—	C61
—	—	—	—	—	—	—	—	—	—	—	—	—	C62
—	—	—	—	—	—	—	—	—	—	—	—	—	C63
2.15	0.79	6.49	11.27	7.79	3.80	2.70	3.52	1.36	1.11	1.12	0.06	0.16	C64
0.72	0.00	0.93	0.00	1.56	0.00	0.00	0.00	0.20	0.17	0.17	0.01	0.02	C65
0.72	0.00	0.00	0.00	0.00	0.00	5.41	0.00	0.12	0.07	0.06	0.00	0.00	C66
2.86	3.17	3.71	11.27	7.79	5.71	5.41	10.57	1.60	1.25	1.25	0.06	0.16	C67
0.72	0.00	0.00	0.00	0.00	0.00	0.00	0.00	0.08	0.07	0.07	0.01	0.01	C68
0.00	0.00	0.93	0.00	1.56	0.00	0.00	0.00	0.08	0.06	0.07	0.00	0.01	C69
17.17	11.11	8.34	25.04	14.01	22.82	21.63	28.18	6.46	5.53	5.43	0.34	0.53	C70～C72
12.88	8.73	10.20	12.52	6.23	3.80	0.00	3.52	6.70	6.50	5.85	0.45	0.54	C73
0.00	0.00	0.00	0.00	0.00	0.00	0.00	0.00	0.04	0.04	0.06	0.00	0.00	C74
0.72	0.00	0.00	2.50	1.56	0.00	0.00	0.00	0.36	0.40	0.37	0.02	0.04	C75
0.72	1.59	0.00	0.00	1.56	3.80	2.70	0.00	0.40	0.33	0.28	0.02	0.03	C81
1.43	6.35	10.20	13.77	12.46	9.51	16.22	3.52	2.93	2.43	2.34	0.15	0.28	C82～C85, C96
0.00	0.00	0.00	0.00	0.00	0.00	0.00	0.00	0.00	0.00	0.00	0.00	0.00	C88
0.00	0.00	2.78	8.76	7.79	3.80	2.70	0.00	0.80	0.64	0.65	0.02	0.10	C90
2.86	0.00	0.93	2.50	1.56	1.90	2.70	0.00	0.80	0.81	0.71	0.05	0.07	C91
4.29	3.17	2.78	5.01	6.23	7.61	2.70	0.00	2.05	1.96	1.75	0.12	0.17	C92～C94
5.72	5.55	5.56	6.26	7.79	9.51	8.11	10.57	3.33	2.89	2.90	0.19	0.26	C95
13.59	8.73	20.40	20.03	24.92	22.82	27.04	21.13	6.46	5.31	5.29	0.35	0.57	O&U
586.63	426.85	581.33	728.71	710.08	732.22	773.39	672.75	224.32	186.60	178.96	12.58	19.77	ALL
582.34	425.26	575.77	721.20	703.85	722.71	749.05	651.61	222.16	185.06	177.43	12.49	19.62	ALLbC44

附录2　2017年广西壮族自治区肿瘤登记地区恶性肿瘤死亡主要结果

附表 2-1　2017 年广西壮族自治区肿瘤登记地区男女合计癌症死亡主要指标（1/10^5）

部位	病例数	构成（%）	0～	1～4	5～9	10～14	15～19	20～24	25～29	30～34	35～39	40～44	45～49
唇	6	0.03	0.00	0.00	0.00	0.00	0.00	0.00	0.00	0.00	0.00	0.00	0.00
舌	107	0.52	0.00	0.00	0.00	0.00	0.10	0.00	0.09	0.19	0.62	0.70	1.38
口	55	0.27	0.00	0.00	0.00	0.00	0.00	0.00	0.00	0.00	0.09	0.00	0.09
唾液腺	26	0.13	0.00	0.00	0.00	0.00	0.00	0.00	0.00	0.00	0.00	0.00	0.00
扁桃体	16	0.08	0.00	0.00	0.00	0.00	0.00	0.00	0.00	0.00	0.00	0.09	0.09
其他口咽	30	0.14	0.00	0.00	0.00	0.00	0.00	0.00	0.00	0.00	0.00	0.18	0.09
鼻咽	850	4.10	0.00	0.13	0.00	0.00	0.10	0.40	0.35	1.22	3.37	6.41	9.75
下咽	51	0.25	0.00	0.00	0.00	0.00	0.00	0.00	0.00	0.00	0.27	0.09	0.37
咽，部位不明	27	0.13	0.00	0.00	0.00	0.00	0.00	0.00	0.00	0.09	0.00	0.00	0.18
食管	633	3.06	0.00	0.00	0.00	0.00	0.00	0.00	0.00	0.00	0.62	1.14	3.59
胃	1596	7.71	0.00	0.00	0.00	0.00	0.10	0.08	0.18	1.32	2.40	3.77	8.64
小肠	88	0.42	0.00	0.00	0.00	0.00	0.00	0.00	0.00	0.00	0.09	0.09	0.37
结肠	925	4.47	0.00	0.00	0.00	0.00	0.19	0.16	0.18	0.75	1.60	1.67	2.48
直肠	834	4.03	0.00	0.00	0.00	0.11	0.00	0.00	0.18	1.03	0.89	1.23	3.95
肛门	26	0.13	0.00	0.00	0.00	0.00	0.00	0.00	0.00	0.00	0.09	0.09	0.00
肝脏	5000	24.14	0.55	0.52	0.22	0.34	0.68	0.40	3.78	13.45	19.52	33.97	49.10
胆囊及其他	190	0.92	0.00	0.00	0.00	0.00	0.00	0.00	0.00	0.19	0.00	0.61	0.92
胰腺	335	1.62	0.00	0.00	0.00	0.00	0.00	0.08	0.35	0.28	0.35	0.35	1.20
鼻，鼻窦及其他	45	0.22	0.00	0.52	0.11	0.00	0.00	0.08	0.00	0.28	0.18	0.09	0.46
喉	196	0.95	0.00	0.00	0.00	0.00	0.00	0.00	0.00	0.09	0.18	0.35	0.74
气管，支气管，肺	4879	23.56	0.00	0.00	0.00	0.00	0.10	0.40	0.62	1.79	3.64	7.90	19.13
其他胸腔器官	64	0.31	0.00	0.00	0.11	0.00	0.10	0.00	0.18	0.00	0.53	0.18	0.09
骨	209	1.01	0.00	0.13	0.22	0.34	0.58	0.08	0.35	0.38	0.62	0.35	0.74
皮肤黑色素瘤	34	0.16	0.00	0.00	0.00	0.00	0.00	0.00	0.00	0.00	0.00	0.09	0.09
其他皮肤	112	0.54	0.00	0.00	0.00	0.11	0.10	0.08	0.18	0.00	0.27	0.09	0.28
间皮瘤	7	0.03	0.00	0.00	0.00	0.00	0.00	0.00	0.00	0.09	0.00	0.00	0.09
卡波西肉瘤	4	0.02	0.00	0.00	0.00	0.00	0.00	0.00	0.00	0.19	0.00	0.00	0.00
周围神经，结缔、软组织	66	0.32	0.00	0.00	0.00	0.00	0.19	0.00	0.18	0.19	0.27	0.00	0.64

50～54	55～59	60～64	65～69	70～74	75～79	80～84	85+	粗率	中国人口标化率	世界人口标化率	累积率（%）0～64岁	0～74岁	ICD-10
0.00	0.00	0.00	0.47	0.00	0.39	0.63	1.86	0.04	0.03	0.03	0.00	0.00	C00
1.50	1.21	2.74	2.12	4.10	1.93	3.15	2.79	0.76	0.64	0.62	0.04	0.07	C01～C02
0.37	0.94	1.88	1.65	2.05	3.09	3.15	4.66	0.39	0.29	0.30	0.02	0.04	C03～C06
0.00	0.40	1.37	0.94	1.17	1.54	0.63	1.86	0.19	0.14	0.15	0.01	0.02	C07～C08
0.37	0.27	0.17	0.94	0.00	0.77	1.26	0.00	0.11	0.09	0.09	0.00	0.01	C09
0.50	0.27	0.51	2.12	0.88	0.39	0.63	3.73	0.21	0.17	0.18	0.01	0.02	C10
13.09	13.07	21.40	23.34	20.23	22.38	20.16	22.36	6.07	5.02	4.90	0.35	0.56	C11
0.37	1.21	2.23	0.94	2.05	1.16	0.63	2.79	0.36	0.29	0.30	0.02	0.04	C12～C13
0.37	0.27	0.68	0.24	2.05	1.16	1.26	1.86	0.19	0.15	0.15	0.01	0.02	C14
7.60	7.68	15.07	24.52	24.04	31.64	34.02	42.85	4.52	3.50	3.53	0.18	0.42	C15
14.83	19.00	31.51	51.40	64.19	86.82	123.47	104.34	11.40	8.74	8.59	0.41	0.99	C16
0.87	1.35	1.71	4.48	2.05	5.40	5.04	6.52	0.63	0.48	0.49	0.02	0.06	C17
7.73	9.30	17.64	30.18	37.81	47.46	83.78	93.16	6.61	4.94	4.92	0.21	0.55	C18
7.11	8.62	15.41	27.82	34.30	43.99	76.22	67.08	5.96	4.52	4.44	0.19	0.50	C19～C20
0.37	0.13	0.86	1.18	1.17	1.16	0.63	1.86	0.19	0.15	0.15	0.01	0.02	C21
82.28	72.21	117.64	147.37	128.10	136.98	140.48	119.25	35.72	29.86	28.83	1.97	3.35	C22
1.12	2.29	3.77	6.37	5.57	13.89	17.01	13.04	1.36	1.01	0.99	0.04	0.10	C23～C24
3.24	4.04	6.85	11.08	14.95	21.22	22.05	20.50	2.39	1.85	1.82	0.08	0.21	C25
1.00	0.13	0.68	0.94	0.88	0.39	0.00	6.52	0.32	0.27	0.29	0.02	0.03	C30～C31
1.99	3.37	6.16	6.60	6.74	7.72	12.60	12.11	1.40	1.08	1.10	0.06	0.13	C32
51.49	53.08	129.46	190.75	189.65	259.31	320.64	286.94	34.86	26.93	27.06	1.34	3.24	C33～C34
0.75	1.21	2.40	1.89	1.47	1.93	1.89	0.93	0.46	0.38	0.38	0.03	0.04	C37～C38
1.50	1.75	4.28	6.60	7.33	12.73	13.86	10.25	1.49	1.22	1.19	0.06	0.13	C40～C41
0.75	0.13	1.37	0.71	0.88	1.93	2.52	1.86	0.24	0.19	0.19	0.01	0.02	C43
1.75	0.54	1.71	1.41	2.93	7.72	8.82	20.50	0.80	0.58	0.58	0.03	0.05	C44
0.12	0.00	0.00	0.24	0.00	0.00	1.26	0.93	0.05	0.04	0.04	0.00	0.00	C45
0.12	0.00	0.00	0.00	0.00	0.39	0.00	0.00	0.03	0.03	0.02	0.00	0.00	C46
1.50	0.40	1.03	0.71	1.76	3.09	3.15	6.52	0.47	0.38	0.36	0.02	0.03	C47, C49

续表

部位	病例数	构成（%）	0～	1～4	5～9	10～14	15～19	20～24	25～29	30～34	35～39	40～44	45～49
乳房	758	3.66	0.00	0.00	0.00	0.00	0.00	0.16	0.35	1.22	3.37	5.71	9.84
外阴	3	0.01	0.00	0.00	0.00	0.00	0.00	0.00	0.00	0.00	0.00	0.00	0.00
阴道	11	0.05	0.00	0.00	0.00	0.00	0.00	0.00	0.00	0.00	0.00	0.00	0.00
子宫颈	418	2.02	0.00	0.00	0.00	0.00	0.00	0.00	0.18	0.75	1.33	3.16	4.69
子宫体	129	0.62	0.00	0.00	0.00	0.00	0.00	0.00	0.09	0.09	0.18	0.18	1.20
子宫，部位不明	75	0.36	0.00	0.00	0.00	0.00	0.00	0.00	0.00	0.09	0.18	0.70	0.18
卵巢	175	0.85	0.00	0.00	0.00	0.00	0.00	0.16	0.00	0.28	0.44	0.97	1.75
其他女性生殖器	14	0.07	0.00	0.00	0.00	0.00	0.00	0.00	0.00	0.00	0.09	0.00	0.18
胎盘	1	0.00	0.00	0.00	0.00	0.00	0.00	0.00	0.00	0.00	0.09	0.00	0.00
阴茎	15	0.07	0.00	0.00	0.00	0.00	0.10	0.00	0.00	0.00	0.09	0.00	0.09
前列腺	264	1.27	0.00	0.00	0.00	0.00	0.00	0.00	0.00	0.00	0.09	0.09	0.09
睾丸	14	0.07	0.00	0.00	0.00	0.00	0.10	0.00	0.00	0.09	0.09	0.09	0.00
其他男性生殖器	5	0.02	0.00	0.00	0.00	0.00	0.00	0.00	0.00	0.00	0.00	0.00	0.00
肾	112	0.54	0.00	0.13	0.00	0.00	0.10	0.08	0.00	0.09	0.09	0.18	0.74
肾盂	17	0.08	0.00	0.00	0.00	0.00	0.00	0.00	0.00	0.00	0.00	0.00	0.00
输尿管	19	0.09	0.00	0.00	0.00	0.00	0.00	0.00	0.00	0.00	0.00	0.00	0.00
膀胱	224	1.08	0.00	0.00	0.11	0.00	0.00	0.00	0.00	0.00	0.18	0.26	0.28
其他泌尿器官	6	0.03	0.00	0.00	0.00	0.00	0.00	0.00	0.00	0.00	0.00	0.00	0.00
眼	9	0.04	0.00	0.00	0.00	0.00	0.10	0.00	0.00	0.09	0.00	0.00	0.09
脑，神经系统	525	2.54	1.11	1.56	1.30	0.11	1.35	0.40	0.53	1.69	1.51	1.93	4.14
甲状腺	61	0.29	0.00	0.00	0.00	0.11	0.00	0.08	0.00	0.09	0.09	0.44	0.18
肾上腺	19	0.09	0.00	0.13	0.00	0.00	0.00	0.00	0.19	0.00	0.18	0.09
其他内分泌腺	13	0.06	0.00	0.00	0.00	0.00	0.19	0.00	0.00	0.00	0.09	0.09	0.00
霍奇金病	30	0.14	0.00	0.00	0.00	0.00	0.00	0.08	0.00	0.00	0.09	0.35	0.18
非霍奇金淋巴瘤	285	1.38	0.00	0.00	0.11	0.11	0.29	0.00	0.18	0.85	0.53	0.70	1.75
免疫增生性疾病	0	0.00	0.00	0.00	0.00	0.00	0.00	0.00	0.00	0.00	0.00	0.00	0.00
多发性骨髓瘤	131	0.63	0.00	0.00	0.00	0.00	0.00	0.00	0.00	0.00	0.27	0.09	0.46
淋巴样白血病	107	0.52	0.55	0.78	0.76	0.34	1.16	0.08	0.09	0.28	0.44	0.26	0.28
髓样白血病	214	1.03	0.55	0.65	0.22	0.46	0.19	0.16	0.88	0.94	0.53	1.32	0.46
白血病，未特指	245	1.18	1.66	0.78	0.76	1.26	0.77	0.56	0.62	0.75	1.15	0.53	2.30
其他或未指明部位	399	1.93	0.55	0.00	0.00	0.11	0.19	0.32	0.26	0.47	1.24	1.58	2.39
所有部位合计	20709	100.00	4.98	5.34	3.91	3.44	6.75	3.85	9.93	29.44	47.74	78.21	135.81
所有部位除C44	20597	99.46	4.98	5.34	3.91	3.33	6.65	3.77	9.76	29.44	47.48	78.12	135.54

50～54	55～59	60～64	65～69	70～74	75～79	80～84	85+	粗率	中国人口标化率	世界人口标化率	累积率（%）0～64岁	0～74岁	ICD-10
14.46	13.07	17.47	18.16	11.73	15.43	21.42	21.43	5.42	4.48	4.34	0.33	0.48	C50
0.00	0.00	0.00	0.24	0.00	0.00	1.26	0.00	0.02	0.01	0.01	0.00	0.00	C51
0.50	0.13	0.17	0.24	0.00	1.16	0.63	0.00	0.08	0.06	0.06	0.00	0.01	C52
9.60	6.74	7.02	10.14	9.97	14.28	10.08	7.45	2.99	2.48	2.37	0.17	0.27	C53
2.24	3.23	3.77	4.95	3.52	1.54	1.26	6.52	0.92	0.75	0.77	0.05	0.10	C54
1.75	0.81	1.37	1.65	3.81	2.70	2.52	2.79	0.54	0.43	0.42	0.03	0.05	C55
4.24	1.89	3.42	4.24	4.98	3.86	8.82	7.45	1.25	1.02	0.99	0.07	0.11	C56
0.25	0.40	0.00	0.47	0.29	0.00	1.89	0.00	0.10	0.08	0.07	0.00	0.01	C57
0.00	0.00	0.00	0.00	0.00	0.00	0.00	0.00	0.01	0.01	0.01	0.00	0.00	C58
0.00	0.40	0.17	0.00	0.29	0.00	3.78	0.93	0.11	0.08	0.07	0.00	0.01	C60
0.50	0.81	3.77	5.89	9.67	20.07	44.10	45.65	1.89	1.25	1.24	0.03	0.10	C61
0.00	0.13	0.17	0.00	0.00	1.54	0.63	1.86	0.10	0.08	0.07	0.00	0.00	C62
0.12	0.00	0.00	0.00	0.29	0.00	1.26	0.93	0.04	0.02	0.02	0.00	0.00	C63
1.00	0.67	3.60	4.48	4.10	6.17	6.30	3.73	0.80	0.64	0.64	0.03	0.08	C64
0.12	0.00	0.17	0.00	0.59	1.16	2.52	5.59	0.12	0.07	0.08	0.00	0.00	C65
0.00	0.13	0.68	0.94	0.59	1.93	0.63	1.86	0.14	0.10	0.10	0.00	0.01	C66
1.12	1.48	4.79	7.07	8.50	13.12	20.16	39.13	1.60	1.13	1.17	0.04	0.12	C67
0.12	0.13	0.17	0.00	0.00	0.77	0.00	0.93	0.04	0.03	0.03	0.00	0.00	C68
0.12	0.00	0.00	0.47	0.59	0.00	0.63	0.00	0.06	0.06	0.06	0.00	0.01	C69
5.73	5.25	10.62	16.74	12.90	16.59	26.46	22.36	3.75	3.13	3.16	0.18	0.33	C70～C72
0.62	1.08	0.68	2.36	2.05	2.32	2.52	5.59	0.44	0.34	0.34	0.02	0.04	C73
0.00	0.27	0.34	0.47	0.29	1.93	0.63	0.00	0.14	0.11	0.11	0.01	0.01	C74
0.12	0.00	0.00	0.24	1.17	0.00	0.63	1.86	0.09	0.08	0.08	0.00	0.01	C75
0.62	0.54	0.51	0.24	0.59	1.16	1.89	0.93	0.21	0.17	0.16	0.01	0.02	C81
3.12	3.64	6.51	11.32	8.79	13.12	11.97	13.97	2.04	1.66	1.63	0.09	0.19	C82～C85, C96
0.00	0.00	0.00	0.00	0.00	0.00	0.00	0.00	0.00	0.00	0.00	0.00	0.00	C88
1.37	0.81	3.08	4.95	8.21	6.17	10.71	4.66	0.94	0.73	0.72	0.03	0.10	C90
1.50	0.67	1.03	3.07	2.64	2.32	4.41	3.73	0.76	0.69	0.74	0.04	0.07	C91
2.12	2.69	4.62	4.48	9.09	7.72	5.67	8.38	1.53	1.31	1.30	0.08	0.14	C92～C94
3.62	1.75	3.77	4.72	5.86	8.49	6.93	6.52	1.75	1.57	1.56	0.09	0.15	C95
4.74	4.18	8.56	10.85	14.07	19.29	18.27	30.74	2.85	2.25	2.22	0.12	0.25	O&U
262.42	253.81	475.02	665.40	680.93	879.40	1116.88	1102.11	147.96	117.81	116.26	6.58	13.31	ALL
260.67	253.27	473.30	663.98	678.00	871.68	1108.06	1081.61	147.16	117.23	115.68	6.55	13.26	ALLbC44

2020 广西肿瘤登记年报

附表 2-2　2017 年广西壮族自治区肿瘤登记地区男性癌症死亡主要指标（1/10⁵）

部位	病例数	构成（%）	0～	1～4	5～9	10～14	15～19	20～24	25～29	30～34	35～39	40～44	45～49
唇	4	0.03	0.00	0.00	0.00	0.00	0.00	0.00	0.00	0.00	0.00	0.00	0.00
舌	70	0.51	0.00	0.00	0.00	0.00	0.18	0.00	0.17	0.00	0.68	0.84	2.12
口	36	0.26	0.00	0.00	0.00	0.00	0.00	0.00	0.00	0.00	0.00	0.00	0.18
唾液腺	17	0.12	0.00	0.00	0.00	0.00	0.00	0.00	0.00	0.00	0.00	0.00	0.00
扁桃体	15	0.11	0.00	0.00	0.00	0.00	0.00	0.00	0.00	0.00	0.00	0.17	0.18
其他口咽	25	0.18	0.00	0.00	0.00	0.00	0.00	0.00	0.00	0.00	0.00	0.34	0.18
鼻咽	633	4.58	0.00	0.00	0.00	0.00	0.18	0.64	0.68	0.72	4.93	10.11	15.71
下咽	51	0.37	0.00	0.00	0.00	0.00	0.00	0.00	0.00	0.00	0.51	0.17	0.71
咽，部位不明	21	0.15	0.00	0.00	0.00	0.00	0.00	0.00	0.17	0.00	0.00	0.00	0.35
食管	507	3.67	0.00	0.00	0.00	0.00	0.00	0.00	0.00	0.00	1.19	2.02	6.53
胃	1120	8.10	0.00	0.00	0.00	0.00	0.18	0.16	0.17	1.80	2.72	4.89	10.59
小肠	49	0.35	0.00	0.00	0.00	0.00	0.00	0.00	0.00	0.00	0.00	0.17	0.71
结肠	553	4.00	0.00	0.00	0.00	0.00	0.18	0.32	0.17	0.72	1.70	1.68	3.18
直肠	519	3.75	0.00	0.00	0.00	0.00	0.00	0.00	0.34	1.26	1.02	1.18	3.71
肛门	20	0.14	0.00	0.00	0.00	0.00	0.00	0.00	0.00	0.00	0.17	0.17	0.00
肝脏	4013	29.02	0.00	0.48	0.40	0.21	0.55	0.80	5.99	23.19	32.83	57.11	86.12
胆囊及其他	106	0.77	0.00	0.00	0.00	0.00	0.00	0.00	0.00	0.18	0.00	0.67	1.41
胰腺	193	1.40	0.00	0.00	0.00	0.00	0.00	0.00	0.17	0.36	0.51	0.67	1.41
鼻，鼻窦及其他	28	0.20	0.00	0.72	0.00	0.00	0.00	0.00	0.00	0.36	0.17	0.00	0.53
喉	167	1.21	0.00	0.00	0.00	0.00	0.00	0.00	0.00	0.18	0.17	0.67	1.41
气管，支气管，肺	3524	25.49	0.00	0.00	0.00	0.00	0.00	0.48	0.68	1.62	5.10	9.60	26.12
其他胸腔器官	45	0.33	0.00	0.00	0.20	0.00	0.18	0.00	0.34	0.00	0.68	0.34	0.18
骨	130	0.94	0.00	0.00	0.20	0.42	0.91	0.16	0.34	0.54	0.68	0.51	0.71
皮肤黑色素瘤	16	0.12	0.00	0.00	0.00	0.00	0.00	0.00	0.00	0.00	0.00	0.17	0.00
其他皮肤	65	0.47	0.00	0.00	0.00	0.00	0.18	0.16	0.34	0.00	0.17	0.17	0.35
间皮瘤	2	0.01	0.00	0.00	0.00	0.00	0.00	0.00	0.00	0.00	0.00	0.00	0.18
卡波西肉瘤	3	0.02	0.00	0.00	0.00	0.00	0.00	0.00	0.00	0.36	0.00	0.00	0.00
周围神经，结缔、软组织	38	0.27	0.00	0.00	0.00	0.00	0.36	0.00	0.34	0.18	0.34	0.00	0.71
乳房	17	0.12	0.00	0.00	0.00	0.00	0.00	0.00	0.00	0.00	0.00	0.00	0.18
外阴	—	—	—	—	—	—	—	—	—	—	—	—	—
阴道	—	—	—	—	—	—	—	—	—	—	—	—	—

172

50～54	55～59	60～64	65～69	70～74	75～79	80～84	85+	粗率	中国人口标化率	世界人口标化率	累积率（%）0～64岁	0～74岁	ICD-10
0.00	0.00	0.00	0.94	0.00	0.00	1.40	2.32	0.06	0.04	0.05	0.00	0.00	C00
2.64	1.58	2.67	3.27	3.56	2.43	4.20	6.96	0.96	0.82	0.80	0.05	0.09	C01～C02
0.72	0.79	3.68	1.87	2.96	3.24	5.59	2.32	0.50	0.40	0.41	0.03	0.05	C03～C06
0.00	0.53	2.00	1.40	0.59	2.43	1.40	2.32	0.23	0.19	0.20	0.01	0.02	C07～C08
0.72	0.26	0.33	1.87	0.00	1.62	2.80	0.00	0.21	0.17	0.17	0.01	0.02	C09
0.96	0.53	1.00	3.74	0.59	0.81	1.40	4.64	0.34	0.29	0.30	0.02	0.04	C10
17.54	19.80	31.41	33.68	31.42	34.05	29.37	27.82	8.71	7.37	7.20	0.51	0.83	C11
0.72	2.38	4.34	1.87	4.15	2.43	1.40	6.96	0.70	0.58	0.59	0.04	0.07	C12～C13
0.72	0.26	1.34	0.00	3.56	1.62	1.40	2.32	0.29	0.24	0.24	0.01	0.03	C14
13.94	14.52	25.40	40.23	34.39	43.78	50.34	64.92	6.98	5.72	5.79	0.32	0.69	C15
21.87	30.37	46.78	74.38	93.68	119.18	183.18	141.43	15.42	12.50	12.34	0.60	1.44	C16
1.44	1.58	2.00	4.68	2.96	4.05	2.80	9.27	0.67	0.55	0.57	0.03	0.07	C17
7.45	12.15	20.38	40.70	47.43	65.67	100.68	113.60	7.61	6.09	6.06	0.24	0.68	C18
8.65	9.51	22.39	39.29	45.65	53.51	90.89	104.33	7.14	5.78	5.77	0.24	0.66	C19～C20
0.48	0.26	1.67	1.87	1.19	0.81	1.40	4.64	0.28	0.23	0.24	0.01	0.03	C21
137.47	118.03	181.11	219.86	188.54	199.44	198.57	183.16	55.24	47.61	45.76	3.22	5.26	C22
0.96	2.90	4.34	6.55	5.93	16.21	20.98	13.91	1.46	1.16	1.13	0.05	0.11	C23～C24
3.85	5.55	9.36	11.69	18.38	21.08	29.37	16.23	2.66	2.17	2.14	0.11	0.26	C25
1.44	0.26	1.34	1.87	1.19	0.00	0.00	4.64	0.39	0.34	0.37	0.02	0.04	C30～C31
3.60	5.81	11.03	11.23	12.45	14.59	16.78	18.55	2.30	1.87	1.91	0.11	0.23	C32
77.63	75.79	188.13	279.73	286.96	393.20	472.64	452.10	48.51	39.51	39.76	1.93	4.76	C33～C34
0.96	1.32	3.01	3.27	2.37	2.43	1.40	2.32	0.62	0.54	0.55	0.04	0.06	C37～C38
1.68	2.90	4.68	7.95	9.49	16.21	19.58	13.91	1.79	1.52	1.47	0.07	0.16	C40～C41
0.48	0.26	1.34	0.94	1.19	1.62	1.40	2.32	0.22	0.18	0.18	0.01	0.02	C43
2.16	1.06	3.01	1.87	4.74	7.30	11.19	13.91	0.89	0.72	0.72	0.04	0.07	C44
0.24	0.00	0.00	0.00	0.00	0.00	0.00	0.00	0.03	0.02	0.02	0.00	0.00	C45
0.00	0.00	0.00	0.00	0.00	0.81	0.00	0.00	0.04	0.05	0.03	0.00	0.00	C46
1.68	0.26	1.34	0.94	1.78	4.05	4.20	4.64	0.52	0.46	0.43	0.03	0.04	C47, C49
0.00	0.53	0.67	1.40	1.19	0.00	4.20	9.27	0.23	0.17	0.19	0.01	0.02	C50
—	—	—	—	—	—	—	—	—	—	—	—	—	C51
—	—	—	—	—	—	—	—	—	—	—	—	—	C52

续表

部位	病例数	构成（%）	年龄组（岁）											
			0～	1～4	5～9	10～14	15～19	20～24	25～29	30～34	35～39	40～44	45～49
子宫颈	—	—	—	—	—	—	—	—	—	—	—	—	—
子宫体	—	—	—	—	—	—	—	—	—	—	—	—	—
子宫，部位不明	—	—	—	—	—	—	—	—	—	—	—	—	—
卵巢	—	—	—	—	—	—	—	—	—	—	—	—	—
其他女性生殖器	—	—	—	—	—	—	—	—	—	—	—	—	—
胎盘	—	—	—	—	—	—	—	—	—	—	—	—	—
阴茎	15	0.11	0.00	0.00	0.00	0.00	0.18	0.00	0.00	0.00	0.17	0.00	0.18
前列腺	264	1.91	0.00	0.00	0.00	0.00	0.00	0.00	0.00	0.00	0.17	0.17	0.18
睾丸	14	0.10	0.00	0.00	0.00	0.00	0.18	0.00	0.17	0.18	0.17	0.17	0.00
其他男性生殖器	5	0.04	0.00	0.00	0.00	0.00	0.00	0.00	0.00	0.00	0.00	0.00	0.00
肾	80	0.58	0.00	0.24	0.00	0.00	0.18	0.00	0.00	0.18	0.17	0.34	1.41
肾盂	12	0.09	0.00	0.00	0.00	0.00	0.00	0.00	0.00	0.00	0.00	0.00	0.00
输尿管	11	0.08	0.00	0.00	0.00	0.00	0.00	0.00	0.00	0.00	0.00	0.00	0.00
膀胱	180	1.30	0.00	0.00	0.00	0.00	0.00	0.00	0.00	0.00	0.34	0.34	0.53
其他泌尿器官	4	0.03	0.00	0.00	0.00	0.00	0.00	0.00	0.00	0.00	0.00	0.00	0.00
眼	5	0.04	0.00	0.00	0.00	0.00	0.18	0.00	0.00	0.00	0.00	0.00	0.18
脑，神经系统	323	2.34	2.03	1.68	1.21	0.21	2.00	0.64	1.03	1.62	1.70	2.53	5.82
甲状腺	32	0.23	0.00	0.00	0.00	0.00	0.00	0.00	0.00	0.00	0.17	0.67	0.18
肾上腺	13	0.09	0.00	0.00	0.00	0.00	0.00	0.00	0.00	0.36	0.00	0.34	0.18
其他内分泌腺	5	0.04	0.00	0.00	0.00	0.00	0.18	0.00	0.00	0.00	0.17	0.00	0.00
霍奇金病	21	0.15	0.00	0.00	0.00	0.00	0.00	0.16	0.00	0.00	0.17	0.34	0.18
非霍奇金淋巴瘤	183	1.32	0.00	0.00	0.00	0.21	0.36	0.00	0.00	1.08	0.51	0.84	2.47
免疫增生性疾病	0	0.00	0.00	0.00	0.00	0.00	0.00	0.00	0.00	0.00	0.00	0.00	0.00
多发性骨髓瘤	79	0.57	0.00	0.00	0.00	0.00	0.00	0.00	0.00	0.00	0.51	0.00	0.71
淋巴样白血病	72	0.52	1.02	0.72	1.21	0.63	1.64	0.00	0.00	0.54	0.34	0.34	0.35
髓样白血病	124	0.90	0.00	0.96	0.20	0.84	0.00	0.32	1.37	1.08	0.17	1.85	0.35
白血病，未特指	151	1.09	2.03	1.20	1.21	1.47	0.91	0.64	1.03	0.72	1.36	0.51	2.65
其他或未指明部位	247	1.79	0.00	0.00	0.00	0.21	0.36	0.16	0.17	0.36	1.53	1.85	2.82
所有部位合计	13827	100.00	5.08	6.00	4.65	4.21	9.09	4.64	13.68	37.57	61.24	101.92	181.59
所有部位除 C44	13762	99.53	5.08	6.00	4.65	4.21	8.91	4.48	13.34	37.57	61.07	101.75	181.23

50~54	55~59	60~64	65~69	70~74	75~79	80~84	85+	粗率	中国人口标化率	世界人口标化率	累积率（%）0~64岁	0~74岁	ICD-10
—	—	—	—	—	—	—	—	—	—	—	—	—	C53
—	—	—	—	—	—	—	—	—	—	—	—	—	C54
—	—	—	—	—	—	—	—	—	—	—	—	—	C55
—	—	—	—	—	—	—	—	—	—	—	—	—	C56
—	—	—	—	—	—	—	—	—	—	—	—	—	C57
—	—	—	—	—	—	—	—	—	—	—	—	—	C58
0.00	0.79	0.33	0.00	0.59	0.00	8.39	2.32	0.21	0.16	0.15	0.01	0.01	C60
0.96	1.58	7.35	11.69	19.57	42.16	97.88	113.60	3.63	2.66	2.66	0.05	0.21	C61
0.00	0.26	0.33	0.00	0.00	3.24	1.40	4.64	0.19	0.16	0.15	0.01	0.01	C62
0.24	0.00	0.00	0.00	0.59	0.00	2.80	2.32	0.07	0.05	0.05	0.00	0.00	C63
1.68	1.06	5.35	4.21	5.34	9.73	6.99	9.27	1.10	0.91	0.92	0.05	0.10	C64
0.00	0.00	0.33	0.00	1.19	1.62	5.59	6.96	0.17	0.11	0.12	0.00	0.01	C65
0.00	0.00	0.67	0.94	0.00	3.24	1.40	4.64	0.15	0.11	0.12	0.00	0.01	C66
1.68	2.64	6.68	10.76	15.42	25.13	29.37	81.15	2.48	1.89	1.96	0.06	0.19	C67
0.00	0.26	0.33	0.00	0.00	1.62	0.00	0.00	0.06	0.04	0.04	0.00	0.00	C68
0.00	0.00	0.00	0.94	0.59	0.00	0.00	0.00	0.07	0.07	0.07	0.00	0.01	C69
7.45	6.07	13.03	22.45	16.01	18.65	23.77	25.50	4.45	3.87	3.93	0.23	0.42	C70~C72
0.24	1.06	1.00	2.34	2.37	3.24	4.20	4.64	0.44	0.35	0.35	0.02	0.04	C73
0.00	0.26	0.00	0.94	0.00	3.24	1.40	0.00	0.18	0.16	0.13	0.01	0.01	C74
0.00	0.00	0.00	0.00	1.19	0.00	0.00	2.32	0.07	0.06	0.06	0.00	0.01	C75
0.96	0.79	0.67	0.47	1.19	1.62	2.80	0.00	0.29	0.24	0.23	0.02	0.02	C81
3.36	5.28	9.36	14.50	11.26	16.21	13.98	23.18	2.52	2.12	2.11	0.12	0.25	C82~C85, C96
0.00	0.00	0.00	0.00	0.00	0.00	0.00	0.00	0.00	0.00	0.00	0.00	0.00	C88
1.92	0.26	3.68	6.55	10.67	4.86	16.78	4.64	1.09	0.91	0.89	0.04	0.12	C90
2.16	0.53	1.34	3.27	2.96	4.05	6.99	9.27	0.99	0.92	0.98	0.05	0.08	C91
2.16	2.90	5.68	5.15	11.86	8.11	4.20	9.27	1.71	1.52	1.52	0.09	0.17	C92~C94
4.33	2.90	4.34	6.55	4.74	9.73	8.39	9.27	2.08	1.91	1.93	0.12	0.17	C95
6.97	4.75	11.03	14.97	19.57	23.51	26.57	25.50	3.40	2.85	2.79	0.15	0.32	O&U
344.15	340.64	646.27	902.82	931.43	1192.56	1521.40	1567.28	190.34	158.36	156.53	8.78	17.95	ALL
341.99	339.58	643.26	900.95	926.68	1185.26	1510.21	1553.37	189.45	157.64	155.81	8.74	17.88	ALLbC44

附表 2-3　2017 年广西壮族自治区肿瘤登记地区女性癌症死亡主要指标（1/10⁵）

部位	病例数	构成（%）	年龄组（岁）										
			0～	1～4	5～9	10～14	15～19	20～24	25～29	30～34	35～39	40～44	45～49
唇	2	0.03	0.00	0.00	0.00	0.00	0.00	0.00	0.00	0.00	0.00	0.00	0.00
舌	37	0.54	0.00	0.00	0.00	0.00	0.00	0.00	0.00	0.39	0.56	0.55	0.58
口	19	0.28	0.00	0.00	0.00	0.00	0.00	0.00	0.00	0.00	0.19	0.00	0.00
唾液腺	9	0.13	0.00	0.00	0.00	0.00	0.00	0.00	0.00	0.00	0.00	0.00	0.00
扁桃体	1	0.01	0.00	0.00	0.00	0.00	0.00	0.00	0.00	0.00	0.00	0.00	0.00
其他口咽	5	0.07	0.00	0.00	0.00	0.00	0.00	0.00	0.00	0.00	0.00	0.00	0.00
鼻咽	217	3.15	0.00	0.29	0.00	0.00	0.00	0.16	0.00	1.78	1.67	2.38	3.26
下咽	0	0.00	0.00	0.00	0.00	0.00	0.00	0.00	0.00	0.00	0.00	0.00	0.00
咽，部位不明	6	0.09	0.00	0.00	0.00	0.00	0.00	0.00	0.00	0.00	0.00	0.00	0.00
食管	126	1.83	0.00	0.00	0.00	0.00	0.00	0.00	0.00	0.00	0.00	0.18	0.38
胃	476	6.92	0.00	0.00	0.00	0.00	0.00	0.00	0.18	0.79	2.04	2.57	6.53
小肠	39	0.57	0.00	0.00	0.00	0.00	0.00	0.00	0.00	0.00	0.19	0.00	0.00
结肠	372	5.41	0.00	0.00	0.00	0.00	0.21	0.00	0.18	0.79	1.48	1.65	1.73
直肠	315	4.58	0.00	0.00	0.00	0.25	0.00	0.00	0.00	0.79	0.74	1.28	4.22
肛门	6	0.09	0.00	0.00	0.00	0.00	0.00	0.00	0.00	0.00	0.00	0.00	0.00
肝脏	987	14.34	1.22	0.57	0.00	0.50	0.82	0.00	1.45	2.76	5.01	8.80	8.83
胆囊及其他	84	1.22	0.00	0.00	0.00	0.00	0.00	0.00	0.20	0.00	0.55	0.38
胰腺	142	2.06	0.00	0.00	0.00	0.00	0.00	0.16	0.54	0.20	0.19	0.00	0.96
鼻，鼻窦及其他	17	0.25	0.00	0.29	0.24	0.00	0.00	0.16	0.00	0.20	0.19	0.18	0.38
喉	29	0.42	0.00	0.00	0.00	0.00	0.00	0.00	0.00	0.00	0.19	0.00	0.00
气管，支气管，肺	1355	19.69	0.00	0.00	0.00	0.00	0.21	0.32	0.54	1.97	2.04	6.05	11.52
其他胸腔器官	19	0.28	0.00	0.00	0.00	0.00	0.00	0.00	0.00	0.37	0.00	0.00
骨	79	1.15	0.00	0.29	0.24	0.25	0.21	0.00	0.36	0.20	0.56	0.18	0.77
皮肤黑色素瘤	18	0.26	0.00	0.00	0.00	0.00	0.00	0.00	0.00	0.00	0.00	0.00	0.19
其他皮肤	47	0.68	0.00	0.00	0.00	0.25	0.00	0.00	0.00	0.00	0.37	0.00	0.19
间皮瘤	5	0.07	0.00	0.00	0.00	0.00	0.00	0.00	0.00	0.20	0.00	0.00	0.00
卡波西肉瘤	1	0.01	0.00	0.00	0.00	0.00	0.00	0.00	0.00	0.00	0.00	0.00	0.00
周围神经，结缔、软组织	28	0.41	0.00	0.00	0.00	0.00	0.00	0.00	0.00	0.20	0.19	0.00	0.58
乳房	741	10.77	0.00	0.00	0.00	0.00	0.00	0.32	0.72	2.56	7.05	11.91	20.35
外阴	3	0.04	0.00	0.00	0.00	0.00	0.00	0.00	0.00	0.00	0.00	0.00	0.00
阴道	11	0.16	0.00	0.00	0.00	0.00	0.00	0.00	0.00	0.00	0.00	0.00	0.00

50～54	55～59	60～64	65～69	70～74	75～79	80～84	85+	粗率	中国人口标化率	世界人口标化率	累积率（%）0～64岁	0～74岁	ICD-10
0.00	0.00	0.00	0.00	0.00	0.74	0.00	1.56	0.03	0.01	0.02	0.00	0.00	C00
0.26	0.83	2.81	0.95	4.64	1.47	2.29	0.00	0.55	0.46	0.43	0.03	0.06	C01～C02
0.00	1.10	0.00	1.43	1.16	2.95	1.15	6.23	0.28	0.19	0.19	0.01	0.02	C03～C06
0.00	0.28	0.70	0.48	1.74	0.74	0.00	1.56	0.13	0.10	0.10	0.00	0.02	C07～C08
0.00	0.28	0.00	0.00	0.00	0.00	0.00	0.00	0.01	0.01	0.01	0.00	0.00	C09
0.00	0.00	0.00	0.48	1.16	0.00	0.00	3.11	0.07	0.05	0.05	0.00	0.01	C10
8.29	6.05	10.89	12.84	9.28	11.78	12.61	18.69	3.22	2.59	2.52	0.17	0.28	C11
0.00	0.00	0.00	0.00	0.00	0.00	0.00	0.00	0.00	0.00	0.00	0.00	0.00	C12～C13
0.00	0.28	0.00	0.48	0.58	0.74	1.15	1.56	0.09	0.06	0.06	0.00	0.01	C14
0.78	0.55	4.21	8.56	13.91	20.62	20.63	28.03	1.87	1.25	1.25	0.03	0.14	C15
7.25	7.15	15.45	28.05	35.37	57.43	74.51	79.43	7.07	5.03	4.89	0.21	0.53	C16
0.26	1.10	1.40	4.28	1.16	6.63	6.88	4.67	0.58	0.41	0.40	0.01	0.04	C17
8.03	6.33	14.75	19.49	28.41	30.93	69.93	79.43	5.53	3.84	3.83	0.18	0.42	C18
5.44	7.70	8.08	16.16	23.19	35.34	64.20	42.05	4.68	3.31	3.18	0.14	0.34	C19～C20
0.26	0.00	0.00	0.48	1.16	1.47	0.00	0.00	0.09	0.07	0.07	0.00	0.01	C21
22.79	24.48	50.93	73.69	68.99	80.26	92.85	76.31	14.66	11.34	11.24	0.64	1.35	C22
1.30	1.65	3.16	6.18	5.22	11.78	13.76	12.46	1.25	0.88	0.86	0.04	0.09	C23～C24
2.59	2.48	4.21	10.46	11.60	21.35	16.05	23.36	2.11	1.52	1.49	0.06	0.17	C25
0.52	0.00	0.00	0.00	0.58	0.74	0.00	7.79	0.25	0.19	0.20	0.01	0.01	C30～C31
0.26	0.83	1.05	1.90	1.16	1.47	9.17	7.79	0.43	0.28	0.28	0.01	0.03	C32
23.31	29.43	67.79	100.32	94.50	137.70	196.03	175.99	20.13	14.57	14.57	0.72	1.69	C33～C34
0.52	1.10	1.76	0.48	0.58	1.47	2.29	0.00	0.28	0.22	0.21	0.02	0.02	C37～C38
1.30	0.55	3.86	5.23	5.22	9.57	9.17	7.79	1.17	0.92	0.91	0.04	0.10	C40～C41
1.04	0.00	1.40	0.48	0.58	2.21	3.44	1.56	0.27	0.19	0.19	0.01	0.02	C43
1.30	0.00	0.35	0.95	1.16	8.10	6.88	24.92	0.70	0.43	0.43	0.01	0.02	C44
0.00	0.00	0.00	0.48	0.00	0.00	2.29	1.56	0.07	0.05	0.05	0.00	0.00	C45
0.26	0.00	0.00	0.00	0.00	0.00	0.00	0.00	0.01	0.01	0.01	0.00	0.00	C46
1.30	0.55	0.70	0.48	1.74	2.21	2.29	7.79	0.42	0.30	0.29	0.02	0.03	C47, C49
30.05	26.13	35.12	35.18	22.03	29.45	35.54	29.59	11.01	8.98	8.66	0.67	0.96	C50
0.00	0.00	0.00	0.48	0.00	0.00	2.29	0.00	0.04	0.03	0.03	0.00	0.00	C51
1.04	0.28	0.35	0.48	0.00	2.21	1.15	0.00	0.16	0.12	0.12	0.01	0.01	C52

2020广西肿瘤登记年报

续表

部位	病例数	构成(%)	0~	1~4	5~9	10~14	15~19	20~24	25~29	30~34	35~39	40~44	45~49
子宫颈	418	6.07	0.00	0.00	0.00	0.00	0.00	0.00	0.36	1.58	2.78	6.60	9.79
子宫体	129	1.87	0.00	0.00	0.00	0.00	0.00	0.00	0.18	0.20	0.37	0.37	2.50
子宫,部位不明	75	1.09	0.00	0.00	0.00	0.00	0.00	0.00	0.00	0.20	0.37	1.47	0.38
卵巢	175	2.54	0.00	0.00	0.00	0.00	0.00	0.32	0.00	0.59	0.93	2.02	3.65
其他女性生殖器	14	0.20	0.00	0.00	0.00	0.00	0.00	0.00	0.00	0.00	0.19	0.00	0.38
胎盘	1	0.01	0.00	0.00	0.00	0.00	0.00	0.00	0.00	0.00	0.19	0.00	0.00
阴茎	—	—	—	—	—	—	—	—	—	—	—	—	—
前列腺	—	—	—	—	—	—	—	—	—	—	—	—	—
睾丸	—	—	—	—	—	—	—	—	—	—	—	—	—
其他男性生殖器	—	—	—	—	—	—	—	—	—	—	—	—	—
肾	32	0.46	0.00	0.00	0.00	0.00	0.00	0.16	0.00	0.00	0.00	0.00	0.00
肾盂	5	0.07	0.00	0.00	0.00	0.00	0.00	0.00	0.00	0.00	0.00	0.00	0.00
输尿管	8	0.12	0.00	0.00	0.00	0.00	0.00	0.00	0.00	0.00	0.00	0.00	0.00
膀胱	44	0.64	0.00	0.00	0.24	0.00	0.00	0.00	0.00	0.00	0.00	0.18	0.00
其他泌尿器官	2	0.03	0.00	0.00	0.00	0.00	0.00	0.00	0.00	0.00	0.00	0.00	0.00
眼	4	0.06	0.00	0.00	0.00	0.00	0.00	0.00	0.00	0.20	0.00	0.00	0.00
脑,神经系统	202	2.94	0.00	1.43	1.41	0.00	0.62	0.16	0.00	1.78	1.30	1.28	2.30
甲状腺	29	0.42	0.00	0.00	0.00	0.25	0.00	0.16	0.00	0.20	0.00	0.18	0.19
肾上腺	6	0.09	0.00	0.29	0.00	0.00	0.00	0.00	0.00	0.00	0.00	0.00	0.00
其他内分泌腺	8	0.12	0.00	0.00	0.00	0.00	0.21	0.00	0.00	0.00	0.00	0.18	0.00
霍奇金病	9	0.13	0.00	0.00	0.00	0.00	0.00	0.00	0.00	0.00	0.00	0.37	0.19
非霍奇金淋巴瘤	102	1.48	0.00	0.00	0.24	0.00	0.21	0.00	0.36	0.59	0.56	0.55	0.96
免疫增生性疾病	0	0.00	0.00	0.00	0.00	0.00	0.00	0.00	0.00	0.00	0.00	0.00	0.00
多发性骨髓瘤	52	0.76	0.00	0.00	0.00	0.00	0.00	0.00	0.00	0.00	0.00	0.18	0.19
淋巴样白血病	35	0.51	0.00	0.86	0.24	0.00	0.62	0.16	0.18	0.00	0.56	0.18	0.19
髓样白血病	90	1.31	1.22	0.29	0.24	0.00	0.41	0.00	0.36	0.79	0.93	0.73	0.58
白血病,未特指	94	1.37	1.22	0.29	0.24	1.01	0.62	0.48	0.18	0.79	0.93	0.55	1.92
其他或未指明部位	152	2.21	1.22	0.00	0.00	0.00	0.00	0.48	0.36	0.59	0.93	1.28	1.92
所有部位合计	6882	100.00	4.86	4.57	3.06	2.52	4.11	3.06	5.97	20.52	33.03	52.42	86.01
所有部位除C44	6835	99.32	4.86	4.57	3.06	2.27	4.11	3.06	5.97	20.52	32.65	52.42	85.82

178

50~54	55~59	60~64	65~69	70~74	75~79	80~84	85+	粗率	中国人口标化率	世界人口标化率	累积率（%）0~64岁	0~74岁	ICD-10
19.94	13.75	14.40	20.44	19.71	27.24	18.34	12.46	6.21	5.04	4.83	0.35	0.55	C53
4.66	6.60	7.73	9.98	6.96	2.95	2.29	10.90	1.92	1.52	1.56	0.11	0.20	C54
3.63	1.65	2.81	3.33	7.54	5.15	4.59	4.67	1.11	0.87	0.85	0.05	0.11	C55
8.81	3.85	7.02	8.56	9.86	7.36	16.05	12.46	2.60	2.06	2.00	0.14	0.23	C56
0.52	0.83	0.00	0.95	0.58	0.00	3.44	0.00	0.21	0.16	0.15	0.01	0.02	C57
0.00	0.00	0.00	0.00	0.00	0.00	0.00	0.00	0.01	0.02	0.01	0.00	0.00	C58
—	—	—	—	—	—	—	—	—	—	—	—	0.00	C60
—	—	—	—	—	—	—	—	—	—	—	—	0.00	C61
—	—	—	—	—	—	—	—	—	—	—	—	0.00	C62
—	—	—	—	—	—	—	—	—	—	—	—	0.00	C63
0.26	0.28	1.76	4.75	2.90	2.95	5.73	0.00	0.48	0.36	0.37	0.01	0.05	C64
0.26	0.00	0.00	0.00	0.00	0.74	0.00	4.67	0.07	0.04	0.04	0.00	0.00	C65
0.00	0.28	0.70	0.95	1.16	0.74	0.00	0.00	0.12	0.09	0.10	0.00	0.02	C66
0.52	0.28	2.81	3.33	1.74	2.21	12.61	10.90	0.65	0.43	0.46	0.02	0.05	C67
0.26	0.00	0.00	0.00	0.00	0.00	0.00	1.56	0.03	0.02	0.02	0.00	0.00	C68
0.26	0.00	0.00	0.00	0.58	0.00	1.15	0.00	0.06	0.05	0.04	0.00	0.01	C69
3.89	4.40	8.08	10.94	9.86	14.73	28.66	20.25	3.00	2.35	2.36	0.13	0.24	C70~C72
1.04	1.10	0.35	2.38	1.74	1.47	1.15	6.23	0.43	0.34	0.34	0.02	0.04	C73
0.00	0.28	0.70	0.00	0.58	0.74	0.00	0.00	0.09	0.07	0.09	0.01	0.01	C74
0.26	0.00	0.00	0.48	1.16	0.00	1.15	1.56	0.12	0.09	0.09	0.00	0.01	C75
0.26	0.28	0.35	0.00	0.00	0.74	1.15	1.56	0.13	0.09	0.09	0.01	0.01	C81
2.85	1.93	3.51	8.08	6.38	10.31	10.32	7.79	1.52	1.20	1.15	0.06	0.13	C82~C85, C96
0.00	0.00	0.00	0.00	0.00	0.00	0.00	0.00	0.00	0.00	0.00	0.00	0.00	C88
0.78	1.38	2.46	3.33	5.80	7.36	5.73	4.67	0.77	0.56	0.56	0.02	0.07	C90
0.78	0.83	0.70	2.85	2.32	0.74	2.29	0.00	0.52	0.46	0.50	0.03	0.05	C91
2.07	2.48	3.51	3.80	6.38	7.36	6.88	7.79	1.34	1.08	1.06	0.06	0.11	C92~C94
2.85	0.55	3.16	2.85	6.96	7.36	5.73	4.67	1.40	1.22	1.17	0.07	0.12	C95
2.33	3.58	5.97	6.66	8.70	15.46	11.46	34.26	2.26	1.64	1.64	0.09	0.17	O&U
174.32	163.37	295.02	424.09	435.98	594.97	785.25	789.62	102.23	77.16	76.02	4.24	8.54	ALL
173.03	163.37	294.67	423.14	434.82	586.87	778.38	764.70	101.53	76.73	75.59	4.23	8.52	ALLbC44

附表 2-4　2017 年广西壮族自治区城市肿瘤登记地区男女合计癌症死亡主要指标（1/10⁵）

部位	病例数	构成（%）	年龄组（岁）										
			0～	1～4	5～9	10～14	15～19	20～24	25～29	30～34	35～39	40～44	45～4
唇	4	0.03	0.00	0.00	0.00	0.00	0.00	0.00	0.00	0.00	0.00	0.00	0.00
舌	51	0.42	0.00	0.00	0.00	0.00	0.16	0.00	0.00	0.15	0.00	0.13	0.73
口	40	0.33	0.00	0.00	0.00	0.00	0.00	0.00	0.00	0.00	0.00	0.00	0.15
唾液腺	14	0.11	0.00	0.00	0.00	0.00	0.00	0.00	0.00	0.00	0.00	0.00	0.00
扁桃体	13	0.11	0.00	0.00	0.00	0.00	0.00	0.00	0.00	0.00	0.00	0.13	0.15
其他口咽	20	0.16	0.00	0.00	0.00	0.00	0.00	0.00	0.00	0.00	0.00	0.27	0.15
鼻咽	430	3.51	0.00	0.00	0.00	0.00	0.16	0.37	0.14	0.60	2.85	4.57	7.59
下咽	33	0.27	0.00	0.00	0.00	0.00	0.00	0.00	0.00	0.14	0.00	0.15
咽，部位不明	11	0.09	0.00	0.00	0.00	0.00	0.00	0.00	0.00	0.00	0.00	0.00	0.15
食管	350	2.86	0.00	0.00	0.00	0.00	0.00	0.00	0.00	0.54	1.07	3.79
胃	880	7.19	0.00	0.00	0.00	0.00	0.16	0.00	0.00	0.74	2.18	2.15	7.44
小肠	56	0.46	0.00	0.00	0.00	0.00	0.00	0.00	0.00	0.14	0.00	0.29
结肠	642	5.24	0.00	0.00	0.00	0.00	0.16	0.00	0.14	0.74	1.90	1.75	2.04
直肠	556	4.54	0.00	0.00	0.00	0.00	0.00	0.00	0.28	0.60	0.41	1.07	4.38
肛门	14	0.11	0.00	0.00	0.00	0.00	0.00	0.00	0.00	0.00	0.00	0.00
肝脏	2774	22.65	0.93	0.69	0.00	0.38	0.48	0.12	2.99	11.16	15.63	27.28	40.12
胆囊及其他	115	0.94	0.00	0.00	0.00	0.00	0.00	0.00	0.00	0.00	0.40	0.88
胰腺	246	2.01	0.00	0.00	0.00	0.00	0.12	0.43	0.15	0.41	0.27	1.31
鼻，鼻窦及其他	18	0.15	0.00	0.00	0.00	0.00	0.12	0.00	0.00	0.00	0.13	0.29
喉	125	1.02	0.00	0.00	0.00	0.00	0.00	0.00	0.00	0.14	0.13	0.88
气管，支气管，肺	2911	23.77	0.00	0.00	0.00	0.00	0.12	0.85	1.04	2.72	6.85	15.47
其他胸腔器官	41	0.33	0.00	0.00	0.00	0.00	0.16	0.00	0.14	0.00	0.27	0.27	0.15
骨	115	0.94	0.00	0.23	0.38	0.38	0.32	0.12	0.28	0.30	0.54	0.27	0.58
皮肤黑色素瘤	27	0.22	0.00	0.00	0.00	0.00	0.00	0.00	0.00	0.00	0.00	0.13	0.00
其他皮肤	54	0.44	0.00	0.00	0.00	0.00	0.00	0.00	0.14	0.00	0.14	0.00	0.15
间皮瘤	5	0.04	0.00	0.00	0.00	0.00	0.00	0.00	0.00	0.15	0.00	0.00	0.15
卡波西肉瘤	3	0.02	0.00	0.00	0.00	0.00	0.00	0.00	0.00	0.15	0.00	0.00	0.00
周围神经，结缔、软组织	29	0.24	0.00	0.00	0.00	0.00	0.00	0.00	0.28	0.15	0.41	0.00	0.15
乳房	486	3.97	0.00	0.00	0.00	0.00	0.00	0.12	0.00	1.04	3.81	4.17	8.32
外阴	3	0.02	0.00	0.00	0.00	0.00	0.00	0.00	0.00	0.00	0.00	0.00	0.00
阴道	4	0.03	0.00	0.00	0.00	0.00	0.00	0.00	0.00	0.00	0.00	0.00	0.00

50～54	55～59	60～64	65～69	70～74	75～79	80～84	85+	粗率	中国人口标化率	世界人口标化率	累积率（%）0～64岁	0～74岁	ICD-10
0.00	0.00	0.00	0.00	0.00	0.63	1.09	3.33	0.05	0.03	0.03	0.00	0.00	C00
0.99	1.66	1.94	1.91	4.24	2.53	2.18	4.99	0.59	0.47	0.47	0.03	0.06	C01～C02
0.40	1.25	2.22	1.53	2.35	3.80	4.37	6.65	0.46	0.34	0.35	0.02	0.04	C03～C06
0.00	0.21	1.39	1.15	1.41	1.27	0.00	0.00	0.16	0.13	0.14	0.01	0.02	C07～C08
0.40	0.42	0.28	0.77	0.00	1.27	2.18	0.00	0.15	0.12	0.11	0.01	0.01	C09
0.40	0.00	0.83	2.30	0.94	0.00	1.09	4.99	0.23	0.18	0.20	0.01	0.02	C10
10.14	12.26	19.42	21.05	11.77	17.72	15.29	19.96	4.95	4.03	3.99	0.29	0.45	C11
0.20	1.25	3.33	1.53	1.88	0.63	1.09	3.33	0.38	0.30	0.32	0.03	0.04	C12～C13
0.40	0.00	0.28	0.38	1.88	0.00	2.18	0.00	0.13	0.10	0.10	0.00	0.02	C14
7.36	8.31	14.15	22.96	21.19	22.14	21.84	39.93	4.03	3.17	3.23	0.18	0.40	C15
12.93	16.20	31.07	45.92	51.32	91.11	124.50	81.51	10.13	7.81	7.65	0.36	0.85	C16
0.99	1.25	1.66	3.83	2.35	5.69	6.55	9.98	0.64	0.49	0.49	0.02	0.05	C17
7.56	8.93	19.14	35.59	40.49	56.31	108.12	128.09	7.39	5.54	5.53	0.21	0.59	C18
7.36	8.72	19.14	28.32	35.31	47.45	98.29	78.19	6.40	4.85	4.81	0.21	0.53	C19～C20
0.20	0.00	0.83	0.77	1.88	1.27	1.09	1.66	0.16	0.13	0.13	0.01	0.02	C21
71.20	61.07	108.19	137.39	115.82	141.09	143.07	123.10	31.94	26.36	25.58	1.70	2.96	C22
1.19	2.29	3.61	5.74	4.71	15.82	17.47	16.64	1.32	0.98	0.97	0.04	0.09	C23～C24
3.38	4.15	7.49	13.39	16.48	29.74	32.76	26.62	2.83	2.18	2.13	0.09	0.24	C25
0.20	0.21	0.28	1.15	0.94	0.00	0.00	9.98	0.21	0.15	0.17	0.01	0.02	C30～C31
1.59	3.74	6.10	7.65	6.59	8.86	14.20	13.31	1.44	1.10	1.13	0.06	0.13	C32
47.13	51.52	129.55	183.31	174.67	261.93	354.94	297.78	33.52	25.94	26.12	1.28	3.07	C33～C34
0.80	1.45	2.50	1.91	1.41	1.90	3.28	0.00	0.47	0.38	0.39	0.03	0.05	C37～C38
1.19	2.08	2.50	7.65	4.24	13.29	15.29	6.65	1.32	1.09	1.06	0.05	0.11	C40～C41
0.99	0.21	1.94	1.15	0.47	2.53	3.28	3.33	0.31	0.24	0.25	0.02	0.02	C43
1.39	0.42	1.11	0.77	2.82	5.69	6.55	24.95	0.62	0.43	0.45	0.02	0.03	C44
0.20	0.00	0.00	0.38	0.00	0.00	0.00	1.66	0.06	0.05	0.05	0.00	0.00	C45
0.20	0.00	0.00	0.00	0.00	0.63	0.00	0.00	0.03	0.03	0.03	0.00	0.00	C46
0.60	0.21	0.00	1.15	1.41	3.16	4.37	4.99	0.33	0.27	0.24	0.01	0.02	C47, C49
14.72	11.01	19.97	20.67	13.65	22.78	32.76	23.29	5.60	4.56	4.43	0.32	0.49	C50
0.00	0.00	0.00	0.38	0.00	0.00	2.18	0.00	0.03	0.02	0.02	0.00	0.00	C51
0.40	0.21	0.00	0.00	0.00	0.63	0.00	0.00	0.05	0.04	0.03	0.00	0.00	C52

续表

部位	病例数	构成(%)	年龄组（岁）										
			0～	1～4	5～9	10～14	15～19	20～24	25～29	30～34	35～39	40～44	45～4¹
子宫颈	220	1.80	0.00	0.00	0.00	0.00	0.00	0.00	0.14	0.45	1.09	2.02	3.94
子宫体	82	0.67	0.00	0.00	0.00	0.00	0.00	0.00	0.14	0.15	0.14	0.13	0.88
子宫，部位不明	39	0.32	0.00	0.00	0.00	0.00	0.00	0.00	0.00	0.00	0.14	0.54	0.29
卵巢	137	1.12	0.00	0.00	0.00	0.00	0.00	0.25	0.00	0.30	0.41	1.21	2.19
其他女性生殖器	10	0.08	0.00	0.00	0.00	0.00	0.00	0.00	0.00	0.00	0.14	0.00	0.15
胎盘	0	0.00	0.00	0.00	0.00	0.00	0.00	0.00	0.00	0.00	0.00	0.00	0.00
阴茎	6	0.05	0.00	0.00	0.00	0.00	0.00	0.00	0.00	0.00	0.14	0.00	0.15
前列腺	191	1.56	0.00	0.00	0.00	0.00	0.00	0.00	0.00	0.00	0.14	0.00	0.00
睾丸	9	0.07	0.00	0.00	0.00	0.00	0.16	0.00	0.14	0.00	0.14	0.13	0.00
其他男性生殖器	4	0.03	0.00	0.00	0.00	0.00	0.00	0.00	0.00	0.00	0.00	0.00	0.00
肾	68	0.56	0.00	0.00	0.00	0.00	0.00	0.00	0.00	0.15	0.00	0.27	0.58
肾盂	10	0.08	0.00	0.00	0.00	0.00	0.00	0.00	0.00	0.00	0.00	0.00	0.00
输尿管	16	0.13	0.00	0.00	0.00	0.00	0.00	0.00	0.00	0.00	0.00	0.00	0.00
膀胱	144	1.18	0.00	0.00	0.19	0.00	0.00	0.00	0.00	0.00	0.14	0.00	0.29
其他泌尿器官	4	0.03	0.00	0.00	0.00	0.00	0.00	0.00	0.00	0.00	0.00	0.00	0.00
眼	6	0.05	0.00	0.00	0.00	0.00	0.00	0.00	0.00	0.00	0.00	0.00	0.15
脑，神经系统	288	2.35	1.85	2.30	0.57	0.00	1.12	0.25	0.43	1.79	1.50	1.34	3.50
甲状腺	27	0.22	0.00	0.00	0.00	0.00	0.00	0.00	0.00	0.00	0.00	0.27	0.15
肾上腺	14	0.11	0.00	0.23	0.00	0.00	0.00	0.00	0.15	0.00	0.00	0.27	0.15
其他内分泌腺	10	0.08	0.00	0.00	0.00	0.00	0.16	0.00	0.00	0.00	0.00	0.13	0.15
霍奇金病	19	0.16	0.00	0.00	0.00	0.00	0.00	0.00	0.00	0.00	0.14	0.27	0.00
非霍奇金淋巴瘤	205	1.67	0.00	0.00	0.19	0.00	0.16	0.00	0.28	1.04	0.54	0.54	2.19
免疫增生性疾病	0	0.00	0.00	0.00	0.00	0.00	0.00	0.00	0.00	0.00	0.00	0.00	0.00
多发性骨髓瘤	101	0.82	0.00	0.00	0.00	0.00	0.00	0.00	0.00	0.00	0.41	0.00	0.29
淋巴样白血病	79	0.65	0.93	1.38	1.34	0.19	1.12	0.00	0.00	0.45	0.54	0.40	0.15
髓样白血病	156	1.27	0.00	1.15	0.38	0.57	0.16	0.25	0.71	0.89	0.54	0.94	0.44
白血病，未特指	106	0.87	1.85	0.46	0.57	1.34	0.48	0.25	0.00	0.30	0.41	0.40	1.60
其他或未指明部位	226	1.85	0.00	0.00	0.00	0.00	0.16	0.37	0.00	0.74	0.68	1.07	1.46
所有部位合计	12247	100.00	5.56	6.45	3.63	2.87	5.11	2.49	7.55	23.36	39.42	61.00	113.95
所有部位除C44	12193	99.56	5.56	6.45	3.63	2.87	5.11	2.49	7.41	23.36	39.29	61.00	113.80

50～54	55～59	60～64	65～69	70～74	75～79	80～84	85+	粗率	中国人口标化率	世界人口标化率	累积率（%）0～64岁	0～74岁	ICD-10
8.55	5.19	5.55	8.04	8.00	14.55	12.01	9.98	2.53	2.06	1.97	0.13	0.21	C53
1.79	3.12	3.05	6.51	4.24	2.53	1.09	9.98	0.94	0.76	0.79	0.05	0.10	C54
1.39	0.83	0.83	0.38	2.82	3.16	3.28	4.99	0.45	0.34	0.33	0.02	0.04	C55
4.77	2.08	4.16	5.36	7.06	5.69	13.11	11.64	1.58	1.27	1.24	0.08	0.14	C56
0.20	0.42	0.00	0.77	0.47	0.00	2.18	0.00	0.12	0.09	0.09	0.00	0.01	C57
0.00	0.00	0.00	0.00	0.00	0.00	0.00	0.00	0.00	0.00	0.00	0.00	0.00	C58
0.00	0.62	0.00	0.00	0.00	0.00	1.09	0.00	0.07	0.05	0.05	0.00	0.00	C60
0.40	1.04	3.05	6.51	10.36	25.31	62.25	59.89	2.20	1.49	1.46	0.02	0.11	C61
0.00	0.21	0.28	0.00	0.00	0.63	1.09	1.66	0.10	0.09	0.08	0.01	0.01	C62
0.20	0.00	0.00	0.00	0.47	0.00	1.09	1.66	0.05	0.03	0.03	0.00	0.00	C63
0.80	0.62	3.05	5.36	3.30	7.59	7.64	4.99	0.78	0.62	0.61	0.03	0.07	C64
0.20	0.00	0.28	0.00	0.47	0.63	4.37	3.33	0.12	0.08	0.08	0.00	0.00	C65
0.00	0.21	1.11	1.15	0.94	1.90	1.09	3.33	0.18	0.14	0.15	0.01	0.02	C66
0.99	1.66	5.55	8.04	8.00	12.02	25.12	44.92	1.66	1.19	1.25	0.04	0.12	C67
0.00	0.00	0.28	0.00	0.00	1.27	0.00	1.66	0.05	0.03	0.03	0.00	0.00	C68
0.20	0.00	0.00	0.38	0.94	0.00	1.09	0.00	0.07	0.06	0.05	0.00	0.01	C69
4.18	6.02	10.26	14.93	9.89	15.82	24.03	16.64	3.32	2.77	2.83	0.17	0.29	C70～C72
0.40	0.62	0.55	1.53	1.41	2.53	2.18	6.65	0.31	0.23	0.24	0.01	0.02	C73
0.00	0.42	0.28	0.38	0.47	1.90	1.09	0.00	0.16	0.13	0.13	0.01	0.01	C74
0.20	0.00	0.00	0.38	1.88	0.00	1.09	1.66	0.12	0.09	0.10	0.00	0.01	C75
0.99	0.21	0.83	0.00	0.94	0.63	3.28	1.66	0.22	0.17	0.17	0.01	0.02	C81
3.18	4.15	7.77	13.01	8.95	17.72	15.29	19.96	2.36	1.91	1.87	0.10	0.21	C82～C85, C96
0.00	0.00	0.00	0.00	0.00	0.00	0.00	0.00	0.00	0.00	0.00	0.00	0.00	C88
1.59	1.04	3.88	5.74	9.42	10.12	14.20	8.32	1.16	0.91	0.89	0.04	0.11	C90
1.59	0.62	0.83	4.98	1.41	3.80	6.55	6.65	0.91	0.82	0.92	0.04	0.07	C91
1.99	2.91	5.83	4.98	12.24	11.39	7.64	14.97	1.80	1.51	1.53	0.08	0.17	C92～C94
2.19	1.45	2.77	4.98	4.71	6.96	4.37	3.33	1.22	1.10	1.12	0.06	0.11	C95
4.18	3.32	7.49	11.10	11.77	21.51	21.84	36.60	2.60	2.02	2.00	0.10	0.21	O&U
234.47	235.78	466.60	655.19	630.42	927.51	1258.12	1209.41	141.02	111.51	110.60	6.01	12.44	ALL
233.08	235.37	465.49	654.42	627.59	921.81	1251.57	1184.46	140.40	111.07	110.14	6.00	12.41	ALLbC44

附表 2-5　2017 年广西壮族自治区城市肿瘤登记地区男性癌症死亡主要指标（1/10⁵）

部位	病例数	构成(%)	0~	1~4	5~9	10~14	15~19	20~24	25~29	30~34	35~39	40~44	45~49
唇	2	0.02	0.00	0.00	0.00	0.00	0.00	0.00	0.00	0.00	0.00	0.00	0.00
舌	32	0.39	0.00	0.00	0.00	0.00	0.30	0.00	0.00	0.00	0.00	0.00	1.14
口	28	0.34	0.00	0.00	0.00	0.00	0.00	0.00	0.00	0.00	0.00	0.00	0.28
唾液腺	7	0.09	0.00	0.00	0.00	0.00	0.00	0.00	0.00	0.00	0.00	0.00	0.00
扁桃体	12	0.15	0.00	0.00	0.00	0.00	0.00	0.00	0.00	0.00	0.00	0.26	0.28
其他口咽	18	0.22	0.00	0.00	0.00	0.00	0.00	0.00	0.00	0.00	0.00	0.53	0.28
鼻咽	331	4.06	0.00	0.00	0.00	0.00	0.30	0.75	0.28	0.58	4.49	7.88	11.93
下咽	33	0.41	0.00	0.00	0.00	0.00	0.00	0.00	0.00	0.00	0.26	0.00	0.28
咽，部位不明	8	0.10	0.00	0.00	0.00	0.00	0.00	0.00	0.00	0.00	0.00	0.00	0.28
食管	299	3.67	0.00	0.00	0.00	0.00	0.00	0.00	0.00	0.00	1.06	2.10	7.10
胃	625	7.68	0.00	0.00	0.00	0.00	0.30	0.00	0.00	1.16	2.38	2.63	8.52
小肠	29	0.36	0.00	0.00	0.00	0.00	0.00	0.00	0.00	0.00	0.00	0.00	0.57
结肠	370	4.54	0.00	0.00	0.00	0.00	0.30	0.00	0.28	0.87	1.85	1.84	2.27
直肠	348	4.27	0.00	0.00	0.00	0.00	0.00	0.00	0.57	0.58	0.53	1.05	3.98
肛门	11	0.14	0.00	0.00	0.00	0.00	0.00	0.00	0.00	0.00	0.00	0.00	0.00
肝脏	2242	27.53	0.00	0.43	0.00	0.00	0.61	0.25	5.41	20.32	25.64	46.48	72.73
胆囊及其他	69	0.85	0.00	0.00	0.00	0.00	0.00	0.00	0.00	0.00	0.00	0.53	1.70
胰腺	137	1.68	0.00	0.00	0.00	0.00	0.00	0.00	0.00	0.29	0.53	0.53	1.70
鼻，鼻窦及其他	10	0.12	0.00	0.00	0.00	0.00	0.00	0.00	0.00	0.00	0.00	0.00	0.57
喉	108	1.33	0.00	0.00	0.00	0.00	0.00	0.00	0.00	0.00	0.26	0.26	1.70
气管，支气管，肺	2121	26.05	0.00	0.00	0.00	0.00	0.00	0.00	0.85	0.87	3.97	8.93	21.88
其他胸腔器官	25	0.31	0.00	0.00	0.00	0.00	0.30	0.00	0.28	0.00	0.00	0.53	0.28
骨	70	0.86	0.00	0.00	0.36	0.36	0.61	0.25	0.28	0.58	1.06	0.53	0.57
皮肤黑色素瘤	13	0.16	0.00	0.00	0.00	0.00	0.00	0.00	0.00	0.00	0.00	0.26	0.00
其他皮肤	26	0.32	0.00	0.00	0.00	0.00	0.00	0.00	0.28	0.00	0.00	0.00	0.28
间皮瘤	2	0.02	0.00	0.00	0.00	0.00	0.00	0.00	0.00	0.00	0.00	0.00	0.28
卡波西肉瘤	2	0.02	0.00	0.00	0.00	0.00	0.00	0.00	0.00	0.29	0.00	0.00	0.00
周围神经，结缔、软组织	18	0.22	0.00	0.00	0.00	0.00	0.00	0.00	0.57	0.29	0.53	0.00	0.00
乳房	11	0.14	0.00	0.00	0.00	0.00	0.00	0.00	0.00	0.00	0.00	0.00	0.00
外阴	—	—	—	—	—	—	—	—	—	—	—	—	—
阴道	—	—	—	—	—	—	—	—	—	—	—	—	—

50～54	55～59	60～64	65～69	70～74	75～79	80～84	85+	粗率	中国人口标化率	世界人口标化率	累积率（%）0～64岁	累积率（%）0～74岁	ICD-10
0.00	0.00	0.00	0.00	0.00	0.00	2.42	4.12	0.04	0.03	0.03	0.00	0.00	C00
1.95	2.46	1.63	3.06	1.92	4.01	2.42	12.35	0.72	0.58	0.60	0.04	0.06	C01～C02
0.78	1.23	4.36	2.29	2.88	4.01	9.68	4.12	0.63	0.50	0.52	0.03	0.06	C03～C06
0.00	0.00	2.18	1.53	0.00	1.34	0.00	0.00	0.16	0.13	0.15	0.01	0.02	C07～C08
0.78	0.41	0.54	1.53	0.00	2.67	4.84	0.00	0.27	0.22	0.21	0.01	0.02	C09
0.78	0.00	1.63	4.59	0.96	0.00	2.42	8.23	0.40	0.34	0.36	0.02	0.04	C10
13.25	18.46	30.50	33.63	20.17	32.07	14.52	20.58	7.44	6.21	6.13	0.44	0.71	C11
0.39	2.46	6.54	3.06	3.84	1.34	2.42	8.23	0.74	0.60	0.65	0.05	0.08	C12～C13
0.78	0.00	0.54	0.00	2.88	0.00	2.42	0.00	0.18	0.15	0.15	0.01	0.02	C14
13.64	16.41	25.60	38.98	33.61	29.40	33.89	74.09	6.72	5.50	5.65	0.33	0.69	C15
19.88	25.84	47.93	68.02	74.90	132.30	188.81	102.90	14.06	11.38	11.17	0.54	1.26	C16
1.56	1.64	1.09	4.59	3.84	4.01	2.42	12.35	0.65	0.53	0.55	0.02	0.07	C17
7.41	11.89	20.15	48.15	49.94	74.83	118.61	156.41	8.32	6.68	6.68	0.23	0.72	C18
8.97	9.84	29.41	43.57	48.02	54.79	111.35	119.37	7.83	6.32	6.40	0.27	0.73	C19～C20
0.39	0.00	1.63	1.53	1.92	1.34	2.42	4.12	0.25	0.20	0.22	0.01	0.03	C21
123.17	103.76	172.64	201.78	178.62	203.12	210.59	181.11	50.42	42.79	41.29	2.86	4.76	C22
1.17	3.28	4.36	6.11	4.80	17.37	26.63	20.58	1.55	1.21	1.19	0.06	0.11	C23～C24
4.29	5.74	10.35	13.76	20.17	28.06	43.57	16.46	3.08	2.50	2.44	0.12	0.29	C25
0.00	0.41	0.54	2.29	0.96	0.00	0.00	8.23	0.22	0.18	0.20	0.01	0.02	C30～C31
2.73	6.56	10.89	13.76	13.44	16.04	19.36	20.58	2.43	1.97	2.01	0.11	0.25	C32
71.72	76.28	192.79	275.15	266.97	398.23	520.43	469.23	47.70	38.74	39.08	1.89	4.60	C33～C34
0.78	1.23	3.27	3.06	1.92	2.67	2.42	0.00	0.56	0.48	0.49	0.03	0.06	C37～C38
1.17	3.28	2.18	8.41	3.84	17.37	21.79	8.23	1.57	1.34	1.26	0.06	0.12	C40～C41
0.39	0.41	2.18	1.53	0.00	2.67	2.42	4.12	0.29	0.23	0.24	0.02	0.02	C43
1.56	0.82	1.63	1.53	4.80	4.01	7.26	8.23	0.58	0.48	0.48	0.02	0.05	C44
0.39	0.00	0.00	0.00	0.00	0.00	0.00	0.00	0.04	0.04	0.04	0.00	0.00	C45
0.00	0.00	0.00	0.00	0.00	1.34	0.00	0.00	0.04	0.05	0.03	0.00	0.00	C46
0.78	0.41	0.00	1.53	0.96	4.01	7.26	4.12	0.40	0.36	0.31	0.01	0.03	C47, C49
0.00	0.41	0.54	1.53	1.92	0.00	4.84	12.35	0.25	0.19	0.21	0.00	0.02	C50
—	—	—	—	—	—	—	—	—	—	—	—	—	C51
—	—	—	—	—	—	—	—	—	—	—	—	—	C52

续表

部位	病例数	构成(%)	年龄组（岁）										
			0～	1～4	5～9	10～14	15～19	20～24	25～29	30～34	35～39	40～44	45～49
子宫颈	—	—	—	—	—	—	—	—	—	—	—	—	—
子宫体	—	—	—	—	—	—	—	—	—	—	—	—	—
子宫，部位不明	—	—	—	—	—	—	—	—	—	—	—	—	—
卵巢	—	—	—	—	—	—	—	—	—	—	—	—	—
其他女性生殖器	—	—	—	—	—	—	—	—	—	—	—	—	—
胎盘	—	—	—	—	—	—	—	—	—	—	—	—	—
阴茎	6	0.07	0.00	0.00	0.00	0.00	0.00	0.00	0.00	0.00	0.26	0.00	0.28
前列腺	191	2.35	0.00	0.00	0.00	0.00	0.00	0.00	0.00	0.00	0.26	0.00	0.00
睾丸	9	0.11	0.00	0.00	0.00	0.00	0.30	0.00	0.28	0.00	0.26	0.26	0.00
其他男性生殖器	4	0.05	0.00	0.00	0.00	0.00	0.00	0.00	0.00	0.00	0.00	0.00	0.00
肾	51	0.63	0.00	0.00	0.00	0.00	0.00	0.00	0.00	0.29	0.00	0.53	1.14
肾盂	8	0.10	0.00	0.00	0.00	0.00	0.00	0.00	0.00	0.00	0.00	0.00	0.00
输尿管	8	0.10	0.00	0.00	0.00	0.00	0.00	0.00	0.00	0.00	0.00	0.00	0.00
膀胱	115	1.41	0.00	0.00	0.00	0.00	0.00	0.00	0.00	0.00	0.26	0.00	0.57
其他泌尿器官	3	0.04	0.00	0.00	0.00	0.00	0.00	0.00	0.00	0.00	0.00	0.00	0.00
眼	3	0.04	0.00	0.00	0.00	0.00	0.00	0.00	0.00	0.00	0.00	0.00	0.28
脑，神经系统	174	2.14	3.46	2.15	0.36	0.00	1.52	0.50	0.85	1.74	1.32	1.58	4.83
甲状腺	13	0.16	0.00	0.00	0.00	0.00	0.00	0.00	0.00	0.00	0.00	0.53	0.00
肾上腺	9	0.11	0.00	0.00	0.00	0.00	0.00	0.00	0.00	0.29	0.00	0.53	0.28
其他内分泌腺	4	0.05	0.00	0.00	0.00	0.00	0.30	0.00	0.00	0.00	0.00	0.00	0.00
霍奇金病	14	0.17	0.00	0.00	0.00	0.00	0.00	0.00	0.00	0.00	0.26	0.26	0.00
非霍奇金淋巴瘤	127	1.56	0.00	0.00	0.00	0.00	0.30	0.00	0.00	1.45	0.53	0.53	3.13
免疫增生性疾病	0	0.00	0.00	0.00	0.00	0.00	0.00	0.00	0.00	0.00	0.00	0.00	0.00
多发性骨髓瘤	56	0.69	0.00	0.00	0.00	0.00	0.00	0.00	0.00	0.00	0.79	0.00	0.57
淋巴样白血病	55	0.68	1.73	1.29	2.15	0.36	1.83	0.00	0.00	0.87	0.53	0.53	0.28
髓样白血病	88	1.08	0.00	1.72	0.36	1.07	0.00	0.50	1.42	0.58	0.26	1.05	0.28
白血病，未特指	67	0.82	1.73	0.43	0.72	1.78	0.61	0.25	0.00	0.58	0.79	0.53	2.27
其他或未指明部位	131	1.61	0.00	0.00	0.00	0.00	0.30	0.25	0.00	0.58	0.79	1.05	1.99
所有部位合计	8143	100.00	6.92	6.02	3.95	3.56	7.92	2.74	11.38	32.22	48.91	81.67	154.55
所有部位除C44	8117	99.68	6.92	6.02	3.95	3.56	7.92	2.74	11.10	32.22	48.91	81.67	154.27

50～54	55～59	60～64	65～69	70～74	75～79	80～84	85+	粗率	中国人口标化率	世界人口标化率	累积率（%）		ICD-10
											0～64岁	0～74岁	
—	—	—	—	—	—	—	—	—	—	—	—	—	C53
—	—	—	—	—	—	—	—	—	—	—	—	—	C54
—	—	—	—	—	—	—	—	—	—	—	—	—	C55
—	—	—	—	—	—	—	—	—	—	—	—	—	C56
—	—	—	—	—	—	—	—	—	—	—	—	—	C57
—	—	—	—	—	—	—	—	—	—	—	—	—	C58
0.00	1.23	0.00	0.00	0.00	0.00	2.42	0.00	0.13	0.10	0.09	0.01	0.01	C60
0.78	2.05	5.99	12.99	21.13	53.45	137.97	148.18	4.30	3.19	3.15	0.05	0.22	C61
0.00	0.41	0.54	0.00	0.00	1.34	2.42	4.12	0.20	0.17	0.17	0.01	0.01	C62
0.39	0.00	0.00	0.00	0.96	0.00	2.42	4.12	0.09	0.07	0.07	0.00	0.01	C63
1.56	0.82	5.99	5.35	3.84	12.03	9.68	12.35	1.15	0.94	0.94	0.05	0.10	C64
0.00	0.00	0.54	0.00	0.96	0.00	9.68	8.23	0.18	0.13	0.13	0.00	0.01	C65
0.00	0.00	1.09	0.76	0.00	2.67	2.42	8.23	0.18	0.13	0.15	0.01	0.01	C66
1.56	3.28	8.17	12.23	15.37	21.38	31.47	98.79	2.59	1.99	2.13	0.07	0.21	C67
0.00	0.00	0.54	0.00	0.00	2.67	0.00	0.00	0.07	0.05	0.05	0.00	0.00	C68
0.00	0.00	0.00	0.76	0.96	0.00	0.00	0.00	0.07	0.06	0.06	0.00	0.01	C69
5.07	6.56	13.62	21.40	12.48	20.04	16.94	20.58	3.91	3.38	3.48	0.20	0.37	C70～C72
0.39	0.41	0.54	1.53	0.96	4.01	2.42	4.12	0.29	0.23	0.23	0.01	0.02	C73
0.00	0.41	0.00	0.76	0.00	2.67	2.42	0.00	0.20	0.17	0.14	0.01	0.01	C74
0.00	0.00	0.00	0.00	1.92	0.00	0.00	4.12	0.09	0.08	0.09	0.00	0.01	C75
1.56	0.41	1.09	0.00	1.92	1.34	4.84	0.00	0.31	0.26	0.25	0.02	0.03	C81
3.12	6.97	9.80	17.58	8.64	21.38	14.52	37.04	2.86	2.37	2.36	0.13	0.26	C82～C85, C96
0.00	0.00	0.00	0.00	0.00	0.00	0.00	0.00	0.00	0.00	0.00	0.00	0.00	C88
1.95	0.41	4.90	6.88	10.56	8.02	19.36	8.23	1.26	1.05	1.03	0.04	0.13	C90
2.34	0.00	0.54	5.35	1.92	6.68	12.10	16.46	1.24	1.15	1.26	0.05	0.09	C91
2.34	3.28	7.08	5.35	14.40	12.03	7.26	16.46	1.98	1.73	1.80	0.10	0.20	C92～C94
3.12	2.05	3.27	6.88	1.92	8.02	7.26	4.12	1.51	1.40	1.39	0.08	0.13	C95
6.63	4.10	9.26	15.29	16.33	21.38	24.21	24.70	2.95	2.45	2.42	0.12	0.28	O&U
309.49	325.64	648.10	898.07	857.57	1236.10	1675.06	1699.94	183.13	151.05	150.10	8.18	16.96	ALL
307.93	324.82	646.46	896.54	852.76	1232.09	1667.80	1691.71	182.55	150.57	149.62	8.16	16.91	ALLbC44

附表 2-6　2017 年广西壮族自治区城市肿瘤登记地区女性癌症死亡主要指标（1/10⁵）

部位	病例数	构成（%）	年龄组（岁）										
			0～	1～4	5～9	10～14	15～19	20～24	25～29	30～34	35～39	40～44	45～49
唇	2	0.05	0.00	0.00	0.00	0.00	0.00	0.00	0.00	0.00	0.00	0.00	0.00
舌	19	0.46	0.00	0.00	0.00	0.00	0.00	0.00	0.00	0.31	0.00	0.28	0.30
口	12	0.29	0.00	0.00	0.00	0.00	0.00	0.00	0.00	0.00	0.00	0.00	0.00
唾液腺	7	0.17	0.00	0.00	0.00	0.00	0.00	0.00	0.00	0.00	0.00	0.00	0.00
扁桃体	1	0.02	0.00	0.00	0.00	0.00	0.00	0.00	0.00	0.00	0.00	0.00	0.00
其他口咽	2	0.05	0.00	0.00	0.00	0.00	0.00	0.00	0.00	0.00	0.00	0.00	0.00
鼻咽	99	2.41	0.00	0.00	0.00	0.00	0.00	0.00	0.00	0.61	1.12	1.10	3.00
下咽	0	0.00	0.00	0.00	0.00	0.00	0.00	0.00	0.00	0.00	0.00	0.00	0.00
咽，部位不明	3	0.07	0.00	0.00	0.00	0.00	0.00	0.00	0.00	0.00	0.00	0.00	0.00
食管	51	1.24	0.00	0.00	0.00	0.00	0.00	0.00	0.00	0.00	0.00	0.00	0.30
胃	255	6.21	0.00	0.00	0.00	0.00	0.00	0.00	0.00	0.31	1.96	1.65	6.30
小肠	27	0.66	0.00	0.00	0.00	0.00	0.00	0.00	0.00	0.00	0.28	0.00	0.00
结肠	272	6.63	0.00	0.00	0.00	0.00	0.00	0.00	0.00	0.61	1.96	1.65	1.80
直肠	208	5.07	0.00	0.00	0.00	0.00	0.00	0.00	0.00	0.61	0.28	1.10	4.80
肛门	3	0.07	0.00	0.00	0.00	0.00	0.00	0.00	0.00	0.00	0.00	0.00	0.00
肝脏	532	12.96	1.99	0.99	0.00	0.83	0.34	0.00	0.57	1.53	5.04	7.15	5.70
胆囊及其他	46	1.12	0.00	0.00	0.00	0.00	0.00	0.00	0.00	0.00	0.00	0.28	0.00
胰腺	109	2.66	0.00	0.00	0.00	0.00	0.00	0.25	0.86	0.00	0.28	0.00	0.90
鼻，鼻窦及其他	8	0.19	0.00	0.00	0.00	0.00	0.00	0.25	0.00	0.00	0.00	0.28	0.00
喉	17	0.41	0.00	0.00	0.00	0.00	0.00	0.00	0.00	0.00	0.00	0.00	0.00
气管，支气管，肺	790	19.25	0.00	0.00	0.00	0.00	0.00	0.25	0.86	1.22	1.40	4.68	8.70
其他胸腔器官	16	0.39	0.00	0.00	0.00	0.00	0.00	0.00	0.00	0.00	0.56	0.00	0.00
骨	45	1.10	0.00	0.50	0.41	0.41	0.00	0.00	0.29	0.00	0.00	0.00	0.60
皮肤黑色素瘤	14	0.34	0.00	0.00	0.00	0.00	0.00	0.00	0.00	0.00	0.00	0.00	0.00
其他皮肤	28	0.68	0.00	0.00	0.00	0.00	0.00	0.00	0.00	0.00	0.28	0.00	0.00
间皮瘤	3	0.07	0.00	0.00	0.00	0.00	0.00	0.00	0.00	0.31	0.00	0.00	0.00
卡波西肉瘤	1	0.02	0.00	0.00	0.00	0.00	0.00	0.00	0.00	0.00	0.00	0.00	0.00
周围神经，结缔、软组织	11	0.27	0.00	0.00	0.00	0.00	0.00	0.00	0.00	0.00	0.28	0.00	0.30
乳房	475	11.57	0.00	0.00	0.00	0.00	0.00	0.25	0.00	2.14	7.84	8.53	17.10
外阴	3	0.07	0.00	0.00	0.00	0.00	0.00	0.00	0.00	0.00	0.00	0.00	0.00
阴道	4	0.10	0.00	0.00	0.00	0.00	0.00	0.00	0.00	0.00	0.00	0.00	0.00

50～54	55～59	60～64	65～69	70～74	75～79	80～84	85+	粗率	中国人口标化率	世界人口标化率	累积率（%）0～64岁	0～74岁	ICD-10
0.00	0.00	0.00	0.00	0.00	1.20	0.00	2.79	0.05	0.02	0.03	0.00	0.00	C00
0.00	0.84	2.26	0.77	6.47	1.20	1.99	0.00	0.45	0.36	0.35	0.02	0.06	C01～C02
0.00	1.26	0.00	0.77	1.85	3.60	0.00	8.38	0.28	0.18	0.19	0.01	0.02	C03～C06
0.00	0.42	0.57	0.77	2.77	1.20	0.00	0.00	0.17	0.13	0.13	0.00	0.02	C07～C08
0.00	0.42	0.00	0.00	0.00	0.00	0.00	0.00	0.02	0.02	0.02	0.00	0.00	C09
0.00	0.00	0.00	0.00	0.92	0.00	0.00	2.79	0.05	0.03	0.03	0.00	0.00	C10
6.90	5.89	7.92	8.43	3.69	4.81	15.92	19.54	2.34	1.82	1.80	0.13	0.19	C11
0.00	0.00	0.00	0.00	0.00	0.00	0.00	0.00	0.00	0.00	0.00	0.00	0.00	C12～C13
0.00	0.00	0.00	0.77	0.92	0.00	1.99	0.00	0.07	0.05	0.05	0.00	0.01	C14
0.81	0.00	2.26	6.90	9.24	15.62	11.94	16.75	1.20	0.85	0.84	0.02	0.10	C15
5.68	6.31	13.57	23.76	28.63	54.07	71.64	67.01	6.02	4.35	4.21	0.18	0.44	C16
0.41	0.84	2.26	3.07	0.92	7.21	9.95	8.38	0.64	0.44	0.44	0.02	0.04	C17
7.71	5.89	18.09	22.99	31.40	39.65	99.50	108.89	6.42	4.48	4.46	0.19	0.46	C18
5.68	7.58	8.48	13.03	23.09	40.85	87.56	50.26	4.91	3.43	3.28	0.14	0.32	C19～C20
0.00	0.00	0.00	0.00	1.85	1.20	0.00	0.00	0.07	0.05	0.05	0.00	0.01	C21
17.05	17.26	41.27	72.82	55.42	85.31	87.56	83.76	12.55	9.69	9.66	0.49	1.13	C22
1.22	1.26	2.83	5.37	4.62	14.42	9.95	13.96	1.09	0.76	0.76	0.03	0.08	C23～C24
2.44	2.53	4.52	13.03	12.93	31.24	23.88	33.50	2.57	1.85	1.81	0.06	0.19	C25
0.41	0.00	0.00	0.00	0.92	0.00	0.00	11.17	0.19	0.11	0.13	0.00	0.01	C30～C31
0.41	0.84	1.13	1.53	0.00	2.40	9.95	8.38	0.40	0.25	0.26	0.01	0.02	C32
21.52	26.10	63.89	91.21	85.90	139.38	218.89	181.48	18.64	13.57	13.57	0.64	1.53	C33～C34
0.81	1.68	1.70	0.77	0.92	1.20	3.98	0.00	0.38	0.29	0.28	0.02	0.03	C37～C38
1.22	0.84	2.83	6.90	4.62	9.61	9.95	5.58	1.06	0.84	0.87	0.03	0.09	C40～C41
1.62	0.00	1.70	0.77	0.92	2.40	3.98	2.79	0.33	0.25	0.25	0.02	0.03	C43
1.22	0.00	0.57	0.00	0.92	7.21	5.97	36.30	0.66	0.37	0.40	0.01	0.01	C44
0.00	0.00	0.00	0.77	0.00	0.00	0.00	2.79	0.07	0.06	0.06	0.00	0.01	C45
0.41	0.00	0.00	0.00	0.00	0.00	0.00	0.00	0.02	0.02	0.02	0.00	0.00	C46
0.41	0.00	0.00	0.77	1.85	2.40	1.99	5.58	0.26	0.19	0.18	0.00	0.02	C47, C49
30.05	21.89	40.14	39.86	24.94	43.26	55.72	30.71	11.21	9.00	8.70	0.64	0.96	C50
0.00	0.00	0.00	0.77	0.00	0.00	3.98	0.00	0.07	0.05	0.04	0.00	0.00	C51
0.81	0.42	0.00	0.00	0.00	1.20	0.00	0.00	0.09	0.07	0.07	0.01	0.01	C52

续表

部位	病例数	构成(%)	年龄组（岁）										
			0～	1～4	5～9	10～14	15～19	20～24	25～29	30～34	35～39	40～44	45～49
子宫颈	220	5.36	0.00	0.00	0.00	0.00	0.00	0.00	0.29	0.92	2.24	4.13	8.10
子宫体	82	2.00	0.00	0.00	0.00	0.00	0.00	0.00	0.29	0.31	0.28	0.28	1.80
子宫，部位不明	39	0.95	0.00	0.00	0.00	0.00	0.00	0.00	0.00	0.00	0.28	1.10	0.60
卵巢	137	3.34	0.00	0.00	0.00	0.00	0.00	0.50	0.00	0.61	0.84	2.48	4.50
其他女性生殖器	10	0.24	0.00	0.00	0.00	0.00	0.00	0.00	0.00	0.00	0.28	0.00	0.30
胎盘	0	0.00	0.00	0.00	0.00	0.00	0.00	0.00	0.00	0.00	0.00	0.00	0.00
阴茎	—	—	—	—	—	—	—	—	—	—	—	—	—
前列腺	—	—	—	—	—	—	—	—	—	—	—	—	—
睾丸	—	—	—	—	—	—	—	—	—	—	—	—	—
其他男性生殖器	—	—	—	—	—	—	—	—	—	—	—	—	—
肾	17	0.41	0.00	0.00	0.00	0.00	0.00	0.00	0.00	0.00	0.00	0.00	0.00
肾盂	2	0.05	0.00	0.00	0.00	0.00	0.00	0.00	0.00	0.00	0.00	0.00	0.00
输尿管	8	0.19	0.00	0.00	0.00	0.00	0.00	0.00	0.00	0.00	0.00	0.00	0.00
膀胱	29	0.71	0.00	0.00	0.41	0.00	0.00	0.00	0.00	0.00	0.00	0.00	0.00
其他泌尿器官	1	0.02	0.00	0.00	0.00	0.00	0.00	0.00	0.00	0.00	0.00	0.00	0.00
眼	3	0.07	0.00	0.00	0.00	0.00	0.00	0.00	0.00	0.00	0.00	0.00	0.00
脑，神经系统	114	2.78	0.00	2.48	0.82	0.00	0.67	0.00	0.00	1.83	1.68	1.10	2.10
甲状腺	14	0.34	0.00	0.00	0.00	0.00	0.00	0.00	0.00	0.00	0.00	0.00	0.30
肾上腺	5	0.12	0.00	0.50	0.00	0.00	0.00	0.00	0.00	0.00	0.00	0.00	0.00
其他内分泌腺	6	0.15	0.00	0.00	0.00	0.00	0.00	0.00	0.00	0.00	0.00	0.28	0.00
霍奇金病	5	0.12	0.00	0.00	0.00	0.00	0.00	0.00	0.00	0.00	0.00	0.28	0.00
非霍奇金淋巴瘤	78	1.90	0.00	0.00	0.41	0.00	0.00	0.00	0.57	0.61	0.56	0.55	1.20
免疫增生性疾病	0	0.00	0.00	0.00	0.00	0.00	0.00	0.00	0.00	0.00	0.00	0.00	0.00
多发性骨髓瘤	45	1.10	0.00	0.00	0.00	0.00	0.00	0.00	0.00	0.00	0.00	0.00	0.00
淋巴样白血病	24	0.58	0.00	1.49	0.41	0.00	0.34	0.00	0.00	0.00	0.56	0.28	0.00
髓样白血病	68	1.66	0.00	0.50	0.41	0.00	0.34	0.00	0.00	1.22	0.84	0.83	0.60
白血病，未特指	39	0.95	1.99	0.50	0.41	0.83	0.34	0.25	0.00	0.00	0.00	0.28	0.90
其他或未指明部位	95	2.31	0.00	0.00	0.00	0.00	0.00	0.50	0.00	0.92	0.56	1.10	0.90
所有部位合计	4104	100.00	3.99	6.95	3.27	2.07	2.01	2.24	3.71	14.04	29.38	39.35	71.08
所有部位除C44	4076	99.32	3.99	6.95	3.27	2.07	2.01	2.24	3.71	14.04	29.10	39.35	71.08

50~54	55~59	60~64	65~69	70~74	75~79	80~84	85+	粗率	中国人口标化率	世界人口标化率	累积率（%）0~64岁	0~74岁	ICD-10
17.46	10.52	11.31	16.10	15.70	27.64	21.89	16.75	5.19	4.13	3.96	0.27	0.43	C53
3.65	6.31	6.22	13.03	8.31	4.81	1.99	16.75	1.93	1.52	1.57	0.10	0.20	C54
2.84	1.68	1.70	0.77	5.54	6.01	5.97	8.38	0.92	0.68	0.66	0.04	0.07	C55
9.75	4.21	8.48	10.73	13.85	10.81	23.88	19.54	3.23	2.52	2.46	0.16	0.28	C56
0.41	0.84	0.00	1.53	0.92	0.00	3.98	0.00	0.24	0.18	0.17	0.01	0.02	C57
0.00	0.00	0.00	0.00	0.00	0.00	0.00	0.00	0.00	0.00	0.00	0.00	0.00	C58
—	—	—	—	—	—	—	—	—	—	—	—	—	C60
—	—	—	—	—	—	—	—	—	—	—	—	—	C61
—	—	—	—	—	—	—	—	—	—	—	—	—	C62
—	—	—	—	—	—	—	—	—	—	—	—	—	C63
0.00	0.42	0.00	5.37	2.77	3.60	5.97	0.00	0.40	0.31	0.30	0.00	0.04	C64
0.41	0.00	0.00	0.00	0.00	1.20	0.00	0.00	0.05	0.04	0.03	0.00	0.00	C65
0.00	0.42	1.13	1.53	1.85	1.20	0.00	0.00	0.19	0.15	0.16	0.01	0.02	C66
0.41	0.00	2.83	3.83	0.92	3.60	19.90	8.38	0.68	0.47	0.49	0.02	0.04	C67
0.00	0.00	0.00	0.00	0.00	0.00	0.00	2.79	0.02	0.01	0.01	0.00	0.00	C68
0.41	0.00	0.00	0.00	0.92	0.00	1.99	0.00	0.07	0.05	0.05	0.00	0.01	C69
3.25	5.47	6.78	8.43	7.39	12.02	29.85	13.96	2.69	2.15	2.18	0.13	0.21	C70~C72
0.41	0.84	0.57	1.53	1.85	1.20	1.99	8.38	0.33	0.23	0.24	0.01	0.03	C73
0.00	0.42	0.57	0.00	0.92	1.20	0.00	0.00	0.12	0.09	0.12	0.01	0.01	C74
0.41	0.00	0.00	0.77	1.85	0.00	1.99	0.00	0.14	0.11	0.11	0.00	0.02	C75
0.41	0.00	0.57	0.00	0.00	0.00	1.99	2.79	0.12	0.08	0.08	0.01	0.01	C81
3.25	1.26	5.65	8.43	9.24	14.42	15.92	8.38	1.84	1.46	1.40	0.07	0.16	C82~C85, C96
0.00	0.00	0.00	0.00	0.00	0.00	0.00	0.00	0.00	0.00	0.00	0.00	0.00	C88
1.22	1.68	2.83	4.60	8.31	12.02	9.95	8.38	1.06	0.76	0.76	0.03	0.09	C90
0.81	1.26	1.13	4.60	0.92	1.20	1.99	0.00	0.57	0.49	0.58	0.03	0.06	C91
1.62	2.53	4.52	4.60	10.16	10.81	7.96	13.96	1.60	1.28	1.25	0.07	0.14	C92~C94
1.22	0.84	2.26	3.07	7.39	6.01	1.99	2.79	0.92	0.79	0.84	0.04	0.09	C95
1.62	2.53	5.65	6.90	7.39	21.63	19.90	44.67	2.24	1.58	1.55	0.07	0.14	O&U
156.33	143.55	278.18	411.61	411.94	650.04	915.37	876.68	96.83	72.67	71.90	3.76	7.88	ALL
155.11	143.55	277.61	411.61	411.02	642.83	909.40	840.38	96.17	72.30	71.50	3.75	7.86	ALLbC44

附表 2-7　2017 年广西壮族自治区农村肿瘤登记地区男女合计癌症死亡主要指标（1/10⁵）

部位	病例数	构成 (%)	年龄组（岁）										
			0～	1～4	5～9	10～14	15～19	20～24	25～29	30～34	35～39	40～44	45～49
唇	2	0.02	0.00	0.00	0.00	0.00	0.00	0.00	0.00	0.00	0.00	0.00	0.00
舌	56	0.66	0.00	0.00	0.00	0.00	0.00	0.00	0.23	0.26	1.79	1.77	2.49
口	15	0.18	0.00	0.00	0.00	0.00	0.00	0.00	0.00	0.00	0.26	0.00	0.00
唾液腺	12	0.14	0.00	0.00	0.00	0.00	0.00	0.00	0.00	0.00	0.00	0.00	0.00
扁桃体	3	0.04	0.00	0.00	0.00	0.00	0.00	0.00	0.00	0.00	0.00	0.00	0.00
其他口咽	10	0.12	0.00	0.00	0.00	0.00	0.00	0.00	0.00	0.00	0.00	0.00	0.00
鼻咽	420	4.96	0.00	0.30	0.00	0.00	0.00	0.45	0.69	2.30	4.35	9.87	13.43
下咽	18	0.21	0.00	0.00	0.00	0.00	0.00	0.00	0.00	0.51	0.25	0.75	
咽，部位不明	16	0.19	0.00	0.00	0.00	0.00	0.00	0.00	0.23	0.00	0.00	0.00	0.25
食管	283	3.34	0.00	0.00	0.00	0.00	0.00	0.00	0.00	0.00	0.77	1.27	3.23
胃	716	8.46	0.00	0.00	0.00	0.00	0.00	0.23	0.46	2.30	2.81	6.84	10.69
小肠	32	0.38	0.00	0.00	0.00	0.00	0.00	0.00	0.00	0.00	0.00	0.25	0.50
结肠	283	3.34	0.00	0.00	0.00	0.00	0.24	0.45	0.23	0.77	1.02	1.52	3.23
直肠	278	3.29	0.00	0.00	0.00	0.29	0.00	0.00	0.00	1.79	1.79	1.52	3.23
肛门	12	0.14	0.00	0.00	0.00	0.00	0.00	0.00	0.00	0.26	0.25	0.00	
肝脏	2226	26.31	0.00	0.30	0.50	0.29	0.97	0.90	5.05	17.39	26.84	46.58	64.41
胆囊及其他	75	0.89	0.00	0.00	0.00	0.00	0.00	0.00	0.00	0.51	0.00	1.01	0.99
胰腺	89	1.05	0.00	0.00	0.00	0.00	0.00	0.00	0.23	0.51	0.26	0.51	0.99
鼻，鼻窦及其他	27	0.32	0.00	1.20	0.25	0.00	0.00	0.00	0.00	0.77	0.51	0.00	0.75
喉	71	0.84	0.00	0.00	0.00	0.00	0.00	0.00	0.00	0.26	0.26	0.76	0.50
气管，支气管，肺	1968	23.26	0.00	0.00	0.00	0.00	0.24	0.90	0.23	3.07	5.37	9.87	25.36
其他胸腔器官	23	0.27	0.00	0.00	0.25	0.00	0.00	0.00	0.23	0.00	1.02	0.00	0.00
骨	94	1.11	0.00	0.00	0.00	0.29	0.97	0.00	0.46	0.51	0.77	0.51	0.99
皮肤黑色素瘤	7	0.08	0.00	0.00	0.00	0.00	0.00	0.00	0.00	0.00	0.00	0.00	0.25
其他皮肤	58	0.69	0.00	0.00	0.00	0.29	0.24	0.23	0.23	0.00	0.51	0.25	0.50
间皮瘤	2	0.02	0.00	0.00	0.00	0.00	0.00	0.00	0.00	0.00	0.00	0.00	0.00
卡波西肉瘤	1	0.01	0.00	0.00	0.00	0.00	0.00	0.00	0.00	0.26	0.00	0.00	0.00
周围神经，结缔、软组织	37	0.44	0.00	0.00	0.00	0.00	0.49	0.00	0.00	0.26	0.00	0.00	1.49
乳房	272	3.21	0.00	0.00	0.00	0.00	0.00	0.23	0.92	1.53	2.56	8.61	12.43
外阴	0	0.00	0.00	0.00	0.00	0.00	0.00	0.00	0.00	0.00	0.00	0.00	0.00
阴道	7	0.08	0.00	0.00	0.00	0.00	0.00	0.00	0.00	0.00	0.00	0.00	0.00

50～54	55～59	60～64	65～69	70～74	75～79	80～84	85+	粗率	中国人口标化率	世界人口标化率	累积率（%）		ICD-10
											0～64岁	0～74岁	
0.00	0.00	0.00	1.23	0.00	0.00	0.00	0.00	0.04	0.03	0.04	0.00	0.01	C00
2.34	0.38	4.03	2.46	3.88	0.99	4.47	0.00	1.05	0.95	0.87	0.07	0.10	C01～C02
0.33	0.38	1.34	1.84	1.55	1.98	1.49	2.12	0.28	0.22	0.23	0.01	0.03	C03～C06
0.00	0.77	1.34	0.61	0.78	1.98	1.49	4.23	0.23	0.16	0.17	0.01	0.02	C07～C08
0.33	0.00	0.00	1.23	0.00	0.00	0.00	0.00	0.06	0.05	0.05	0.00	0.01	C09
0.67	0.77	0.00	1.84	0.78	0.99	0.00	2.12	0.19	0.15	0.16	0.01	0.02	C10
18.04	14.56	24.61	27.03	34.17	29.67	26.79	25.41	7.91	6.68	6.44	0.44	0.75	C11
0.67	1.15	0.45	0.00	2.33	1.98	0.00	2.12	0.34	0.28	0.26	0.02	0.03	C12～C13
0.33	0.77	1.34	0.00	2.33	2.97	0.00	4.23	0.30	0.23	0.23	0.01	0.03	C14
8.02	6.52	16.55	27.03	28.74	46.49	50.61	46.58	5.33	4.00	3.98	0.18	0.46	C15
18.04	24.15	32.21	60.19	85.44	80.12	122.06	133.40	13.48	10.31	10.16	0.49	1.22	C16
0.67	1.53	1.79	5.53	1.55	4.95	2.98	2.12	0.60	0.48	0.48	0.02	0.06	C17
8.02	9.96	15.21	21.50	33.40	33.63	50.61	48.70	5.33	4.06	4.02	0.20	0.48	C18
6.68	8.43	9.40	27.03	32.62	38.58	46.14	52.93	5.23	4.05	3.92	0.17	0.46	C19～C20
0.67	0.38	0.89	1.84	0.00	0.99	0.00	2.12	0.23	0.19	0.19	0.01	0.02	C21
100.89	92.75	132.89	163.38	148.35	130.57	136.94	114.34	41.91	35.93	34.48	2.45	4.01	C22
1.00	2.30	4.03	7.37	6.99	10.88	16.37	8.47	1.41	1.08	1.05	0.05	0.12	C23～C24
3.01	3.83	5.82	7.37	12.43	7.91	7.44	12.70	1.68	1.34	1.34	0.08	0.17	C25
2.34	0.00	1.34	0.61	0.78	0.99	0.00	2.12	0.51	0.46	0.49	0.03	0.04	C30～C31
2.67	2.68	6.26	4.91	6.99	5.93	10.42	10.59	1.34	1.04	1.05	0.07	0.13	C32
58.80	55.96	129.31	202.70	214.37	255.20	273.89	273.14	37.05	28.71	28.74	1.45	3.53	C33～C34
0.67	0.77	2.24	1.84	1.55	1.98	0.00	2.12	0.43	0.38	0.38	0.03	0.04	C37～C38
2.00	1.15	7.16	4.91	12.43	11.87	11.91	14.82	1.77	1.43	1.40	0.07	0.16	C40～C41
0.33	0.00	0.45	0.00	1.55	0.99	1.49	0.00	0.13	0.10	0.10	0.01	0.01	C43
2.34	0.77	2.68	2.46	3.11	10.88	11.91	14.82	1.09	0.82	0.79	0.04	0.07	C44
0.00	0.00	0.00	0.00	0.00	0.00	2.98	0.00	0.04	0.02	0.01	0.00	0.00	C45
0.00	0.00	0.00	0.00	0.00	0.00	0.00	0.00	0.02	0.03	0.02	0.00	0.00	C46
3.01	0.77	2.68	0.00	2.33	2.97	1.49	8.47	0.70	0.56	0.56	0.04	0.06	C47, C49
14.03	16.86	13.42	14.13	8.54	3.96	5.95	19.06	5.12	4.42	4.27	0.35	0.47	C50
0.00	0.00	0.00	0.00	0.00	0.00	0.00	0.00	0.00	0.00	0.00	0.00	0.00	C51
0.67	0.00	0.45	0.61	0.00	1.98	1.49	0.00	0.13	0.10	0.10	0.01	0.01	C52

续表

部位	病例数	构成（%）	年龄组（岁）										
			0～	1～4	5～9	10～14	15～19	20～24	25～29	30～34	35～39	40～44	45～4
子宫颈	198	2.34	0.00	0.00	0.00	0.00	0.00	0.00	0.23	1.28	1.79	5.32	5.97
子宫体	47	0.56	0.00	0.00	0.00	0.00	0.00	0.00	0.00	0.00	0.26	0.25	1.74
子宫，部位不明	36	0.43	0.00	0.00	0.00	0.00	0.00	0.00	0.00	0.26	0.26	1.01	0.00
卵巢	38	0.45	0.00	0.00	0.00	0.00	0.00	0.00	0.00	0.26	0.51	0.51	0.99
其他女性生殖器	4	0.05	0.00	0.00	0.00	0.00	0.00	0.00	0.00	0.00	0.00	0.00	0.25
胎盘	1	0.01	0.00	0.00	0.00	0.00	0.00	0.00	0.00	0.00	0.26	0.00	0.00
阴茎	9	0.11	0.00	0.00	0.00	0.00	0.24	0.00	0.00	0.00	0.00	0.00	0.00
前列腺	73	0.86	0.00	0.00	0.00	0.00	0.00	0.00	0.00	0.00	0.00	0.25	0.25
睾丸	5	0.06	0.00	0.00	0.00	0.00	0.00	0.00	0.00	0.26	0.00	0.00	0.00
其他男性生殖器	1	0.01	0.00	0.00	0.00	0.00	0.00	0.00	0.00	0.00	0.00	0.00	0.00
肾	44	0.52	0.00	0.30	0.00	0.00	0.24	0.23	0.00	0.00	0.26	0.00	0.99
肾盂	7	0.08	0.00	0.00	0.00	0.00	0.00	0.00	0.00	0.00	0.00	0.00	0.00
输尿管	3	0.04	0.00	0.00	0.00	0.00	0.00	0.00	0.00	0.00	0.00	0.00	0.00
膀胱	80	0.95	0.00	0.00	0.00	0.00	0.00	0.00	0.00	0.00	0.26	0.76	0.25
其他泌尿器官	2	0.02	0.00	0.00	0.00	0.00	0.00	0.00	0.00	0.00	0.00	0.00	0.00
眼	3	0.04	0.00	0.00	0.00	0.00	0.24	0.00	0.00	0.26	0.00	0.00	0.00
脑，神经系统	237	2.80	0.00	0.60	2.27	0.29	1.70	0.68	0.69	1.53	1.53	3.04	5.22
甲状腺	34	0.40	0.00	0.00	0.00	0.29	0.00	0.23	0.00	0.26	0.26	0.76	0.25
肾上腺	5	0.06	0.00	0.00	0.00	0.00	0.00	0.00	0.00	0.26	0.00	0.00	0.00
其他内分泌腺	3	0.04	0.00	0.00	0.00	0.00	0.24	0.00	0.00	0.00	0.26	0.00	0.00
霍奇金病	11	0.13	0.00	0.00	0.00	0.00	0.00	0.23	0.00	0.00	0.00	0.51	0.50
非霍奇金淋巴瘤	80	0.95	0.00	0.00	0.00	0.29	0.49	0.00	0.00	0.51	0.51	1.01	0.99
免疫增生性疾病	0	0.00	0.00	0.00	0.00	0.00	0.00	0.00	0.00	0.00	0.00	0.00	0.00
多发性骨髓瘤	30	0.35	0.00	0.00	0.00	0.00	0.00	0.00	0.00	0.00	0.00	0.25	0.75
淋巴样白血病	28	0.33	0.00	0.00	0.00	0.57	1.22	0.23	0.23	0.00	0.26	0.00	0.50
髓样白血病	58	0.69	1.38	0.00	0.00	0.29	0.24	0.00	1.15	1.02	0.51	2.03	0.50
白血病，未特指	139	1.64	1.38	1.20	1.01	1.15	1.22	1.13	1.61	1.53	2.56	0.76	3.48
其他或未指明部位	173	2.04	1.38	0.00	0.00	0.29	0.24	0.23	0.69	0.00	2.30	2.53	3.98
所有部位合计	8462	100.00	4.13	3.90	4.29	4.29	9.25	6.32	13.76	39.89	63.39	110.64	173.20
所有部位除C44	8404	99.31	4.13	3.90	4.29	4.01	9.01	6.10	13.53	39.89	62.88	110.38	172.58

50~54	55~59	60~64	65~69	70~74	75~79	80~84	85+	粗率	中国人口标化率	世界人口标化率	累积率（%）0~64岁	0~74岁	ICD-10
11.36	9.58	9.40	13.51	13.20	13.85	7.44	4.23	3.73	3.21	3.07	0.22	0.36	C53
3.01	3.45	4.92	2.46	2.33	0.00	1.49	2.12	0.88	0.74	0.76	0.07	0.09	C54
2.34	0.77	2.24	3.69	5.44	1.98	1.49	0.00	0.68	0.59	0.58	0.03	0.08	C55
3.34	1.53	2.24	2.46	1.55	0.99	2.98	2.12	0.72	0.61	0.59	0.05	0.07	C56
0.33	0.38	0.00	0.00	0.00	0.00	1.49	0.00	0.08	0.06	0.05	0.00	0.00	C57
0.00	0.00	0.00	0.00	0.00	0.00	0.00	0.00	0.02	0.02	0.02	0.00	0.00	C58
0.00	0.00	0.45	0.00	0.78	0.00	7.44	2.12	0.17	0.11	0.10	0.00	0.01	C60
0.67	0.38	4.92	4.91	8.54	11.87	19.35	27.53	1.37	0.93	0.95	0.03	0.10	C61
0.00	0.00	0.00	0.00	0.00	2.97	0.00	2.12	0.09	0.07	0.06	0.00	0.00	C62
0.00	0.00	0.00	0.00	0.00	1.49	0.00	0.02	0.01	0.01	0.00	0.00	C63
1.34	0.77	4.47	3.07	5.44	3.96	4.47	2.12	0.83	0.67	0.69	0.04	0.09	C64
0.00	0.00	0.00	0.00	0.78	1.98	0.00	8.47	0.13	0.07	0.08	0.00	0.00	C65
0.00	0.00	0.00	0.61	0.00	1.98	0.00	0.00	0.06	0.04	0.04	0.00	0.00	C66
1.34	1.15	3.58	5.53	9.32	14.84	13.40	31.76	1.51	1.05	1.06	0.04	0.11	C67
0.33	0.38	0.00	0.00	0.00	0.00	0.00	0.00	0.04	0.03	0.03	0.00	0.00	C68
0.00	0.00	0.00	0.61	0.00	0.00	0.00	0.00	0.06	0.06	0.06	0.00	0.01	C69
8.35	3.83	11.19	19.66	17.86	17.80	29.77	29.64	4.46	3.71	3.69	0.20	0.39	C70~C72
1.00	1.92	0.89	3.69	3.11	1.98	2.98	4.23	0.64	0.54	0.53	0.03	0.06	C73
0.00	0.00	0.45	0.61	0.00	1.98	0.00	0.00	0.09	0.08	0.07	0.00	0.01	C74
0.00	0.00	0.00	0.00	0.00	0.00	0.00	2.12	0.06	0.05	0.05	0.00	0.00	C75
0.00	1.15	0.00	0.61	0.00	1.98	0.00	0.00	0.21	0.17	0.16	0.01	0.01	C81
3.01	2.68	4.47	8.60	8.54	5.93	7.44	6.35	1.51	1.27	1.25	0.07	0.16	C82~C85, C96
0.00	0.00	0.00	0.00	0.00	0.00	0.00	0.00	0.00	0.00	0.00	0.00	0.00	C88
1.00	0.38	1.79	3.69	6.21	0.00	5.95	0.00	0.56	0.46	0.46	0.02	0.07	C90
1.34	0.77	1.34	0.00	4.66	0.00	1.49	0.00	0.53	0.50	0.49	0.03	0.06	C91
2.34	2.30	2.68	3.69	3.88	1.98	2.98	0.00	1.09	1.01	0.96	0.07	0.10	C92~C94
6.01	2.30	5.37	4.30	7.77	10.88	10.42	10.59	2.62	2.36	2.29	0.15	0.21	C95
5.68	5.75	10.29	10.44	17.86	15.83	13.40	23.29	3.26	2.66	2.62	0.16	0.30	O&U
309.36	287.06	488.59	681.79	764.26	804.19	924.37	965.53	159.31	129.36	126.67	7.57	14.80	ALL
307.02	286.30	485.91	679.34	761.15	793.31	912.46	950.71	158.22	128.54	125.88	7.53	14.73	ALLbC44

附表 2-8　2017 年广西壮族自治区农村肿瘤登记地区男性癌症死亡主要指标（1/10⁵）

部位	病例数	构成（%）	0～	1～4	5～9	10～14	15～19	20～24	25～29	30～34	35～39	40～44	45～4
唇	2	0.04	0.00	0.00	0.00	0.00	0.00	0.00	0.00	0.00	0.00	0.00	0.00
舌	38	0.67	0.00	0.00	0.00	0.00	0.00	0.00	0.43	0.00	1.91	2.35	3.73
口	8	0.14	0.00	0.00	0.00	0.00	0.00	0.00	0.00	0.00	0.00	0.00	0.00
唾液腺	10	0.18	0.00	0.00	0.00	0.00	0.00	0.00	0.00	0.00	0.00	0.00	0.00
扁桃体	3	0.05	0.00	0.00	0.00	0.00	0.00	0.00	0.00	0.00	0.00	0.00	0.00
其他口咽	7	0.12	0.00	0.00	0.00	0.00	0.00	0.00	0.00	0.00	0.00	0.00	0.00
鼻咽	302	5.31	0.00	0.00	0.00	0.00	0.00	0.45	1.29	0.94	5.73	14.10	21.89
下咽	18	0.32	0.00	0.00	0.00	0.00	0.00	0.00	0.00	0.00	0.95	0.47	1.40
咽，部位不明	13	0.23	0.00	0.00	0.00	0.00	0.00	0.00	0.43	0.00	0.00	0.00	0.47
食管	208	3.66	0.00	0.00	0.00	0.00	0.00	0.00	0.00	0.00	1.43	1.88	5.59
胃	495	8.71	0.00	0.00	0.00	0.00	0.00	0.45	0.43	2.83	3.34	8.93	13.97
小肠	20	0.35	0.00	0.00	0.00	0.00	0.00	0.00	0.00	0.00	0.00	0.47	0.93
结肠	183	3.22	0.00	0.00	0.00	0.00	0.00	0.89	0.00	0.47	1.43	1.41	4.66
直肠	171	3.01	0.00	0.00	0.00	0.00	0.00	0.00	0.00	2.36	1.91	1.41	3.26
肛门	9	0.16	0.00	0.00	0.00	0.00	0.00	0.00	0.00	0.00	0.48	0.47	0.00
肝脏	1771	31.16	0.00	0.54	0.93	0.52	0.45	1.79	6.86	27.85	45.81	76.13	108.06
胆囊及其他	37	0.65	0.00	0.00	0.00	0.00	0.00	0.00	0.00	0.47	0.00	0.94	0.93
胰腺	56	0.99	0.00	0.00	0.00	0.00	0.00	0.00	0.43	0.47	0.48	0.94	0.93
鼻，鼻窦及其他	18	0.32	0.00	1.63	0.00	0.00	0.00	0.00	0.00	0.94	0.48	0.00	0.47
喉	59	1.04	0.00	0.00	0.00	0.00	0.00	0.00	0.00	0.47	0.00	1.41	0.93
气管，支气管，肺	1403	24.68	0.00	0.00	0.00	0.00	0.00	1.34	0.43	2.83	7.16	10.81	33.07
其他胸腔器官	20	0.35	0.00	0.00	0.46	0.00	0.00	0.00	0.43	0.00	1.91	0.00	0.00
骨	60	1.06	0.00	0.00	0.00	0.52	1.35	0.00	0.43	0.47	0.00	0.47	0.93
皮肤黑色素瘤	3	0.05	0.00	0.00	0.00	0.00	0.00	0.00	0.00	0.00	0.00	0.00	0.00
其他皮肤	39	0.69	0.00	0.00	0.00	0.00	0.45	0.45	0.43	0.00	0.48	0.47	0.47
间皮瘤	0	0.00	0.00	0.00	0.00	0.00	0.00	0.00	0.00	0.00	0.00	0.00	0.00
卡波西肉瘤	1	0.02	0.00	0.00	0.00	0.00	0.00	0.00	0.00	0.47	0.00	0.00	0.00
周围神经，结缔、软组织	20	0.35	0.00	0.00	0.00	0.00	0.90	0.00	0.00	0.00	0.00	0.00	1.86
乳房	6	0.11	0.00	0.00	0.00	0.00	0.00	0.00	0.00	0.00	0.00	0.00	0.47
外阴	—	—	—	—	—	—	—	—	—	—	—	—	—
阴道	—	—	—	—	—	—	—	—	—	—	—	—	—

50~54	55~59	60~64	65~69	70~74	75~79	80~84	85+	粗率	中国人口标化率	世界人口标化率	累积率（%）0~64岁	0~74岁	ICD-10
0.00	0.00	0.00	2.41	0.00	0.00	0.00	0.00	0.07	0.07	0.07	0.00	0.01	C00
3.76	0.00	4.32	3.62	6.20	0.00	6.62	0.00	1.35	1.23	1.14	0.08	0.13	C01~C02
0.63	0.00	2.59	1.21	3.10	2.06	0.00	0.00	0.28	0.24	0.25	0.02	0.04	C03~C06
0.00	1.48	1.73	1.21	1.55	4.12	3.31	5.31	0.35	0.27	0.28	0.02	0.03	C07~C08
0.63	0.00	0.00	2.41	0.00	0.00	0.00	0.00	0.11	0.10	0.10	0.00	0.02	C09
1.25	1.48	0.00	2.41	0.00	2.06	0.00	0.00	0.25	0.21	0.21	0.01	0.03	C10
24.44	22.24	32.86	33.76	49.59	37.10	49.67	37.16	10.72	9.24	8.93	0.62	1.04	C11
1.25	2.22	0.86	0.00	4.65	4.12	0.00	5.31	0.64	0.55	0.52	0.04	0.06	C12~C13
0.63	0.74	2.59	0.00	4.65	4.12	0.00	5.31	0.46	0.38	0.39	0.02	0.05	C14
14.42	11.12	25.08	42.20	35.64	65.96	72.85	53.09	7.38	6.02	5.97	0.30	0.69	C15
25.07	38.55	44.97	84.40	123.97	98.94	175.49	191.11	17.57	14.35	14.24	0.69	1.73	C16
1.25	1.48	3.46	4.82	1.55	4.12	3.31	5.31	0.71	0.59	0.60	0.04	0.07	C17
7.52	12.60	20.75	28.94	43.39	51.53	76.16	58.40	6.49	5.25	5.18	0.25	0.61	C18
8.15	8.90	11.24	32.55	41.84	51.53	62.91	84.94	6.07	4.96	4.82	0.19	0.56	C19~C20
0.63	0.74	1.73	2.41	0.00	0.00	0.00	5.31	0.32	0.27	0.29	0.02	0.03	C21
160.45	143.83	194.56	248.38	204.54	193.75	182.11	185.80	62.85	55.74	53.27	3.84	6.10	C22
0.63	2.22	4.32	7.23	7.75	14.43	13.24	5.31	1.31	1.08	1.04	0.05	0.12	C23~C24
3.13	5.19	7.78	8.44	15.50	10.31	9.93	15.93	1.99	1.67	1.67	0.10	0.22	C25
3.76	0.00	2.59	1.21	1.55	0.00	0.00	0.00	0.64	0.59	0.63	0.05	0.06	C30~C31
5.01	4.45	11.24	7.23	10.85	12.37	13.24	15.93	2.09	1.72	1.75	0.12	0.21	C32
87.12	74.88	180.73	286.96	319.21	385.44	407.27	430.00	49.79	40.89	40.99	1.99	5.02	C33~C34
1.25	1.48	2.59	3.62	3.10	2.06	0.00	5.31	0.71	0.66	0.64	0.04	0.07	C37~C38
2.51	2.22	8.65	7.23	18.59	14.43	16.56	21.23	2.13	1.79	1.80	0.09	0.22	C40~C41
0.63	0.00	0.00	0.00	3.10	0.00	0.00	0.00	0.11	0.10	0.09	0.00	0.02	C43
3.13	1.48	5.19	2.41	4.65	12.37	16.56	21.23	1.38	1.10	1.10	0.06	0.10	C44
0.00	0.00	0.00	0.00	0.00	0.00	0.00	0.00	0.00	0.00	0.00	0.00	0.00	C45
0.00	0.00	0.00	0.00	0.00	0.00	0.00	0.00	0.04	0.05	0.03	0.00	0.00	C46
3.13	0.00	3.46	0.00	3.10	4.12	0.00	5.31	0.71	0.61	0.62	0.05	0.06	C47, C49
0.00	0.74	0.86	1.21	0.00	0.00	3.31	5.31	0.21	0.16	0.17	0.01	0.02	C50
—	—	—	—	—	—	—	—	—	—	—	—	—	C51
—	—	—	—	—	—	—	—	—	—	—	—	—	C52

续表

部位	病例数	构成（%）	年龄组（岁）										
			0～	1～4	5～9	10～14	15～19	20～24	25～29	30～34	35～39	40～44	45～4
子宫颈	—	—	—	—	—	—	—	—	—	—	—	—	—
子宫体	—	—	—	—	—	—	—	—	—	—	—	—	—
子宫，部位不明	—	—	—	—	—	—	—	—	—	—	—	—	—
卵巢	—	—	—	—	—	—	—	—	—	—	—	—	—
其他女性生殖器	—	—	—	—	—	—	—	—	—	—	—	—	—
胎盘	—	—	—	—	—	—	—	—	—	—	—	—	—
阴茎	9	0.16	0.00	0.00	0.00	0.00	0.45	0.00	0.00	0.00	0.00	0.00	0.00
前列腺	73	1.28	0.00	0.00	0.00	0.00	0.00	0.00	0.00	0.00	0.00	0.47	0.47
睾丸	5	0.09	0.00	0.00	0.00	0.00	0.00	0.00	0.00	0.47	0.00	0.00	0.00
其他男性生殖器	1	0.02	0.00	0.00	0.00	0.00	0.00	0.00	0.00	0.00	0.00	0.00	0.00
肾	29	0.51	0.00	0.54	0.00	0.00	0.45	0.00	0.00	0.00	0.48	0.00	1.86
肾盂	4	0.07	0.00	0.00	0.00	0.00	0.00	0.00	0.00	0.00	0.00	0.00	0.00
输尿管	3	0.05	0.00	0.00	0.00	0.00	0.00	0.00	0.00	0.00	0.00	0.00	0.00
膀胱	65	1.14	0.00	0.00	0.00	0.00	0.00	0.00	0.00	0.00	0.48	0.94	0.47
其他泌尿器官	1	0.02	0.00	0.00	0.00	0.00	0.00	0.00	0.00	0.00	0.00	0.00	0.00
眼	2	0.04	0.00	0.00	0.00	0.00	0.45	0.00	0.00	0.00	0.00	0.00	0.00
脑，神经系统	149	2.62	0.00	1.08	2.32	0.52	2.70	0.89	1.29	1.42	2.39	4.23	7.45
甲状腺	19	0.33	0.00	0.00	0.00	0.00	0.00	0.00	0.00	0.00	0.48	0.94	0.47
肾上腺	4	0.07	0.00	0.00	0.00	0.00	0.00	0.00	0.00	0.47	0.00	0.00	0.00
其他内分泌腺	1	0.02	0.00	0.00	0.00	0.00	0.00	0.00	0.00	0.00	0.48	0.00	0.00
霍奇金病	7	0.12	0.00	0.00	0.00	0.00	0.00	0.45	0.00	0.00	0.00	0.47	0.47
非霍奇金淋巴瘤	56	0.99	0.00	0.00	0.00	0.52	0.45	0.00	0.00	0.47	0.48	1.41	1.40
免疫增生性疾病	0	0.00	0.00	0.00	0.00	0.00	0.00	0.00	0.00	0.00	0.00	0.00	0.00
多发性骨髓瘤	23	0.40	0.00	0.00	0.00	0.00	0.00	0.00	0.00	0.00	0.00	0.00	0.93
淋巴样白血病	17	0.30	0.00	0.00	0.00	1.03	1.35	0.00	0.00	0.00	0.00	0.00	0.47
髓样白血病	36	0.63	0.00	0.00	0.00	0.52	0.00	0.00	1.29	1.89	0.00	3.29	0.47
白血病，未特指	84	1.48	2.46	2.17	1.85	1.03	1.35	1.34	2.57	0.94	2.39	0.47	3.26
其他或未指明部位	116	2.04	0.00	0.00	0.00	0.52	0.45	0.00	0.43	0.00	2.86	3.29	4.19
所有部位合计	5684	100.00	2.46	5.96	5.56	5.15	10.81	8.05	17.15	46.26	83.50	138.16	225.91
所有部位除 C44	5645	99.31	2.46	5.96	5.56	5.15	10.36	7.60	16.72	46.26	83.02	137.69	225.44

50～54	55～59	60～64	65～69	70～74	75～79	80～84	85+	粗率	中国人口标化率	世界人口标化率	累积率（%）0～64岁	0～74岁	ICD-10
—	—	—	—	—	—	—	—	—	—	—	—	—	C53
—	—	—	—	—	—	—	—	—	—	—	—	—	C54
—	—	—	—	—	—	—	—	—	—	—	—	—	C55
—	—	—	—	—	—	—	—	—	—	—	—	—	C56
—	—	—	—	—	—	—	—	—	—	—	—	—	C57
—	—	—	—	—	—	—	—	—	—	—	—	—	C58
0.00	0.00	0.86	0.00	1.55	0.00	16.56	5.31	0.32	0.22	0.22	0.01	0.01	C60
1.25	0.74	9.51	9.65	17.05	24.73	43.04	69.01	2.59	1.91	1.97	0.06	0.20	C61
0.00	0.00	0.00	0.00	0.00	6.18	0.00	5.31	0.18	0.14	0.12	0.00	0.00	C62
0.00	0.00	0.00	0.00	0.00	0.00	3.31	0.00	0.04	0.02	0.02	0.00	0.00	C63
1.88	1.48	4.32	2.41	7.75	6.18	3.31	5.31	1.03	0.87	0.89	0.05	0.11	C64
0.00	0.00	0.00	0.00	1.55	4.12	0.00	5.31	0.14	0.10	0.10	0.00	0.01	C65
0.00	0.00	0.00	1.21	0.00	4.12	0.00	0.00	0.11	0.09	0.08	0.00	0.01	C66
1.88	1.48	4.32	8.44	15.50	30.92	26.49	58.40	2.31	1.74	1.74	0.05	0.17	C67
0.00	0.74	0.00	0.00	0.00	0.00	0.00	0.00	0.04	0.03	0.03	0.00	0.00	C68
0.00	0.00	0.00	1.21	0.00	0.00	0.00	0.00	0.07	0.07	0.08	0.00	0.01	C69
11.28	5.19	12.11	24.11	21.69	16.49	33.11	31.85	5.29	4.65	4.63	0.26	0.49	C70～C72
0.00	2.22	1.73	3.62	4.65	2.06	6.62	5.31	0.67	0.56	0.55	0.03	0.07	C73
0.00	0.00	0.00	1.21	0.00	4.12	0.00	0.00	0.14	0.13	0.11	0.00	0.01	C74
0.00	0.00	0.00	0.00	0.00	0.00	0.00	0.00	0.04	0.04	0.03	0.00	0.00	C75
0.00	1.48	0.00	1.21	0.00	2.06	0.00	0.00	0.25	0.21	0.21	0.01	0.02	C81
3.76	2.22	8.65	9.65	15.50	8.24	13.24	5.31	1.99	1.73	1.71	0.10	0.22	C82～C85, C96
0.00	0.00	0.00	0.00	0.00	0.00	0.00	0.00	0.00	0.00	0.00	0.00	0.00	C88
1.88	0.00	1.73	6.03	10.85	0.00	13.24	0.00	0.82	0.70	0.68	0.02	0.11	C90
1.88	1.48	2.59	0.00	4.65	0.00	0.00	0.00	0.60	0.58	0.59	0.04	0.07	C91
1.88	2.22	3.46	4.82	7.75	2.06	0.00	0.00	1.28	1.23	1.13	0.08	0.14	C92～C94
6.27	4.45	6.05	6.03	9.30	12.37	9.93	15.93	2.98	2.70	2.76	0.17	0.25	C95
7.52	5.93	13.84	14.47	24.79	26.80	29.80	26.54	4.12	3.49	3.39	0.20	0.39	O&U
399.88	367.74	643.36	910.31	1050.61	1125.40	1311.21	1396.19	201.72	171.14	167.82	9.78	19.59	ALL
396.74	366.26	638.17	907.90	1045.96	1113.03	1294.66	1374.95	200.33	170.04	166.72	9.72	19.49	ALLbC44

附表 2-9　2017 年广西壮族自治区农村肿瘤登记地区女性癌症死亡主要指标（1/10⁵）

部位	病例数	构成（%）	0～	1～4	5～9	10～14	15～19	20～24	25～29	30～34	35～39	40～44	45～49
唇	0	0.00	0.00	0.00	0.00	0.00	0.00	0.00	0.00	0.00	0.00	0.00	0.00
舌	18	0.65	0.00	0.00	0.00	0.00	0.00	0.00	0.00	0.56	1.65	1.10	1.07
口	7	0.25	0.00	0.00	0.00	0.00	0.00	0.00	0.00	0.00	0.55	0.00	0.00
唾液腺	2	0.07	0.00	0.00	0.00	0.00	0.00	0.00	0.00	0.00	0.00	0.00	0.00
扁桃体	0	0.00	0.00	0.00	0.00	0.00	0.00	0.00	0.00	0.00	0.00	0.00	0.00
其他口咽	3	0.11	0.00	0.00	0.00	0.00	0.00	0.00	0.00	0.00	0.00	0.00	0.00
鼻咽	118	4.25	0.00	0.67	0.00	0.00	0.00	0.46	0.00	3.91	2.75	4.94	3.73
下咽	0	0.00	0.00	0.00	0.00	0.00	0.00	0.00	0.00	0.00	0.00	0.00	0.00
咽，部位不明	3	0.11	0.00	0.00	0.00	0.00	0.00	0.00	0.00	0.00	0.00	0.00	0.00
食管	75	2.70	0.00	0.00	0.00	0.00	0.00	0.00	0.00	0.00	0.00	0.55	0.53
胃	221	7.96	0.00	0.00	0.00	0.00	0.00	0.00	0.49	1.67	2.20	4.39	6.94
小肠	12	0.43	0.00	0.00	0.00	0.00	0.00	0.00	0.00	0.00	0.00	0.00	0.00
结肠	100	3.60	0.00	0.00	0.00	0.00	0.53	0.00	0.49	1.12	0.55	1.65	1.60
直肠	107	3.85	0.00	0.00	0.00	0.64	0.00	0.00	0.00	1.12	1.65	1.65	3.20
肛门	3	0.11	0.00	0.00	0.00	0.00	0.00	0.00	0.00	0.00	0.00	0.00	0.00
肝脏	455	16.38	0.00	0.00	0.00	0.00	1.59	0.00	2.96	5.02	4.95	12.08	14.40
胆囊及其他	38	1.37	0.00	0.00	0.00	0.00	0.00	0.00	0.00	0.56	0.00	1.10	1.07
胰腺	33	1.19	0.00	0.00	0.00	0.00	0.00	0.00	0.00	0.56	0.00	0.00	1.07
鼻，鼻窦及其他	9	0.32	0.00	0.67	0.55	0.00	0.00	0.00	0.00	0.56	0.55	0.00	1.07
喉	12	0.43	0.00	0.00	0.00	0.00	0.00	0.00	0.00	0.00	0.55	0.00	0.00
气管，支气管，肺	565	20.34	0.00	0.00	0.00	0.00	0.53	0.46	0.00	3.35	3.30	8.78	16.54
其他胸腔器官	3	0.11	0.00	0.00	0.00	0.00	0.00	0.00	0.00	0.00	0.00	0.00	0.00
骨	34	1.22	0.00	0.00	0.00	0.00	0.53	0.00	0.49	0.56	1.65	0.55	1.07
皮肤黑色素瘤	4	0.14	0.00	0.00	0.00	0.00	0.00	0.00	0.00	0.00	0.00	0.00	0.53
其他皮肤	19	0.68	0.00	0.00	0.00	0.64	0.00	0.00	0.00	0.00	0.55	0.00	0.53
间皮瘤	2	0.07	0.00	0.00	0.00	0.00	0.00	0.00	0.00	0.00	0.00	0.00	0.00
卡波西肉瘤	0	0.00	0.00	0.00	0.00	0.00	0.00	0.00	0.00	0.00	0.00	0.00	0.00
周围神经，结缔、软组织	17	0.61	0.00	0.00	0.00	0.00	0.00	0.00	0.00	0.56	0.00	0.00	1.07
乳房	266	9.58	0.00	0.00	0.00	0.00	0.00	0.46	1.97	3.35	5.51	18.66	26.14
外阴	0	0.00	0.00	0.00	0.00	0.00	0.00	0.00	0.00	0.00	0.00	0.00	0.00
阴道	7	0.25	0.00	0.00	0.00	0.00	0.00	0.00	0.00	0.00	0.00	0.00	0.00

50～54	55～59	60～64	65～69	70～74	75～79	80～84	85+	粗率	中国人口标化率	世界人口标化率	累积率（%）0～64岁	0～74岁	ICD-10
0.00	0.00	0.00	0.00	0.00	0.00	0.00	0.00	0.00	0.00	0.00	0.00	0.00	C00
0.72	0.79	3.71	1.25	1.56	1.90	2.70	0.00	0.72	0.65	0.58	0.05	0.06	C01～C02
0.00	0.79	0.00	2.50	0.00	1.90	2.70	3.52	0.28	0.20	0.19	0.01	0.02	C03～C06
0.00	0.00	0.93	0.00	0.00	0.00	0.00	3.52	0.08	0.04	0.05	0.00	0.00	C07～C08
0.00	0.00	0.00	0.00	0.00	0.00	0.00	0.00	0.00	0.00	0.00	0.00	0.00	C09
0.00	0.00	0.00	1.25	1.56	0.00	0.00	3.52	0.12	0.08	0.09	0.00	0.01	C10
10.73	6.35	15.76	20.03	18.69	22.82	8.11	17.61	4.73	3.95	3.77	0.25	0.44	C11
0.00	0.00	0.00	0.00	0.00	0.00	0.00	0.00	0.00	0.00	0.00	0.00	0.00	C12～C13
0.00	0.79	0.00	0.00	0.00	1.90	0.00	3.52	0.12	0.07	0.07	0.00	0.00	C14
0.72	1.59	7.42	11.27	21.80	28.53	32.45	42.27	3.01	1.89	1.89	0.05	0.22	C15
10.02	8.73	18.54	35.06	46.72	62.76	78.42	95.10	8.86	6.19	6.02	0.26	0.67	C16
0.00	1.59	0.00	6.26	1.56	5.71	2.70	0.00	0.48	0.36	0.35	0.01	0.05	C17
8.58	7.14	9.27	13.77	23.36	17.12	29.75	42.27	4.01	2.90	2.88	0.15	0.34	C18
5.01	7.93	7.42	21.29	23.36	26.63	32.45	31.70	4.29	3.18	3.07	0.14	0.37	C19～C20
0.72	0.00	0.00	1.25	0.00	1.90	0.00	0.00	0.12	0.10	0.09	0.00	0.01	C21
32.91	38.08	66.76	75.12	91.87	72.27	100.05	66.92	18.25	14.26	14.05	0.89	1.73	C22
1.43	2.38	3.71	7.51	6.23	7.61	18.93	10.57	1.52	1.08	1.05	0.05	0.12	C23～C24
2.86	2.38	3.71	6.26	9.34	5.71	5.41	10.57	1.32	1.00	1.00	0.05	0.13	C25
0.72	0.00	0.00	0.00	0.00	1.90	0.00	3.52	0.36	0.32	0.32	0.02	0.02	C30～C31
0.00	0.79	0.93	2.50	3.11	0.00	8.11	7.04	0.48	0.32	0.32	0.01	0.04	C32
26.47	35.70	74.17	115.19	109.00	135.03	164.95	169.07	22.66	16.40	16.38	0.85	1.97	C33～C34
0.00	0.00	1.85	0.00	0.00	1.90	0.00	0.00	0.12	0.09	0.09	0.01	0.01	C37～C38
1.43	0.00	5.56	2.50	6.23	9.51	8.11	10.57	1.36	1.07	1.00	0.06	0.10	C40～C41
0.00	0.00	0.93	0.00	0.00	1.90	2.70	0.00	0.16	0.11	0.10	0.01	0.01	C43
1.43	0.00	0.00	2.50	1.56	9.51	8.11	10.57	0.76	0.53	0.49	0.02	0.04	C44
0.00	0.00	0.00	0.00	0.00	0.00	5.41	0.00	0.08	0.03	0.03	0.00	0.00	C45
0.00	0.00	0.00	0.00	0.00	0.00	0.00	0.00	0.00	0.00	0.00	0.00	0.00	C46
2.86	1.59	1.85	0.00	1.56	1.90	2.70	10.57	0.68	0.51	0.49	0.04	0.05	C47, C49
30.05	34.12	26.89	27.55	17.13	7.61	8.11	28.18	10.67	9.14	8.78	0.74	0.96	C50
0.00	0.00	0.00	0.00	0.00	0.00	0.00	0.00	0.00	0.00	0.00	0.00	0.00	C51
1.43	0.00	0.93	1.25	0.00	3.80	2.70	0.00	0.28	0.21	0.20	0.01	0.02	C52

续表

部位	病例数	构成(%)	年龄组（岁）										
			0～	1～4	5～9	10～14	15～19	20～24	25～29	30～34	35～39	40～44	45～49
子宫颈	198	7.13	0.00	0.00	0.00	0.00	0.00	0.00	0.49	2.79	3.85	11.53	12.80
子宫体	47	1.69	0.00	0.00	0.00	0.00	0.00	0.00	0.00	0.00	0.55	0.55	3.73
子宫，部位不明	36	1.30	0.00	0.00	0.00	0.00	0.00	0.00	0.00	0.56	0.55	2.20	0.00
卵巢	38	1.37	0.00	0.00	0.00	0.00	0.00	0.00	0.00	0.56	1.10	1.10	2.13
其他女性生殖器	4	0.14	0.00	0.00	0.00	0.00	0.00	0.00	0.00	0.00	0.00	0.00	0.53
胎盘	1	0.04	0.00	0.00	0.00	0.00	0.00	0.00	0.00	0.00	0.55	0.00	0.00
阴茎	—	—	—	—	—	—	—	—	—	—	—	—	—
前列腺	—	—	—	—	—	—	—	—	—	—	—	—	—
睾丸	—	—	—	—	—	—	—	—	—	—	—	—	—
其他男性生殖器	—	—	—	—	—	—	—	—	—	—	—	—	—
肾	15	0.54	0.00	0.00	0.00	0.00	0.00	0.46	0.00	0.00	0.00	0.00	0.00
肾盂	3	0.11	0.00	0.00	0.00	0.00	0.00	0.00	0.00	0.00	0.00	0.00	0.00
输尿管	0	0.00	0.00	0.00	0.00	0.00	0.00	0.00	0.00	0.00	0.00	0.00	0.00
膀胱	15	0.54	0.00	0.00	0.00	0.00	0.00	0.00	0.00	0.00	0.00	0.55	0.00
其他泌尿器官	1	0.04	0.00	0.00	0.00	0.00	0.00	0.00	0.00	0.00	0.00	0.00	0.00
眼	1	0.04	0.00	0.00	0.00	0.00	0.00	0.00	0.00	0.56	0.00	0.00	0.00
脑，神经系统	88	3.17	0.00	0.00	2.22	0.00	0.53	0.46	0.00	1.67	0.55	1.65	2.67
甲状腺	15	0.54	0.00	0.00	0.00	0.64	0.00	0.46	0.00	0.56	0.00	0.55	0.00
肾上腺	1	0.04	0.00	0.00	0.00	0.00	0.00	0.00	0.00	0.00	0.00	0.00	0.00
其他内分泌腺	2	0.07	0.00	0.00	0.00	0.00	0.53	0.00	0.00	0.00	0.00	0.00	0.00
霍奇金病	4	0.14	0.00	0.00	0.00	0.00	0.00	0.00	0.00	0.00	0.00	0.55	0.53
非霍奇金淋巴瘤	24	0.86	0.00	0.00	0.00	0.00	0.53	0.00	0.00	0.56	0.55	0.55	0.53
免疫增生性疾病	0	0.00	0.00	0.00	0.00	0.00	0.00	0.00	0.00	0.00	0.00	0.00	0.00
多发性骨髓瘤	7	0.25	0.00	0.00	0.00	0.00	0.00	0.00	0.00	0.00	0.00	0.55	0.53
淋巴样白血病	11	0.40	0.00	0.00	0.00	0.00	1.06	0.46	0.49	0.00	0.55	0.00	0.53
髓样白血病	22	0.79	3.12	0.00	0.00	0.00	0.53	0.00	0.99	0.00	1.10	0.55	0.53
白血病，未特指	55	1.98	0.00	0.00	0.00	1.29	1.06	0.91	0.49	2.23	2.75	1.10	3.73
其他或未指明部位	57	2.05	3.12	0.00	0.00	0.00	0.00	0.46	0.99	0.00	1.65	1.65	3.73
所有部位合计	2778	100.00	6.23	1.34	2.77	3.22	7.41	4.57	9.87	32.36	40.19	78.49	112.57
所有部位除C44	2759	99.32	6.23	1.34	2.77	2.58	7.41	4.57	9.87	32.36	39.64	78.49	112.03

50～54	55～59	60～64	65～69	70～74	75～79	80～84	85+	粗率	中国人口标化率	世界人口标化率	累积率（%）		ICD-10
											0～64 岁	0～74 岁	
24.32	19.83	19.47	27.55	26.47	26.63	13.52	7.04	7.94	6.71	6.41	0.48	0.75	C53
6.44	7.14	10.20	5.01	4.67	0.00	2.70	3.52	1.88	1.54	1.58	0.14	0.19	C54
5.01	1.59	4.64	7.51	10.90	3.80	2.70	0.00	1.44	1.22	1.19	0.07	0.16	C55
7.15	3.17	4.64	5.01	3.11	1.90	5.41	3.52	1.52	1.29	1.24	0.10	0.14	C56
0.72	0.79	0.00	0.00	0.00	0.00	2.70	0.00	0.16	0.12	0.11	0.01	0.01	C57
0.00	0.00	0.00	0.00	0.00	0.00	0.00	0.00	0.04	0.05	0.03	0.00	0.00	C58
—	—	—	—	—	—	—	—	—	—	—	—	—	C60
—	—	—	—	—	—	—	—	—	—	—	—	—	C61
—	—	—	—	—	—	—	—	—	—	—	—	—	C62
—	—	—	—	—	—	—	—	—	—	—	—	—	C63
0.72	0.00	4.64	3.76	3.11	1.90	5.41	0.00	0.60	0.46	0.48	0.03	0.06	C64
0.00	0.00	0.00	0.00	0.00	0.00	0.00	10.57	0.12	0.03	0.05	0.00	0.00	C65
0.00	0.00	0.00	0.00	0.00	0.00	0.00	0.00	0.00	0.00	0.00	0.00	0.00	C66
0.72	0.79	2.78	2.50	3.11	0.00	2.70	14.09	0.60	0.39	0.43	0.02	0.05	C67
0.72	0.00	0.00	0.00	0.00	0.00	0.00	0.00	0.04	0.04	0.04	0.00	0.00	C68
0.00	0.00	0.00	0.00	0.00	0.00	0.00	0.00	0.04	0.06	0.03	0.00	0.00	C69
5.01	2.38	10.20	15.02	14.01	19.02	27.04	28.18	3.53	2.65	2.65	0.14	0.28	C70～C72
2.15	1.59	0.00	3.76	1.56	1.90	0.00	3.52	0.60	0.53	0.51	0.03	0.06	C73
0.00	0.00	0.93	0.00	0.00	0.00	0.00	0.00	0.04	0.03	0.04	0.00	0.00	C74
0.00	0.00	0.00	0.00	0.00	0.00	0.00	3.52	0.08	0.06	0.07	0.00	0.00	C75
0.00	0.79	0.00	0.00	0.00	1.90	0.00	0.00	0.16	0.13	0.12	0.01	0.01	C81
2.15	3.17	0.00	7.51	1.56	3.80	2.70	7.04	0.96	0.78	0.76	0.04	0.09	C82～C85, C96
0.00	0.00	0.00	0.00	0.00	0.00	0.00	0.00	0.00	0.00	0.00	0.00	0.00	C88
0.00	0.79	1.85	1.25	1.56	0.00	0.00	0.00	0.28	0.23	0.24	0.02	0.03	C90
0.72	0.00	0.00	0.00	4.67	0.00	2.70	0.00	0.44	0.40	0.38	0.02	0.04	C91
2.86	2.38	1.85	2.50	0.00	1.90	5.41	0.00	0.88	0.77	0.77	0.06	0.07	C92～C94
5.72	0.00	4.64	2.50	6.23	9.51	10.82	7.04	2.21	1.99	1.77	0.12	0.16	C95
3.58	5.55	6.49	6.26	10.90	5.71	0.00	21.13	2.29	1.82	1.84	0.12	0.21	O&U
206.04	200.73	322.65	444.49	476.50	507.80	608.44	679.79	111.40	85.95	84.10	5.12	9.72	ALL
204.60	200.73	322.65	441.98	474.94	498.29	600.32	669.23	110.64	85.42	83.62	5.10	9.68	ALLbC44

附录3 2017年广西壮族自治区各肿瘤登记处恶性肿瘤发病和死亡主要结果

附表3-1 2017年广西壮族自治区南宁市兴宁区男女合计癌症发病和死亡主要指标（1/10⁵）

发病

部位	病例数	构成(%)	年龄组（岁） 0~4	5~14	15~44	45~64	65+	35~64	粗率	中国人口标化率	世界人口标化率	累积率(%) 0~64岁	0~74岁	顺位	ICD-10
口腔和咽喉（除鼻咽癌）	17	1.91	0.00	0.00	0.00	13.72	23.53	7.72	5.09	4.31	4.41	0.32	0.54	16	C00~C10, C12~C14
鼻咽癌	22	2.47	0.00	0.00	5.27	10.98	16.81	10.03	6.58	6.13	5.41	0.37	0.59	13	C11
食管	20	2.24	0.00	0.00	0.00	10.98	40.35	6.17	5.99	5.11	5.19	0.22	0.70	15	C15
胃	64	7.17	0.00	0.00	4.10	32.93	110.95	22.38	19.15	16.05	15.66	0.84	1.86	5	C16
结直肠肛门	100	11.21	0.00	0.00	5.85	58.99	158.02	39.36	29.93	25.22	24.70	1.50	2.81	4	C18~C21
肝脏	166	18.61	0.00	0.00	17.55	108.39	191.64	78.73	49.68	42.02	40.79	2.94	4.73	2	C22
胆囊及其他	7	0.78	0.00	0.00	0.00	1.37	20.17	0.77	2.09	1.55	1.59	0.04	0.14	20	C23~C24
胰腺	11	1.23	0.00	0.00	0.59	6.86	16.81	3.86	3.29	2.78	2.62	0.18	0.29	18	C25
喉	6	0.67	0.00	0.00	0.00	1.37	16.81	0.77	1.80	1.45	1.48	0.02	0.18	21	C32
气管、支气管、肺	139	15.58	0.00	0.00	4.68	60.37	292.51	40.14	41.60	33.95	33.67	1.52	4.24	3	C33~C34
其他胸腔器官	1	0.11	0.00	0.00	0.00	0.00	3.36	0.00	0.30	0.20	0.15	0.00	0.00	25	C37~C38
骨	1	0.11	0.00	0.00	0.59	0.00	0.00	0.00	0.30	0.33	0.28	0.02	0.02	23	C40~C41
皮肤黑色素瘤	1	0.11	0.00	0.00	0.00	1.37	0.00	0.77	0.30	0.28	0.24	0.02	0.02	24	C43
乳房	91	10.31	0.00	0.00	32.82	124.95	122.09	111.47	56.57	48.16	45.08	3.62	5.04	1	C50
子宫颈	21	2.35	0.00	0.00	4.86	34.08	30.52	25.85	13.05	11.07	10.79	0.86	1.28	6	C53
子宫体及子宫部位不明	13	1.46	0.00	0.00	1.22	25.56	18.31	16.15	8.08	6.56	6.79	0.60	0.80	11	C54~C55
卵巢	14	1.57	0.00	0.00	3.65	25.56	12.21	19.39	8.70	7.37	6.99	0.63	0.74	9	C56

续表

部位	病例数	构成(%)	年龄组(岁)						粗率	中国人口标化率	世界人口标化率	累积率(%)		顺位	ICD-10
			0~4	5~14	15~44	45~64	65+	35~64				0~64岁	0~74岁		
前列腺	18	2.02	0.00	0.00	0.00	0.00	134.71	0.00	10.39	9.25	9.35	0.00	0.92	7	C61
睾丸	2	0.22	0.00	0.00	1.13	0.00	7.48	0.00	1.15	1.11	1.27	0.03	0.03	22	C62
肾及泌尿系统不明	11	1.23	0.00	0.00	0.00	4.12	26.90	2.32	3.29	2.68	2.88	0.10	0.35	19	C64~C66, C68
膀胱	12	1.35	0.00	0.00	0.59	1.37	33.62	1.54	3.59	2.94	2.72	0.05	0.44	17	C67
脑,神经系统	22	2.47	9.35	2.55	3.51	10.98	16.81	8.49	6.58	5.92	6.75	0.46	0.67	14	C70~C72
甲状腺	30	3.36	0.00	0.00	8.78	17.84	6.72	15.44	8.98	8.36	7.76	0.67	0.78	8	C73
淋巴瘤	28	3.14	0.00	2.55	1.17	12.35	53.79	7.72	8.38	7.19	7.08	0.34	0.87	10	C81~C85, C88, C90, C96
白血病	22	2.47	9.35	5.10	5.27	6.86	13.45	6.95	6.58	6.45	6.62	0.41	0.58	12	C91~C95
不明及其他癌症	52	5.83	0.00	0.00	3.51	20.58	104.23	15.44	15.56	12.46	11.72	0.56	1.22	99	A_0
所有部位合计	892	100.00	18.70	10.20	83.09	482.93	1311.23	351.96	266.96	225.95	220.65	13.37	25.38	0	ALL
所有部位除C44	878	98.43	18.70	10.20	82.50	477.44	1280.97	348.10	262.77	222.79	217.71	13.24	25.20	99	ALLbC44
死亡															
口腔和咽喉(除鼻咽癌)	5	0.98	0.00	0.00	0.00	4.12	6.72	2.32	1.50	1.33	1.34	0.09	0.14	18	C00~C10, C12~C14
鼻咽癌	17	3.32	0.00	0.00	1.17	12.35	20.17	8.49	5.09	4.33	4.33	0.32	0.54	9	C11
食管	20	3.91	0.00	0.00	0.00	12.35	36.98	6.95	5.99	4.97	5.15	0.26	0.64	6	C15
胃	48	9.38	0.00	0.00	1.76	23.32	94.14	15.44	14.37	11.76	12.03	0.62	1.53	3	C16
结直肠肛门	42	8.20	0.00	0.00	0.59	12.35	107.59	6.95	12.57	9.93	10.08	0.29	1.28	4	C18~C21
肝脏	128	25.00	0.00	0.00	10.53	64.48	211.81	48.63	38.31	32.16	30.95	1.71	3.76	1	C22
胆囊及其他	4	0.78	0.00	0.00	0.00	1.37	10.09	0.77	1.20	0.93	0.91	0.04	0.09	19	C23~C24
胰腺	10	1.95	0.00	0.00	1.17	2.74	20.17	2.32	2.99	2.47	2.19	0.10	0.21	13	C25

续表

部位	病例数	构成(%)	年龄组(岁)						粗率	中国人口标化率	世界人口标化率	累积率(%)		顺位	ICD-10
			0~4	5~14	15~44	45~64	65+	35~64				0~64岁	0~74岁		
喉	6	1.17	0.00	0.00	0.00	1.37	16.81	0.77	1.80	1.38	1.37	0.03	0.14	17	C32
气管,支气管,肺	115	22.46	0.00	0.00	2.93	65.85	208.45	40.91	34.42	27.79	28.61	1.64	3.51	2	C33~C34
其他胸腔器官	0	0.00	0.00	0.00	0.00	0.00	0.00	0.00	0.00	0.00	0.00	0.00	0.00	23	C37~C38
骨	2	0.39	0.00	0.00	0.00	1.37	3.36	0.77	0.60	0.49	0.53	0.03	0.08	21	C40~C41
皮肤黑色素瘤	1	0.20	0.00	0.00	0.00	0.00	3.36	0.00	0.30	0.22	0.17	0.00	0.00	22	C43
乳房	20	3.91	0.00	0.00	2.43	25.56	54.94	17.77	12.43	9.65	9.09	0.59	0.91	5	C50
子宫颈	4	0.78	0.00	0.00	1.22	5.68	6.10	4.85	2.49	2.27	2.13	0.15	0.25	14	C53
子宫体及子宫部位不明	4	0.78	0.00	0.00	0.00	8.52	6.10	4.85	2.49	1.86	2.00	0.19	0.31	15	C54~C55
卵巢	9	1.76	0.00	0.00	3.65	14.20	6.10	12.92	5.59	5.00	4.62	0.39	0.51	8	C56
前列腺	7	1.37	0.00	0.00	0.00	2.65	44.90	1.48	4.04	3.62	3.40	0.08	0.43	10	C61
睾丸	0	0.00	0.00	0.00	0.00	0.00	0.00	0.00	0.00	0.00	0.00	0.00	0.00	23	C62
肾及泌尿系统不明	3	0.59	0.00	0.00	0.00	0.00	10.09	0.00	0.90	0.71	0.83	0.00	0.10	20	C64~C66, C68
膀胱	6	1.17	0.00	0.00	0.00	2.74	13.45	1.54	1.80	1.41	1.40	0.08	0.19	16	C67
脑,神经系统	10	1.95	4.68	2.55	2.34	4.12	3.36	2.32	2.99	2.97	3.00	0.22	0.22	11	C70~C72
甲状腺	0	0.00	0.00	0.00	0.00	0.00	0.00	0.00	0.00	0.00	0.00	0.00	0.00	23	C73
淋巴瘤	20	3.91	0.00	0.00	0.59	10.98	36.98	6.95	5.99	4.66	4.81	0.27	0.53	7	C81~C85, C88, C90, C96
白血病	10	1.95	9.35	0.00	1.17	4.12	10.09	3.09	2.99	2.52	2.98	0.15	0.27	12	C91~C95
不明及其他癌症	21	4.10	0.00	0.00	0.59	15.09	30.26	9.26	6.28	5.19	5.18	0.34	0.56	99	A_0
所有部位合计	512	100.00	14.03	2.55	26.33	266.16	904.41	177.52	153.23	126.23	126.32	6.86	14.99	0	ALL
所有部位除C44	512	100.00	14.03	2.55	26.33	266.16	904.41	177.52	153.23	126.23	126.32	6.86	14.99	99	ALLbC44

附表 3-2　2017 年广西壮族自治区南宁市兴宁区男性癌症发病和死亡主要指标（1/10⁵）

发病

部位	病例数	构成（%）	年龄组（岁）						粗率	中国人口标化率	世界人口标化率	累积率（%）		顺位	ICD-10
			0~4	5~14	15~44	45~64	65+	35~64				0~64 岁	0~74 岁		
口腔和咽喉（除鼻咽癌）	12	2.39	0.00	0.00	0.00	18.58	37.42	10.35	6.93	6.26	6.51	0.47	0.80	9	C00~C10, C12~C14
鼻咽癌	14	2.79	0.00	0.00	5.64	15.93	22.45	14.78	8.08	7.30	6.79	0.45	0.68	8	C11
食管	16	3.19	0.00	0.00	0.00	15.93	74.84	8.87	9.23	8.51	8.37	0.30	1.20	7	C15
胃	46	9.16	0.00	0.00	4.51	45.12	187.10	31.04	26.55	23.81	23.40	1.17	2.73	4	C16
结直肠肛门	59	11.75	0.00	0.00	5.64	63.70	224.52	39.91	34.05	30.79	30.05	1.62	3.18	3	C18~C21
肝脏	141	28.09	0.00	0.00	32.71	185.80	314.32	135.97	81.38	72.90	70.70	5.16	8.10	1	C22
胆囊及其他	3	0.60	0.00	0.00	0.00	2.65	14.97	1.48	1.73	1.47	1.71	0.08	0.08	17	C23~C24
胰腺	7	1.39	0.00	0.00	1.13	10.62	14.97	5.91	4.04	3.74	3.61	0.28	0.51	15	C25
喉	6	1.20	0.00	0.00	0.00	2.65	37.42	1.48	3.46	3.16	3.31	0.04	0.37	16	C32
气管，支气管，肺	90	17.93	0.00	0.00	6.77	82.28	396.65	54.69	51.95	46.64	46.50	2.12	5.77	2	C33~C34
其他胸腔器官	0	0.00	0.00	0.00	0.00	0.00	0.00	0.00	0.00	0.00	0.00	0.00	0.00	20	C37~C38
骨	0	0.00	0.00	0.00	0.00	0.00	0.00	0.00	0.00	0.00	0.00	0.00	0.00	20	C40~C41
皮肤黑色素瘤	0	0.00	0.00	0.00	0.00	0.00	0.00	0.00	0.00	0.00	0.00	0.00	0.00	20	C43
乳房	1	0.20	0.00	0.00	1.13	0.00	0.00	1.48	0.58	0.44	0.40	0.03	0.03	19	C50
子宫颈	—	—	—	—	—	—	—	—	—	—	—	—	—	—	C53
子宫体及子宫部位不明	—	—	—	—	—	—	—	—	—	—	—	—	—	—	C54~C55
卵巢	—	—	—	—	—	—	—	—	—	—	—	—	—	—	C56
前列腺	18	3.59	0.00	0.00	0.00	0.00	134.71	0.00	10.39	9.25	9.35	0.00	0.92	5	C61
睾丸	2	0.40	0.00	0.00	1.13	0.00	7.48	0.00	1.15	1.11	1.27	0.03	0.03	18	C62

续表

部位	病例数	构成(%)	年龄组(岁)						粗率	中国人口标化率	世界人口标化率	累积率(%)		顺位	ICD-10
			0~4	5~14	15~44	45~64	65+	35~64				0~64岁	0~74岁		
肾及泌尿系统不明	8	1.59	0.00	0.00	0.00	7.96	37.42	4.43	4.62	4.14	4.63	0.21	0.52	13	C64~C66, C68
膀胱	10	1.99	0.00	0.00	1.13	2.65	59.87	2.96	5.77	5.23	4.88	0.09	0.80	12	C67
脑,神经系统	11	2.19	16.87	0.00	3.38	7.96	22.45	7.39	6.35	5.66	6.51	0.38	0.61	10	C70~C72
甲状腺	7	1.39	0.00	0.00	4.51	7.96	0.00	7.39	4.04	3.94	3.33	0.30	0.30	14	C73
淋巴瘤	17	3.39	0.00	4.60	2.26	13.27	67.36	8.87	9.81	9.38	9.24	0.40	1.14	6	C81~C85, C88, C90, C96
白血病	10	1.99	16.87	0.00	5.64	5.31	7.48	7.39	5.77	5.51	6.05	0.35	0.48	11	C91~C95
不明及其他癌症	24	4.78	0.00	0.00	2.26	21.23	104.77	14.78	13.85	12.10	11.86	0.57	1.28	99	A_0
所有部位合计	502	100.00	33.74	4.60	77.84	509.64	1766.20	359.15	289.74	261.32	258.49	14.05	29.53	0	ALL
所有部位除C44	493	98.21	33.74	4.60	77.84	501.67	1721.30	354.71	284.55	256.68	253.90	13.86	29.24	99	ALLbC44
死亡															
口腔和咽喉(除鼻咽癌)	3	0.88	0.00	0.00	0.00	7.96	0.00	4.43	1.73	1.63	1.71	0.19	0.19	14	C00~C10, C12~C14
鼻咽癌	16	4.69	0.00	0.00	2.26	23.89	37.42	16.26	9.23	8.21	8.16	0.63	0.99	5	C11
食管	14	4.11	0.00	0.00	0.00	18.58	52.39	10.35	8.08	7.34	7.18	0.38	0.97	6	C15
胃	35	10.26	0.00	0.00	3.38	39.82	127.23	26.60	20.20	18.03	18.36	1.08	2.08	3	C16
结直肠肛门	32	9.38	0.00	0.00	1.13	18.58	179.61	10.35	18.47	16.82	17.35	0.45	2.18	4	C18~C21
肝脏	103	30.21	0.00	0.00	19.18	111.48	329.29	84.24	59.45	53.47	51.52	2.96	6.06	1	C22
胆囊及其他	2	0.59	0.00	0.00	0.00	2.65	7.48	1.48	1.15	1.00	0.99	0.08	0.08	16	C23~C24
胰腺	6	1.76	0.00	0.00	2.26	5.31	14.97	4.43	3.46	3.20	3.01	0.20	0.43	9	C25
喉	4	1.17	0.00	0.00	0.00	0.00	29.94	0.00	2.31	2.06	2.23	0.00	0.23	13	C32
气管,支气管,肺	77	22.58	0.00	4.51	4.51	76.98	329.29	48.77	44.44	39.33	40.73	1.94	4.57	2	C33~C34

续表

部位	病例数	构成 (%)	年龄组（岁）						粗率	中国人口标化率	世界人口标化率	累积率（%）		顺位	ICD-10
			0~4	5~14	15~44	45~64	65+	35~64				0~64岁	0~74岁		
其他胸腔器官	0	0.00	0.00	0.00	0.00	0.00	0.00	0.00	0.00	0.00	0.00	0.00	0.00	19	C37~C38
骨	1	0.29	0.00	0.00	0.00	2.65	0.00	1.48	0.58	0.42	0.45	0.06	0.06	18	C40~C41
皮肤黑色素瘤	1	0.29	0.00	0.00	0.00	0.00	7.48	0.00	0.58	0.50	0.39	0.00	0.00	17	C43
乳房	0	0.00	0.00	0.00	0.00	0.00	0.00	0.00	0.00	0.00	0.00	0.00	0.00	19	C50
子宫颈	—	—	—	—	—	—	—	—	—	—	—	—	—	—	C53
子宫体及子宫部位不明	—	—	—	—	—	—	—	—	—	—	—	—	—	—	C54~C55
卵巢	—	—	—	—	—	—	—	—	—	—	—	—	—	—	C56
前列腺	7	2.05	0.00	0.00	0.00	2.65	44.90	1.48	4.04	3.62	3.40	0.08	0.43	8	C61
睾丸	0	0.00	0.00	0.00	0.00	0.00	0.00	0.00	0.00	0.00	0.00	0.00	0.00	19	C62
肾及泌尿系统不明	2	0.59	0.00	0.00	0.00	0.00	14.97	0.00	1.15	1.04	1.34	0.00	0.10	15	C64~C66, C68
膀胱	5	1.47	0.00	0.00	0.00	5.31	22.45	2.96	2.89	2.56	2.62	0.15	0.40	10	C67
脑，神经系统	4	1.17	8.44	0.00	2.26	0.00	7.48	0.00	2.31	2.31	2.49	0.11	0.11	12	C70~C72
甲状腺	0	0.00	0.00	0.00	0.00	0.00	0.00	0.00	0.00	0.00	0.00	0.00	0.00	19	C73
淋巴瘤	11	3.23	0.00	0.00	0.00	13.27	44.90	7.39	6.35	5.40	5.63	0.30	0.66	7	C81~C85, C88, C90, C96
白血病	5	1.47	16.87	0.00	0.00	5.31	7.48	2.96	2.89	2.54	3.54	0.18	0.30	11	C91~C95
不明及其他癌症	13	3.81	0.00	0.00	0.00	21.23	37.42	11.82	7.50	6.63	6.69	0.49	0.84	99	A_0
所有部位合计	341	100.00	25.31	0.00	34.97	355.68	1294.72	235.00	196.82	176.11	177.79	9.28	20.68	0	ALL
所有部位除C44	341	100.00	25.31	0.00	34.97	355.68	1294.72	235.00	196.82	176.11	177.79	9.28	20.68	99	ALLbC44

附表 3-3 2017 年广西壮族自治区南宁市兴宁区女性癌症发病和死亡主要指标（1/10⁵）

发病

部位	病例数	构成（%）	0~4	5~14	15~44	45~64	65+	35~64	粗率	中国人口标化率	世界人口标化率	0~64岁	0~74岁	顺位	ICD-10
口腔和咽喉（除鼻咽癌）	5	1.28	0.00	0.00	0.00	8.52	12.21	4.85	3.11	2.55	2.46	0.18	0.29	14	C00~C10, C12~C14
鼻咽癌	8	2.05	0.00	0.00	4.86	5.68	12.21	4.85	4.97	4.94	4.11	0.28	0.49	13	C11
食管	4	1.03	0.00	0.00	0.00	5.68	12.21	3.23	2.49	1.86	2.10	0.13	0.23	15	C15
胃	18	4.62	0.00	0.00	3.65	19.88	48.84	12.92	11.19	9.12	8.76	0.51	1.02	7	C16
结直肠肛门	41	10.51	0.00	0.00	6.08	53.96	103.78	38.77	25.49	20.77	20.49	1.37	2.46	3	C18~C21
肝脏	25	6.41	0.00	0.00	1.22	25.56	91.57	16.15	15.54	11.16	11.09	0.60	1.34	4	C22
胆囊及其他	4	1.03	0.00	0.00	0.00	0.00	24.42	0.00	2.49	1.74	1.67	0.00	0.19	16	C23~C24
胰腺	4	1.03	0.00	0.00	0.00	2.84	18.31	1.62	2.49	1.66	1.51	0.08	0.08	17	C25
喉	0	0.00	0.00	0.00	0.00	0.00	0.00	0.00	0.00	0.00	0.00	0.00	0.00	23	C32
气管，支气管，肺	49	12.56	0.00	0.00	2.43	36.92	207.56	24.23	30.46	22.31	21.99	0.89	2.77	2	C33~C34
其他胸腔器官	1	0.26	0.00	0.00	0.00	0.00	6.10	0.00	0.62	0.33	0.26	0.00	0.00	22	C37~C38
骨	1	0.26	0.00	0.00	1.22	0.00	0.00	0.00	0.62	0.66	0.56	0.03	0.03	20	C40~C41
皮肤黑色素瘤	1	0.26	0.00	0.00	0.00	2.84	0.00	1.62	0.62	0.59	0.51	0.04	0.04	21	C43
乳房	91	23.33	0.00	0.00	32.82	124.95	122.09	111.47	56.57	48.16	45.08	3.62	5.04	1	C50
子宫颈	21	5.38	0.00	0.00	4.86	34.08	30.52	25.85	13.05	11.07	10.79	0.86	1.28	6	C53
子宫体及子宫部位不明	13	3.33	0.00	0.00	1.22	25.56	18.31	16.15	8.08	6.56	6.79	0.60	0.80	9	C54~C55
卵巢	14	3.59	0.00	0.00	3.65	25.56	12.21	19.39	8.70	7.37	6.99	0.63	0.74	8	C56
前列腺	—	—	—	—	—	—	—	—	—	—	—	—	—	—	C61
睾丸	—	—	—	—	—	—	—	—	—	—	—	—	—	—	C62

续表

部位	病例数	构成（%）	年龄组（岁）						粗率	中国人口标化率	世界人口标化率	累积率（%）		顺位	ICD-10
			0~4	5~14	15~44	45~64	65+	35~64				0~64岁	0~74岁		
肾及泌尿系统不明	3	0.77	0.00	0.00	0.00	0.00	18.31	0.00	1.86	1.46	1.45	0.00	0.19	18	C64~C66, C68
膀胱	2	0.51	0.00	0.00	0.00	0.00	12.21	0.00	1.24	0.85	0.75	0.00	0.11	19	C67
脑、神经系统	11	2.82	0.00	5.72	3.65	14.20	12.21	9.69	6.84	6.20	6.92	0.53	0.72	11	C70~C72
甲状腺	23	5.90	0.00	0.00	13.37	28.40	12.21	24.23	14.30	13.02	12.43	1.05	1.26	5	C73
淋巴瘤	11	2.82	0.00	0.00	0.00	11.36	42.73	6.46	6.84	4.91	4.84	0.27	0.59	12	C81~C85, C88, C90, C96
白血病	12	3.08	0.00	11.44	4.86	8.52	18.31	6.46	7.46	7.29	6.99	0.47	0.68	10	C91~C95
不明及其他癌症	28	7.18	0.00	0.00	4.86	19.88	103.78	16.15	17.40	13.04	11.83	0.55	1.17	99	A_0
所有部位合计	390	100.00	0.00	17.16	88.74	454.36	940.11	344.10	242.42	197.63	190.36	12.70	21.55	0	ALL
所有部位除C44	385	98.72	0.00	17.16	87.53	451.52	921.80	340.87	239.31	195.54	188.62	12.62	21.47	99	ALLbC44
死亡															
口腔和咽喉（除鼻咽癌）	2	1.17	0.00	0.00	0.00	0.00	12.21	0.00	1.24	0.92	0.88	0.00	0.10	15	C00~C10, C12~C14
鼻咽癌	1	0.58	0.00	0.00	0.00	0.00	6.10	0.00	0.62	0.54	0.58	0.00	0.10	17	C11
食管	6	3.51	0.00	0.00	0.00	5.68	24.42	3.23	3.73	2.61	3.02	0.13	0.33	9	C15
胃	13	7.60	0.00	0.00	0.00	5.68	67.15	3.23	8.08	5.89	6.08	0.13	0.97	4	C16
结直肠肛门	10	5.85	0.00	0.00	0.00	5.68	48.84	3.23	6.22	3.99	4.03	0.12	0.44	5	C18~C21
肝脏	25	14.62	0.00	0.00	1.22	14.20	115.99	9.69	15.54	11.08	10.69	0.38	1.46	2	C22
胆囊及其他	2	1.17	0.00	0.00	0.00	0.00	12.21	0.00	1.24	0.87	0.83	0.00	0.10	16	C23~C24
胰腺	4	2.34	0.00	0.00	0.00	0.00	24.42	0.00	2.49	1.55	1.21	0.00	0.00	13	C25
喉	2	1.17	0.00	0.00	0.00	2.84	6.10	1.62	1.24	0.93	0.85	0.06	0.06	14	C32
气管，支气管，肺	38	22.22	0.00	0.00	1.22	53.96	109.88	32.31	23.62	18.09	18.80	1.32	2.50	1	C33~C34

续表

部位	病例数	构成(%)	年龄组（岁）					粗率	中国人口标化率	世界人口标化率	累积率（%）		顺位	ICD-10
			0~4	5~14	15~44	45~64	65+				0~64岁	0~74岁		
其他胸腔器官	0	0.00	0.00	0.00	0.00	0.00	0.00	0.00	0.00	0.00	0.00	0.00	21	C37~C38
骨	1	0.58	0.00	0.00	0.00	0.00	6.10	0.62	0.54	0.58	0.00	0.10	17	C40~C41
皮肤黑色素瘤	0	0.00	0.00	0.00	0.00	0.00	0.00	0.00	0.00	0.00	0.00	0.00	21	C43
乳房	20	11.70	0.00	0.00	2.43	25.56	54.94	12.43	9.65	9.09	0.59	0.91	3	C50
子宫颈	4	2.34	0.00	0.00	1.22	5.68	6.10	2.49	2.27	2.13	0.15	0.25	11	C53
子宫体及子宫部位不明	4	2.34	0.00	0.00	0.00	8.52	6.10	2.49	1.86	2.00	0.19	0.31	12	C54~C55
卵巢	9	5.26	0.00	0.00	3.65	14.20	6.10	5.59	5.00	4.62	0.39	0.51	6	C56
前列腺	—	—	—	—	—	—	—	—	—	—	—	—	—	C61
睾丸	—	—	—	—	—	—	—	—	—	—	—	—	—	C62
肾及泌尿系统不明	1	0.58	0.00	0.00	0.00	0.00	6.10	0.62	0.54	0.58	0.00	0.10	17	C64~C66, C68
膀胱	1	0.58	0.00	0.00	0.00	0.00	6.10	0.62	0.33	0.26	0.00	0.00	20	C67
脑，神经系统	6	3.51	0.00	5.72	2.43	8.52	0.00	3.73	3.73	3.56	0.32	0.32	8	C70~C72
甲状腺	0	0.00	0.00	0.00	0.00	0.00	0.00	0.00	0.00	0.00	0.00	0.00	21	C73
淋巴瘤	9	5.26	0.00	0.00	1.22	8.52	30.52	5.59	4.12	4.22	0.23	0.42	7	C81~C85, C88, C90, C96
白血病	5	2.92	0.00	0.00	2.43	2.84	12.21	3.11	2.36	2.18	0.11	0.23	10	C91~C95
不明及其他癌症	8	4.68	0.00	0.00	1.22	8.52	24.42	4.97	3.82	3.67	0.20	0.30	99	A_O
所有部位合计	171	100.00	0.00	5.72	17.02	170.39	586.04	106.29	80.69	79.85	4.35	9.48	0	ALL
所有部位除C44	171	100.00	0.00	5.72	17.02	170.39	586.04	106.29	80.69	79.85	4.35	9.48	99	ALLbC44

附表 3-4　2017 年广西壮族自治区南宁市青秀区男女合计癌症发病和死亡主要指标（1/10⁵）

发病

部位	病例数	构成（%）	0~4	5~14	15~44	45~64	65+	35~64	粗率	中国人口标化率	世界人口标化率	累积率（%）0~64岁	累积率（%）0~74岁	顺位	ICD-10
口腔和咽喉（除鼻咽癌）	27	1.78	0.00	1.36	0.53	8.39	14.10	5.58	3.68	3.03	2.94	0.22	0.30	14	C00~C10, C12~C14
鼻咽癌	49	3.23	0.00	1.36	4.23	12.30	15.67	10.50	6.68	5.97	5.46	0.42	0.58	12	C11
食管	17	1.12	0.00	0.00	0.26	6.15	7.84	3.94	2.32	2.10	2.22	0.15	0.30	18	C15
胃	66	4.35	0.00	0.00	1.59	15.10	51.71	10.18	9.00	7.52	7.69	0.45	0.91	10	C16
结直肠肛门	226	14.89	0.00	0.00	3.70	50.33	191.18	32.50	30.81	25.17	25.22	1.37	2.91	2	C18~C21
肝脏	191	12.58	0.00	0.00	8.19	53.12	101.86	39.06	26.04	21.90	21.70	1.48	2.56	4	C22
胆囊及其他	7	0.46	0.00	0.00	0.00	2.80	3.13	1.64	0.95	0.84	0.89	0.07	0.13	22	C23~C24
胰腺	15	0.99	0.00	0.00	0.00	3.36	14.10	1.97	2.04	1.58	1.48	0.07	0.18	19	C25
喉	7	0.46	0.00	0.00	0.00	2.24	4.70	1.31	0.95	0.65	0.64	0.06	0.06	23	C32
气管，支气管，肺	198	13.04	0.00	0.00	3.17	46.41	161.40	30.53	26.99	22.44	22.53	1.26	2.59	3	C33~C34
其他胸腔器官	4	0.26	0.00	0.00	0.53	0.56	1.57	0.66	0.55	0.49	0.50	0.03	0.06	24	C37~C38
骨	7	0.46	0.00	2.71	0.26	1.12	3.13	0.98	0.95	1.18	1.17	0.07	0.10	21	C40~C41
皮肤黑色素瘤	12	0.79	0.00	0.00	0.00	1.68	14.10	0.98	1.64	1.28	1.32	0.05	0.13	20	C43
乳房	203	13.44	0.00	0.00	34.23	118.60	100.37	107.81	56.25	46.88	44.00	3.59	4.75	1	C50
子宫颈	42	2.77	0.00	0.00	6.95	26.48	16.73	24.56	11.64	9.95	9.28	0.77	1.02	6	C53
子宫体及子宫部位不明	40	2.64	0.00	0.00	3.74	25.33	30.67	19.79	11.08	9.07	9.30	0.72	1.02	8	C54~C55
卵巢	43	2.83	0.00	0.00	8.56	20.73	25.09	18.42	11.92	9.87	8.70	0.66	0.95	5	C56
前列腺	43	2.83	0.00	0.00	0.00	10.87	118.08	6.33	11.54	9.26	9.52	0.30	1.03	7	C61
睾丸	1	0.07	0.00	0.00	0.52	0.00	0.00	0.63	0.27	0.21	0.19	0.02	0.02	25	C62

续表

部位	病例数	构成（%）	年龄组（岁）					35～64	粗率	中国人口标化率	世界人口标化率	累积率（%）		顺位	ICD-10
			0～4	5～14	15～44	45～64	65+					0～64岁	0～74岁		
肾及泌尿系统不明	27	1.78	0.00	0.00	1.32	5.03	20.37	4.60	3.68	2.92	2.74	0.15	0.31	15	C64～C66, C68
膀胱	20	1.32	0.00	0.00	0.53	3.91	17.24	2.95	2.73	2.08	2.05	0.10	0.18	17	C67
脑、神经系统	52	3.43	2.58	1.36	3.17	11.74	26.64	9.19	7.09	6.08	6.17	0.39	0.53	11	C70～C72
甲状腺	75	4.94	0.00	0.00	9.78	19.01	6.27	17.07	10.22	8.66	7.41	0.64	0.67	9	C73
淋巴瘤	46	3.03	0.00	1.36	1.32	12.30	28.21	7.88	6.27	5.21	5.13	0.33	0.63	13	C81～C85, C88, C90, C96
白血病	21	1.38	2.58	1.36	1.06	4.47	10.97	3.28	2.86	2.41	2.53	0.17	0.19	16	C91～C95
不明及其他癌症	78	5.14	0.00	0.00	3.44	19.57	47.01	13.46	10.63	9.06	9.11	0.63	1.04	99	A_0
所有部位合计	1518	100.00	5.15	9.50	69.78	378.58	890.07	284.28	206.95	172.88	169.29	11.09	18.78	0	ALL
所有部位除C44	1514	99.74	5.15	9.50	69.78	378.02	885.37	283.96	206.41	172.47	168.82	11.07	18.73	99	ALLbC44
死亡															
口腔和咽喉（除鼻咽癌）	19	2.25	0.00	0.00	0.26	6.15	10.97	3.94	2.59	2.09	2.32	0.16	0.21	13	C00～C10, C12～C14
鼻咽癌	23	2.72	0.00	0.00	1.06	5.03	15.67	3.94	3.14	2.51	2.33	0.12	0.26	10	C11
食管	18	2.13	0.00	0.00	0.00	6.15	10.97	3.61	2.45	2.01	2.23	0.16	0.24	15	C15
胃	56	6.62	0.00	0.00	1.06	10.07	53.28	6.89	7.63	6.13	6.23	0.30	0.71	5	C16
结直肠肛门	88	10.40	0.00	0.00	1.59	15.66	84.62	11.16	12.00	9.12	9.26	0.45	0.91	3	C18～C21
肝脏	207	24.47	0.00	2.71	7.14	51.45	134.76	37.42	28.22	24.21	23.99	1.49	2.86	1	C22
胆囊及其他	6	0.71	0.00	0.00	0.00	1.68	4.70	0.98	0.82	0.71	0.75	0.05	0.11	19	C23～C24
胰腺	26	3.07	0.00	0.00	0.26	1.68	34.47	1.31	3.54	2.65	2.53	0.05	0.29	8	C25
喉	2	0.24	0.00	0.00	0.00	0.00	3.13	0.00	0.27	0.16	0.13	0.00	0.00	24	C32
气管，支气管，肺	187	22.10	0.00	0.00	0.53	34.67	192.74	21.01	25.49	19.90	20.41	0.92	2.17	2	C33～C34

续表

部位	病例数	构成(%)	年龄组（岁）						粗率	中国人口标化率	世界人口标化率	累积率（%）		顺位	ICD-10
			0~4	5~14	15~44	45~64	65+	35~64				0~64岁	0~74岁		
其他胸腔器官	6	0.71	0.00	0.00	0.00	2.80	1.57	1.64	0.82	0.70	0.75	0.07	0.10	20	C37~C38
骨	3	0.35	0.00	0.00	0.00	1.12	1.57	0.66	0.41	0.31	0.34	0.02	0.02	23	C40~C41
皮肤黑色素瘤	4	0.47	0.00	0.00	0.00	0.00	6.27	0.00	0.55	0.33	0.33	0.00	0.00	21	C43
乳房	33	4.49	0.00	0.00	2.14	18.42	36.24	12.96	9.14	7.09	7.06	0.49	0.78	4	C50
子宫颈	9	1.06	0.00	0.00	0.53	6.91	5.58	4.78	2.49	1.86	1.63	0.13	0.13	14	C53
子宫体及子宫部位不明	11	1.30	0.00	0.00	0.00	5.76	16.73	3.41	3.05	2.21	2.37	0.12	0.26	11	C54~C55
卵巢	6	0.71	0.00	0.00	0.00	2.30	11.15	1.36	1.66	1.33	1.39	0.03	0.18	16	C56
前列腺	23	2.72	0.00	0.00	0.00	3.26	71.56	1.90	6.17	4.65	5.42	0.07	0.14	6	C61
睾丸	2	0.24	0.00	0.00	0.52	0.00	3.58	0.63	0.54	0.45	0.48	0.01	0.01	22	C62
肾及泌尿系统不明	6	0.71	0.00	0.00	0.26	0.56	6.27	0.66	0.82	0.73	0.80	0.03	0.09	18	C64~C66, C68
膀胱	7	0.83	0.00	0.00	0.00	2.24	4.70	1.31	0.95	0.87	1.00	0.07	0.13	17	C67
脑，神经系统	23	2.72	0.00	1.36	1.32	4.47	14.10	3.94	3.14	2.53	2.46	0.15	0.20	9	C70~C72
甲状腺	0	0.00	0.00	0.00	0.00	0.00	0.00	0.00	0.00	0.00	0.00	0.00	0.00	25	C73
淋巴瘤	31	3.66	0.00	0.08	0.53	6.71	26.64	4.27	4.23	3.33	3.29	0.17	0.36	7	C81~C85, C88, C90, C96
白血病	19	2.25	5.15	2.71	0.53	2.80	12.54	1.64	2.59	2.49	3.03	0.14	0.26	12	C91~C95
不明及其他癌症	26	3.07	0.00	0.00	0.53	5.03	23.51	2.95	3.54	2.63	2.46	0.12	0.20	99	A_0
所有部位合计	846	100.00	5.15	6.78	16.65	176.15	722.40	119.49	115.34	92.64	94.31	4.90	9.94	0	ALL
所有部位除C44	846	100.00	5.15	6.78	16.65	176.15	722.40	119.49	115.34	92.64	94.31	4.90	9.94	99	ALLbC44

附表3-5　2017年广西壮族自治区南宁市青秀区男性癌症发病和死亡主要指标（1/10⁵）

发病

部位	病例数	构成(%)	年龄组（岁）						粗率	中国人口标化率	世界人口标化率	累积率（%）		顺位	ICD-10
			0~4	5~14	15~44	45~64	65+	35~64				0~64岁	0~74岁		
口腔和咽喉（除鼻咽癌）	18	2.49	0.00	0.00	0.52	11.96	21.47	7.59	4.83	3.83	3.86	0.29	0.41	10	C00~C10, C12~C14
鼻咽癌	38	5.25	0.00	2.49	7.84	17.39	21.47	15.82	10.20	9.30	8.45	0.67	0.92	6	C11
食管	16	2.21	0.00	0.00	0.52	11.96	14.31	7.59	4.29	4.05	4.29	0.30	0.57	11	C15
胃	38	5.25	0.00	0.00	1.05	16.31	75.14	10.12	10.20	9.48	9.86	0.53	1.23	5	C16
结直肠肛门	124	17.13	0.00	0.00	4.18	55.45	232.58	36.06	33.28	29.54	29.87	1.51	3.41	2	C18~C21
肝脏	157	21.69	0.00	0.00	15.15	90.24	161.02	67.06	42.13	37.47	37.12	2.49	4.42	1	C22
胆囊及其他	5	0.69	0.00	0.00	0.00	4.35	3.58	2.53	1.34	1.24	1.30	0.10	0.17	18	C23~C24
胰腺	9	1.24	0.00	0.00	0.00	4.35	17.89	2.53	2.42	1.91	1.78	0.09	0.21	16	C25
喉	6	0.83	0.00	0.00	0.00	4.35	7.16	2.53	1.61	1.15	1.16	0.11	0.11	17	C32
气管，支气管，肺	106	14.64	0.00	0.00	2.61	43.49	218.27	27.84	28.45	26.26	26.43	1.16	3.09	3	C33~C34
其他胸腔器官	4	0.55	0.00	0.00	1.05	1.09	3.58	1.27	1.07	1.02	1.05	0.06	0.12	19	C37~C38
骨	2	0.28	0.00	0.00	0.52	0.00	3.58	0.63	0.54	0.45	0.48	0.01	0.01	20	C40~C41
皮肤黑色素瘤	9	1.24	0.00	0.00	0.00	3.26	21.47	1.90	2.42	2.20	2.36	0.10	0.24	15	C43
乳房	1	0.14	0.00	0.00	0.00	1.09	0.00	0.63	0.27	0.27	0.32	0.04	0.04	21	C50
子宫颈	—	—	—	—	—	—	—	—	—	—	—	—	—	—	C53
子宫体及子宫部位不明	—	—	—	—	—	—	—	—	—	—	—	—	—	—	C54~C55
卵巢	—	—	—	—	—	—	—	—	—	—	—	—	—	—	C56
前列腺	43	5.94	0.00	0.00	0.00	10.87	118.08	6.33	11.54	9.26	9.52	0.30	1.03	4	C61
睾丸	1	0.14	0.00	0.00	0.52	0.00	0.00	0.63	0.27	0.21	0.19	0.02	0.02	22	C62

续表

部位	病例数	构成(%)	年龄组（岁）						粗率	中国人口标化率	世界人口标化率	累积率（%）		顺位	ICD-10
			0~4	5~14	15~44	45~64	65+	35~64				0~64岁	0~74岁		
肾及泌尿系统不明	16	2.21	0.00	0.00	2.09	8.70	14.31	7.59	4.29	3.64	3.51	0.26	0.45	12	C64~C66, C68
膀胱	13	1.80	0.00	0.00	1.05	5.44	21.47	4.43	3.49	2.78	2.68	0.15	0.21	14	C67
脑、神经系统	20	2.76	4.73	2.49	1.57	8.70	25.05	5.69	5.37	4.98	5.55	0.30	0.43	8	C70~C72
甲状腺	19	2.62	0.00	0.00	5.75	5.44	10.73	7.59	5.10	4.37	3.74	0.25	0.32	9	C73
淋巴瘤	22	3.04	0.00	2.49	1.05	15.22	17.89	8.86	5.90	5.00	5.04	0.37	0.61	7	C81~C85, C88, C90, C96
白血病	14	1.93	4.73	0.00	1.57	6.52	14.31	5.06	3.76	3.26	3.29	0.23	0.29	13	C91~C95
不明及其他癌症	43	5.94	0.00	0.00	3.14	20.66	64.41	13.29	11.54	10.22	10.16	0.62	1.18	99	A_0
所有部位合计	724	100.00	9.47	7.46	50.16	346.81	1087.77	243.56	194.30	171.89	172.00	9.95	19.48	0	ALL
所有部位除C44	722	99.72	9.47	7.46	50.16	346.81	1080.62	243.56	193.76	171.45	171.45	9.95	19.42	99	ALLbC44
死亡															
口腔和咽喉（除鼻咽癌）	14	2.57	0.00	0.00	0.00	10.87	14.31	6.33	3.76	3.35	3.75	0.28	0.41	9	C00~C10, C12~C14
鼻咽癌	16	2.94	0.00	0.00	1.05	6.52	28.63	5.06	4.29	3.57	3.32	0.13	0.39	8	C11
食管	14	2.57	0.00	0.00	0.00	10.87	14.31	6.33	3.76	3.18	3.52	0.27	0.39	10	C15
胃	41	7.54	0.00	0.00	2.09	14.13	85.88	10.12	11.00	9.74	9.68	0.45	1.14	4	C16
结直肠肛门	49	9.01	0.00	0.00	1.05	18.48	107.35	12.02	13.15	10.57	10.77	0.49	0.99	3	C18~C21
肝脏	155	28.49	0.00	0.00	12.02	84.80	193.22	61.37	41.60	37.09	36.85	2.35	4.50	1	C22
胆囊及其他	3	0.55	0.00	0.00	0.00	2.17	3.58	1.27	0.81	0.64	0.66	0.06	0.06	17	C23~C24
胰腺	19	3.49	0.00	0.00	0.00	3.26	57.25	1.90	5.10	4.16	3.95	0.09	0.45	7	C25
喉	0	0.00	0.00	0.00	0.00	0.00	0.00	0.00	0.00	0.00	0.00	0.00	0.00	20	C32
气管、支气管、肺	131	24.08	0.00	0.00	0.52	53.27	289.83	31.63	35.16	30.51	31.55	1.44	3.40	2	C33~C34

续表

部位	病例数	构成(%)	0~4	5~14	15~44	45~64	65+	35~64	粗率	中国人口标化率	世界人口标化率	累积率(%) 0~64岁	累积率(%) 0~74岁	顺位	ICD-10
其他胸腔器官	3	0.55	0.00	0.00	0.00	2.17	3.58	1.27	0.81	0.75	0.79	0.06	0.12	16	C37~C38
骨	1	0.18	0.00	0.00	0.00	0.00	3.58	0.00	0.27	0.20	0.31	0.00	0.00	19	C40~C41
皮肤黑色素瘤	0	0.00	0.00	0.00	0.00	0.00	0.00	0.00	0.00	0.00	0.00	0.00	0.00	20	C43
乳房	5	0.92	0.00	0.00	0.00	0.00	17.89	0.00	1.34	1.07	1.23	0.00	0.12	15	C50
子宫颈	—	—	—	—	—	—	—	—	—	—	—	—	—	—	C53
子宫体及子宫部位不明	—	—	—	—	—	—	—	—	—	—	—	—	—	—	C54~C55
卵巢	—	—	—	—	—	—	—	—	—	—	—	—	—	—	C56
前列腺	23	4.23	0.00	0.00	0.00	3.26	71.56	1.90	6.17	4.65	5.42	0.07	0.14	5	C61
睾丸	2	0.37	0.00	0.00	0.52	0.00	3.58	0.63	0.54	0.45	0.48	0.01	0.01	18	C62
肾及泌尿系统不明	5	0.92	0.00	0.00	0.52	1.09	10.73	1.27	1.34	1.24	1.37	0.06	0.12	14	C64~C66, C68
膀胱	6	1.10	0.00	0.00	0.00	4.35	7.16	2.53	1.61	1.49	1.74	0.14	0.20	13	C67
脑,神经系统	13	2.39	0.00	2.49	1.57	6.52	10.73	5.06	3.49	2.86	2.91	0.21	0.21	11	C70~C72
甲状腺	0	0.00	0.00	0.00	0.00	0.00	0.00	0.00	0.00	0.00	0.00	0.00	0.00	20	C73
淋巴瘤	19	3.49	0.00	0.00	0.00	9.78	35.78	5.69	5.10	4.34	4.52	0.24	0.43	6	C81~C85, C88, C90, C96
白血病	12	2.21	4.73	4.98	0.52	2.17	21.47	1.27	3.22	3.10	3.65	0.13	0.32	12	C91~C95
不明及其他癌症	13	2.39	0.00	0.00	0.00	6.52	25.05	3.80	3.49	2.91	3.06	0.15	0.27	99	A_0
所有部位合计	544	100.00	4.73	7.46	19.86	240.27	1005.47	159.42	145.99	125.86	129.52	6.65	13.68	0	ALL
所有部位除 C44	544	100.00	4.73	7.46	19.86	240.27	1005.47	159.42	145.99	125.86	129.52	6.65	13.68	99	ALLbC44

附表 3-6　2017 年广西壮族自治区南宁市青秀区女性癌症发病和死亡主要指标（1/10⁵）

发病

| 部位 | 病例数 | 构成（%） | 年龄组（岁） | | | | | | 粗率 | 中国人口标化率 | 世界人口标化率 | 累积率（%） | | 顺位 | ICD-10 |
			0～4	5～14	15～44	45～64	65+	35～64				0～64岁	0～74岁		
口腔和咽喉（除鼻咽癌）	9	1.13	0.00	2.98	0.53	4.61	8.36	3.41	2.49	2.35	2.14	0.15	0.19	14	C00～C10, C12～C14
鼻咽癌	11	1.39	0.00	0.00	0.53	6.91	11.15	4.78	3.05	2.52	2.39	0.16	0.25	12	C11
食管	1	0.13	0.00	0.00	0.00	0.00	2.79	0.00	0.28	0.28	0.30	0.00	0.05	21	C15
胃	28	3.53	0.00	0.00	2.14	13.82	33.46	10.24	7.76	6.03	5.98	0.37	0.66	10	C16
结直肠肛门	102	12.85	0.00	0.00	3.21	44.91	158.92	28.66	28.26	21.49	21.33	1.23	2.49	2	C18～C21
肝脏	34	4.28	0.00	0.00	1.07	13.82	55.76	8.87	9.42	7.07	7.14	0.43	0.86	8	C22
胆囊及其他	2	0.25	0.00	0.00	0.00	1.15	2.79	0.68	0.55	0.46	0.50	0.04	0.09	20	C23～C24
胰腺	6	0.76	0.00	0.00	0.00	2.30	11.15	1.36	1.66	1.25	1.19	0.05	0.14	17	C25
喉	1	0.13	0.00	0.00	0.00	0.00	2.79	0.00	0.28	0.15	0.12	0.00	0.00	22	C32
气管，支气管，肺	92	11.59	0.00	0.00	3.74	49.51	117.10	33.43	25.49	19.73	19.80	1.37	2.23	3	C33～C34
其他胸腔器官	0	0.00	0.00	0.00	0.00	0.00	0.00	0.00	0.00	0.00	0.00	0.00	0.00	23	C37～C38
骨	5	0.63	0.00	5.97	0.00	2.30	2.79	1.36	1.39	2.01	1.95	0.13	0.18	18	C40～C41
皮肤黑色素瘤	3	0.38	0.00	0.00	0.00	0.00	8.36	0.00	0.83	0.48	0.41	0.00	0.05	19	C43
乳房	203	25.57	0.00	0.00	34.23	118.60	100.37	107.81	56.25	46.88	44.00	3.59	4.75	1	C50
子宫颈	42	5.29	0.00	0.00	6.95	26.48	16.73	24.56	11.64	9.95	9.28	0.77	1.02	6	C53
子宫体及子宫部位不明	40	5.04	0.00	0.00	3.74	25.33	30.67	19.79	11.08	9.07	9.30	0.72	1.02	7	C54～C55
卵巢	43	5.42	0.00	0.00	8.56	20.73	25.09	18.42	11.92	9.87	8.70	0.66	0.95	5	C56
前列腺	—	—	—	—	—	—	—	—	—	—	—	—	—	—	C61
睾丸	—	—	—	—	—	—	—	—	—	—	—	—	—	—	C62

续表

部位	病例数	构成(%)	年龄组（岁）0~4	5~14	15~44	45~64	65+	35~64	粗率	中国人口标化率	世界人口标化率	累积率（%）0~64岁	0~74岁	顺位	ICD-10
肾及泌尿系统不明	11	1.39	0.00	0.00	0.53	1.15	25.09	1.36	3.05	2.09	1.88	0.03	0.18	13	C64~C66, C68
膀胱	7	0.88	0.00	0.00	0.00	2.30	13.94	1.36	1.94	1.40	1.43	0.05	0.14	16	C67
脑，神经系统	32	4.03	0.00	0.00	4.81	14.97	27.88	12.96	8.87	7.11	6.65	0.49	0.63	9	C70~C72
甲状腺	56	7.05	0.00	0.00	13.91	33.39	2.79	27.29	15.52	13.28	11.33	1.05	1.05	4	C73
淋巴瘤	24	3.02	0.00	0.00	1.60	9.21	36.24	6.82	6.65	5.23	5.02	0.29	0.63	11	C81~C85, C88, C90, C96
白血病	7	0.88	0.00	2.98	0.53	2.30	8.36	1.36	1.94	1.58	1.80	0.10	0.10	15	C91~C95
不明及其他癌症	35	4.41	0.00	0.00	3.74	18.42	33.46	13.65	9.70	8.17	8.32	0.64	0.94	99	A_0
所有部位合计	794	100.00	0.00	11.93	89.85	412.22	736.03	328.21	220.01	178.43	170.96	12.30	18.59	0	ALL
所有部位除C44	792	99.75	0.00	11.93	89.85	411.07	733.24	327.52	219.46	178.02	170.53	12.26	18.55	99	ALLbC44
死亡															
口腔和咽喉（除鼻咽癌）	5	1.66	0.00	0.00	0.53	1.15	8.36	1.36	1.39	0.91	1.01	0.03	0.03	14	C00~C10, C12~C14
鼻咽癌	7	2.32	0.00	0.00	1.07	3.45	5.58	2.73	1.94	1.61	1.50	0.11	0.16	11	C11
食管	4	1.32	0.00	0.00	0.00	1.15	8.36	0.68	1.11	0.84	0.97	0.04	0.09	15	C15
胃	15	4.97	0.00	0.00	0.00	5.76	27.88	3.41	4.16	2.92	3.17	0.14	0.33	5	C16
结直肠肛门	39	12.91	0.00	0.00	2.14	12.67	66.91	10.24	10.81	7.86	7.98	0.41	0.85	3	C18~C21
肝脏	52	17.22	0.00	5.97	2.14	16.12	89.22	11.60	14.41	12.05	11.97	0.60	1.38	2	C22
胆囊及其他	3	0.99	0.00	0.00	0.00	1.15	5.58	0.68	0.83	0.73	0.80	0.04	0.14	17	C23~C24
胰腺	7	2.32	0.00	0.00	0.53	0.00	16.73	0.68	1.94	1.39	1.33	0.02	0.16	12	C25
喉	2	0.66	0.00	0.00	0.00	0.00	5.58	0.00	0.55	0.30	0.24	0.00	0.00	20	C32
气管，支气管，肺	56	18.54	0.00	0.00	0.53	14.97	117.10	9.55	15.52	10.72	10.76	0.39	1.11	1	C33~C34

续表

部位	病例数	构成(%)	年龄组(岁) 0~4	5~14	15~44	45~64	65+	35~64	粗率	中国人口标化率	世界人口标化率	累积率(%) 0~64岁	0~74岁	顺位	ICD-10
其他胸腔器官	3	0.99	0.00	0.00	0.00	3.45	0.00	2.05	0.83	0.69	0.75	0.09	0.09	18	C37~C38
骨	2	0.66	0.00	0.00	0.00	2.30	0.00	1.36	0.55	0.45	0.42	0.04	0.04	19	C40~C41
皮肤黑色素瘤	4	1.32	0.00	0.00	0.00	0.00	11.15	0.00	1.11	0.60	0.59	0.00	0.00	16	C43
乳房	33	10.93	0.00	0.00	2.14	18.42	36.24	12.96	9.14	7.09	7.06	0.49	0.78	4	C50
子宫颈	9	2.98	0.00	0.00	0.53	6.91	5.58	4.78	2.49	1.86	1.63	0.13	0.13	9	C53
子宫体及子宫部位不明	11	3.64	0.00	0.00	0.00	5.76	16.73	3.41	3.05	2.21	2.37	0.12	0.26	7	C54~C55
卵巢	6	1.99	0.00	0.00	0.00	2.30	11.15	1.36	1.66	1.33	1.39	0.03	0.18	13	C56
前列腺	—	—	0.00	—	—	—	—	—	—	—	—	—	—	—	C61
睾丸	—	—	0.00	—	—	—	—	—	—	—	—	—	—	—	C62
肾及泌尿系统不明	1	0.33	0.00	0.00	0.00	0.00	2.79	0.00	0.28	0.28	0.30	0.00	0.05	21	C64~C66, C68
膀胱	1	0.33	0.00	0.00	0.00	0.00	2.79	0.00	0.28	0.28	0.30	0.00	0.05	21	C67
脑,神经系统	10	3.31	0.00	0.00	1.07	2.30	16.73	2.73	2.77	2.09	1.90	0.08	0.18	8	C70~C72
甲状腺	0	0.00	0.00	0.00	0.00	0.00	0.00	0.00	0.00	0.00	0.00	0.00	0.00	23	C73
淋巴瘤	12	3.97	0.00	0.00	1.07	3.45	19.52	2.73	3.33	2.42	2.20	0.11	0.29	6	C81~C85, C88, C90, C96
白血病	7	2.32	5.66	0.00	0.53	3.45	5.58	2.05	1.94	1.98	2.53	0.15	0.20	10	C91~C95
不明及其他癌症	13	4.30	0.00	0.00	1.07	3.45	22.30	2.05	3.60	2.41	1.96	0.10	0.15	99	A_0
所有部位合计	302	100.00	5.66	5.97	13.37	108.24	501.84	76.42	83.68	63.03	63.12	3.12	6.64	0	ALL
所有部位除C44	302	100.00	5.66	5.97	13.37	108.24	501.84	76.42	83.68	63.03	63.12	3.12	6.64	99	ALLbC44

附表 3-7　2017 年广西壮族自治区南宁市江南区男女合计癌症发病和死亡主要指标（1/10⁵）

发病

部位	病例数	构成(%)	年龄组（岁）						粗率	中国人口标化率	世界人口标化率	累积率 (%)		顺位	ICD-10
			0~4	5~14	15~44	45~64	65+	35~64				0~64 岁	0~74 岁		
口腔和咽喉（除鼻咽癌）	10	1.34	0.00	0.00	0.00	3.30	21.04	1.89	2.68	2.16	2.00	0.06	0.27	16	C00~C10, C12~C14
鼻咽癌	27	3.62	0.00	0.00	3.21	20.90	6.01	15.73	7.23	5.68	5.70	0.56	0.66	7	C11
食管	17	2.28	0.00	0.00	1.07	8.80	21.04	6.29	4.55	3.44	3.51	0.21	0.40	12	C15
胃	69	9.25	0.00	0.00	3.74	28.60	108.22	19.51	18.48	14.54	14.17	0.76	1.62	4	C16
结直肠肛门	93	12.47	0.00	0.00	3.21	39.60	153.31	26.43	24.91	18.89	18.99	1.00	2.17	3	C18~C21
肝脏	175	23.46	0.00	0.00	18.70	92.40	168.33	69.85	46.87	39.11	36.76	2.48	4.08	1	C22
胆囊及其他	2	0.27	0.00	0.00	0.00	1.10	3.01	0.63	0.54	0.43	0.46	0.03	0.08	22	C23~C24
胰腺	10	1.34	0.00	0.00	0.00	4.40	18.04	2.52	2.68	2.01	2.00	0.09	0.17	17	C25
喉	2	0.27	0.00	0.00	0.00	1.10	3.01	0.63	0.54	0.40	0.39	0.03	0.03	23	C32
气管，支气管，肺	137	18.36	0.00	0.00	1.07	55.00	255.51	32.10	36.69	28.81	29.09	1.35	3.91	2	C33~C34
其他胸腔器官	3	0.40	0.00	0.00	0.00	1.10	6.01	0.63	0.80	0.49	0.55	0.02	0.02	21	C37~C38
骨	10	1.34	0.00	0.00	1.60	1.10	18.04	1.89	2.68	2.24	2.11	0.08	0.22	15	C40~C41
皮肤黑色素瘤	0	0.00	0.00	0.00	0.00	0.00	0.00	0.00	0.00	0.00	0.00	0.00	0.00	25	C43
乳房	30	4.02	0.00	0.00	5.44	44.79	28.84	30.79	16.45	12.72	12.37	1.15	1.44	5	C50
子宫颈	11	1.47	0.00	0.00	2.18	17.92	5.77	12.83	6.03	4.61	4.61	0.42	0.51	8	C53
子宫体及子宫部位不明	18	2.41	0.00	0.00	1.09	31.35	17.30	17.96	9.87	7.68	7.24	0.59	0.78	6	C54~C55
卵巢	8	1.07	0.00	0.00	1.09	6.72	23.07	5.13	4.39	3.32	3.04	0.16	0.27	13	C56
前列腺	11	1.47	0.00	0.00	0.00	4.32	56.51	2.47	5.76	4.77	4.54	0.08	0.36	9	C61
睾丸	1	0.13	0.00	0.00	0.00	2.16	0.00	1.24	0.52	0.40	0.48	0.06	0.06	24	C62

续表

部位	病例数	构成（%）	0~4	5~14	15~44	45~64	65+	35~64	粗率	中国人口标化率	世界人口标化率	0~64岁	0~74岁	顺位	ICD-10
					年龄组（岁）							累积率（%）			
肾及泌尿系统不明	6	0.80	0.00	0.00	0.00	3.30	9.02	1.89	1.61	1.37	1.49	0.08	0.21	20	C64~C66, C68
膀胱	8	1.07	0.00	0.00	0.00	0.00	24.05	0.00	2.14	1.64	1.50	0.00	0.20	19	C67
脑，神经系统	20	2.68	4.74	2.45	2.67	7.70	18.04	5.66	5.36	4.77	4.76	0.28	0.41	10	C70~C72
甲状腺	8	1.07	0.00	0.00	1.60	2.20	9.02	1.89	2.14	1.97	1.90	0.09	0.24	18	C73
淋巴瘤	14	1.88	0.00	0.00	0.53	5.50	24.05	3.78	3.75	2.84	2.76	0.13	0.32	14	C81~C85, C88, C90, C96
白血病	19	2.55	0.00	4.89	1.07	6.60	27.05	5.03	5.09	4.43	4.52	0.22	0.52	11	C91~C95
不明及其他癌症	37	4.96	0.00	0.00	3.74	13.20	54.11	10.07	9.91	8.08	7.99	0.42	0.95	99	A_0
所有部位合计	746	100.00	4.74	7.34	47.01	348.68	1013.02	241.03	199.80	159.84	156.58	9.12	18.17	0	ALL
所有部位除C44	739	99.06	4.74	7.34	46.47	344.28	1007.00	237.88	197.93	158.43	155.07	8.99	17.93	99	ALLbC44
死亡															
口腔和咽喉（除鼻咽癌）	10	1.70	0.00	0.00	0.00	6.60	12.02	3.78	2.68	2.09	2.05	0.13	0.28	13	C00~C10, C12~C14
鼻咽癌	25	4.25	0.00	0.00	3.21	18.70	6.01	13.84	6.70	5.12	5.22	0.50	0.60	6	C11
食管	17	2.89	0.00	0.00	1.07	9.90	18.04	6.92	4.55	3.59	3.52	0.24	0.37	9	C15
胃	56	9.52	0.00	0.00	2.14	17.60	108.22	11.96	15.00	11.69	11.14	0.45	1.16	3	C16
结直肠肛门	56	9.52	0.00	0.00	1.07	17.60	114.23	11.33	15.00	11.52	11.38	0.43	1.39	4	C18~C21
肝脏	160	27.21	0.00	0.00	14.42	90.20	153.31	63.56	42.85	35.61	33.67	2.33	3.74	1	C22
胆囊及其他	1	0.17	0.00	0.00	0.00	0.00	3.01	0.00	0.27	0.22	0.22	0.00	0.05	23	C23~C24
胰腺	8	1.36	0.00	0.00	0.00	4.40	12.02	2.52	2.14	1.52	1.48	0.09	0.09	16	C25
喉	5	0.85	0.00	0.00	0.00	4.40	3.01	2.52	1.34	1.00	1.01	0.10	0.10	18	C32
气管，支气管，肺	126	21.43	0.00	0.00	2.14	41.80	252.50	25.17	33.75	26.72	26.15	1.03	3.19	2	C33~C34

续表

部位	病例数	构成（%）	0~4	5~14	15~44	45~64	65+	35~64	粗率	中国人口标化率	世界人口标化率	累积率（%）0~64岁	累积率（%）0~74岁	顺位	ICD-10
其他胸腔器官	1	0.17	0.00	0.00	0.53	0.00	0.00	0.63	0.27	0.19	0.17	0.01	0.01	24	C37~C38
骨	6	1.02	0.00	0.00	0.53	1.10	12.02	1.26	1.61	1.21	1.13	0.04	0.09	17	C40~C41
皮肤黑色素瘤	2	0.34	0.00	0.00	0.00	2.20	0.00	1.26	0.54	0.41	0.49	0.06	0.06	21	C43
乳房	18	3.06	0.00	0.00	4.35	22.39	23.07	17.96	9.87	7.01	7.10	0.60	0.78	5	C50
子宫颈	4	0.68	0.00	0.00	0.00	8.96	0.00	5.13	2.19	1.61	1.59	0.17	0.17	15	C53
子宫体及子宫部位不明	8	1.36	0.00	0.00	0.00	8.96	23.07	5.13	4.39	3.37	3.30	0.17	0.48	10	C54~C55
卵巢	9	1.53	0.00	0.00	1.09	8.96	23.07	6.41	4.94	3.29	3.35	0.23	0.33	7	C56
前列腺	5	0.85	0.00	0.00	0.00	0.00	31.39	0.00	2.62	2.11	1.87	0.00	0.20	14	C61
睾丸	1	0.17	0.00	0.00	0.00	2.16	0.00	1.24	0.52	0.40	0.48	0.06	0.06	22	C62
肾及泌尿系统不明	3	0.51	0.00	0.00	0.00	2.20	3.01	1.26	0.80	0.68	0.73	0.05	0.10	20	C64~C66, C68
膀胱	4	0.68	0.00	0.00	0.00	0.00	12.02	0.00	1.07	0.86	0.83	0.00	0.15	19	C67
脑、神经系统	15	2.55	4.74	0.00	1.07	4.40	24.05	3.78	4.02	3.16	3.25	0.15	0.29	12	C70~C72
甲状腺	1	0.17	0.00	0.00	0.00	0.00	3.01	0.00	0.27	0.15	0.24	0.00	0.00	25	C73
淋巴瘤	16	2.72	0.00	0.00	0.53	7.70	24.05	5.03	4.29	3.37	3.44	0.19	0.47	11	C81~C85, C88, C90, C96
白血病	17	2.89	0.00	4.89	1.60	4.40	24.05	3.15	4.55	4.12	4.43	0.18	0.48	8	C91~C95
不明及其他癌症	14	2.38	0.00	0.00	0.00	3.30	33.07	1.89	3.75	3.02	3.16	0.06	0.39	99	A_0
所有部位合计	588	100.00	4.74	4.89	30.98	261.79	868.73	177.47	157.49	125.11	122.49	6.66	14.02	0	ALL
所有部位除C44	587	99.83	4.74	4.89	30.98	261.79	865.72	177.47	157.22	124.96	122.25	6.66	14.02	99	ALLbC44

附表 3-8　2017 年广西壮族自治区南宁市江南区男性癌症发病和死亡主要指标（1/10⁵）

发病

部位	病例数	构成(%)	年龄组（岁）						粗率	中国人口标化率	世界人口标化率	累积率（%）		顺位	ICD-10
			0~4	5~14	15~44	45~64	65+	35~64				0~64岁	0~74岁		
口腔和咽喉（除鼻咽癌）	6	1.21	0.00	0.00	0.00	6.49	18.84	3.71	3.14	2.64	2.42	0.12	0.21	12	C00~C10, C12~C14
鼻咽癌	23	4.65	0.00	0.00	6.30	34.59	6.28	27.18	12.04	9.55	9.38	0.93	1.04	5	C11
食管	16	3.23	0.00	0.00	2.10	15.13	43.95	11.12	8.38	6.59	6.70	0.36	0.73	6	C15
胃	54	10.91	0.00	0.00	5.25	47.56	169.52	30.89	28.27	23.47	23.12	1.25	2.68	4	C16
结直肠肛门	59	11.92	0.00	0.00	6.30	45.40	200.92	33.36	30.88	24.79	25.13	1.26	2.86	3	C18~C21
肝脏	144	29.09	0.00	0.00	31.49	153.48	269.98	114.89	75.38	64.70	60.62	4.08	6.39	1	C22
胆囊及其他	1	0.20	0.00	0.00	0.00	2.16	0.00	1.24	0.52	0.40	0.48	0.06	0.06	17	C23~C24
胰腺	9	1.82	0.00	0.00	0.00	8.65	31.39	4.94	4.71	3.80	3.59	0.17	0.34	10	C25
喉	2	0.40	0.00	0.00	0.00	2.16	6.28	1.24	1.05	0.81	0.80	0.06	0.06	16	C32
气管，支气管，肺	105	21.21	0.00	0.00	1.05	88.63	395.55	50.65	54.96	45.20	45.81	2.17	6.30	2	C33~C34
其他胸腔器官	1	0.20	0.00	0.00	0.00	0.00	6.28	0.00	0.52	0.39	0.30	0.00	0.00	19	C37~C38
骨	6	1.21	0.00	0.00	2.10	2.16	18.84	3.71	3.14	2.59	2.33	0.12	0.20	13	C40~C41
皮肤黑色素瘤	0	0.00	0.00	0.00	0.00	0.00	0.00	0.00	0.00	0.00	0.00	0.00	0.00	20	C43
乳房	0	0.00	0.00	0.00	0.00	0.00	0.00	0.00	0.00	0.00	0.00	0.00	0.00	20	C50
子宫颈	—	—	—	—	—	—	—	—	—	—	—	—	—	—	C53
子宫体及子宫部位不明	—	—	—	—	—	—	—	—	—	—	—	—	—	—	C54~C55
卵巢	—	—	—	—	—	—	—	—	—	—	—	—	—	—	C56
前列腺	11	2.22	0.00	0.00	0.00	4.32	56.51	2.47	5.76	4.77	4.54	0.08	0.36	8	C61
睾丸	1	0.20	0.00	0.00	0.00	2.16	0.00	1.24	0.52	0.40	0.48	0.06	0.06	17	C62

续表

部位	病例数	构成(%)	年龄组（岁） 0~4	5~14	15~44	45~64	65+	35~64	粗率	中国人口标化率	世界人口标化率	累积率（%） 0~64岁	0~74岁	顺位	ICD-10
肾及泌尿系统不明	5	1.01	0.00	0.00	0.00	6.49	12.56	3.71	2.62	2.22	2.44	0.16	0.34	14	C64~C66, C68
膀胱	5	1.01	0.00	0.00	0.00	0.00	31.39	0.00	2.62	2.18	2.01	0.00	0.30	15	C67
脑，神经系统	14	2.83	0.00	4.53	4.20	12.97	18.84	8.65	7.33	6.80	6.47	0.43	0.60	7	C70~C72
甲状腺	0	0.00	0.00	0.00	0.00	0.00	0.00	0.00	0.00	0.00	0.00	0.00	0.00	20	C73
淋巴瘤	7	1.41	0.00	0.00	0.00	4.32	31.39	2.47	3.66	3.12	2.98	0.09	0.37	11	C81~C85, C88, C90, C96
白血病	9	1.82	0.00	4.53	1.05	4.32	31.39	3.71	4.71	4.48	4.39	0.17	0.47	9	C91~C95
不明及其他癌症	17	3.43	0.00	0.00	4.20	12.97	43.95	9.88	8.90	7.93	7.42	0.43	0.97	99	A_0
所有部位合计	495	100.00	0.00	9.06	64.02	453.96	1393.86	315.03	259.11	216.84	211.40	11.98	24.35	0	ALL
所有部位除C44	491	99.19	0.00	9.06	62.97	447.47	1393.86	310.09	257.02	215.27	209.62	11.78	24.14	99	ALLbC44
死亡															
口腔和咽喉（除鼻咽癌）	6	1.48	0.00	0.00	0.00	10.81	6.28	6.18	3.14	2.40	2.24	0.20	0.20	11	C00~C10, C12~C14
鼻咽癌	22	5.42	0.00	0.00	6.30	30.26	12.56	23.47	11.52	8.78	9.00	0.86	1.06	5	C11
食管	15	3.69	0.00	0.00	2.10	15.13	37.67	11.12	7.85	6.39	6.08	0.35	0.61	6	C15
胃	43	10.59	0.00	0.00	4.20	28.10	163.24	19.77	22.51	18.90	17.88	0.73	1.77	3	C16
结直肠肛门	34	8.37	0.00	0.00	2.10	21.62	138.13	14.82	17.80	14.74	14.48	0.56	1.84	4	C18~C21
肝脏	133	32.76	0.00	0.00	24.14	153.48	244.87	107.48	69.62	59.10	55.55	3.89	5.84	1	C22
胆囊及其他	0	0.00	0.00	0.00	0.00	0.00	0.00	0.00	0.00	0.00	0.00	0.00	0.00	20	C23~C24
胰腺	7	1.72	0.00	0.00	0.00	6.49	25.11	3.71	3.66	2.79	2.80	0.14	0.14	10	C25
喉	4	0.99	0.00	0.00	0.00	8.65	0.00	4.94	2.09	1.58	1.70	0.20	0.20	13	C32
气管，支气管，肺	93	22.91	0.00	0.00	2.10	58.37	401.83	34.59	48.68	40.46	39.78	1.37	4.73	2	C33~C34

续表

部位	病例数	构成 (%)	年龄组（岁）					粗率	中国人口标化率	世界人口标化率	累积率（%）		顺位	ICD-10
			0~4	5~14	15~44	45~64	65+				0~64岁	0~74岁		
其他胸腔器官	1	0.25	0.00	0.00	1.05	0.00	0.00	0.52	0.37	0.34	0.03	0.03	19	C37~C38
骨	3	0.74	0.00	0.00	1.05	0.00	12.56	1.57	1.19	0.98	0.03	0.03	14	C40~C41
皮肤黑色素瘤	1	0.25	0.00	0.00	0.00	2.16	0.00	0.52	0.40	0.48	0.06	0.06	17	C43
乳房	0	0.00	0.00	0.00	0.00	0.00	0.00	0.00	0.00	0.00	0.00	0.00	20	C50
子宫颈	—	—	—	—	—	—	—	—	—	—	—	—	—	C53
子宫体及子宫部位不明	—	—	—	—	—	—	—	—	—	—	—	—	—	C54~C55
卵巢	—	—	—	—	—	—	—	—	—	—	—	—	—	C56
前列腺	5	1.23	0.00	0.00	0.00	0.00	31.39	2.62	2.11	1.87	0.00	0.20	12	C61
睾丸	1	0.25	0.00	0.00	0.00	2.16	0.00	0.52	0.40	0.48	0.06	0.06	17	C62
肾及泌尿系统不明	2	0.49	0.00	0.00	0.00	4.32	0.00	1.05	0.85	0.92	0.10	0.10	16	C64~C66, C68
膀胱	2	0.49	0.00	0.00	0.00	0.00	12.56	1.05	0.90	0.87	0.00	0.22	15	C67
脑、神经系统	8	1.97	0.00	0.00	1.05	4.32	31.39	4.19	3.46	3.32	0.12	0.40	9	C70~C72
甲状腺	0	0.00	0.00	0.00	0.00	0.00	0.00	0.00	0.00	0.00	0.00	0.00	20	C73
淋巴瘤	10	2.46	0.00	0.00	0.00	12.97	25.11	5.23	4.18	4.28	0.28	0.57	8	C81~C85, C88, C90, C96
白血病	10	2.46	0.00	4.53	3.15	4.32	25.11	5.23	5.07	5.48	0.22	0.50	7	C91~C95
不明及其他癌症	6	1.48	0.00	0.00	0.00	2.47	25.11	3.14	2.81	2.79	0.07	0.43	99	A_0
所有部位合计	406	100.00	0.00	4.53	47.23	367.49	1192.94	212.53	176.88	171.31	9.27	18.98	0	ALL
所有部位除C44	406	100.00	0.00	4.53	47.23	367.49	1192.94	212.53	176.88	171.31	9.27	18.98	99	ALLbC44

附表 3-9　2017 年广西壮族自治区南宁市江南区女性癌症发病和死亡主要指标（1/10⁵）

发病

部位	病例数	构成(%)	0~4	5~14	15~44	45~64	65+	35~64	粗率	中国人口标化率	世界人口标化率	0~64岁	0~74岁	顺位	ICD-10
口腔和咽喉（除鼻咽癌）	4	1.59	0.00	0.00	0.00	0.00	23.07	0.00	2.19	1.70	1.58	0.00	0.32	14	C00~C10, C12~C14
鼻咽癌	4	1.59	0.00	0.00	0.00	6.72	5.77	3.85	2.19	1.65	1.86	0.17	0.25	15	C11
食管	1	0.40	0.00	0.00	0.00	2.24	0.00	1.28	0.55	0.41	0.49	0.06	0.06	20	C15
胃	15	5.98	0.00	0.00	2.18	8.96	51.90	7.70	8.23	5.92	5.63	0.26	0.54	6	C16
结直肠肛门	34	13.55	0.00	0.00	0.00	33.59	109.57	19.24	18.65	13.32	13.28	0.74	1.47	1	C18~C21
肝脏	31	12.35	0.00	0.00	5.44	29.11	74.97	23.09	17.00	13.60	13.22	0.82	1.71	3	C22
胆囊及其他	1	0.40	0.00	0.00	0.00	0.00	5.77	0.00	0.55	0.44	0.43	0.00	0.11	19	C23~C24
胰腺	1	0.40	0.00	0.00	0.00	0.00	5.77	0.00	0.55	0.24	0.38	0.00	0.00	21	C25
喉	0	0.00	0.00	0.00	0.00	0.00	0.00	0.00	0.00	0.00	0.00	0.00	0.00	22	C32
气管，支气管，肺	32	12.75	0.00	0.00	1.09	20.15	126.87	12.83	17.55	12.58	12.50	0.51	1.51	2	C33~C34
其他胸腔器官	2	0.80	0.00	0.00	0.00	2.24	5.77	1.28	1.10	0.57	0.73	0.04	0.04	17	C37~C38
骨	4	1.59	0.00	0.00	1.09	0.00	17.30	0.00	2.19	1.91	1.91	0.04	0.23	13	C40~C41
皮肤黑色素瘤	0	0.00	0.00	0.00	0.00	0.00	0.00	0.00	0.00	0.00	0.00	0.00	0.00	22	C43
乳房	30	11.95	0.00	0.00	5.44	44.79	28.84	30.79	16.45	12.72	12.37	1.15	1.44	4	C50
子宫颈	11	4.38	0.00	0.00	2.18	17.92	5.77	12.83	6.03	4.61	4.61	0.42	0.51	7	C53
子宫体及子宫部位不明	18	7.17	0.00	0.00	1.09	31.35	17.30	17.96	9.87	7.68	7.24	0.59	0.78	5	C54~C55
卵巢	8	3.19	0.00	0.00	1.09	6.72	23.07	5.13	4.39	3.32	3.04	0.16	0.27	10	C56
前列腺	—	—	—	—	—	—	—	—	—	—	—	—	—	—	C61
睾丸	—	—	—	—	—	—	—	—	—	—	—	—	—	—	C62

续表

部位	病例数	构成(%)	年龄组(岁)					粗率	中国人口标化率	世界人口标化率	累积率(%)		顺位	ICD-10
			0~4	5~14	15~44	45~64	65+				0~64岁	0~74岁		
肾及泌尿系统不明	1	0.40	0.00	0.00	0.00	0.00	5.77	0.55	0.49	0.52	0.00	0.09	18	C64~C66, C68
膀胱	3	1.20	0.00	0.00	0.00	0.00	17.30	1.65	1.09	0.99	0.00	0.09	16	C67
脑，神经系统	6	2.39	10.42	0.00	1.09	2.24	17.30	3.29	2.66	3.04	0.13	0.21	12	C70~C72
甲状腺	8	3.19	0.00	0.00	3.26	4.48	17.30	4.39	3.99	3.85	0.18	0.49	9	C73
淋巴瘤	7	2.79	0.00	0.00	1.09	6.72	17.30	3.84	2.55	2.55	0.18	0.27	11	C81~C85, C88, C90, C96
白血病	10	3.98	0.00	5.31	1.09	8.96	23.07	5.48	4.51	4.88	0.28	0.56	8	C91~C95
不明及其他癌症	20	7.97	0.00	0.00	3.26	13.44	63.44	10.97	7.98	8.22	0.42	0.94	99	A_0
所有部位合计	251	100.00	10.42	5.31	29.37	239.62	663.21	137.66	103.95	103.34	6.15	11.88	0	ALL
所有部位除C44	248	98.80	10.42	5.31	29.37	237.38	651.67	136.02	102.73	102.12	6.10	11.62	99	ALLbC44
死亡														
口腔和咽喉（除鼻咽癌）	4	2.20	0.00	0.00	0.00	2.24	17.30	2.19	1.79	1.88	0.06	0.36	11	C00~C10, C12~C14
鼻咽癌	3	1.65	0.00	0.00	0.00	6.72	0.00	1.65	1.36	1.32	0.13	0.13	13	C11
食管	2	1.10	0.00	0.00	0.00	4.48	0.00	1.10	0.83	0.99	0.12	0.12	15	C15
胃	13	7.14	0.00	0.00	0.00	6.72	57.67	7.13	4.76	4.71	0.15	0.54	5	C16
结直肠肛门	22	12.09	0.00	0.00	0.00	13.44	92.27	12.07	8.20	8.12	0.29	0.94	3	C18~C21
肝脏	27	14.84	0.00	0.00	4.35	24.63	69.20	14.81	12.09	11.84	0.72	1.58	2	C22
胆囊及其他	1	0.55	0.00	0.00	0.00	0.00	5.77	0.55	0.44	0.43	0.00	0.11	19	C23~C24
胰腺	1	0.55	0.00	0.00	0.00	2.24	0.00	0.55	0.47	0.41	0.03	0.03	18	C25
喉	1	0.55	0.00	0.00	0.00	0.00	5.77	0.55	0.37	0.28	0.00	0.00	21	C32
气管，支气管，肺	33	18.13	0.00	0.00	2.18	24.63	115.34	18.10	13.82	13.42	0.67	1.64	1	C33~C34

续表

部位	病例数	构成(%)	0~4	5~14	15~44	45~64	65+	35~64	粗率	中国人口标化率	世界人口标化率	累积率(%) 0~64岁	累积率(%) 0~74岁	顺位	ICD-10
其他胸腔器官	0	0.00	0.00	0.00	0.00	0.00	0.00	0.00	0.00	0.00	0.00	0.00	0.00	23	C37~C38
骨	3	1.65	0.00	0.00	0.00	2.24	11.53	1.28	1.65	1.27	1.30	0.06	0.15	14	C40~C41
皮肤黑色素瘤	1	0.55	0.00	0.00	0.00	2.24	0.00	1.28	0.55	0.41	0.49	0.06	0.06	20	C43
乳房	18	9.89	0.00	0.00	4.35	22.39	23.07	17.96	9.87	7.01	7.10	0.60	0.78	4	C50
子宫颈	4	2.20	0.00	0.00	0.00	8.96	0.00	5.13	2.19	1.61	1.59	0.17	0.17	12	C53
子宫体及子宫部位不明	8	4.40	0.00	0.00	0.00	8.96	23.07	5.13	4.39	3.37	3.30	0.17	0.48	7	C54~C55
卵巢	9	4.95	0.00	0.00	1.09	8.96	23.07	6.41	4.94	3.29	3.35	0.23	0.33	6	C56
前列腺	—	—	—	—	—	—	—	—	—	—	—	—	—	—	C61
睾丸	—	—	—	—	—	—	—	—	—	—	—	—	—	—	C62
肾及泌尿系统不明	1	0.55	0.00	0.00	0.00	0.00	5.77	0.00	0.55	0.49	0.52	0.00	0.09	17	C64~C66, C68
膀胱	2	1.10	0.00	0.00	0.00	0.00	11.53	0.00	1.10	0.79	0.76	0.00	0.09	16	C67
脑,神经系统	7	3.85	10.42	0.00	1.09	4.48	17.30	3.85	3.84	2.89	3.25	0.19	0.19	9	C70~C72
甲状腺	1	0.55	0.00	0.00	0.00	0.00	5.77	0.00	0.55	0.24	0.38	0.00	0.00	22	C73
淋巴瘤	6	3.30	0.00	0.00	1.09	2.24	23.07	2.57	3.29	2.52	2.55	0.09	0.37	10	C81~C85, C88, C90, C96
白血病	7	3.85	0.00	5.31	0.00	4.48	23.07	2.57	3.84	3.20	3.48	0.14	0.45	8	C91~C95
不明及其他癌症	8	4.40	0.00	0.00	0.00	2.24	40.37	1.28	4.39	3.05	3.30	0.06	0.34	99	A_0
所有部位合计	182	100.00	10.42	5.31	14.14	152.28	570.93	101.34	99.82	74.26	74.77	3.96	8.96	0	ALL
所有部位除C44	181	99.45	10.42	5.31	14.14	152.28	565.17	101.34	99.27	74.02	74.39	3.96	8.96	99	ALLbC44

附表 3-10 2017 年广西壮族自治区南宁市西乡塘区男女合计癌症发病和死亡主要指标（1/10⁵）

部位	病例数	构成（%）	年龄组（岁）								粗率	中国人口标化率	世界人口标化率	累积率（%）		顺位	ICD-10
			0～4	5～14	15～44	45～64	65+	35～64						0～64岁	0～74岁		
发病																	
口腔和咽喉（除鼻咽癌）	42	1.95	0.00	0.00	1.00	14.46	14.08	9.45		5.28	4.26	4.27	0.35	0.50	15	C00～C10, C12～C14
鼻咽癌	76	3.54	0.00	1.15	3.01	24.78	21.12	16.24		9.55	8.11	7.86	0.63	0.87	9	C11
食管	41	1.91	0.00	0.00	1.00	10.33	23.94	7.09		5.15	3.79	3.81	0.27	0.43	16	C15
胃	138	6.42	0.00	0.00	2.76	29.43	98.58	19.19		17.34	13.46	13.19	0.71	1.48	5	C16
结直肠肛门	283	13.17	0.00	0.00	4.01	56.80	221.11	35.73		35.55	27.59	27.77	1.41	3.28	4	C18～C21
肝脏	363	16.89	0.00	1.15	11.78	95.01	184.49	65.25		45.60	36.84	35.68	2.36	4.23	3	C22
胆囊及其他	10	0.47	0.00	0.00	0.00	1.03	11.27	0.59		1.26	0.88	0.90	0.02	0.07	22	C23～C24
胰腺	37	1.72	0.00	0.00	0.50	3.61	39.43	2.66		4.65	3.65	3.60	0.10	0.41	17	C25
喉	13	0.60	0.00	0.00	0.25	3.10	8.45	2.07		1.63	1.23	1.30	0.08	0.17	21	C32
气管，支气管，肺	408	18.99	0.00	0.00	5.51	75.39	338.00	48.72		51.26	39.63	39.59	1.85	4.94	1	C33～C34
其他胸腔器官	5	0.23	0.00	0.00	0.00	2.58	0.00	1.48		0.63	0.45	0.49	0.06	0.06	23	C37～C38
骨	15	0.70	0.00	0.00	0.50	2.07	12.67	1.18		1.88	1.56	1.56	0.06	0.18	20	C40～C41
皮肤黑色素瘤	2	0.09	0.00	0.00	0.00	0.52	1.41	0.30		0.25	0.22	0.23	0.01	0.03	24	C43
乳房	190	8.98	0.00	0.00	21.44	108.30	122.09	82.50		48.91	40.90	38.38	2.88	4.28	2	C50
子宫颈	60	2.79	0.00	0.00	5.62	37.85	35.27	27.10		15.44	12.50	11.48	0.91	1.14	6	C53
子宫体及子宫部位不明	46	2.14	0.00	0.00	5.62	27.34	24.42	19.27		11.84	10.12	9.46	0.72	1.02	7	C54～C55
卵巢	33	1.54	0.00	0.00	7.15	13.67	16.28	10.24		8.49	7.89	6.62	0.47	0.65	10	C56
前列腺	47	2.19	0.00	0.00	0.00	7.10	117.14	4.05		11.53	9.01	8.99	0.19	0.54	8	C61
睾丸	1	0.05	0.00	0.00	0.00	1.01	0.00	0.58		0.25	0.21	0.21	0.02	0.02	25	C62

续表

部位	病例数	构成(%)	0~4	5~14	15~44	35~64	45~64	65+	粗率	中国人口标化率	世界人口标化率	累积率(%) 0~64岁	累积率(%) 0~74岁	顺位	ICD-10
肾及泌尿系统不明	23	1.07	0.00	0.00	0.75	3.84	5.16	14.08	2.89	2.22	2.28	0.13	0.26	19	C64~C66, C68
膀胱	30	1.40	0.00	0.00	0.00	3.54	6.20	25.35	3.77	2.92	3.03	0.13	0.35	18	C67
脑、神经系统	52	2.42	4.43	1.15	3.51	7.68	10.33	21.12	6.53	5.77	5.74	0.35	0.55	12	C70~C72
甲状腺	48	2.23	0.00	1.15	5.01	8.86	11.36	7.04	6.03	5.55	4.88	0.39	0.46	13	C73
淋巴瘤	66	3.07	0.00	0.00	1.25	10.33	16.01	42.25	8.29	6.41	6.43	0.40	0.68	11	C81~C85, C88, C90, C96
白血病	48	2.23	17.73	3.44	1.50	5.61	8.78	19.72	6.03	5.36	6.70	0.36	0.54	14	C91~C95
不明及其他癌症	69	3.21	2.22	0.00	2.26	9.45	14.97	42.25	8.67	7.09	7.04	0.42	0.76	99	A_0
所有部位合计	2149	100.00	24.37	8.04	64.14	329.79	487.95	1309.75	269.97	216.87	213.44	12.66	24.06	0	ALL
所有部位除C44	2129	99.07	24.37	8.04	63.89	328.02	485.37	1290.03	267.46	214.98	211.56	12.60	23.88	99	ALLbC44
死亡															
口腔和咽喉(除鼻咽癌)	15	1.38	0.00	0.00	3.00	2.95	5.16	7.04	1.88	1.43	1.50	0.12	0.24	16	C00~C10, C12~C14
鼻咽癌	32	2.94	0.00	0.00	1.25	7.09	9.81	11.27	4.02	3.27	3.27	0.25	0.39	11	C11
食管	37	3.39	0.00	0.00	0.50	6.20	9.81	22.53	4.65	3.33	3.44	0.23	0.39	7	C15
胃	61	5.60	0.00	0.00	0.25	6.50	10.84	54.92	7.66	5.68	5.49	0.23	0.64	5	C16
结直肠肛门	132	12.11	0.00	0.00	1.50	16.83	26.85	104.22	16.58	12.76	13.05	0.65	1.49	3	C18~C21
肝脏	259	23.76	0.00	0.00	7.52	46.35	67.64	138.02	32.54	25.39	25.02	1.69	3.00	1	C22
胆囊及其他	6	0.55	0.00	0.00	0.00	0.30	0.52	7.04	0.75	0.52	0.52	0.01	0.03	21	C23~C24
胰腺	26	2.39	0.00	0.00	0.00	2.07	3.61	26.76	3.27	2.51	2.55	0.09	0.29	13	C25
喉	8	0.73	0.00	0.00	0.00	1.18	2.07	5.63	1.01	0.74	0.72	0.04	0.12	19	C32
气管、支气管、肺	256	23.49	0.00	0.00	1.50	26.28	43.37	233.78	32.16	24.65	24.36	1.04	2.88	2	C33~C34

续表

部位	病例数	构成(%)	年龄组（岁）					粗率	中国人口标化率	世界人口标化率	累积率（%）		顺位	ICD-10
			0~4	5~14	15~44	45~64	65+				0~64岁	0~74岁		
其他胸腔器官	3	0.28	0.00	0.00	0.00	1.55	0.00	0.38	0.25	0.28	0.03	0.03	24	C37~C38
骨	10	0.92	0.00	0.00	0.25	2.07	7.04	1.26	1.00	0.93	0.05	0.11	18	C40~C41
皮肤黑色素瘤	3	0.28	0.00	0.00	0.00	1.03	1.41	0.38	0.33	0.33	0.02	0.04	23	C43
乳房	50	4.68	0.00	0.00	2.55	29.44	46.12	12.87	10.14	9.99	0.72	1.20	4	C50
子宫颈	16	1.47	0.00	0.00	0.00	9.46	18.99	4.12	3.09	2.89	0.18	0.23	10	C53
子宫体及子宫部位不明	17	1.56	0.00	0.00	0.51	11.57	13.57	4.38	3.45	3.55	0.27	0.44	8	C54~C55
卵巢	14	1.28	0.00	0.00	1.53	7.36	10.85	3.60	2.70	2.68	0.19	0.28	12	C56
前列腺	17	1.56	0.00	0.00	0.00	1.01	46.86	4.17	3.27	3.23	0.03	0.16	9	C61
睾丸	0	0.00	0.00	0.00	0.00	0.00	0.00	0.00	0.00	0.00	0.00	0.00	25	C62
肾及泌尿系统不明	7	0.64	0.00	0.00	0.00	1.55	5.63	0.88	0.62	0.63	0.04	0.04	20	C64~C66, C68
膀胱	14	1.28	0.00	0.00	0.00	2.58	12.67	1.76	1.30	1.47	0.06	0.15	17	C67
脑，神经系统	17	1.56	2.22	0.00	0.75	4.65	5.63	2.14	1.81	1.87	0.14	0.18	15	C70~C72
甲状腺	5	0.46	0.00	0.00	0.00	0.52	5.63	0.63	0.42	0.47	0.01	0.01	22	C73
淋巴瘤	39	3.58	0.00	0.00	0.50	9.81	25.35	4.90	3.75	3.71	0.24	0.37	6	C81~C85, C88, C90, C96
白血病	19	1.74	2.22	0.00	1.25	2.58	11.27	2.39	1.95	2.08	0.11	0.18	14	C91~C95
不明及其他癌症	26	2.39	2.22	0.00	0.75	4.13	19.72	3.27	2.72	2.83	0.13	0.29	99	A_0
所有部位合计	1090	100.00	6.65	0.00	18.29	239.59	774.58	136.93	105.68	105.60	5.88	12.05	0	ALL
所有部位除C44	1087	99.72	6.65	0.00	18.29	239.59	770.36	136.56	105.44	105.28	5.88	12.03	99	ALLbC44

附表3-11　2017年广西壮族自治区南宁市西乡塘区男性癌症发病和死亡主要指标（1/10⁵）

发病

部位	病例数	构成（%）	年龄组（岁）					35~64	粗率	中国人口标化率	世界人口标化率	累积率（%）		顺位	ICD-10
			0~4	5~14	15~44	45~64	65+					0~64岁	0~74岁		
口腔和咽喉（除鼻咽癌）	27	2.22	0.00	0.00	0.98	18.26	20.50	11.59	6.63	5.45	5.40	0.41	0.63	10	C00~C10, C12~C14
鼻咽癌	56	4.60	0.00	0.00	4.92	36.53	29.29	23.75	13.74	11.95	11.23	0.93	1.27	5	C11
食管	35	2.88	0.00	0.00	1.48	20.29	35.14	13.32	8.59	6.51	6.62	0.51	0.70	8	C15
胃	94	7.72	0.00	0.00	1.97	35.51	161.07	22.01	23.07	18.46	18.07	0.81	2.04	4	C16
结直肠肛门	174	14.30	0.00	0.00	2.95	70.01	289.92	42.29	42.70	34.60	35.31	1.72	4.30	3	C18~C21
肝脏	286	23.50	0.00	2.13	18.21	163.35	254.78	109.48	70.18	58.29	56.51	3.99	6.55	1	C22
胆囊及其他	4	0.33	0.00	0.00	0.00	2.03	5.86	1.16	0.98	0.77	0.75	0.04	0.08	18	C23~C24
胰腺	21	1.73	0.00	0.00	0.49	6.09	41.00	4.05	5.15	4.28	4.21	0.17	0.57	12	C25
喉	12	0.99	0.00	0.00	0.49	6.09	14.64	4.05	2.94	2.29	2.46	0.15	0.29	16	C32
气管，支气管，肺	268	22.02	0.00	0.00	4.92	95.37	480.28	60.24	65.77	52.99	53.20	2.29	6.57	2	C33~C34
其他胸腔器官	4	0.33	0.00	0.00	0.00	4.06	0.00	2.32	0.98	0.71	0.74	0.08	0.08	19	C37~C38
骨	9	0.74	0.00	0.00	0.98	1.01	17.57	0.58	2.21	1.98	2.06	0.05	0.20	17	C40~C41
皮肤黑色素瘤	2	0.16	0.00	0.00	0.00	1.01	2.93	0.58	0.49	0.44	0.45	0.02	0.06	21	C43
乳房	3	0.25	0.00	0.00	0.00	0.00	8.79	0.00	0.74	0.63	0.60	0.00	0.09	20	C50
子宫颈	—	—	—	—	—	—	—	—	—	—	—	—	—	—	C53
子宫体及子宫部位不明	—	—	—	—	—	—	—	—	—	—	—	—	—	—	C54~C55
卵巢	—	—	—	—	—	—	—	—	—	—	—	—	—	—	C56
前列腺	47	3.86	0.00	0.00	0.00	7.10	117.14	4.05	11.53	9.01	8.99	0.19	0.54	6	C61
睾丸	1	0.08	0.00	0.00	0.00	1.01	0.00	0.58	0.25	0.21	0.21	0.02	0.02	22	C62

续表

部位	病例数	构成(%)	年龄组(岁)						粗率	中国人口标化率	世界人口标化率	累积率(%)		顺位	ICD-10
			0~4	5~14	15~44	45~64	65+	35~64				0~64岁	0~74岁		
肾及泌尿系统不明	18	1.48	0.00	0.00	0.49	10.15	20.50	6.37	4.42	3.48	3.57	0.24	0.37	14	C64~C66, C68
膀胱	20	1.64	0.00	0.00	0.00	9.13	32.21	5.21	4.91	4.09	4.27	0.20	0.53	13	C67
脑，神经系统	24	1.97	4.08	2.13	2.46	11.16	17.57	8.11	5.89	4.90	5.27	0.34	0.44	11	C70~C72
甲状腺	12	0.99	0.00	0.00	2.95	4.06	5.86	4.05	2.94	2.74	2.20	0.16	0.21	15	C73
淋巴瘤	36	2.96	0.00	0.00	0.49	23.34	35.14	13.90	8.83	6.99	7.08	0.57	0.71	7	C81~C85, C88, C90, C96
白血病	30	2.47	24.45	2.13	2.46	8.12	29.29	5.79	7.36	6.57	8.10	0.39	0.65	9	C91~C95
不明及其他癌症	34	2.79	0.00	0.00	1.97	15.22	43.93	8.69	8.34	7.23	7.23	0.40	0.77	99	A_0
所有部位合计	1217	100.00	28.53	6.38	48.22	548.90	1663.40	352.19	298.65	244.56	244.53	13.70	27.68	0	ALL
所有部位除C44	1207	99.18	28.53	6.38	48.22	545.85	1642.90	350.45	296.19	242.59	242.35	13.62	27.46	99	ALLbC44

死亡

部位	病例数	构成(%)	年龄组(岁)						粗率	中国人口标化率	世界人口标化率	累积率(%)		顺位	ICD-10
			0~4	5~14	15~44	45~64	65+	35~64				0~64岁	0~74岁		
口腔和咽喉（除鼻咽癌）	10	1.36	0.00	0.00	0.00	8.12	5.86	4.63	2.45	1.90	2.03	0.19	0.29	13	C00~C10, C12~C14
鼻咽癌	23	3.14	0.00	0.00	2.46	13.19	14.64	10.43	5.64	4.73	4.61	0.36	0.52	7	C11
食管	34	4.64	0.00	0.00	0.98	19.28	38.07	12.16	8.34	6.19	6.49	0.46	0.67	5	C15
胃	48	6.55	0.00	0.00	0.00	18.26	87.86	10.43	11.78	9.12	8.72	0.40	1.06	4	C16
结直肠肛门	82	11.19	0.00	0.00	0.98	33.48	137.64	20.27	20.12	16.36	16.93	0.79	2.08	3	C18~C21
肝脏	210	28.65	0.00	0.00	11.81	119.72	199.14	80.52	51.53	41.28	41.04	2.95	4.83	1	C22
胆囊及其他	3	0.41	0.00	0.00	0.00	1.01	5.86	0.58	0.74	0.56	0.55	0.02	0.06	17	C23~C24
胰腺	14	1.91	0.00	0.00	0.00	6.09	23.43	3.48	3.44	2.79	2.78	0.15	0.32	10	C25
喉	8	1.09	0.00	0.00	0.00	4.06	11.71	2.32	1.96	1.49	1.44	0.08	0.23	14	C32
气管，支气管，肺	188	25.65	0.00	0.00	1.97	65.95	348.49	39.97	46.13	37.00	36.82	1.56	4.36	2	C33~C34

续表

部位	病例数	构成(%)	年龄组(岁)						粗率	中国人口标化率	世界人口标化率	累积率(%)		顺位	ICD-10
			0~4	5~14	15~44	45~64	65+	35~64				0~64岁	0~74岁		
其他胸腔器官	3	0.41	0.00	0.00	0.00	3.04	0.00	1.74	0.74	0.49	0.55	0.07	0.07	18	C37~C38
骨	6	0.82	0.00	0.00	0.49	2.03	8.79	1.74	1.47	1.17	1.08	0.05	0.15	15	C40~C41
皮肤黑色素瘤	1	0.14	0.00	0.00	0.00	0.00	2.93	0.00	0.25	0.23	0.24	0.00	0.04	20	C43
乳房	1	0.14	0.00	0.00	0.00	1.01	0.00	0.58	0.25	0.19	0.22	0.03	0.03	21	C50
子宫颈	—	—	—	—	—	—	—	—	—	—	—	—	—	—	C53
子宫体及子宫部位不明	—	—	—	—	—	—	—	—	—	—	—	—	—	—	C54~C55
卵巢	—	—	—	—	—	—	—	—	—	—	—	—	—	—	C56
前列腺	17	2.32	0.00	0.00	0.00	1.01	46.86	0.58	4.17	3.27	3.23	0.03	0.16	8	C61
睾丸	0	0.00	0.00	0.00	0.00	0.00	0.00	0.00	0.00	0.00	0.00	0.00	0.00	22	C62
肾及泌尿系统不明	6	0.82	0.00	0.00	0.00	3.04	8.79	1.74	1.47	1.14	1.21	0.07	0.07	16	C64~C66, C68
膀胱	12	1.64	0.00	0.00	0.00	5.07	20.50	2.90	2.94	2.39	2.73	0.13	0.29	12	C67
脑、神经系统	14	1.91	4.08	0.00	0.98	7.10	11.71	4.63	3.44	2.91	3.16	0.21	0.30	9	C70~C72
甲状腺	2	0.27	0.00	0.00	0.00	0.00	5.86	0.00	0.49	0.38	0.44	0.00	0.00	19	C73
淋巴瘤	25	3.41	0.00	0.00	0.49	14.20	29.29	8.69	6.13	4.96	4.94	0.33	0.52	6	C81~C85, C88, C90, C96
白血病	13	1.77	4.08	0.00	2.46	2.03	14.64	2.32	3.19	2.85	3.00	0.14	0.24	11	C91~C95
不明及其他癌症	13	1.77	0.00	0.00	1.48	2.03	23.43	1.16	3.19	3.06	2.84	0.09	0.32	99	A_0
所有部位合计	733	100.00	8.15	0.00	24.11	329.75	1045.48	210.85	179.88	144.47	145.04	8.10	16.60	0	ALL
所有部位除C44	731	99.73	8.15	0.00	24.11	329.75	1039.62	210.85	179.38	144.07	144.54	8.10	16.55	99	ALLbC44

附表 3-12　2017 年广西壮族自治区南宁市西乡塘区女性癌症发病和死亡主要指标（1/10⁵）

发病

部位	病例数	构成(%)	年龄组（岁）					35~64	粗率	中国人口标化率	世界人口标化率	累积率(%)		顺位	ICD-10
			0~4	5~14	15~44	45~64	65+					0~64岁	0~74岁		
口腔和咽喉（除鼻咽癌）	15	1.61	0.00	0.00	1.02	10.51	8.14	7.23	3.86	3.06	3.12	0.28	0.37	15	C00~C10, C12~C14
鼻咽癌	20	2.15	0.00	2.50	1.02	12.62	13.57	8.43	5.15	4.17	4.38	0.33	0.45	12	C11
食管	6	0.64	0.00	0.00	0.51	0.00	13.57	0.60	1.54	1.12	1.04	0.01	0.16	18	C15
胃	44	4.72	0.00	0.00	3.57	23.13	40.70	16.26	11.33	8.81	8.63	0.60	0.91	7	C16
结直肠肛门	109	11.70	0.00	0.00	5.11	43.11	157.36	28.91	28.06	20.81	20.51	1.09	2.23	3	C18~C21
肝脏	77	8.26	0.00	0.00	5.11	24.18	119.37	19.27	19.82	15.02	14.57	0.67	1.83	4	C22
胆囊及其他	6	0.64	0.00	0.00	0.00	0.00	16.28	0.00	1.54	0.92	0.93	0.00	0.05	19	C23~C24
胰腺	16	1.72	0.00	0.00	0.51	1.05	37.98	1.20	4.12	2.89	2.82	0.03	0.25	14	C25
喉	1	0.11	0.00	0.00	0.00	0.00	2.71	0.00	0.26	0.21	0.20	0.00	0.05	21	C32
气管，支气管，肺	140	15.02	0.00	0.00	6.13	54.68	206.19	36.73	36.04	26.90	26.67	1.40	3.29	2	C33~C34
其他胸腔器官	1	0.11	0.00	0.00	0.00	1.05	0.00	0.60	0.26	0.19	0.23	0.03	0.03	22	C37~C38
骨	6	0.64	0.00	0.00	0.00	3.15	8.14	1.81	1.54	1.25	1.23	0.07	0.16	17	C40~C41
皮肤黑色素瘤	0	0.00	0.00	0.00	0.00	0.00	0.00	0.00	0.00	0.00	0.00	0.00	0.00	23	C43
乳房	190	20.39	0.00	0.00	21.44	108.30	122.09	82.50	48.91	40.90	38.38	2.88	4.28	1	C50
子宫颈	60	6.44	0.00	0.00	5.62	37.85	35.27	27.10	15.44	12.50	11.48	0.91	1.14	5	C53
子宫体及子宫部位不明	46	4.94	0.00	0.00	5.62	27.34	24.42	19.27	11.84	10.12	9.46	0.72	1.02	6	C54~C55
卵巢	33	3.54	0.00	0.00	7.15	13.67	16.28	10.24	8.49	7.89	6.62	0.47	0.65	9	C56
前列腺	—	—	—	—	—	—	—	—	—	—	—	—	—	—	C61
睾丸	—	—	—	—	—	—	—	—	—	—	—	—	—	—	C62

续表

部位	病例数	构成(%)	年龄组(岁)					35~64	粗率	中国人口标化率	世界人口标化率	累积率(%)		顺位	ICD-10
			0~4	5~14	15~44	45~64	65+					0~64岁	0~74岁		
肾及泌尿系统不明	5	0.54	0.00	0.00	1.02	0.00	8.14	1.20	1.29	1.05	1.07	0.03	0.15	20	C64~C66, C68
膀胱	10	1.07	0.00	0.00	0.00	3.15	18.99	1.81	2.57	1.70	1.72	0.07	0.17	16	C67
脑,神经系统	28	3.00	4.86	0.00	4.59	9.46	24.42	7.23	7.21	6.78	6.36	0.37	0.67	11	C70~C72
甲状腺	36	3.86	0.00	2.50	7.15	18.93	8.14	13.85	9.27	8.45	7.64	0.64	0.72	8	C73
淋巴瘤	30	3.22	0.00	0.00	2.04	8.41	48.83	6.62	7.72	5.84	5.76	0.24	0.64	10	C81~C85, C88, C90, C96
白血病	18	1.93	9.71	4.99	0.51	9.46	10.85	5.42	4.63	4.14	5.23	0.33	0.42	13	C91~C95
不明及其他癌症	35	3.76	4.86	0.00	2.55	14.72	40.70	10.24	9.01	7.07	7.08	0.43	0.76	99	A_0
所有部位合计	932	100.00	19.42	9.99	80.66	424.79	982.12	306.51	239.90	191.79	185.14	11.60	20.41	0	ALL
所有部位除C44	922	98.93	19.42	9.99	80.15	422.69	963.13	304.71	237.33	189.96	183.48	11.54	20.26	99	ALLbC44
死亡															
口腔和咽喉(除鼻咽癌)	5	1.40	0.00	0.00	0.00	2.10	8.14	1.20	1.29	0.94	0.94	0.04	0.19	13	C00~C10, C12~C14
鼻咽癌	9	2.52	0.00	0.00	0.00	6.31	8.14	3.61	2.32	1.77	1.90	0.14	0.26	11	C11
食管	3	0.84	0.00	0.00	0.00	0.00	8.14	0.00	0.77	0.56	0.52	0.00	0.10	16	C15
胃	13	3.64	0.00	0.00	0.51	3.15	24.42	2.41	3.35	2.32	2.25	0.07	0.22	9	C16
结直肠肛门	50	14.01	0.00	0.00	2.04	19.98	73.25	13.25	12.87	9.23	9.25	0.50	0.90	3	C18~C21
肝脏	49	13.73	0.00	0.00	3.06	13.67	81.39	10.84	12.61	9.47	9.09	0.38	1.13	4	C22
胆囊及其他	3	0.84	0.00	0.00	0.00	0.00	8.14	0.00	0.77	0.45	0.44	0.00	0.00	18	C23~C24
胰腺	12	3.36	0.00	0.00	0.00	1.05	29.84	0.60	3.09	2.13	2.20	0.03	0.25	10	C25
喉	0	0.00	0.00	0.00	0.00	0.00	0.00	0.00	0.00	0.00	0.00	0.00	0.00	22	C32
气管,支气管,肺	68	19.05	0.00	0.00	1.02	19.98	127.51	12.04	17.50	12.78	12.40	0.50	1.37	1	C33~C34

续表

部位	病例数	构成(%)	年龄组(岁)						粗率	中国人口标化率	世界人口标化率	累积率(%)		顺位	ICD-10
			0~4	5~14	15~44	45~64	65+	35~64				0~64岁	0~74岁		
其他胸腔器官	0	0.00	0.00	0.00	0.00	0.00	0.00	0.00	0.00	0.00	0.00	0.00	0.00	22	C37~C38
骨	4	1.12	0.00	0.00	0.00	2.10	5.43	1.20	1.03	0.85	0.79	0.04	0.08	14	C40~C41
皮肤黑色素瘤	2	0.56	0.00	0.00	0.00	2.10	0.00	1.20	0.51	0.44	0.44	0.04	0.04	19	C43
乳房	50	14.01	0.00	0.00	2.55	29.44	46.12	19.27	12.87	10.14	9.99	0.72	1.20	2	C50
子宫颈	16	4.48	0.00	0.00	0.00	9.46	18.99	5.42	4.12	3.09	2.89	0.18	0.23	6	C53
子宫体及子宫部位不明	17	4.76	0.00	0.00	0.51	11.57	13.57	7.23	4.38	3.45	3.55	0.27	0.44	5	C54~C55
卵巢	14	3.92	0.00	0.00	1.53	7.36	10.85	5.42	3.60	2.70	2.68	0.19	0.28	7	C56
前列腺	—	—	—	—	—	—	—	—	—	—	—	—	—	—	C61
睾丸	—	—	—	—	—	—	—	—	—	—	—	—	—	—	C62
肾及泌尿系统不明	1	0.28	0.00	0.00	0.00	0.00	2.71	0.00	0.26	0.17	0.13	0.00	0.00	21	C64~C66, C68
膀胱	2	0.56	0.00	0.00	0.00	0.00	5.43	0.00	0.51	0.26	0.29	0.00	0.00	20	C67
脑, 神经系统	3	0.84	0.00	0.00	0.51	2.10	0.00	1.20	0.77	0.74	0.60	0.06	0.06	15	C70~C72
甲状腺	3	0.84	0.00	0.00	0.00	1.05	5.43	0.60	0.77	0.48	0.54	0.03	0.03	17	C73
淋巴瘤	14	3.92	0.00	0.00	0.51	5.26	21.70	3.61	3.60	2.52	2.48	0.14	0.23	8	C81~C85, C88, C90, C96
白血病	6	1.68	0.00	0.00	0.00	3.15	8.14	1.81	1.54	1.04	1.14	0.08	0.13	12	C91~C95
不明及其他癌症	13	3.64	4.86	0.00	0.00	6.31	16.28	3.61	3.35	2.42	2.92	0.18	0.27	99	A_0
所有部位合计	357	100.00	4.86	0.00	12.25	146.15	523.62	94.54	91.89	67.96	67.41	3.59	7.42	0	ALL
所有部位除C44	356	99.72	4.86	0.00	12.25	146.15	520.90	94.54	91.64	67.84	67.24	3.59	7.42	99	ALLbC44

附表 3-13　2017 年广西壮族自治区南宁市东盟经济开发区男女合计癌症发病和死亡主要指标（1/10⁵）

发病

部位	病例数	构成(%)	0~4	5~14	15~44	45~64	65+	35~64	粗率	中国人口标化率	世界人口标化率	累积率(%) 0~64岁	累积率(%) 0~74岁	顺位	ICD-10
口腔和咽喉（除鼻咽癌）	0	0.00	0.00	0.00	0.00	0.00	0.00	0.00	0.00	0.00	0.00	0.00	0.00	20	C00~C10, C12~C14
鼻咽癌	2	2.25	0.00	0.00	0.00	9.31	22.73	5.94	5.25	3.31	3.33	0.27	0.27	11	C11
食管	2	2.25	0.00	0.00	0.00	0.00	45.46	0.00	5.25	3.56	3.65	0.00	0.74	10	C15
胃	7	7.87	0.00	0.00	12.40	9.31	90.93	17.83	18.39	12.88	10.74	0.45	0.79	4	C16
结直肠肛门	5	5.62	0.00	0.00	6.20	0.00	90.93	5.94	13.14	8.69	7.57	0.17	0.58	5	C18~C21
肝脏	20	22.47	0.00	0.00	18.59	83.78	181.86	71.34	52.54	37.34	36.96	2.62	4.44	2	C22
胆囊及其他	0	0.00	0.00	0.00	0.00	0.00	0.00	0.00	0.00	0.00	0.00	0.00	0.00	20	C23~C24
胰腺	0	0.00	0.00	0.00	0.00	0.00	0.00	0.00	0.00	0.00	0.00	0.00	0.00	20	C25
喉	0	0.00	0.00	0.00	0.00	0.00	0.00	0.00	0.00	0.00	0.00	0.00	0.00	20	C32
气管，支气管，肺	23	25.84	0.00	0.00	6.20	83.78	295.52	53.50	60.42	40.70	39.59	2.32	4.63	1	C33~C34
其他胸腔器官	2	2.25	0.00	0.00	6.20	0.00	22.73	0.00	5.25	5.49	3.46	0.21	0.21	8	C37~C38
骨	1	1.12	0.00	0.00	0.00	9.31	0.00	5.94	2.63	1.45	1.55	0.19	0.19	19	C40~C41
皮肤黑色素瘤	0	0.00	0.00	0.00	0.00	0.00	0.00	0.00	0.00	0.00	0.00	0.00	0.00	20	C43
乳房	6	6.74	0.00	0.00	0.00	87.87	51.55	56.54	31.13	19.64	18.40	1.63	1.63	3	C50
子宫颈	1	1.12	0.00	0.00	12.29	0.00	0.00	11.31	5.19	3.82	3.51	0.29	0.29	15	C53
子宫体及子宫部位不明	1	1.12	0.00	0.00	12.29	0.00	0.00	11.31	5.19	3.82	3.51	0.29	0.29	15	C54~C55
卵巢	1	1.12	0.00	0.00	0.00	0.00	51.55	0.00	5.19	3.95	4.23	0.00	0.71	14	C56
前列腺	1	1.12	0.00	0.00	0.00	0.00	40.67	0.00	5.32	2.61	2.04	0.00	0.00	7	C61
睾丸	0	0.00	0.00	0.00	0.00	0.00	0.00	0.00	0.00	0.00	0.00	0.00	0.00	20	C62

续表

部位	病例数	构成(%)	年龄组（岁）						粗率	中国人口标化率	世界人口标化率	累积率（%）		顺位	ICD-10
			0~4	5~14	15~44	45~64	65+	35~64				0~64岁	0~74岁		
肾及泌尿系统不明	2	2.25	0.00	0.00	0.00	0.00	45.46	0.00	5.25	2.77	2.16	0.00	0.00	13	C64~C66, C68
膀胱	1	1.12	0.00	0.00	0.00	9.31	0.00	5.94	2.63	1.82	2.16	0.27	0.27	18	C67
脑，神经系统	2	2.25	0.00	0.00	0.00	9.31	22.73	5.94	5.25	3.13	3.18	0.19	0.60	12	C70~C72
甲状腺	4	4.49	0.00	0.00	6.20	27.93	0.00	23.78	10.51	7.53	7.21	0.70	0.70	6	C73
淋巴瘤	2	2.25	0.00	0.00	0.00	9.31	22.73	5.94	5.25	3.70	4.18	0.27	0.61	9	C81~C85, C88, C90, C96
白血病	1	1.12	41.39	0.00	0.00	0.00	0.00	0.00	2.63	2.27	4.92	0.20	0.20	17	C91~C95
不明及其他癌症	5	5.62	0.00	0.00	0.00	18.62	68.20	11.89	13.14	9.27	9.55	0.43	1.51	99	A_0
所有部位合计	89	100.00	41.39	0.00	68.17	316.49	977.49	255.62	233.82	161.45	156.65	9.48	17.26	0	ALL
所有部位除C44	87	97.75	41.39	0.00	68.17	316.49	932.03	255.62	228.56	157.69	152.61	9.48	16.59	99	ALLbC44
死亡															
口腔和咽喉（除鼻咽癌）	1	1.49	0.00	0.00	0.00	9.31	0.00	5.94	2.63	1.82	2.16	0.27	0.27	12	C00~C10, C12~C14
鼻咽癌	2	2.99	0.00	0.00	0.00	9.31	22.73	5.94	5.25	4.26	4.35	0.23	0.57	7	C11
食管	1	1.49	0.00	0.00	0.00	0.00	22.73	0.00	2.63	1.68	1.63	0.00	0.41	13	C15
胃	3	4.48	0.00	0.00	6.20	0.00	45.46	5.94	7.88	4.55	4.60	0.16	0.16	6	C16
结直肠肛门	4	5.97	0.00	0.00	0.00	27.93	22.73	17.83	10.51	7.39	7.64	0.59	0.59	5	C18~C21
肝脏	18	26.87	0.00	0.00	6.20	93.08	159.13	65.39	47.29	33.55	32.77	2.39	3.88	1	C22
胆囊及其他	0	0.00	0.00	0.00	0.00	0.00	0.00	0.00	0.00	0.00	0.00	0.00	0.00	15	C23~C24
胰腺	0	0.00	0.00	0.00	0.00	0.00	0.00	0.00	0.00	0.00	0.00	0.00	0.00	15	C25
喉	0	0.00	0.00	0.00	0.00	0.00	0.00	0.00	0.00	0.00	0.00	0.00	0.00	15	C32
气管，支气管，肺	18	26.87	0.00	0.00	6.20	74.47	204.59	53.50	47.29	29.84	28.62	1.83	2.98	2	C33~C34

续表

部位	ICD-10	病例数	构成(%)	0~4	5~14	15~44	45~64	65+	35~64	粗率	中国人口标化率	世界人口标化率	0~64岁	0~74岁	顺位
其他胸腔器官	C37~C38	1	1.49	0.00	0.00	0.00	0.00	22.73	0.00	2.63	1.28	0.99	0.00	0.00	14
骨	C40~C41	0	0.00	0.00	0.00	0.00	0.00	0.00	0.00	0.00	0.00	0.00	0.00	0.00	15
皮肤黑色素瘤	C43	0	0.00	0.00	0.00	0.00	0.00	0.00	0.00	0.00	0.00	0.00	0.00	0.00	15
乳房	C50	6	8.96	0.00	0.00	0.00	70.30	103.09	45.23	31.13	20.07	19.10	1.19	1.89	3
子宫颈	C53	0	0.00	0.00	0.00	0.00	0.00	0.00	0.00	0.00	0.00	0.00	0.00	0.00	15
子宫体及子宫部位不明	C54~C55	0	0.00	0.00	0.00	0.00	0.00	0.00	0.00	0.00	0.00	0.00	0.00	0.00	15
卵巢	C56	1	1.49	0.00	0.00	12.29	0.00	0.00	0.00	5.19	8.68	5.08	0.42	0.42	10
前列腺	C61	2	2.99	0.00	0.00	0.00	0.00	81.33	0.00	10.64	5.05	6.11	0.00	0.64	4
睾丸	C62	0	0.00	0.00	0.00	0.00	0.00	0.00	0.00	0.00	0.00	0.00	0.00	0.00	15
肾及泌尿系统不明	C64~C66, C68	2	2.99	0.00	0.00	0.00	0.00	45.46	0.00	5.25	2.55	1.98	0.00	0.00	9
膀胱	C67	0	0.00	0.00	0.00	0.00	0.00	0.00	0.00	0.00	0.00	0.00	0.00	0.00	15
脑、神经系统	C70~C72	2	2.99	0.00	0.00	0.00	9.31	22.73	5.94	5.25	3.13	3.18	0.19	0.60	8
甲状腺	C73	0	0.00	0.00	0.00	0.00	0.00	0.00	0.00	0.00	0.00	0.00	0.00	0.00	15
淋巴瘤	C81~C85, C88, C90, C96	0	0.00	0.00	0.00	0.00	0.00	0.00	0.00	0.00	0.00	0.00	0.00	0.00	15
白血病	C91~C95	1	1.49	0.00	0.00	0.00	0.00	22.73	0.00	2.63	1.88	2.02	0.00	0.34	11
不明及其他肿症	A_0	5	7.46	0.00	0.00	0.00	18.62	68.20	11.89	13.14	9.43	9.77	0.50	1.66	99
所有部位合计	ALL	67	100.00	0.00	0.00	24.79	279.25	750.17	196.17	176.02	118.58	115.41	7.00	12.95	0
所有部位除C44	ALLbC44	67	100.00	0.00	0.00	24.79	279.25	750.17	196.17	176.02	118.58	115.41	7.00	12.95	99

附表 3-14 2017 年广西壮族自治区南宁市东盟经济开发区男性癌症发病和死亡主要指标（1/10^5）

发病

部位	病例数	构成(%)	年龄组（岁）						粗率	中国人口标化率	世界人口标化率	累积率（%）		顺位	ICD-10
			0~4	5~14	15~44	45~64	65+	35~64				0~64岁	0~74岁		
口腔和咽喉（除鼻咽癌）	0	0.00	0.00	0.00	0.00	0.00	0.00	0.00	0.00	0.00	0.00	0.00	0.00	14	C00~C10, C12~C14
鼻咽癌	1	1.72	0.00	0.00	0.00	0.00	40.67	0.00	5.32	2.61	2.04	0.00	0.00	11	C11
食管	1	1.72	0.00	0.00	0.00	0.00	40.67	0.00	5.32	3.60	3.86	0.00	0.64	7	C15
胃	6	10.34	0.00	0.00	25.01	19.79	122.00	37.60	31.93	22.91	19.29	0.95	1.59	3	C16
结直肠肛门	4	6.90	0.00	0.00	12.50	0.00	122.00	12.53	21.29	14.40	11.26	0.34	1.11	4	C18~C21
肝脏	17	29.31	0.00	0.00	37.51	158.32	244.00	137.86	90.46	64.98	65.62	4.97	8.44	2	C22
胆囊及其他	0	0.00	0.00	0.00	0.00	0.00	0.00	0.00	0.00	0.00	0.00	0.00	0.00	14	C23~C24
胰腺	0	0.00	0.00	0.00	0.00	0.00	0.00	0.00	0.00	0.00	0.00	0.00	0.00	14	C25
喉	0	0.00	0.00	0.00	0.00	0.00	0.00	0.00	0.00	0.00	0.00	0.00	0.00	14	C32
气管、支气管、肺	19	32.76	0.00	0.00	0.00	118.74	528.67	75.20	101.11	61.53	58.81	2.82	7.19	1	C33~C34
其他胸腔器官	1	1.72	0.00	0.00	12.50	0.00	0.00	0.00	5.32	8.19	4.80	0.40	0.40	5	C37~C38
骨	1	1.72	0.00	0.00	0.00	19.79	0.00	12.53	5.32	3.09	3.31	0.41	0.41	9	C40~C41
皮肤黑色素瘤	0	0.00	0.00	0.00	0.00	0.00	0.00	0.00	0.00	0.00	0.00	0.00	0.00	14	C43
乳房	0	0.00	0.00	0.00	0.00	0.00	0.00	0.00	0.00	0.00	0.00	0.00	0.00	14	C50
子宫颈	—	—	—	—	—	—	—	—	—	—	—	—	—	14	C53
子宫体及子宫部位不明	—	—	—	—	—	—	—	—	—	—	—	—	—	14	C54~C55
卵巢	—	—	—	—	—	—	—	—	—	—	—	—	—	14	C56
前列腺	1	1.72	0.00	0.00	0.00	0.00	40.67	0.00	5.32	2.61	2.04	0.00	0.00	11	C61
睾丸	0	0.00	0.00	0.00	0.00	0.00	0.00	0.00	0.00	0.00	0.00	0.00	0.00	14	C62

续表

部位	病例数	构成(%)	0~4	5~14	15~44	45~64	65+	35~64	粗率	中国人口标化率	世界人口标化率	累积率(%) 0~64岁	0~74岁	顺位	ICD-10
肾及泌尿系统不明	1	1.72	0.00	0.00	0.00	0.00	40.67	0.00	5.32	2.02	1.57	0.00	0.00	13	C64~C66, C68
膀胱	1	1.72	0.00	0.00	0.00	19.79	0.00	12.53	5.32	3.74	4.46	0.56	0.56	6	C67
脑，神经系统	1	1.72	0.00	0.00	0.00	19.79	0.00	12.53	5.32	3.09	3.31	0.41	0.41	9	C70~C72
甲状腺	0	0.00	0.00	0.00	0.00	0.00	0.00	0.00	0.00	0.00	0.00	0.00	0.00	14	C73
淋巴瘤	1	1.72	0.00	0.00	0.00	0.00	40.67	0.00	5.32	3.60	3.86	0.00	0.64	7	C81~C85, C88, C90, C96
白血病	0	0.00	0.00	0.00	0.00	0.00	0.00	0.00	0.00	0.00	0.00	0.00	0.00	14	C91~C95
不明及其他癌症	3	5.17	0.00	0.00	0.00	39.58	40.67	25.07	15.96	11.58	11.97	0.89	1.54	99	A_0
所有部位合计	58	100.00	0.00	0.00	87.53	395.80	1260.68	325.86	308.64	207.95	196.18	11.76	22.93	0	ALL
所有部位除C44	57	98.28	0.00	0.00	87.53	395.80	1220.01	325.86	303.32	204.35	192.32	11.76	22.29	99	ALLbC44
死亡															
口腔和咽喉（除鼻咽癌）	1	2.50	0.00	0.00	0.00	19.79	0.00	12.53	5.32	3.74	4.46	0.56	0.56	7	C00~C10, C12~C14
鼻咽癌	0	0.00	0.00	0.00	0.00	0.00	0.00	0.00	0.00	0.00	0.00	0.00	0.00	11	C11
食管	1	2.50	0.00	0.00	0.00	0.00	40.67	0.00	5.32	3.17	3.08	0.00	0.77	9	C15
胃	2	5.00	0.00	0.00	0.00	0.00	81.33	0.00	10.64	4.06	4.29	0.00	0.00	4	C16
结直肠肛门	1	2.50	0.00	0.00	0.00	19.79	0.00	12.53	5.32	4.88	4.79	0.48	0.48	6	C18~C21
肝脏	14	35.00	0.00	0.00	12.50	138.53	244.00	100.26	74.50	52.99	51.32	3.50	6.32	1	C22
胆囊及其他	0	0.00	0.00	0.00	0.00	0.00	0.00	0.00	0.00	0.00	0.00	0.00	0.00	11	C23~C24
胰腺	0	0.00	0.00	0.00	0.00	0.00	0.00	0.00	0.00	0.00	0.00	0.00	0.00	11	C25
喉	0	0.00	0.00	0.00	0.00	0.00	0.00	0.00	0.00	0.00	0.00	0.00	0.00	11	C32
气管，支气管，肺	12	30.00	0.00	0.00	0.00	79.16	325.34	50.13	63.86	35.92	32.79	1.57	2.98	2	C33~C34

续表

部位	病例数	构成（%）	年龄组（岁）						粗率	中国人口标化率	世界人口标化率	累积率（%）		顺位	ICD-10
			0~4	5~14	15~44	45~64	65+	35~64				0~64岁	0~74岁		
其他胸腔器官	0	0.00	0.00	0.00	0.00	0.00	0.00	0.00	0.00	0.00	0.00	0.00	0.00	11	C37~C38
骨	0	0.00	0.00	0.00	0.00	0.00	0.00	0.00	0.00	0.00	0.00	0.00	0.00	11	C40~C41
皮肤黑色素瘤	0	0.00	0.00	0.00	0.00	0.00	0.00	0.00	0.00	0.00	0.00	0.00	0.00	11	C43
乳房	0	0.00	0.00	0.00	0.00	0.00	0.00	0.00	0.00	0.00	0.00	0.00	0.00	11	C50
子宫颈	—	—	0.00	0.00	—	—	—	—	—	—	—	—	—	11	C53
子宫体及子宫部位不明	—	—	0.00	0.00	—	—	—	—	—	—	—	—	—	11	C54~C55
卵巢	—	—	0.00	0.00	—	—	—	—	—	—	—	—	—	11	C56
前列腺	2	5.00	0.00	0.00	0.00	0.00	81.33	0.00	10.64	5.05	6.11	0.00	0.64	3	C61
睾丸	0	0.00	0.00	0.00	0.00	0.00	0.00	0.00	0.00	0.00	0.00	0.00	0.00	11	C62
肾及泌尿系统不明	2	5.00	0.00	0.00	0.00	0.00	81.33	0.00	10.64	4.03	3.13	0.00	0.00	5	C64~C66, C68
膀胱	0	0.00	0.00	0.00	0.00	0.00	0.00	0.00	0.00	0.00	0.00	0.00	0.00	11	C67
脑，神经系统	1	2.50	0.00	0.00	0.00	0.00	40.67	0.00	5.32	3.17	3.08	0.00	0.77	9	C70~C72
甲状腺	0	0.00	0.00	0.00	0.00	0.00	0.00	0.00	0.00	0.00	0.00	0.00	0.00	11	C73
淋巴瘤	0	0.00	0.00	0.00	0.00	0.00	0.00	0.00	0.00	0.00	0.00	0.00	0.00	11	C81~C85, C88, C90, C96
白血病	1	2.50	0.00	0.00	0.00	0.00	40.67	0.00	5.32	3.60	3.86	0.00	0.64	8	C91~C95
不明及其他癌症	3	7.50	0.00	0.00	0.00	39.58	40.67	25.07	15.96	12.23	13.11	1.04	1.68	99	A_0
所有部位合计	40	100.00	0.00	0.00	12.50	296.85	976.01	200.53	212.86	132.85	130.03	7.14	14.85	0	ALL
所有部位除C44	40	100.00	0.00	0.00	12.50	296.85	976.01	200.53	212.86	132.85	130.03	7.14	14.85	99	ALLbC44

附表 3-15 2017年广西壮族自治区南宁市东盟经济开发区女性癌症发病和死亡主要指标（1/10⁵）

发病

部位	病例数	构成(%)	年龄组（岁）						粗率	中国人口标化率	世界人口标化率	累积率（%）		顺位	ICD-10
			0~4	5~14	15~44	45~64	65+	35~64				0~64岁	0~74岁		
口腔和咽喉（除鼻咽癌）	0	0.00	0.00	0.00	0.00	0.00	0.00	0.00	0.00	0.00	0.00	0.00	0.00	17	C00~C10, C12~C14
鼻咽癌	1	3.23	0.00	0.00	0.00	17.57	0.00	11.31	5.19	3.53	4.21	0.53	0.53	11	C11
食管	1	3.23	0.00	0.00	0.00	0.00	51.55	0.00	5.19	3.57	3.47	0.00	0.87	9	C15
胃	1	3.23	0.00	0.00	0.00	0.00	51.55	0.00	5.19	3.48	2.70	0.00	0.00	14	C16
结直肠肛门	1	3.23	0.00	0.00	0.00	0.00	51.55	0.00	5.19	3.16	4.90	0.00	0.00	16	C18~C21
肝脏	3	9.68	0.00	0.00	0.00	17.57	103.09	11.31	15.57	11.59	9.96	0.45	0.45	4	C22
胆囊及其他	0	0.00	0.00	0.00	0.00	0.00	0.00	0.00	0.00	0.00	0.00	0.00	0.00	17	C23~C24
胰腺	0	0.00	0.00	0.00	0.00	0.00	0.00	0.00	0.00	0.00	0.00	0.00	0.00	17	C25
喉	0	0.00	0.00	0.00	0.00	0.00	0.00	0.00	0.00	0.00	0.00	0.00	0.00	17	C32
气管，支气管，肺	4	12.90	0.00	0.00	12.29	52.72	0.00	33.93	20.76	16.38	17.51	1.88	1.88	2	C33~C34
其他胸腔器官	1	3.23	0.00	0.00	0.00	0.00	51.55	0.00	5.19	3.48	2.70	0.00	0.00	14	C37~C38
骨	0	0.00	0.00	0.00	0.00	0.00	0.00	0.00	0.00	0.00	0.00	0.00	0.00	17	C40~C41
皮肤黑色素瘤	0	0.00	0.00	0.00	0.00	0.00	0.00	0.00	0.00	0.00	0.00	0.00	0.00	17	C43
乳房	6	19.35	0.00	0.00	0.00	87.87	51.55	56.54	31.13	19.64	18.40	1.63	1.63	1	C50
子宫颈	1	3.23	0.00	0.00	12.29	0.00	0.00	11.31	5.19	3.82	3.51	0.29	0.29	7	C53
子宫体及子宫部位不明	1	3.23	0.00	0.00	12.29	0.00	0.00	11.31	5.19	3.82	3.51	0.29	0.29	7	C54~C55
卵巢	1	3.23	0.00	0.00	0.00	0.00	51.55	0.00	5.19	3.95	4.23	0.00	0.71	6	C56
前列腺	—	—	—	—	—	—	—	—	—	—	—	—	—	—	C61
睾丸	—	—	—	—	—	—	—	—	—	—	—	—	—	—	C62

续表

部位	病例数	构成 (%)	年龄组（岁）						粗率	中国人口标化率	世界人口标化率	累积率（%）		顺位	ICD-10
			0～4	5～14	15～44	45～64	65+	35～64				0～64 岁	0～74 岁		
肾及泌尿系统不明	1	3.23	0.00	0.00	0.00	0.00	51.55	0.00	5.19	3.49	2.72	0.00	0.00	13	C64～C66, C68
膀胱	0	0.00	0.00	0.00	0.00	0.00	0.00	0.00	0.00	0.00	0.00	0.00	0.00	17	C67
脑, 神经系统	1	3.23	0.00	0.00	0.00	0.00	51.55	0.00	5.19	3.57	3.47	0.00	0.87	9	C70～C72
甲状腺	4	12.90	0.00	0.00	12.29	52.72	0.00	45.23	20.76	14.21	13.61	1.33	1.33	3	C73
淋巴瘤	1	3.23	0.00	0.00	0.00	17.57	0.00	11.31	5.19	3.53	4.21	0.53	0.53	11	C81～C85, C88, C90, C96
白血病	1	3.23	80.26	0.00	0.00	0.00	0.00	0.00	5.19	4.41	9.52	0.40	0.40	5	C91～C95
不明及其他癌症	2	6.45	0.00	0.00	0.00	0.00	103.09	0.00	10.38	7.51	7.70	0.00	1.57	99	A_0
所有部位合计	31	100.00	80.26	0.00	49.15	246.05	618.56	192.24	160.86	113.12	116.34	7.33	11.34	0	ALL
所有部位除 C44	30	96.77	80.26	0.00	49.15	246.05	567.01	192.24	155.67	109.17	112.10	7.33	10.63	99	ALLbC44
死亡															
口腔和咽喉（除鼻咽癌）	0	0.00	0.00	0.00	0.00	0.00	0.00	0.00	0.00	0.00	0.00	0.00	0.00	10	C00～C10, C12～C14
鼻咽癌	2	7.41	0.00	0.00	0.00	17.57	51.55	11.31	10.38	8.57	8.77	0.45	1.16	5	C11
食管	0	0.00	0.00	0.00	0.00	0.00	0.00	0.00	0.00	0.00	0.00	0.00	0.00	10	C15
胃	1	3.70	0.00	0.00	12.29	0.00	0.00	11.31	5.19	3.82	3.51	0.29	0.29	7	C16
结直肠肛门	3	11.11	0.00	0.00	0.00	35.15	51.55	22.62	15.57	10.81	12.08	0.67	0.67	4	C18～C21
肝脏	4	14.81	0.00	0.00	0.00	52.72	51.55	33.93	20.76	14.35	14.37	1.34	1.34	3	C22
胆囊及其他	0	0.00	0.00	0.00	0.00	0.00	0.00	0.00	0.00	0.00	0.00	0.00	0.00	10	C23～C24
胰腺	0	0.00	0.00	0.00	0.00	0.00	0.00	0.00	0.00	0.00	0.00	0.00	0.00	10	C25
喉	0	0.00	0.00	0.00	0.00	0.00	0.00	0.00	0.00	0.00	0.00	0.00	0.00	10	C32
气管, 支气管, 肺	6	22.22	0.00	0.00	12.29	70.30	51.55	56.54	31.13	21.01	22.24	2.09	2.96	1	C33～C34

续表

部位	ICD-10	病例数	构成 (%)	0~4	5~14	15~44	45~64	65+	35~64	粗率	中国人口标化率	世界人口标化率	累积率 0~64岁	累积率 0~74岁	顺位
其他胸腔器官	C37~C38	1	3.70	0.00	0.00	0.00	0.00	51.55	0.00	5.19	3.48	2.70	0.00	0.00	8
胃	C40~C41	0	0.00	0.00	0.00	0.00	0.00	0.00	0.00	0.00	0.00	0.00	0.00	0.00	10
皮肤黑色素瘤	C43	0	0.00	0.00	0.00	0.00	0.00	0.00	0.00	0.00	0.00	0.00	0.00	0.00	10
乳房	C50	6	22.22	0.00	0.00	0.00	70.30	103.09	45.23	31.13	20.07	19.10	1.19	1.89	2
子宫颈	C53	0	0.00	0.00	0.00	0.00	0.00	0.00	0.00	0.00	0.00	0.00	0.00	0.00	10
子宫体及子宫部位不明	C54~C55	0	0.00	0.00	0.00	0.00	0.00	0.00	0.00	0.00	0.00	0.00	0.00	0.00	10
卵巢	C56	1	3.70	0.00	0.00	12.29	0.00	0.00	0.00	5.19	8.68	5.08	0.42	0.42	6
前列腺	C61	—	—	—	—	—	—	—	—	—	—	—	—	—	—
睾丸	C62	—	—	—	—	—	—	—	—	—	—	—	—	—	—
肾及泌尿系统不明	C64~C66, C68	0	0.00	0.00	0.00	0.00	0.00	0.00	0.00	0.00	0.00	0.00	0.00	0.00	10
膀胱	C67	0	0.00	0.00	0.00	0.00	0.00	0.00	0.00	0.00	0.00	0.00	0.00	0.00	10
脑、神经系统	C70~C72	1	3.70	0.00	0.00	0.00	17.57	0.00	11.31	5.19	2.73	2.92	0.37	0.37	9
甲状腺	C73	0	0.00	0.00	0.00	0.00	0.00	0.00	0.00	0.00	0.00	0.00	0.00	0.00	10
淋巴瘤	C81~C85, C88, C90, C96	0	0.00	0.00	0.00	0.00	0.00	0.00	0.00	0.00	0.00	0.00	0.00	0.00	10
白血病	C91~C95	0	0.00	0.00	0.00	0.00	0.00	0.00	0.00	0.00	0.00	0.00	0.00	0.00	10
不明及其他癌症	A_0	2	7.41	0.00	0.00	0.00	0.00	103.09	0.00	10.38	7.13	6.93	0.00	1.73	99
所有部位合计	ALL	27	100.00	0.00	0.00	36.86	263.62	463.92	192.24	140.10	100.66	97.70	6.83	10.84	0
所有部位除C44	ALLbC44	27	100.00	0.00	0.00	36.86	263.62	463.92	192.24	140.10	100.66	97.70	6.83	10.84	99

附表 3-16　2017 年广西壮族自治区南宁市隆安县男女合计癌症发病和死亡主要指标（1/10^5）

发病

部位	病例数	构成（%）	0~4	5~14	15~44	45~64	65+	35~64	粗率	中国人口标化率	世界人口标化率	累积率（%）0~64岁	0~74岁	顺位	ICD-10
口腔和咽喉（除鼻咽癌）	8	0.90	0.00	0.00	0.00	4.22	10.64	2.42	1.89	1.47	1.42	0.09	0.09	19	C00~C10, C12~C14
鼻咽癌	47	5.28	0.00	0.00	7.50	26.36	15.96	22.99	11.13	10.04	9.11	0.72	0.98	6	C11
食管	30	3.37	0.00	0.00	0.47	13.71	42.56	8.47	7.10	5.83	5.79	0.34	0.72	10	C15
胃	49	5.51	0.00	0.00	2.34	21.09	63.84	13.92	11.60	9.79	9.73	0.54	1.17	5	C16
结直肠肛门	46	5.17	0.00	0.00	2.81	27.41	37.24	19.36	10.89	9.27	9.01	0.67	1.05	7	C18~C21
肝脏	301	33.82	0.00	0.00	21.09	156.05	287.26	110.72	71.26	59.38	57.69	3.98	6.64	1	C22
胆囊及其他	6	0.67	0.00	0.00	0.00	6.33	0.00	3.63	1.42	1.13	1.22	0.14	0.14	20	C23~C24
胰腺	4	0.45	0.00	0.00	0.00	0.00	10.64	0.00	0.95	0.78	0.75	0.00	0.19	22	C25
喉	3	0.34	0.00	0.00	0.00	1.05	5.32	0.61	0.71	0.64	0.71	0.03	0.11	24	C32
气管，支气管，肺	121	13.60	0.00	0.00	3.28	63.26	143.63	39.93	28.65	23.53	24.11	1.60	3.16	2	C33~C34
其他胸腔器官	1	0.11	0.00	0.00	0.00	1.05	0.00	0.61	0.24	0.21	0.21	0.02	0.02	25	C37~C38
骨	5	0.56	0.00	0.00	0.47	3.16	2.66	2.42	1.18	1.03	1.04	0.08	0.12	21	C40~C41
皮肤黑色素瘤	10	1.12	0.00	0.00	0.00	2.11	21.28	1.21	2.37	1.81	1.70	0.04	0.17	16	C43
乳房	56	6.29	0.00	0.00	24.27	60.92	24.15	62.37	28.27	24.76	22.37	1.95	2.20	3	C50
子宫颈	35	3.93	0.00	0.00	7.08	49.64	28.98	36.38	17.67	14.61	14.39	1.32	1.56	4	C53
子宫体及子宫部位不明	15	1.69	0.00	0.00	1.01	24.82	14.49	15.59	7.57	6.32	6.35	0.53	0.78	8	C54~C55
卵巢	15	1.69	0.00	4.52	4.04	15.80	14.49	11.70	7.57	6.08	6.05	0.48	0.48	9	C56
前列腺	12	1.35	0.00	0.00	0.00	1.98	65.13	1.13	5.35	4.95	4.68	0.06	0.72	12	C61
睾丸	2	0.22	0.00	0.00	0.87	1.98	0.00	1.13	0.89	0.88	0.68	0.07	0.07	23	C62

续表

部位	病例数	构成(%)	年龄组（岁） 0~4	5~14	15~44	45~64	65+	35~64	粗率	中国人口标化率	世界人口标化率	累积率（%） 0~64岁	0~74岁	顺位	ICD-10
肾及泌尿系统不明	9	1.01	3.70	2.02	0.00	6.33	2.66	3.63	2.13	2.01	2.16	0.16	0.20	18	C64~C66, C68
膀胱	12	1.35	0.00	0.00	0.47	1.05	26.60	0.61	2.84	2.25	2.20	0.04	0.26	15	C67
脑，神经系统	12	1.35	0.00	2.02	2.34	4.22	5.32	3.63	2.84	2.96	2.63	0.19	0.26	14	C70~C72
甲状腺	9	1.01	0.00	0.00	3.75	1.05	0.00	2.42	2.13	2.15	1.85	0.14	0.14	17	C73
淋巴瘤	14	1.57	0.00	0.00	1.87	7.38	7.98	4.84	3.31	2.93	2.73	0.20	0.24	13	C81~C85, C88, C90, C96
白血病	28	3.15	7.40	4.04	4.22	6.33	23.94	6.66	6.63	6.08	6.26	0.33	0.54	11	C91~C95
不明及其他癌症	40	4.49	0.00	4.04	3.75	18.98	31.92	13.92	9.47	8.62	8.07	0.56	0.87	99	A_0
所有部位合计	890	100.00	11.09	14.12	71.71	443.90	813.92	321.86	210.70	179.20	174.32	11.94	19.86	0	ALL
所有部位除C44	888	99.78	11.09	14.12	71.71	442.84	811.26	321.26	210.23	178.77	173.88	11.92	19.80	99	ALLbC44
死亡															
口腔和咽喉（除鼻咽癌）	3	0.59	0.00	0.00	0.00	2.11	2.66	1.21	0.71	0.63	0.68	0.05	0.09	14	C00~C10, C12~C14
鼻咽癌	20	3.91	0.00	0.00	0.94	11.60	18.62	7.87	4.73	3.93	3.84	0.25	0.52	5	C11
食管	13	2.54	0.00	0.00	0.00	4.22	23.94	2.42	3.08	2.30	2.44	0.11	0.24	10	C15
胃	43	8.41	0.00	0.00	0.94	15.82	69.16	10.29	10.18	7.86	8.12	0.37	0.85	3	C16
结直肠肛门	14	2.74	0.00	0.00	1.41	4.22	18.62	3.63	3.31	2.79	2.63	0.14	0.36	8	C18~C21
肝脏	207	40.51	0.00	0.00	19.69	101.22	183.53	78.05	49.01	41.39	39.79	2.79	4.45	1	C22
胆囊及其他	1	0.20	0.00	0.00	0.00	0.00	2.66	0.00	0.24	0.16	0.12	0.00	0.00	21	C23~C24
胰腺	5	0.98	0.00	0.00	0.00	2.11	7.98	1.21	1.18	0.88	0.98	0.05	0.15	12	C25
喉	2	0.39	0.00	0.00	0.00	1.05	2.66	0.61	0.47	0.39	0.42	0.02	0.06	19	C32
气管，支气管，肺	84	16.44	0.00	0.00	2.81	32.69	125.01	21.18	19.89	16.06	15.69	0.81	1.81	2	C33~C34

续表

部位	病例数	构成(%)	年龄组(岁)					35~64	粗率	中国人口标化率	世界人口标化率	累积率(%)		顺位	ICD-10
			0~4	5~14	15~44	45~64	65+					0~64岁	0~74岁		
其他胸腔器官	2	0.39	0.00	0.00	0.47	1.05	0.00	1.21	0.47	0.45	0.41	0.04	0.04	18	C37~C38
骨	13	2.54	0.00	0.00	2.34	5.27	7.98	4.84	3.08	2.75	2.67	0.21	0.25	9	C40~C41
皮肤黑色素瘤	1	0.20	0.00	0.00	0.00	0.00	2.66	0.00	0.24	0.19	0.19	0.00	0.05	20	C43
乳房	20	4.11	0.00	0.00	2.02	24.82	33.81	16.89	10.10	8.48	8.49	0.59	1.06	4	C50
子宫颈	9	1.76	0.00	0.00	1.01	13.54	9.66	9.10	4.54	3.85	3.79	0.29	0.44	6	C53
子宫体及子宫部位不明	2	0.39	0.00	0.00	0.00	2.26	4.83	1.30	1.01	0.77	0.83	0.06	0.15	13	C54~C55
卵巢	1	0.20	0.00	0.00	0.00	2.26	0.00	1.30	0.50	0.40	0.47	0.06	0.06	17	C56
前列腺	0	0.00	0.00	0.00	0.00	0.00	0.00	0.00	0.00	0.00	0.00	0.00	0.00	22	C61
睾丸	0	0.00	0.00	0.00	0.00	0.00	0.00	0.00	0.00	0.00	0.00	0.00	0.00	22	C62
肾及泌尿系统系统不明	0	0.00	0.00	0.00	0.00	0.00	0.00	0.00	0.00	0.00	0.00	0.00	0.00	22	C64~C66, C68
膀胱	3	0.59	0.00	0.00	0.00	0.00	7.98	0.00	0.71	0.55	0.49	0.00	0.04	16	C67
脑，神经系统	15	2.94	0.00	2.02	0.47	5.27	21.28	3.63	3.55	3.15	3.13	0.15	0.41	7	C70~C72
甲状腺	0	0.00	0.00	0.00	0.00	0.00	0.00	0.00	0.00	0.00	0.00	0.00	0.00	22	C73
淋巴瘤	3	0.59	0.00	0.00	0.00	1.05	5.32	0.61	0.71	0.58	0.53	0.02	0.07	15	C81~C85, C88, C90, C96
白血病	11	2.15	0.00	0.00	2.34	5.27	2.66	5.45	2.60	2.49	2.15	0.18	0.23	11	C91~C95
不明及其他癌症	38	7.44	0.00	0.00	3.28	13.71	47.88	10.29	9.00	7.41	7.12	0.39	0.79	99	A_0
所有部位合计	511	100.00	0.00	2.02	36.09	227.75	577.19	166.38	120.98	100.73	98.20	6.09	11.25	0	ALL
所有部位除C44	511	100.00	0.00	2.02	36.09	227.75	577.19	166.38	120.98	100.73	98.20	6.09	11.25	99	ALLbC44

附表 3-17　2017 年广西壮族自治区南宁市隆安县男性癌症发病和死亡主要指标（1/10⁵）

发病

部位	病例数	构成(%)	年龄组（岁）						粗率	中国人口标化率	世界人口标化率	累积率（%）		顺位	ICD-10
			0～4	5～14	15～44	45～64	65+	35～64				0～64岁	0～74岁		
口腔和咽喉（除鼻咽癌）	7	1.17	0.00	0.00	0.00	7.92	17.76	4.53	3.12	2.71	2.75	0.16	0.16	13	C00～C10, C12～C14
鼻咽癌	33	5.51	0.00	0.00	13.10	33.65	5.92	32.83	14.71	13.15	11.64	1.02	1.12	5	C11
食管	23	3.84	0.00	0.00	0.87	17.81	76.97	11.32	10.25	9.38	9.22	0.47	1.06	6	C15
胃	41	6.84	0.00	0.00	4.37	31.67	118.41	21.51	18.28	16.85	16.54	0.87	1.92	3	C16
结直肠肛门	35	5.84	0.00	0.00	5.24	35.63	65.13	27.17	15.60	13.90	13.33	0.92	1.45	4	C18～C21
肝脏	247	41.24	0.00	0.00	36.69	251.36	461.81	181.13	110.11	97.63	94.90	6.51	10.84	1	C22
胆囊及其他	5	0.83	0.00	0.00	0.00	9.90	0.00	5.66	2.23	1.82	2.04	0.26	0.26	16	C23～C24
胰腺	1	0.17	0.00	0.00	0.00	0.00	5.92	0.00	0.45	0.41	0.40	0.00	0.10	20	C25
喉	3	0.50	0.00	0.00	0.00	1.98	11.84	1.13	1.34	1.32	1.46	0.06	0.22	17	C32
气管，支气管，肺	91	15.19	0.00	0.00	4.37	91.04	236.83	56.60	40.57	36.13	37.00	2.35	4.73	2	C33～C34
其他胸腔器官	1	0.17	0.00	0.00	0.00	1.98	0.00	1.13	0.45	0.38	0.37	0.04	0.04	21	C37～C38
骨	2	0.33	0.00	0.00	0.87	1.98	0.00	2.26	0.89	0.73	0.69	0.06	0.06	19	C40～C41
皮肤黑色素瘤	8	1.34	0.00	0.00	0.00	3.96	35.52	2.26	3.57	3.13	2.99	0.07	0.26	12	C43
乳房	0	0.00	0.00	0.00	0.00	0.00	0.00	0.00	0.00	0.00	0.00	0.00	0.00	22	C50
子宫颈	—	—	—	—	—	—	—	—	—	—	—	—	—	—	C53
子宫体及子宫部位不明	—	—	—	—	—	—	—	—	—	—	—	—	—	—	C54～C55
卵巢	—	—	—	—	—	—	—	—	—	—	—	—	—	—	C56
前列腺	12	2.00	0.00	0.00	0.00	1.98	65.13	1.13	5.35	4.95	4.68	0.06	0.72	8	C61
睾丸	2	0.33	0.00	0.00	0.87	1.98	0.00	1.13	0.89	0.88	0.68	0.07	0.07	18	C62

续表

部位	病例数	构成(%)	年龄组(岁) 0~4	5~14	15~44	45~64	65+	35~64	粗率	中国人口标化率	世界人口标化率	累积率(%) 0~64岁	0~74岁	顺位	ICD-10
肾及泌尿系统不明	6	1.00	6.67	3.64	0.00	5.94	5.92	3.40	2.67	2.65	2.91	0.17	0.27	14	C64~C66, C68
膀胱	11	1.84	0.00	0.00	0.87	1.98	53.29	1.13	4.90	4.64	4.47	0.09	0.55	10	C67
脑、神经系统	11	1.84	0.00	3.64	4.37	5.94	11.84	5.66	4.90	5.26	4.66	0.31	0.48	9	C70~C72
甲状腺	5	0.83	0.00	0.00	4.37	0.00	0.00	1.13	2.23	2.42	2.08	0.13	0.13	15	C73
淋巴瘤	11	1.84	0.00	0.00	3.49	11.88	5.92	7.92	4.90	4.46	4.04	0.33	0.33	11	C81~C85, C88, C90, C96
白血病	19	3.17	6.67	7.28	5.24	7.92	35.52	7.92	8.47	8.02	8.31	0.42	0.78	7	C91~C95
不明及其他癌症	25	4.17	0.00	7.28	6.12	19.79	35.52	15.85	11.14	10.82	9.61	0.67	0.87	99	A_0
所有部位合计	599	100.00	13.35	21.85	90.86	546.26	1249.26	392.84	267.03	241.62	234.78	15.04	26.42	0	ALL
所有部位除C44	599	100.00	13.35	21.85	90.86	546.26	1249.26	392.84	267.03	241.62	234.78	15.04	26.42	99	ALLbC44
死亡															
口腔和咽喉(除鼻咽癌)	3	0.82	0.00	0.00	0.00	3.96	5.92	2.26	1.34	1.24	1.34	0.10	0.18	12	C00~C10, C12~C14
鼻咽癌	15	4.12	0.00	0.00	0.87	17.81	29.60	11.32	6.69	5.76	5.75	0.40	0.76	4	C11
食管	8	2.20	0.00	0.00	0.00	3.96	35.52	2.26	3.57	3.18	3.57	0.11	0.27	7	C15
胃	30	8.24	0.00	0.00	1.75	23.75	94.73	15.85	13.37	11.91	12.21	0.57	1.28	3	C16
结直肠肛门	8	2.20	0.00	0.00	2.62	1.98	23.68	3.40	3.57	3.29	2.92	0.12	0.40	6	C18~C21
肝脏	165	45.33	0.00	0.00	30.58	158.34	296.03	123.40	73.55	65.65	63.43	4.36	7.02	1	C22
胆囊及其他	1	0.27	0.00	0.00	0.00	0.00	5.92	0.00	0.45	0.39	0.30	0.00	0.00	17	C23~C24
胰腺	4	1.10	0.00	0.00	0.00	3.96	11.84	2.26	1.78	1.51	1.81	0.11	0.20	10	C25
喉	2	0.55	0.00	0.00	0.00	1.98	5.92	1.13	0.89	0.79	0.85	0.04	0.13	15	C32
气管、支气管、肺	62	17.03	0.00	0.00	4.37	49.48	189.46	32.83	27.64	24.57	23.66	1.25	2.82	2	C33~C34

续表

部位	病例数	构成(%)	0~4	5~14	15~44	45~64	65+	35~64	粗率	中国人口标化率	世界人口标化率	累积率(%) 0~64岁	累积率(%) 0~74岁	顺位	ICD-10
其他胸腔器官	2	0.55	0.00	0.00	0.87	1.98	0.00	2.26	0.89	0.87	0.80	0.09	0.09	14	C37~C38
骨	7	1.92	0.00	0.00	2.62	1.98	17.76	2.26	3.12	2.97	2.98	0.14	0.22	8	C40~C41
皮肤黑色素瘤	1	0.27	0.00	0.00	0.00	0.00	5.92	0.00	0.45	0.41	0.40	0.00	0.10	16	C43
乳房	1	0.27	0.00	0.00	0.00	1.98	0.00	1.13	0.45	0.39	0.34	0.03	0.03	18	C50
子宫颈	—	—	—	—	—	—	—	—	—	—	—	—	—	—	C53
子宫体及子宫部位不明	—	—	—	—	—	—	—	—	—	—	—	—	—	—	C54~C55
卵巢	—	—	—	—	—	—	—	—	—	—	—	—	—	—	C56
前列腺	0	0.00	0.00	0.00	0.00	0.00	0.00	0.00	0.00	0.00	0.00	0.00	0.00	19	C61
睾丸	0	0.00	0.00	0.00	0.00	0.00	0.00	0.00	0.00	0.00	0.00	0.00	0.00	19	C62
肾及泌尿系统不明	0	0.00	0.00	0.00	0.00	0.00	0.00	0.00	0.00	0.00	0.00	0.00	0.00	19	C64~C66, C68
膀胱	3	0.82	0.00	0.00	0.00	0.00	17.76	0.00	1.34	1.25	1.10	0.00	0.08	11	C67
脑,神经系统	12	3.30	0.00	3.64	0.87	9.90	29.60	6.79	5.35	5.08	5.19	0.30	0.74	5	C70~C72
甲状腺	0	0.00	0.00	0.00	0.00	0.00	0.00	0.00	0.00	0.00	0.00	0.00	0.00	19	C73
淋巴瘤	3	0.82	0.00	0.00	0.00	1.98	11.84	1.13	1.34	1.18	1.08	0.04	0.14	13	C81~C85, C88, C90, C96
白血病	6	1.65	0.00	0.00	2.62	3.96	5.92	4.53	2.67	2.63	2.28	0.17	0.27	9	C91~C95
不明及其他癌症	31	8.52	0.00	0.00	5.24	17.81	94.73	14.72	13.82	12.67	12.16	0.58	1.32	99	A_0
所有部位合计	364	100.00	0.00	3.64	52.42	304.80	882.18	227.55	162.27	145.75	142.17	8.38	16.04	0	ALL
所有部位除C44	364	100.00	0.00	3.64	52.42	304.80	882.18	227.55	162.27	145.75	142.17	8.38	16.04	99	ALLbC44

附表 3-18　2017 年广西壮族自治区南宁市隆安县女性癌症发病和死亡主要指标（1/10^5）

发病

部位	病例数	构成（%）	年龄组（岁） 0~4	5~14	15~44	45~64	65+	35~64	粗率	中国人口标化率	世界人口标化率	累积率（%） 0~64 岁	0~74 岁	顺位	ICD-10
口腔和咽喉（除鼻咽癌）	1	0.34	0.00	0.00	0.00	0.00	4.83	0.00	0.50	0.31	0.24	0.00	0.00	20	C00~C10, C12~C14
鼻咽癌	14	4.81	0.00	0.00	1.01	18.05	24.15	11.70	7.07	6.18	5.92	0.37	0.77	7	C11
食管	7	2.41	0.00	0.00	0.00	9.03	14.49	5.20	3.53	2.62	2.66	0.20	0.38	11	C15
胃	8	2.75	0.00	0.00	0.00	9.03	19.32	5.20	4.04	3.09	3.27	0.19	0.43	10	C16
结直肠肛门	11	3.78	0.00	0.00	0.00	18.05	14.49	10.40	5.55	4.75	4.88	0.39	0.63	8	C18~C21
肝脏	54	18.56	0.00	0.00	3.03	47.39	144.89	29.89	27.26	19.63	19.45	1.15	2.30	2	C22
胆囊及其他	1	0.34	0.00	0.00	0.00	2.26	0.00	1.30	0.50	0.47	0.41	0.03	0.03	19	C23~C24
胰腺	3	1.03	0.00	0.00	0.00	0.00	14.49	0.00	1.51	1.10	1.07	0.00	0.27	16	C25
喉	0	0.00	0.00	0.00	0.00	0.00	0.00	0.00	0.00	0.00	0.00	0.00	0.00	22	C32
气管，支气管，肺	30	10.31	0.00	0.00	2.02	31.59	67.61	20.79	15.15	11.51	11.87	0.81	1.62	4	C33~C34
其他胸腔器官	0	0.00	0.00	0.00	0.00	0.00	0.00	0.00	0.00	0.00	0.00	0.00	0.00	22	C37~C38
骨	3	1.03	0.00	0.00	0.00	4.51	4.83	2.60	1.51	1.30	1.34	0.09	0.17	14	C40~C41
皮肤黑色素瘤	2	0.69	0.00	0.00	0.00	0.00	9.66	0.00	1.01	0.73	0.69	0.00	0.08	17	C43
乳房	56	19.24	0.00	0.00	24.27	60.92	24.15	62.37	28.27	24.76	22.37	1.95	2.20	1	C50
子宫颈	35	12.03	0.00	0.00	7.08	49.64	28.98	36.38	17.67	14.61	14.39	1.32	1.56	3	C53
子宫体及子宫部位不明	15	5.15	0.00	0.00	1.01	24.82	14.49	15.59	7.57	6.32	6.35	0.53	0.78	5	C54~C55
卵巢	15	5.15	0.00	4.52	4.04	15.80	14.49	11.70	7.57	6.08	6.05	0.48	0.48	6	C56
前列腺	—	—	—	—	—	—	—	—	—	—	—	—	—	—	C61
睾丸	—	—	—	—	—	—	—	—	—	—	—	—	—	—	C62

续表

部位	病例数	构成(%)	年龄组（岁）						粗率	中国人口标化率	世界人口标化率	累积率（%）		顺位	ICD-10
			0~4	5~14	15~44	45~64	65+	35~64				0~64岁	0~74岁		
肾及泌尿系统不明	3	1.03	0.00	0.00	0.00	6.77	0.00	3.90	1.51	1.30	1.31	0.14	0.14	13	C64~C66, C68
膀胱	1	0.34	0.00	0.00	0.00	0.00	4.83	0.00	0.50	0.17	0.27	0.00	0.00	21	C67
脑,神经系统	1	0.34	0.00	0.00	0.00	2.26	0.00	1.30	0.50	0.48	0.47	0.05	0.05	18	C70~C72
甲状腺	4	1.37	0.00	0.00	3.03	2.26	0.00	3.90	2.02	1.84	1.57	0.14	0.14	12	C73
淋巴瘤	3	1.03	0.00	0.00	0.00	2.26	9.66	1.30	1.51	1.13	1.17	0.06	0.14	15	C81~C85, C88, C90, C96
白血病	9	3.09	8.30	0.00	3.03	4.51	14.49	5.20	4.54	3.94	3.97	0.22	0.30	9	C91~C95
不明及其他癌症	15	5.15	0.00	0.00	1.01	18.05	28.98	11.70	7.57	6.12	6.27	0.43	0.84	99	A_0
所有部位合计	291	100.00	8.30	4.52	49.55	327.19	458.80	240.40	146.92	118.44	116.00	8.54	13.29	0	ALL
所有部位除C44	289	99.31	8.30	4.52	49.55	324.93	453.97	239.10	145.91	117.54	115.08	8.50	13.17	99	ALLbC44

死亡

口腔和咽喉（除鼻咽癌）	0	0.00	0.00	0.00	0.00	0.00	0.00	0.00	0.00	0.00	0.00	0.00	0.00	15	C00~C10, C12~C14
鼻咽癌	5	3.40	0.00	0.00	1.01	4.51	9.66	3.90	2.52	2.08	1.91	0.10	0.28	9	C11
食管	5	3.40	0.00	0.00	0.00	4.51	14.49	2.60	2.52	1.69	1.71	0.12	0.21	10	C15
胃	13	8.84	0.00	0.00	0.00	6.77	48.30	3.90	6.56	3.95	4.23	0.15	0.41	4	C16
结直肠肛门	6	4.08	0.00	0.00	0.00	6.77	14.49	3.90	3.03	2.28	2.34	0.15	0.32	7	C18~C21
肝脏	42	28.57	0.00	0.00	7.08	36.10	91.76	25.99	21.20	16.28	15.61	1.03	1.78	1	C22
胆囊及其他	0	0.00	0.00	0.00	0.00	0.00	0.00	0.00	0.00	0.00	0.00	0.00	0.00	15	C23~C24
胰腺	1	0.68	0.00	0.00	0.00	0.00	4.83	0.00	0.50	0.37	0.36	0.00	0.09	14	C25
喉	0	0.00	0.00	0.00	0.00	0.00	0.00	0.00	0.00	0.00	0.00	0.00	0.00	15	C32
气管,支气管,肺	22	14.97	0.00	0.00	1.01	13.54	72.44	7.80	11.11	7.82	7.74	0.34	0.82	2	C33~C34

续表

部位	病例数	构成(%)	年龄组(岁)						粗率	中国人口标化率	世界人口标化率	累积率(%)		顺位	ICD-10
			0~4	5~14	15~44	45~64	65+	35~64				0~64岁	0~74岁		
其他胸腔器官	0	0.00	0.00	0.00	0.00	0.00	0.00	0.00	0.00	0.00	0.00	0.00	0.00	15	C37~C38
骨	6	4.08	0.00	0.00	2.02	9.03	0.00	7.80	3.03	2.74	2.62	0.29	0.29	6	C40~C41
皮肤黑色素瘤	0	0.00	0.00	0.00	0.00	0.00	0.00	0.00	0.00	0.00	0.00	0.00	0.00	15	C43
乳房	20	13.61	0.00	0.00	2.02	24.82	33.81	16.89	10.10	8.48	8.49	0.59	1.06	3	C50
子宫颈	9	6.12	0.00	0.00	1.01	13.54	9.66	9.10	4.54	3.85	3.79	0.29	0.44	5	C53
子宫体及子宫部位不明	2	1.36	0.00	0.00	0.00	2.26	4.83	1.30	1.01	0.77	0.83	0.06	0.15	12	C54~C55
卵巢	1	0.68	0.00	0.00	0.00	2.26	0.00	1.30	0.50	0.40	0.47	0.06	0.06	13	C56
前列腺	—	—	—	—	—	—	—	—	—	—	—	—	—	—	C61
睾丸	—	—	—	—	—	—	—	—	—	—	—	—	—	—	C62
肾及泌尿系统不明	0	0.00	0.00	0.00	0.00	0.00	0.00	0.00	0.00	0.00	0.00	0.00	0.00	15	C64~C66, C68
膀胱	0	0.00	0.00	0.00	0.00	0.00	0.00	0.00	0.00	0.00	0.00	0.00	0.00	15	C67
脑、神经系统	3	2.04	0.00	0.00	0.00	0.00	14.49	0.00	1.51	1.04	0.93	0.00	0.08	11	C70~C72
甲状腺	0	0.00	0.00	0.00	0.00	0.00	0.00	0.00	0.00	0.00	0.00	0.00	0.00	15	C73
淋巴瘤	0	0.00	0.00	0.00	0.00	0.00	0.00	0.00	0.00	0.00	0.00	0.00	0.00	15	C81~C85, C88, C90, C96
白血病	5	3.40	0.00	0.00	2.02	6.77	0.00	6.50	2.52	2.42	2.09	0.20	0.20	8	C91~C95
不明及其他癌症	7	4.76	0.00	0.00	1.01	9.03	9.66	5.20	3.53	2.74	2.74	0.19	0.28	99	A_0
所有部位合计	147	100.00	0.00	0.00	17.19	139.90	328.41	96.16	74.22	56.90	55.87	3.56	6.45	0	ALL
所有部位除C44	147	100.00	0.00	0.00	17.19	139.90	328.41	96.16	74.22	56.90	55.87	3.56	6.45	99	ALLbC44

附表3-19 2017年广西壮族自治区南宁市宾阳县男女合计癌症发病和死亡主要指标（1/10⁵）

发病

部位	病例数	构成(%)	年龄组（岁）						粗率	中国人口标化率	世界人口标化率	累积率（%）		顺位	ICD-10
			0~4	5~14	15~44	45~64	65+	35~64				0~64岁	0~74岁		
口腔和咽喉（除鼻咽癌）	32	1.18	0.00	0.00	0.67	7.01	9.05	4.74	3.02	2.32	2.23	0.17	0.23	18	C00~C10, C12~C14
鼻咽癌	161	5.92	0.00	0.00	9.59	31.00	30.75	27.94	15.22	13.19	12.12	0.93	1.36	7	C11
食管	71	2.61	0.00	0.00	0.45	11.81	33.47	8.05	6.71	4.78	4.89	0.30	0.59	10	C15
胃	187	6.88	0.00	0.00	2.68	26.57	93.16	18.95	17.68	12.95	12.72	0.69	1.61	6	C16
结直肠肛门	241	8.86	0.00	0.00	7.36	36.54	98.59	29.13	22.78	17.60	16.67	1.03	1.92	4	C18~C21
肝脏	650	23.91	0.00	0.00	29.45	115.90	184.52	98.75	61.44	50.58	47.37	3.40	5.34	1	C22
胆囊及其他	8	0.29	0.00	0.00	0.00	1.11	4.52	0.71	0.76	0.53	0.53	0.02	0.07	23	C23~C24
胰腺	32	1.18	0.00	0.00	0.89	5.54	11.76	3.79	3.02	2.38	2.29	0.15	0.30	17	C25
喉	21	0.77	0.00	0.00	0.00	4.80	7.24	3.08	1.99	1.44	1.45	0.11	0.18	20	C32
气管，支气管，肺	495	18.21	0.00	0.00	7.59	76.40	229.74	54.94	46.79	34.13	33.78	1.95	4.07	2	C33~C34
其他胸腔器官	13	0.48	0.00	0.00	1.12	1.48	3.62	1.18	1.23	1.16	1.08	0.06	0.11	22	C37~C38
骨	27	0.99	0.00	2.87	0.89	2.95	9.95	2.13	2.55	2.27	2.19	0.12	0.24	19	C40~C41
皮肤黑色素瘤	1	0.04	0.00	0.00	0.22	0.00	0.00	0.24	0.09	0.12	0.08	0.01	0.01	25	C43
乳房	211	7.83	0.00	0.00	32.65	92.11	42.87	86.85	42.82	37.24	33.79	2.85	3.36	3	C50
子宫颈	94	3.46	0.00	0.00	12.97	39.81	27.44	37.36	19.07	16.08	14.55	1.19	1.56	5	C53
子宫体及子宫部位不明	52	1.91	0.00	0.00	2.40	28.88	17.15	21.21	10.55	8.46	8.18	0.68	0.89	8	C54~C55
卵巢	35	1.29	0.00	0.00	5.28	16.39	5.14	12.12	7.10	6.40	5.65	0.47	0.54	9	C56
前列腺	26	0.96	0.00	0.00	0.00	3.50	40.19	2.23	4.60	3.46	3.36	0.08	0.49	14	C61
睾丸	2	0.07	0.00	0.00	0.00	0.70	1.91	0.45	0.35	0.29	0.29	0.01	0.04	24	C62

续表

部位	病例数	构成(%)	年龄组(岁)					35~64	粗率	中国人口标化率	世界人口标化率	累积率(%)		顺位	ICD-10
			0~4	5~14	15~44	45~64	65+					0~64岁	0~74岁		
肾及泌尿系统不明	15	0.55	0.00	0.00	0.45	2.21	6.33	1.42	1.42	1.17	1.16	0.05	0.16	21	C64~C66, C68
膀胱	32	1.18	0.00	0.00	1.12	4.43	13.57	3.32	3.02	2.60	2.44	0.14	0.29	16	C67
脑、神经系统	57	2.10	1.13	2.15	3.12	7.01	18.09	5.92	5.39	4.63	4.41	0.26	0.46	13	C70~C72
甲状腺	65	2.39	0.00	0.72	6.69	8.49	9.95	8.29	6.14	6.09	5.47	0.39	0.51	11	C73
淋巴瘤	40	1.47	0.00	1.43	2.90	7.01	5.43	6.63	3.78	3.37	3.20	0.25	0.35	15	C81~C85, C88, C90, C96
白血病	57	2.10	3.39	2.87	2.90	6.64	17.19	5.92	5.39	4.85	4.72	0.28	0.49	12	C91~C95
不明及其他癌症	92	3.38	0.00	2.87	4.91	14.76	23.52	12.08	8.70	7.52	7.06	0.50	0.72	99	A_0
所有部位合计	2719	100.00	4.52	12.90	107.98	458.05	879.18	372.98	257.02	207.88	197.23	13.32	22.30	0	ALL
所有部位除C44	2692	99.01	4.52	12.90	107.09	452.88	871.04	369.19	254.47	205.87	195.32	13.17	22.12	99	ALLbC44
死亡															
口腔和咽喉(除鼻咽癌)	17	1.06	0.00	0.00	0.22	2.95	7.24	2.13	1.61	1.13	1.06	0.07	0.10	16	C00~C10, C12~C14
鼻咽癌	68	4.23	0.00	0.00	2.90	12.18	19.90	10.18	6.43	5.24	4.84	0.34	0.53	7	C11
食管	48	2.99	0.00	0.00	0.22	6.27	27.14	4.26	4.54	3.14	3.22	0.16	0.36	8	C15
胃	138	8.58	0.00	0.00	1.56	17.35	75.98	12.79	13.05	8.91	8.89	0.44	1.15	3	C16
结直肠肛门	88	5.47	0.00	0.00	2.68	9.23	46.13	7.58	8.32	6.42	5.99	0.29	0.67	5	C18~C21
肝脏	482	29.98	0.00	0.00	19.41	85.63	147.43	70.81	45.56	37.03	35.18	2.45	4.02	1	C22
胆囊及其他	6	0.37	0.00	0.00	0.22	0.37	3.62	0.47	0.57	0.34	0.33	0.02	0.02	22	C23~C24
胰腺	19	1.18	0.00	0.00	0.45	3.32	7.24	2.37	1.80	1.36	1.33	0.09	0.18	15	C25
喉	16	1.00	0.00	0.00	0.00	3.69	5.43	2.37	1.51	1.11	1.14	0.09	0.17	17	C32
气管、支气管、肺	395	24.56	0.00	0.00	4.91	62.01	185.42	43.81	37.34	27.18	26.81	1.54	3.24	2	C33~C34

续表

部位	病例数	构成(%)	年龄组(岁)						粗率	中国人口标化率	世界人口标化率	累积率(%)		顺位	ICD-10
			0~4	5~14	15~44	45~64	65+	35~64				0~64岁	0~74岁		
其他胸腔器官	2	0.12	0.00	0.00	0.00	0.37	0.90	0.24	0.19	0.15	0.16	0.01	0.02	23	C37~C38
骨	27	1.68	0.00	0.72	1.12	2.95	11.76	2.37	2.55	2.05	1.91	0.11	0.19	12	C40~C41
皮肤黑色素瘤	0	0.00	0.00	0.00	0.00	0.00	0.00	0.00	0.00	0.00	0.00	0.00	0.00	24	C43
乳房	49	3.05	0.00	0.00	4.80	25.76	10.29	21.71	9.94	7.66	7.32	0.64	0.79	4	C50
子宫颈	33	2.05	0.00	0.00	2.88	13.27	17.15	11.11	6.70	5.31	5.00	0.37	0.58	6	C53
子宫体及子宫部位不明	20	1.24	0.00	0.00	0.96	7.81	13.72	6.06	4.06	3.02	2.99	0.20	0.38	10	C54~C55
卵巢	10	0.62	0.00	0.00	0.00	6.24	3.43	4.04	2.03	1.44	1.47	0.13	0.16	14	C56
前列腺	6	0.37	0.00	0.00	0.00	0.70	9.57	0.45	1.06	0.75	0.80	0.02	0.12	19	C61
睾丸	0	0.00	0.00	0.00	0.00	0.00	0.00	0.00	0.00	0.00	0.00	0.00	0.00	24	C62
肾及泌尿系统不明	11	0.68	1.13	0.00	0.22	1.48	4.52	0.95	1.04	0.75	0.82	0.04	0.09	20	C64~C66, C68
膀胱	12	0.75	0.00	0.00	0.22	0.37	9.05	0.47	1.13	0.83	0.80	0.01	0.11	18	C67
脑，神经系统	47	2.92	0.00	1.43	1.56	7.01	17.19	4.97	4.44	3.40	3.44	0.19	0.34	9	C70~C72
甲状腺	8	0.50	0.00	0.72	0.00	1.48	2.71	0.95	0.76	0.66	0.66	0.04	0.06	21	C73
淋巴瘤	22	1.37	0.00	0.00	0.67	3.69	8.14	3.08	2.08	1.56	1.61	0.10	0.20	13	C81~C85, C88, C90, C96
白血病	39	2.43	1.13	0.00	2.68	6.27	8.14	5.21	3.69	3.43	3.11	0.22	0.31	11	C91~C95
不明及其他癌症	45	2.80	0.00	0.72	1.34	4.80	22.61	4.03	4.25	3.21	3.14	0.15	0.32	99	A_0
所有部位合计	1608	100.00	2.26	3.58	44.40	256.89	638.58	199.40	152.00	116.58	112.86	6.98	13.07	0	ALL
所有部位除C44	1594	99.13	2.26	3.58	43.95	255.41	631.34	198.21	150.68	115.64	111.95	6.93	12.98	99	ALLbC44

附表3-20　2017年广西壮族自治区南宁市宾阳县男性癌症发病和死亡主要指标（1/10⁵）

发病

部位	病例数	构成(%)	年龄组（岁）						粗率	中国人口标化率	世界人口标化率	累积率(%)		顺位	ICD-10
			0~4	5~14	15~44	45~64	65+	35~64				0~64岁	0~74岁		
口腔和咽喉（除鼻咽癌）	24	1.52	0.00	0.00	1.25	10.50	11.48	7.14	4.25	3.35	3.20	0.26	0.29	12	C00~C10, C12~C14
鼻咽癌	109	6.89	0.00	0.00	12.08	42.01	38.28	38.35	19.29	17.03	15.91	1.24	1.80	5	C11
食管	52	3.29	0.00	0.00	0.83	18.90	44.02	12.93	9.20	7.22	7.43	0.49	0.92	6	C15
胃	135	8.54	0.00	0.00	2.92	39.21	137.81	27.20	23.89	18.80	18.43	0.98	2.40	4	C16
结直肠肛门	136	8.60	0.00	0.00	9.58	35.71	118.67	31.22	24.07	19.78	18.68	1.08	2.12	3	C18~C21
肝脏	513	32.45	0.00	0.00	47.92	179.94	269.88	154.31	90.79	79.35	73.76	5.36	8.27	1	C22
胆囊及其他	3	0.19	0.00	0.00	0.00	0.70	3.83	0.45	0.53	0.41	0.42	0.02	0.05	19	C23~C24
胰腺	22	1.39	0.00	0.00	1.25	7.00	17.23	4.91	3.89	3.19	3.15	0.20	0.42	13	C25
喉	15	0.95	0.00	0.00	0.00	7.70	7.66	4.91	2.65	2.07	2.14	0.19	0.28	15	C32
气管，支气管，肺	329	20.81	0.00	0.00	8.33	106.42	300.50	74.48	58.22	45.60	45.44	2.71	5.54	2	C33~C34
其他胸腔器官	9	0.57	0.00	0.00	1.67	1.40	5.74	0.89	1.59	1.59	1.52	0.08	0.14	18	C37~C38
骨	17	1.08	0.00	3.78	1.25	3.50	11.48	2.68	3.01	2.80	2.71	0.15	0.33	14	C40~C41
皮肤黑色素瘤	1	0.06	0.00	0.00	0.42	0.00	0.00	0.45	0.18	0.23	0.16	0.01	0.01	22	C43
乳房	2	0.13	0.00	0.00	0.42	0.70	0.00	0.89	0.35	0.34	0.28	0.03	0.03	20	C50
子宫颈	—	—	—	—	—	—	—	—	—	—	—	—	—	—	C53
子宫体及子宫部位不明	—	—	—	—	—	—	—	—	—	—	—	—	—	—	C54~C55
卵巢	—	—	—	—	—	—	—	—	—	—	—	—	—	—	C56
前列腺	26	1.64	0.00	0.00	0.00	3.50	40.19	2.23	4.60	3.46	3.36	0.08	0.49	11	C61
睾丸	2	0.13	0.00	0.00	0.00	0.70	1.91	0.45	0.35	0.29	0.29	0.01	0.04	21	C62

续表

部位	病例数	构成（%）	0~4	5~14	15~44	45~64	65+	35~64	粗率	中国人口标化率	世界人口标化率	0~64岁	0~74岁	顺位	ICD-10
肾及泌尿系统不明	10	0.63	0.00	0.00	0.83	2.80	7.66	1.78	1.77	1.48	1.46	0.08	0.21	17	C64~C66, C68
膀胱	26	1.64	0.00	0.00	2.08	5.60	24.88	4.46	4.60	4.25	4.00	0.20	0.48	9	C67
脑，神经系统	30	1.90	1.98	3.78	3.75	7.00	13.40	6.24	5.31	4.95	4.68	0.28	0.45	7	C70~C72
甲状腺	13	0.82	0.00	0.00	2.08	4.20	3.83	3.57	2.30	2.20	1.97	0.15	0.15	16	C73
淋巴瘤	26	1.64	0.00	1.26	3.75	8.40	7.66	7.58	4.60	4.15	4.05	0.33	0.45	10	C81~C85, C88, C90, C96
白血病	28	1.77	3.95	3.78	1.25	5.60	22.97	4.01	4.96	4.38	4.56	0.22	0.48	8	C91~C95
不明及其他癌症	53	3.35	0.00	2.52	5.00	16.80	28.71	14.27	9.38	8.22	7.66	0.55	0.81	99	A_0
所有部位合计	1581	100.00	5.93	15.11	106.67	508.31	1117.79	405.40	279.79	235.16	225.28	14.71	26.17	0	ALL
所有部位除C44	1563	98.86	5.93	15.11	105.42	502.71	1104.39	401.38	276.61	232.48	222.80	14.54	25.95	99	ALLbC44
死亡															
口腔和咽喉（除鼻咽癌）	12	1.12	0.00	0.00	0.00	4.90	9.57	3.12	2.12	1.49	1.41	0.11	0.11	13	C00~C10, C12~C14
鼻咽癌	50	4.69	0.00	0.00	3.75	17.50	30.62	14.72	8.85	7.30	6.90	0.46	0.78	5	C11
食管	34	3.19	0.00	0.00	0.42	9.80	36.37	6.69	6.02	4.81	4.85	0.26	0.60	6	C15
胃	94	8.81	0.00	0.00	2.50	23.81	103.36	17.84	16.64	12.45	12.34	0.61	1.66	3	C16
结直肠肛门	55	5.15	0.00	0.00	2.92	11.20	61.25	9.37	9.73	8.29	7.75	0.33	0.95	4	C18~C21
肝脏	382	35.80	0.00	0.00	32.92	135.13	210.54	114.17	67.60	58.23	54.92	3.93	6.09	1	C22
胆囊及其他	5	0.47	0.00	0.00	0.42	0.70	5.74	0.89	0.88	0.60	0.61	0.03	0.03	17	C23~C24
胰腺	12	1.12	0.00	0.00	0.83	3.50	9.57	2.68	2.12	1.77	1.66	0.10	0.23	12	C25
喉	14	1.31	0.00	0.00	0.00	7.00	7.66	4.46	2.48	1.93	2.01	0.17	0.30	11	C32
气管，支气管，肺	272	25.49	0.00	0.00	5.42	84.02	266.05	58.42	48.14	37.02	36.92	2.06	4.39	2	C33~C34

续表

部位	病例数	构成(%)	年龄组(岁)					35~64	粗率	中国人口标化率	世界人口标化率	累积率(%)		顺位	ICD-10
			0~4	5~14	15~44	45~64	65+					0~64岁	0~74岁		
其他胸腔器官	2	0.19	0.00	0.00	0.00	0.70	1.91	0.45	0.35	0.29	0.33	0.02	0.05	18	C37~C38
骨	15	1.41	0.00	1.26	0.42	4.20	13.40	2.68	2.65	2.08	2.16	0.12	0.22	10	C40~C41
皮肤黑色素瘤	0	0.00	0.00	0.00	0.00	0.00	0.00	0.00	0.00	0.00	0.00	0.00	0.00	20	C43
乳房	0	0.00	0.00	0.00	0.00	0.00	0.00	0.00	0.00	0.00	0.00	0.00	0.00	20	C50
子宫颈	—	—	—	—	—	—	—	—	—	—	—	—	—	—	C53
子宫体及子宫部位不明	—	—	—	—	—	—	—	—	—	—	—	—	—	—	C54~C55
卵巢	—	—	—	—	—	—	—	—	—	—	—	—	—	—	C56
前列腺	6	0.56	0.00	0.00	0.00	0.70	9.57	0.45	1.06	0.75	0.80	0.02	0.12	16	C61
睾丸	0	0.00	0.00	0.00	0.00	0.00	0.00	0.00	0.00	0.00	0.00	0.00	0.00	20	C62
肾及泌尿系统不明	8	0.75	1.98	0.00	0.00	2.80	5.74	1.78	1.42	0.96	1.06	0.07	0.10	15	C64~C66, C68
膀胱	11	1.03	0.00	0.00	0.42	0.70	17.23	0.89	1.95	1.52	1.44	0.03	0.18	14	C67
脑、神经系统	25	2.34	0.00	2.52	2.08	8.40	11.48	5.80	4.42	3.88	3.82	0.22	0.37	7	C70~C72
甲状腺	2	0.19	0.00	0.00	0.00	0.70	1.91	0.45	0.35	0.21	0.27	0.02	0.02	19	C73
淋巴瘤	17	1.59	0.00	0.00	1.25	4.90	13.40	4.46	3.01	2.40	2.47	0.14	0.33	9	C81~C85, C88, C90, C96
白血病	20	1.87	1.98	0.00	2.08	6.30	9.57	4.46	3.54	3.38	3.14	0.20	0.34	8	C91~C95
不明及其他癌症	31	2.91	0.00	1.26	2.50	7.70	24.88	6.69	5.49	4.74	4.61	0.26	0.48	99	A_0
所有部位合计	1067	100.00	3.95	5.04	57.92	334.68	849.83	260.45	188.83	154.10	149.47	9.16	17.36	0	ALL
所有部位除C44	1056	98.97	3.95	5.04	57.08	331.87	840.26	258.22	186.88	152.48	147.90	9.06	17.20	99	ALLbC44

附表 3-21 2017 年广西壮族自治区南宁市宾阳县女性癌症发病和死亡主要指标（1/10⁵）

发病

部位	病例数	构成(%)	年龄组（岁）						粗率	中国人口标化率	世界人口标化率	累积率（%）		顺位	ICD-10
			0~4	5~14	15~44	45~64	65+	35~64				0~64岁	0~74岁		
口腔和咽喉（除鼻咽癌）	8	0.70	0.00	0.00	0.00	3.12	6.86	2.02	1.62	1.22	1.20	0.07	0.16	17	C00~C10, C12~C14
鼻咽癌	52	4.57	0.00	0.00	6.72	18.73	24.01	16.16	10.55	8.97	7.96	0.60	0.88	7	C11
食管	19	1.67	0.00	0.00	0.00	3.90	24.01	2.52	3.86	2.23	2.22	0.09	0.24	13	C15
胃	52	4.57	0.00	0.00	2.40	12.49	53.16	9.59	10.55	7.02	6.87	0.36	0.80	9	C16
结直肠肛门	105	9.23	0.00	0.00	4.80	37.47	80.60	26.76	21.31	15.42	14.76	0.96	1.71	4	C18~C21
肝脏	137	12.04	0.00	0.00	8.16	44.49	108.04	35.85	27.80	19.24	18.79	1.20	2.21	3	C22
胆囊及其他	5	0.44	0.00	0.00	0.00	1.56	5.14	1.01	1.01	0.66	0.65	0.03	0.09	21	C23~C24
胰腺	10	0.88	0.00	0.00	0.48	3.90	6.86	2.52	2.03	1.56	1.41	0.11	0.17	16	C25
喉	6	0.53	0.00	0.00	0.00	1.56	6.86	1.01	1.22	0.76	0.69	0.04	0.07	19	C32
气管，支气管，肺	166	14.59	0.00	0.00	6.72	42.93	166.35	32.82	33.68	22.44	21.86	1.11	2.56	2	C33~C34
其他胸腔器官	4	0.35	0.00	0.00	0.48	1.56	1.71	1.51	0.81	0.69	0.61	0.04	0.07	22	C37~C38
骨	10	0.88	0.00	1.66	0.48	2.34	8.57	1.51	2.03	1.66	1.58	0.09	0.15	15	C40~C41
皮肤黑色素瘤	0	0.00	0.00	0.00	0.00	0.00	0.00	0.00	0.00	0.00	0.00	0.00	0.00	23	C43
乳房	211	18.54	0.00	0.00	32.65	92.11	42.87	86.85	42.82	37.24	33.79	2.85	3.36	1	C50
子宫颈	94	8.26	0.00	0.00	12.97	39.81	27.44	37.36	19.07	16.08	14.55	1.19	1.56	5	C53
子宫体及子宫部位不明	52	4.57	0.00	0.00	2.40	28.88	17.15	21.21	10.55	8.46	8.18	0.68	0.89	8	C54~C55
卵巢	35	3.08	0.00	0.00	5.28	16.39	5.14	12.12	7.10	6.40	5.65	0.47	0.54	10	C56
前列腺	—	—	—	—	—	—	—	—	—	—	—	—	—	—	C61
睾丸	—	—	—	—	—	—	—	—	—	—	—	—	—	—	C62

续表

部位	病例数	构成(%)	0~4	5~14	15~44	45~64	65+	35~64	粗率	中国人口标化率	世界人口标化率	累积率(%) 0~64岁	0~74岁	顺位	ICD-10
肾及泌尿系统不明	5	0.44	0.00	0.00	0.00	1.56	5.14	1.01	1.01	0.83	0.84	0.03	0.12	20	C64~C66, C68
膀胱	6	0.53	0.00	0.00	0.00	3.12	3.43	2.02	1.22	0.90	0.85	0.07	0.10	18	C67
脑, 神经系统	27	2.37	0.00	0.00	2.40	7.03	22.29	5.55	5.48	4.13	3.91	0.23	0.45	12	C70~C72
甲状腺	52	4.57	0.00	1.66	12.01	13.27	15.43	13.63	10.55	10.50	9.42	0.67	0.91	6	C73
淋巴瘤	14	1.23	0.00	1.66	1.92	5.46	3.43	5.55	2.84	2.53	2.31	0.18	0.24	14	C81~C85, C88, C90, C96
白血病	29	2.55	2.63	1.66	4.80	7.81	12.00	8.08	5.88	5.46	4.96	0.34	0.50	11	C91~C95
不明及其他癌症	39	3.43	0.00	3.32	4.80	12.49	18.86	9.59	7.91	6.77	6.43	0.44	0.62	99	A_0
所有部位合计	1138	100.00	2.63	9.97	109.49	402.00	665.39	336.28	230.92	181.16	169.51	11.84	18.41	0	ALL
所有部位除C44	1129	99.21	2.63	9.97	109.01	397.32	661.96	332.75	229.09	179.82	168.13	11.72	18.26	99	ALLbC44

死亡

部位	病例数	构成(%)	0~4	5~14	15~44	45~64	65+	35~64	粗率	中国人口标化率	世界人口标化率	累积率(%) 0~64岁	0~74岁	顺位	ICD-10
口腔和咽喉(除鼻咽癌)	5	0.92	0.00	0.00	0.48	0.78	5.14	1.01	1.01	0.79	0.70	0.03	0.09	16	C00~C10, C12~C14
鼻咽癌	18	3.33	0.00	0.00	1.92	6.24	10.29	5.05	3.65	3.07	2.68	0.21	0.27	10	C11
食管	14	2.59	0.00	0.00	0.00	2.34	18.86	1.51	2.84	1.42	1.50	0.05	0.11	11	C15
胃	44	8.13	0.00	0.00	0.48	10.15	51.45	7.07	8.93	5.29	5.34	0.25	0.63	4	C16
结直肠肛门	33	6.10	0.00	0.00	2.40	7.03	32.58	5.55	6.70	4.53	4.19	0.23	0.39	6	C18~C21
肝脏	100	18.48	0.00	0.00	3.84	30.44	90.89	21.71	20.29	13.98	13.91	0.79	1.79	2	C22
胆囊及其他	1	0.18	0.00	0.00	0.00	0.00	1.71	0.00	0.20	0.08	0.06	0.00	0.00	21	C23~C24
胰腺	7	1.29	0.00	0.00	0.00	3.12	5.14	2.02	1.42	0.92	0.98	0.07	0.14	14	C25
喉	2	0.37	0.00	0.00	0.00	0.00	3.43	0.00	0.41	0.22	0.19	0.00	0.03	19	C32
气管, 支气管, 肺	123	22.74	0.00	0.00	4.32	37.47	113.18	27.27	24.96	17.46	16.84	0.96	2.05	1	C33~C34

续表

部位	病例数	构成(%)	0~4	5~14	15~44	45~64	65+	35~64	粗率	中国人口标化率	世界人口标化率	累积率(%) 0~64岁	累积率(%) 0~74岁	顺位	ICD-10
其他胸腔器官	0	0.00	0.00	0.00	0.00	0.00	0.00	0.00	0.00	0.00	0.00	0.00	0.00	22	C37~C38
骨	12	2.22	0.00	0.00	1.92	1.56	10.29	2.02	2.44	2.03	1.67	0.09	0.15	12	C40~C41
皮肤黑色素瘤	0	0.00	0.00	0.00	0.00	0.00	0.00	0.00	0.00	0.00	0.00	0.00	0.00	22	C43
乳房	49	9.06	0.00	0.00	4.80	25.76	10.29	21.71	9.94	7.66	7.32	0.64	0.79	3	C50
子宫颈	33	6.10	0.00	0.00	2.88	13.27	17.15	11.11	6.70	5.31	5.00	0.37	0.58	5	C53
子宫体及子宫部位不明	20	3.70	0.00	0.00	0.96	7.81	13.72	6.06	4.06	3.02	2.99	0.20	0.38	8	C54~C55
卵巢	10	1.85	0.00	0.00	0.00	6.24	3.43	4.04	2.03	1.44	1.47	0.13	0.16	13	C56
前列腺	—	—	—	—	—	—	—	—	—	—	—	—	—	—	C61
睾丸	—	—	—	—	—	—	—	—	—	—	—	—	—	—	C62
肾及泌尿系统不明	3	0.55	0.00	0.00	0.48	0.00	3.43	0.00	0.61	0.52	0.55	0.01	0.07	18	C64~C66, C68
膀胱	1	0.18	0.00	0.00	0.00	0.00	1.71	0.00	0.20	0.16	0.17	0.00	0.03	20	C67
脑，神经系统	22	4.07	0.00	0.00	0.96	5.46	22.29	4.04	4.46	2.71	2.82	0.15	0.30	7	C70~C72
甲状腺	6	1.11	0.00	1.66	0.00	2.34	3.43	1.51	1.22	1.21	1.15	0.07	0.10	15	C73
淋巴瘤	5	0.92	0.00	0.00	0.00	2.34	3.43	1.51	1.01	0.68	0.71	0.05	0.08	17	C81~C85, C88, C90, C96
白血病	19	3.51	0.00	3.36	3.36	6.24	6.86	6.06	3.86	3.48	3.05	0.23	0.29	9	C91~C95
不明及其他癌症	14	2.59	0.00	0.00	0.00	1.56	20.58	1.01	2.84	1.50	1.51	0.03	0.15	99	A_0
所有部位合计	541	100.00	0.00	1.66	28.81	170.17	449.31	130.27	109.78	77.48	74.80	4.55	8.59	0	ALL
所有部位除C44	538	99.45	0.00	1.66	28.81	170.17	444.16	130.27	109.17	77.26	74.58	4.55	8.59	99	ALLbC44

附表 3-22 2017 年广西壮族自治区柳州市男女合计癌症发病和死亡主要指标（1/10⁵）

发病

部位	病例数	构成(%)	年龄组（岁）										粗率	中国人口标化率	世界人口标化率	累积率（%）		顺位	ICD-10
			0~4	5~14	15~44	45~64	65+	35~64								0~64岁	0~74岁		
口腔和咽喉（除鼻咽癌）	75	1.63	0.00	0.00	0.33	9.15	19.88	5.63					4.17	3.20	3.34	0.22	0.40	18	C00~C10, C12~C14
鼻咽癌	146	3.18	0.00	0.00	4.33	18.07	17.39	13.48					8.13	6.75	6.49	0.51	0.65	12	C11
食管	81	1.76	0.00	0.00	0.22	8.92	24.85	5.23					4.51	3.55	3.56	0.20	0.41	17	C15
胃	280	6.09	0.00	0.00	1.00	30.65	85.10	18.45					15.58	11.86	11.89	0.70	1.25	6	C16
结直肠肛门	545	11.86	0.00	0.00	4.33	51.70	173.92	33.36					30.33	23.66	23.27	1.28	2.71	3	C18~C21
肝脏	541	11.77	0.99	0.00	8.77	57.42	130.44	41.34					30.11	24.12	23.45	1.47	2.69	4	C22
胆囊及其他	51	1.11	0.00	0.00	0.22	6.18	13.67	3.66					2.84	2.15	2.21	0.15	0.24	20	C23~C24
胰腺	85	1.85	0.00	0.00	0.11	6.86	33.54	4.06					4.73	3.70	3.67	0.16	0.46	16	C25
喉	51	1.11	0.99	0.00	0.00	6.18	14.29	3.53					2.84	2.13	2.29	0.15	0.28	21	C32
气管，支气管，肺	774	16.84	0.00	0.00	2.78	85.09	234.17	51.68					43.08	32.88	33.45	2.03	3.95	2	C33~C34
其他胸腔器官	16	0.35	0.00	0.51	0.44	1.37	3.11	1.05					0.89	0.77	0.76	0.05	0.09	23	C37~C38
骨	25	0.54	0.00	1.02	0.56	1.14	8.07	0.92					1.39	1.27	1.17	0.05	0.12	22	C40~C41
皮肤黑色素瘤	7	0.15	0.00	0.00	0.11	0.23	3.11	0.26					0.39	0.30	0.28	0.01	0.03	25	C43
乳房	422	9.27	0.00	0.00	25.79	110.84	83.78	87.24					48.13	39.41	36.38	2.98	3.71	1	C50
子宫颈	174	3.79	0.00	0.00	8.82	46.11	43.09	34.42					19.84	16.12	15.15	1.19	1.66	5	C53
子宫体及子宫部位不明	109	2.37	0.00	0.00	2.71	33.53	29.92	21.88					12.43	10.05	9.88	0.76	1.11	7	C54~C55
卵巢	95	2.07	0.00	0.00	6.79	20.03	26.33	15.47					10.83	9.27	8.54	0.62	0.89	10	C56
前列腺	108	2.35	0.00	0.00	0.44	7.64	114.92	4.88					11.74	9.34	9.25	0.20	0.91	9	C61
睾丸	5	0.11	0.00	0.00	0.44	0.45	2.58	0.51					0.54	0.47	0.46	0.02	0.04	24	C62

续表

部位	病例数	构成(%)	0~4	5~14	15~44	45~64	65+	35~64	粗率	中国人口标化率	世界人口标化率	累积率(%) 0~64岁	累积率(%) 0~74岁	顺位	ICD-10
肾及泌尿系统不明	53	1.15	0.99	0.00	0.44	4.57	17.39	3.01	2.95	2.37	2.44	0.12	0.28	19	C64~C66, C68
膀胱	87	1.89	0.00	0.00	0.56	7.09	31.68	4.58	4.84	3.69	3.63	0.18	0.41	15	C67
脑,神经系统	112	2.44	2.96	2.54	2.00	9.38	27.95	6.80	6.23	5.42	5.40	0.30	0.54	14	C70~C72
甲状腺	220	4.79	0.00	0.00	11.88	22.42	9.32	21.46	12.24	11.16	9.65	0.81	0.94	8	C73
淋巴瘤	133	2.89	0.99	0.00	2.22	11.44	38.51	7.59	7.40	6.13	5.99	0.33	0.66	13	C81~C85, C88, C90, C96
白血病	149	3.24	5.91	4.58	3.44	10.29	36.03	8.11	8.29	7.30	7.35	0.40	0.69	11	C91~C95
不明及其他癌症	248	5.40	0.99	0.51	3.89	21.73	72.05	15.44	13.80	10.95	10.98	0.62	1.20	99	A_0
所有部位合计	4596	100.00	13.79	9.16	69.73	478.08	1146.63	330.74	255.79	205.15	200.62	12.60	22.13	0	ALL
所有部位除C44	4548	98.96	13.79	9.16	69.62	474.42	1127.37	328.64	253.12	203.14	198.61	12.51	21.93	99	ALLbC44

死亡

部位	病例数	构成(%)	0~4	5~14	15~44	45~64	65+	35~64	粗率	中国人口标化率	世界人口标化率	累积率(%) 0~64岁	累积率(%) 0~74岁	顺位	ICD-10
口腔和咽喉(除鼻咽癌)	47	1.71	0.00	0.00	0.00	3.66	19.26	2.09	2.62	1.99	2.13	0.09	0.28	15	C00~C10, C12~C14
鼻咽癌	85	3.10	0.00	0.00	1.00	10.29	19.26	6.93	4.73	3.69	3.76	0.25	0.43	9	C11
食管	70	2.55	0.00	0.00	0.11	6.18	26.09	3.66	3.90	3.08	3.14	0.15	0.40	13	C15
胃	200	7.29	0.00	0.00	0.78	16.01	76.40	10.07	11.13	8.31	7.89	0.36	0.73	5	C16
结直肠肛门	302	11.00	0.00	0.00	1.44	17.84	131.06	11.38	16.81	12.60	12.37	0.45	1.21	3	C18~C21
肝脏	468	17.05	1.97	0.00	6.22	47.58	125.47	33.23	26.05	20.67	20.37	1.21	2.33	2	C22
胆囊及其他	30	1.09	0.00	0.00	0.22	2.97	9.32	1.96	1.67	1.21	1.25	0.07	0.11	19	C23~C24
胰腺	73	2.66	0.00	0.00	0.11	5.49	29.81	3.27	4.06	3.13	3.15	0.13	0.41	12	C25
喉	37	1.35	0.00	0.00	0.00	2.52	16.15	1.44	2.06	1.52	1.56	0.06	0.18	18	C32
气管,支气管,肺	620	22.59	0.00	0.00	1.55	55.81	224.85	33.49	34.51	26.37	26.89	1.36	3.14	1	C33~C34

续表

部位	病例数	构成(%)	年龄组（岁）						粗率	中国人口标化率	世界人口标化率	累积率（%）		顺位	ICD-10
			0~4	5~14	15~44	45~64	35~64	65+				0~64岁	0~74岁		
其他胸腔器官	15	0.55	0.00	0.00	0.33	1.60	1.18	3.11	0.83	0.65	0.63	0.05	0.06	22	C37~C38
骨	22	0.80	0.00	0.51	0.11	1.14	0.78	9.32	1.22	0.98	0.92	0.03	0.08	21	C40~C41
皮肤黑色素瘤	5	0.18	0.00	0.00	0.00	0.69	0.39	1.24	0.28	0.20	0.22	0.02	0.02	24	C43
乳房	131	4.77	0.00	0.00	2.94	33.53	22.41	55.06	14.94	11.36	11.11	0.80	1.21	4	C50
子宫颈	50	1.82	0.00	0.00	1.58	13.51	9.07	16.76	5.70	4.47	4.29	0.33	0.42	7	C53
子宫体及子宫部位不明	22	0.80	0.00	0.00	0.23	4.66	2.67	13.17	2.51	1.73	1.80	0.10	0.18	16	C54~C55
卵巢	40	1.46	0.00	0.00	0.00	8.38	4.80	26.33	4.56	3.54	3.48	0.18	0.44	11	C56
前列腺	59	2.15	0.00	0.00	0.22	4.05	2.57	63.27	6.41	4.97	4.85	0.11	0.35	6	C61
睾丸	4	0.15	0.00	0.00	0.22	0.45	0.26	2.58	0.43	0.35	0.33	0.02	0.02	23	C62
肾及泌尿系统不明	29	1.06	0.00	0.00	0.22	1.60	1.05	12.42	1.61	1.26	1.23	0.05	0.13	20	C64~C66, C68
膀胱	45	1.64	0.00	0.00	0.00	2.06	1.18	22.36	2.50	1.71	1.77	0.05	0.14	17	C67
脑, 神经系统	68	2.48	2.96	0.00	1.00	4.35	3.14	22.98	3.78	3.08	3.20	0.15	0.34	14	C70~C72
甲状腺	3	0.11	0.00	0.00	0.11	0.00	0.13	1.24	0.17	0.13	0.13	0.00	0.03	25	C73
淋巴瘤	84	3.06	0.00	0.00	0.33	6.63	3.92	32.30	4.67	3.62	3.59	0.16	0.40	10	C81~C85, C88, C90, C96
白血病	94	3.42	3.94	1.53	1.00	6.63	4.32	30.44	5.23	4.28	4.47	0.21	0.41	8	C91~C95
不明及其他癌症	142	5.17	0.00	0.00	1.78	9.38	6.93	52.80	7.90	5.98	6.09	0.25	0.64	99	A_0
所有部位合计	2745	100.00	8.87	2.03	18.88	234.24	151.11	955.32	152.77	117.50	117.51	5.84	12.76	0	ALL
所有部位除C44	2728	99.38	8.87	2.03	18.88	232.87	150.32	948.48	151.83	116.81	116.77	5.81	12.70	99	ALLbC44

附表3-23 2017年广西壮族自治区柳州市男性癌症发病和死亡主要指标（1/10⁵）

部位	病例数	构成(%)	0~4	5~14	15~44	45~64	65+	35~64	粗率	中国人口标化率	世界人口标化率	累积率(%) 0~64岁	0~74岁	顺位	ICD-10
口腔和咽喉（除鼻咽癌）	56	2.28	0.00	0.00	0.65	14.84	25.83	9.24	6.09	4.82	5.05	0.36	0.59	11	C00~C10, C12~C14
鼻咽癌	102	4.15	0.00	0.00	6.98	24.28	20.66	19.00	11.09	9.43	8.95	0.72	0.87	6	C11
食管	68	2.77	0.00	0.00	0.44	16.18	38.74	9.50	7.39	6.06	6.06	0.37	0.67	9	C15
胃	171	6.96	0.00	0.00	1.31	38.66	102.01	23.36	18.59	14.66	14.90	0.89	1.58	4	C16
结直肠肛门	326	13.27	0.00	0.00	4.36	62.94	214.35	39.53	35.44	28.69	28.50	1.58	3.35	3	C18~C21
肝脏	426	17.34	1.81	0.00	14.61	95.75	187.23	69.05	46.31	37.88	37.01	2.45	4.23	2	C22
胆囊及其他	32	1.30	0.00	0.00	0.00	8.09	18.08	4.62	3.48	2.76	2.94	0.19	0.34	17	C23~C24
胰腺	50	2.04	0.00	0.00	0.00	8.99	38.74	5.13	5.44	4.37	4.38	0.21	0.53	12	C25
喉	47	1.91	1.81	0.00	0.00	11.69	25.83	6.67	5.11	4.00	4.32	0.28	0.55	13	C32
气管，支气管，肺	544	22.14	0.00	0.00	3.71	121.83	330.57	73.68	59.13	46.67	47.88	2.94	5.64	1	C33~C34
其他胸腔器官	11	0.45	0.00	0.94	0.44	1.80	5.17	1.28	1.20	1.05	1.07	0.06	0.12	19	C37~C38
骨	18	0.73	0.00	1.88	0.22	2.25	12.91	1.28	1.96	1.84	1.64	0.07	0.15	18	C40~C41
皮肤黑色素瘤	4	0.16	0.00	0.00	0.00	0.00	5.17	0.00	0.43	0.35	0.37	0.00	0.05	21	C43
乳房	4	0.16	0.00	0.00	0.00	1.35	1.29	0.77	0.43	0.33	0.33	0.03	0.03	22	C50
子宫颈	—	—	—	—	—	—	—	—	—	—	—	—	—	—	C53
子宫体及子宫部位不明	—	—	—	—	—	—	—	—	—	—	—	—	—	—	C54~C55
卵巢	—	—	—	—	—	—	—	—	—	—	—	—	—	—	C56
前列腺	108	4.40	0.00	0.00	0.44	7.64	114.92	4.88	11.74	9.34	9.25	0.20	0.91	5	C61
睾丸	5	0.20	0.00	0.00	0.44	0.45	2.58	0.51	0.54	0.47	0.46	0.02	0.04	20	C62

（发病）

续表

部位	病例数	构成(%)	年龄组(岁) 0~4	5~14	15~44	45~64	65+	35~64	粗率	中国人口标化率	世界人口标化率	累积率(%) 0~64岁	0~74岁	顺位	ICD-10
肾及泌尿系统不明	36	1.47	0.00	0.00	0.65	6.74	23.24	4.62	3.91	3.21	3.32	0.18	0.39	16	C64~C66, C68
膀胱	65	2.65	0.00	0.00	0.87	11.69	45.19	7.44	7.07	5.64	5.47	0.29	0.56	10	C67
脑,神经系统	43	1.75	5.42	0.94	2.40	5.39	20.66	4.36	4.67	4.26	4.37	0.23	0.42	15	C70~C72
甲状腺	43	1.75	0.00	0.00	5.45	7.19	2.58	8.98	4.67	4.36	3.55	0.30	0.33	14	C73
淋巴瘤	74	3.01	1.81	0.00	2.18	14.84	38.74	9.24	8.04	6.70	6.69	0.41	0.64	8	C81~C85, C88, C90, C96
白血病	93	3.79	9.03	7.53	4.14	12.14	43.90	8.98	10.11	9.30	9.53	0.50	0.84	7	C91~C95
不明及其他癌症	131	5.33	1.81	0.94	3.71	22.93	78.77	16.43	14.24	11.82	11.96	0.65	1.35	99	A_0
所有部位合计	2457	100.00	21.68	12.24	52.99	497.66	1397.16	328.59	267.08	218.01	218.02	12.92	24.19	0	ALL
所有部位除C44	2434	99.06	21.68	12.24	52.99	494.51	1376.50	326.79	264.58	216.01	215.92	12.85	23.97	99	ALLbC44
死亡															
口腔和咽喉(除鼻咽癌)	33	1.90	0.00	0.00	0.00	6.29	24.53	3.59	3.59	2.89	3.13	0.15	0.41	13	C00~C10, C12~C14
鼻咽癌	64	3.68	0.00	0.00	1.96	14.39	29.70	10.27	6.96	5.61	5.76	0.37	0.68	5	C11
食管	58	3.33	0.00	0.00	0.22	12.14	38.74	7.19	6.30	5.18	5.42	0.29	0.65	8	C15
胃	125	7.18	0.00	0.00	0.65	21.58	95.55	13.09	13.59	10.73	10.23	0.48	1.01	4	C16
结直肠肛门	173	9.94	0.00	0.00	1.74	20.68	153.66	13.09	18.81	15.08	15.05	0.54	1.53	3	C18~C21
肝脏	365	20.98	1.81	0.00	10.25	80.92	176.90	55.71	39.68	32.52	31.96	2.02	3.70	2	C22
胆囊及其他	19	1.09	0.00	0.00	0.22	3.60	12.91	2.31	2.07	1.61	1.71	0.08	0.16	16	C23~C24
胰腺	42	2.41	0.00	0.00	0.22	8.09	29.70	4.88	4.57	3.68	3.67	0.19	0.48	10	C25
喉	32	1.84	0.00	0.00	0.00	4.50	28.41	2.57	3.48	2.77	2.83	0.10	0.34	14	C32
气管,支气管,肺	450	25.86	0.00	0.00	2.18	81.82	333.15	48.77	48.92	39.15	40.12	2.01	4.64	1	C33~C34

续表

部位	病例数	构成(%)	年龄组(岁)						粗率	中国人口标化率	世界人口标化率	累积率(%)		顺位	ICD-10
			0~4	5~14	15~44	45~64	65+	35~64				0~64岁	0~74岁		
其他胸腔器官	10	0.57	0.00	0.00	0.44	1.80	5.17	1.28	1.09	0.87	0.85	0.05	0.07	18	C37~C38
骨	17	0.98	0.00	0.94	0.22	1.80	14.20	1.28	1.85	1.57	1.44	0.05	0.09	17	C40~C41
皮肤黑色素瘤	2	0.11	0.00	0.00	0.00	0.45	1.29	0.26	0.22	0.16	0.22	0.01	0.01	20	C43
乳房	0	0.00	0.00	0.00	0.00	0.00	0.00	0.00	0.00	0.00	0.00	0.00	0.00	22	C50
子宫颈	—	—	—	—	—	—	—	—	—	—	—	—	—	—	C53
子宫体及子宫部位不明	—	—	—	—	—	—	—	—	—	—	—	—	—	—	C54~C55
卵巢	—	—	—	—	—	—	—	—	—	—	—	—	—	—	C56
前列腺	59	3.39	0.00	0.00	0.22	4.05	63.27	2.57	6.41	4.97	4.85	0.11	0.35	7	C61
睾丸	4	0.23	0.00	0.00	0.22	0.45	2.58	0.26	0.43	0.35	0.33	0.02	0.02	19	C62
肾及泌尿系统不明	24	1.38	0.00	0.00	0.44	3.15	19.37	2.05	2.61	2.11	2.06	0.09	0.17	15	C64~C66, C68
膀胱	39	2.24	0.00	0.00	0.00	3.15	41.32	1.80	4.24	3.20	3.39	0.07	0.22	11	C67
脑，神经系统	37	2.13	3.61	0.00	1.31	4.50	24.53	3.34	4.02	3.50	3.73	0.16	0.41	12	C70~C72
甲状腺	1	0.06	0.00	0.00	0.22	0.00	0.00	0.26	0.11	0.08	0.07	0.01	0.01	21	C73
淋巴瘤	46	2.64	0.00	0.00	0.22	7.19	37.45	4.36	5.00	3.98	4.09	0.16	0.42	9	C81~C85, C88, C90, C96
白血病	60	3.45	3.61	2.83	1.74	8.99	34.86	6.16	6.52	5.65	5.81	0.30	0.51	6	C91~C95
不明及其他癌症	80	4.60	0.00	0.00	2.18	11.24	58.11	8.47	8.70	7.11	7.08	0.30	0.83	99	A_0
所有部位合计	1740	100.00	9.03	3.77	24.64	300.75	1225.42	193.56	189.14	152.78	153.81	7.58	16.71	0	ALL
所有部位除C44	1732	99.54	9.03	3.77	24.64	299.40	1218.96	192.79	188.27	152.05	153.10	7.55	16.63	99	ALLbC44

附表 3-24 2017 年广西壮族自治区柳州市女性癌症发病和死亡主要指标（1/10⁵）

发病

部位	病例数	构成(%)	年龄组（岁）					35~64	粗率	中国人口标化率	世界人口标化率	累积率（%）		顺位	ICD-10
			0~4	5~14	15~44	45~64	65+					0~64岁	0~74岁		
口腔和咽喉（除鼻咽癌）	19	0.89	0.00	0.00	0.00	3.26	14.36	1.87	2.17	1.59	1.65	0.08	0.21	16	C00~C10, C12~C14
鼻咽癌	44	2.06	0.00	0.00	1.58	11.64	14.36	7.74	5.02	3.98	3.95	0.30	0.41	13	C11
食管	13	0.61	0.00	0.00	0.00	1.40	11.97	0.80	1.48	1.06	1.07	0.03	0.14	19	C15
胃	109	5.10	0.00	0.00	0.68	22.35	69.42	13.34	12.43	9.20	9.07	0.51	0.92	8	C16
结直肠肛门	219	10.24	0.00	0.00	4.30	40.05	136.44	26.95	24.98	18.75	18.13	0.97	2.06	3	C18~C21
肝脏	115	5.38	0.00	0.00	2.71	17.70	77.80	12.54	13.12	10.20	9.74	0.45	1.11	6	C22
胆囊及其他	19	0.89	0.00	0.00	0.45	4.19	9.57	2.67	2.17	1.59	1.56	0.12	0.14	17	C23~C24
胰腺	35	1.64	0.00	0.00	0.23	4.66	28.72	2.93	3.99	3.05	2.99	0.11	0.39	14	C25
喉	4	0.19	0.00	0.00	0.00	0.47	3.59	0.27	0.46	0.26	0.26	0.01	0.01	22	C32
气管，支气管，肺	230	10.75	0.00	0.00	1.81	47.04	144.82	28.81	26.23	19.42	19.39	1.09	2.23	2	C33~C34
其他胸腔器官	5	0.23	0.00	0.00	0.45	0.93	1.20	0.80	0.57	0.49	0.43	0.04	0.06	21	C37~C38
骨	7	0.33	0.00	0.00	0.90	0.00	3.59	0.53	0.80	0.70	0.71	0.03	0.09	20	C40~C41
皮肤黑色素瘤	3	0.14	0.00	0.00	0.23	0.47	1.20	0.53	0.34	0.28	0.22	0.02	0.02	23	C43
乳房	422	19.73	0.00	0.00	25.79	110.84	83.78	87.24	48.13	39.41	36.38	2.98	3.71	1	C50
子宫颈	174	8.13	0.00	0.00	8.82	46.11	43.09	34.42	19.84	16.12	15.15	1.19	1.66	5	C53
子宫体及子宫部位不明	109	5.10	0.00	0.00	2.71	33.53	29.92	21.88	12.43	10.05	9.88	0.76	1.11	7	C54~C55
卵巢	95	4.44	0.00	0.00	6.79	20.03	26.33	15.47	10.83	9.27	8.54	0.62	0.89	9	C56
前列腺	—	—	—	—	—	—	—	—	—	—	—	—	—	—	C61
睾丸	—	—	—	—	—	—	—	—	—	—	—	—	—	—	C62

续表

部位	病例数	构成(%)	0~4	5~14	15~44	45~64	65+	35~64	粗率	中国人口标化率	世界人口标化率	0~64岁	0~74岁	顺位	ICD-10
肾及泌尿系统不明	17	0.79	2.17	0.00	0.23	2.33	11.97	1.33	1.94	1.54	1.61	0.06	0.17	18	C64~C66, C68
膀胱	22	1.03	0.00	0.00	0.23	2.33	19.15	1.60	2.51	1.82	1.85	0.06	0.24	15	C67
脑,神经系统	69	3.23	0.00	4.43	1.58	13.51	34.71	9.34	7.87	6.59	6.42	0.37	0.67	10	C70~C72
甲状腺	177	8.27	0.00	0.00	18.55	38.19	15.56	34.42	20.19	18.17	15.94	1.34	1.57	4	C73
淋巴瘤	59	2.76	0.00	0.00	2.26	7.92	38.30	5.87	6.73	5.68	5.43	0.25	0.69	11	C81~C85, C88, C90, C96
白血病	56	2.62	2.17	1.11	2.71	8.38	28.72	7.20	6.39	5.21	5.05	0.28	0.53	12	C91~C95
不明及其他癌症	117	5.47	0.00	0.00	4.07	20.49	65.83	14.41	13.34	10.05	9.93	0.58	1.04	99	A_0
所有部位合计	2139	100.00	4.33	5.53	87.10	457.81	914.41	332.97	243.94	194.46	185.36	12.25	20.04	0	ALL
所有部位除位C44	2114	98.83	4.33	5.53	86.88	453.62	896.46	330.56	241.09	192.40	183.39	12.16	19.86	99	ALLbC44
死亡															
口腔和咽喉(除鼻咽瘤)	14	1.39	0.00	0.00	0.00	0.93	14.36	0.53	1.60	1.09	1.14	0.02	0.15	14	C00~C10, C12~C14
鼻咽瘤	21	2.09	0.00	0.00	0.00	6.05	9.57	3.47	2.39	1.75	1.76	0.13	0.17	13	C11
食管	12	1.19	0.00	0.00	0.00	0.00	14.36	0.00	1.37	1.03	0.95	0.00	0.15	15	C15
胃	75	7.46	0.00	0.00	0.90	10.25	58.65	6.94	8.55	5.97	5.59	0.24	0.44	5	C16
结直肠肛门	129	12.84	0.00	0.00	1.13	14.90	110.11	9.60	14.71	10.19	9.80	0.36	0.88	3	C18~C21
肝脏	103	10.25	2.17	0.00	2.04	13.04	77.80	9.87	11.75	8.65	8.62	0.36	0.92	4	C22
胆囊及其他	11	1.09	0.00	0.00	0.23	2.33	5.98	1.60	1.25	0.84	0.85	0.06	0.06	16	C23~C24
胰腺	31	3.08	0.00	0.00	0.00	2.79	29.92	1.60	3.54	2.55	2.59	0.06	0.34	11	C25
喉	5	0.50	0.00	0.00	0.00	0.47	4.79	0.27	0.57	0.30	0.33	0.01	0.01	21	C32
气管,支气管,肺	170	16.92	0.00	0.00	0.90	28.88	124.47	17.61	19.39	14.16	14.29	0.68	1.62	1	C33~C34

续表

部位	病例数	构成(%)	年龄组(岁)						粗率	中国人口标化率	世界人口标化率	累积率(%)		顺位	ICD-10
			0~4	5~14	15~44	45~64	65+	35~64				0~64岁	0~74岁		
其他胸腔器官	5	0.50	0.00	0.00	0.23	1.40	1.20	1.07	0.57	0.44	0.41	0.04	0.04	19	C37~C38
骨	5	0.50	0.00	0.00	0.00	0.47	4.79	0.27	0.57	0.44	0.44	0.01	0.08	20	C40~C41
皮肤黑色素瘤	3	0.30	0.00	0.00	0.00	0.93	1.20	0.53	0.34	0.26	0.24	0.02	0.02	22	C43
乳房	131	13.03	0.00	0.00	2.94	33.53	55.06	22.41	14.94	11.36	11.11	0.80	1.21	2	C50
子宫颈	50	4.98	0.00	0.00	1.58	13.51	16.76	9.07	5.70	4.47	4.29	0.33	0.42	6	C53
子宫体及子宫部位不明	22	2.19	0.00	0.00	0.23	4.66	13.17	2.67	2.51	1.73	1.80	0.10	0.18	12	C54~C55
卵巢	40	3.98	0.00	0.00	0.00	8.38	26.33	4.80	4.56	3.54	3.48	0.18	0.44	7	C56
前列腺	—	—	0.00	0.00	—	—	—	—	—	—	—	—	—	—	C61
睾丸	—	—	0.00	0.00	—	—	—	—	—	—	—	—	—	—	C62
肾及泌尿系统不明	5	0.50	0.00	0.00	0.00	0.00	5.98	0.00	0.57	0.46	0.46	0.00	0.08	18	C64~C66, C68
膀胱	6	0.60	0.00	0.00	0.00	0.93	4.79	0.53	0.68	0.50	0.52	0.03	0.06	17	C67
脑、神经系统	31	3.08	2.17	0.00	0.68	4.19	21.54	2.93	3.54	2.63	2.65	0.13	0.27	10	C70~C72
甲状腺	2	0.20	0.00	0.00	0.00	0.00	2.39	0.00	0.23	0.18	0.18	0.00	0.04	23	C73
淋巴瘤	38	3.78	0.00	0.00	0.45	6.05	27.53	3.47	4.33	3.35	3.22	0.15	0.37	8	C81~C85, C88, C90, C96
白血病	34	3.38	4.33	0.00	0.23	4.19	26.33	2.40	3.88	2.89	3.11	0.12	0.31	9	C91~C95
不明及其他癌症	62	6.17	0.00	0.00	1.36	7.45	47.87	5.34	7.07	4.76	4.96	0.20	0.45	99	A_0
所有部位合计	1005	100.00	8.66	0.00	12.90	165.33	704.96	106.99	114.62	83.56	82.81	4.04	8.72	0	ALL
所有部位除C44	996	99.10	8.66	0.00	12.90	163.94	697.78	106.19	113.59	82.94	82.10	4.01	8.69	99	ALLbC44

附表3-25 2017年广西壮族自治区桂林市男女合计癌症发病和死亡主要指标（1/10⁵）

发病

部位	病例数	构成(%)	年龄组（岁） 0~4	5~14	15~44	45~64	65+	35~64	粗率	中国人口标化率	世界人口标化率	累积率(%) 0~64岁	0~74岁	顺位	ICD-10
口腔和咽喉（除鼻咽癌）	33	1.43	0.00	0.00	0.93	8.06	22.82	5.15	4.21	3.67	3.66	0.22	0.43	19	C00~C10, C12~C14
鼻咽癌	54	2.35	0.00	0.00	2.09	17.20	21.19	12.11	6.90	5.82	5.71	0.41	0.66	13	C11
食管	40	1.74	0.00	0.00	0.23	10.75	30.97	6.36	5.11	4.37	4.62	0.24	0.61	16	C15
胃	142	6.17	0.00	0.00	2.09	29.56	127.16	18.47	18.13	15.71	15.36	0.73	1.96	7	C16
结直肠肛门	295	12.83	0.00	0.00	3.48	60.73	272.24	38.45	37.67	31.60	32.03	1.54	3.71	3	C18~C21
肝脏	200	8.70	0.00	0.00	5.10	45.69	151.61	31.18	25.54	21.91	21.93	1.21	2.76	4	C22
胆囊及其他	25	1.09	0.00	0.00	0.46	3.22	27.71	2.42	3.19	2.64	2.80	0.10	0.29	20	C23~C24
胰腺	39	1.70	0.00	0.00	0.23	10.75	29.34	6.36	4.98	4.08	4.23	0.26	0.46	18	C25
喉	23	1.00	0.00	0.00	0.00	3.76	26.08	2.12	2.94	2.66	2.75	0.10	0.41	21	C32
气管、支气管、肺	420	18.26	0.00	0.00	2.09	83.31	417.33	49.65	53.63	45.43	46.12	2.09	5.47	2	C33~C34
其他胸腔器官	8	0.35	0.00	0.00	0.23	3.22	1.63	1.82	1.02	0.90	0.91	0.08	0.08	23	C37~C38
骨	8	0.35	0.00	1.57	0.23	0.54	8.15	0.30	1.02	1.14	1.22	0.03	0.14	22	C40~C41
皮肤黑色素瘤	5	0.22	0.00	0.00	0.46	0.54	3.26	0.30	0.64	0.61	0.49	0.03	0.06	24	C43
乳房	263	11.43	0.00	0.00	28.39	155.58	177.09	122.34	67.04	57.83	55.32	4.13	6.31	1	C50
子宫颈	79	3.43	0.00	0.00	8.70	51.13	39.69	38.73	20.14	17.44	16.92	1.36	1.86	6	C53
子宫体及子宫部位不明	65	2.83	0.00	0.00	5.95	38.08	51.91	28.28	16.57	13.68	13.38	0.99	1.44	8	C54~C55
卵巢	42	1.83	0.00	0.00	4.12	22.85	36.64	15.37	10.71	9.68	9.24	0.60	1.05	10	C56
前列腺	52	2.26	0.00	0.00	0.00	7.44	157.39	4.18	13.30	12.07	11.70	0.19	1.29	9	C61
睾丸	2	0.09	0.00	0.00	0.47	1.06	0.00	1.19	0.51	0.40	0.36	0.03	0.03	25	C62

续表

部位	病例数	构成(%)	年龄组（岁）						粗率	中国人口标化率	世界人口标化率	累积率（%）		顺位	ICD-10
			0~4	5~14	15~44	45~64	65+	35~64				0~64岁	0~74岁		
肾及泌尿系统不明	40	1.74	0.00	0.00	0.93	9.14	30.97	6.06	5.11	4.30	4.40	0.25	0.48	17	C64~C66, C68
膀胱	46	2.00	0.00	0.00	0.93	6.99	47.28	4.84	5.87	5.00	4.94	0.19	0.56	14	C67
脑，神经系统	44	1.91	7.32	0.00	1.16	11.29	24.45	7.87	5.62	4.63	5.04	0.31	0.53	15	C70~C72
甲状腺	161	7.00	0.00	0.00	17.63	40.31	16.30	34.82	20.56	18.24	15.77	1.35	1.58	5	C73
淋巴瘤	54	2.35	0.00	0.00	1.16	14.51	35.86	8.48	6.90	5.84	5.81	0.35	0.58	12	C81~C85, C88, C90, C96
白血病	59	2.57	2.44	3.14	3.48	10.21	35.86	7.57	7.53	6.96	6.89	0.40	0.69	11	C91~C95
不明及其他癌症	101	4.39	2.44	0.00	2.55	17.74	91.29	11.81	12.90	10.58	10.71	0.51	1.01	99	A_0
所有部位合计	2300	100.00	12.19	4.71	69.59	524.04	1657.92	359.67	293.68	251.22	248.47	14.00	28.43	0	ALL
所有部位除 C44	2280	99.13	12.19	4.71	69.36	522.43	1631.83	358.46	291.13	249.27	246.33	13.96	28.25	99	ALLbC44
死亡															
口腔和咽喉（除鼻咽癌）	25	1.88	0.00	0.00	0.00	4.30	27.71	2.42	3.19	2.75	2.80	0.11	0.34	16	C00~C10, C12~C14
鼻咽癌	42	3.16	0.00	0.00	0.70	13.44	22.82	8.48	5.36	4.42	4.39	0.30	0.49	9	C11
食管	31	2.33	0.00	0.00	0.00	9.67	21.19	5.45	3.96	3.21	3.41	0.22	0.46	12	C15
胃	90	6.78	0.00	0.00	0.46	19.89	83.14	11.50	11.49	9.60	9.66	0.46	1.04	5	C16
结直肠肛门	174	13.10	0.00	0.00	0.93	22.57	208.67	13.93	22.22	18.23	18.47	0.58	1.80	2	C18~C21
肝脏	173	13.03	0.00	0.00	5.34	37.62	130.42	27.25	22.09	18.99	18.86	1.06	2.25	3	C22
胆囊及其他	16	1.20	0.00	0.00	0.00	2.69	17.93	1.51	2.04	1.77	1.84	0.06	0.19	17	C23~C24
胰腺	33	2.48	0.00	0.00	0.23	7.52	29.34	4.24	4.21	3.40	3.42	0.17	0.32	11	C25
喉	8	0.60	0.00	0.00	0.00	1.61	8.15	0.91	1.02	0.94	1.01	0.04	0.17	22	C32
气管，支气管，肺	358	26.96	0.00	0.00	1.62	70.41	358.64	41.17	45.71	38.43	39.31	1.76	4.33	1	C33~C34

续表

部位	病例数	构成(%)	年龄组(岁)					35~64	粗率	中国人口标化率	世界人口标化率	累积率(%)		顺位	ICD-10
			0~4	5~14	15~44	45~64	65+					0~64岁	0~74岁		
其他胸腔脏器官	5	0.38	0.00	0.00	0.00	2.15	1.63	1.21	0.64	0.54	0.59	0.05	0.08	23	C37~C38
骨	11	0.83	0.00	1.57	0.00	1.07	13.04	0.61	1.40	1.39	1.48	0.05	0.17	19	C40~C41
皮肤黑色素瘤	3	0.23	0.00	0.00	0.00	1.07	1.63	0.61	0.38	0.31	0.33	0.03	0.03	24	C43
乳房	66	5.05	0.00	0.00	4.12	35.90	73.28	25.21	16.82	14.01	13.43	0.89	1.39	4	C50
子宫颈	29	2.18	0.00	0.00	1.83	15.23	33.59	10.45	7.39	6.20	5.93	0.38	0.69	6	C53
子宫体及子宫部位不明	15	1.13	0.00	0.00	0.46	6.53	24.43	4.30	3.82	3.31	3.56	0.16	0.46	14	C54~C55
卵巢	15	1.13	0.00	0.00	0.92	5.44	24.43	3.69	3.82	3.23	2.98	0.14	0.41	15	C56
前列腺	21	1.58	0.00	0.00	0.00	1.06	69.95	0.60	5.37	4.73	4.62	0.03	0.13	8	C61
睾丸	0	0.00	0.00	0.00	0.00	0.00	0.00	0.00	0.00	0.00	0.00	0.00	0.00	25	C62
肾及泌尿系统不明	15	1.13	0.00	0.00	0.00	1.61	19.56	0.91	1.92	1.59	1.56	0.05	0.18	18	C64~C66, C68
膀胱	11	0.83	0.00	0.00	0.00	2.69	9.78	1.51	1.40	1.19	1.33	0.07	0.15	21	C67
脑,神经系统	30	2.26	4.88	0.00	0.93	5.91	21.19	3.63	3.83	3.29	3.58	0.19	0.38	13	C70~C72
甲状腺	11	0.83	0.00	0.00	0.23	2.69	8.15	1.82	1.40	1.23	1.30	0.06	0.16	20	C73
淋巴瘤	39	2.94	0.00	0.00	0.93	4.84	42.39	3.33	4.98	4.60	4.51	0.14	0.55	10	C81~C85, C88, C90, C96
白血病	47	3.54	0.00	0.00	1.62	7.52	42.39	5.45	6.00	5.39	5.29	0.23	0.72	7	C91~C95
不明及其他癌症	59	4.44	0.00	0.00	0.70	8.60	65.21	5.15	7.53	6.22	6.13	0.21	0.53	99	A_0
所有部位合计	1328	100.00	4.88	1.57	17.40	259.60	1250.37	162.88	169.57	143.29	144.56	6.63	15.90	0	ALL
所有部位除C44	1322	99.55	4.88	1.57	17.40	259.60	1240.59	162.88	168.80	142.70	144.02	6.63	15.87	99	ALLbC44

附表 3-26　2017 年广西壮族自治区桂林市男性癌症发病和死亡主要指标（1/10⁵）

发病

部位	病例数	构成(%)	0~4	5~14	15~44	45~64	65+	35~64	粗率	中国人口标化率	世界人口标化率	累积率(%) 0~64岁	0~74岁	顺位	ICD-10
口腔和咽喉（除鼻咽癌）	30	2.55	0.00	0.00	1.41	14.87	45.47	8.95	7.68	6.86	6.79	0.39	0.76	10	C00~C10, C12~C14
鼻咽癌	38	3.23	0.00	0.00	1.88	25.49	34.98	16.70	9.72	8.35	8.17	0.58	1.03	7	C11
食管	32	2.72	0.00	0.00	0.47	19.12	45.47	11.33	8.19	7.04	7.59	0.43	0.91	9	C15
胃	94	8.00	0.00	0.00	1.41	44.61	171.38	26.25	24.05	21.40	21.38	1.08	2.83	4	C16
结直肠肛门	159	13.53	0.00	0.00	3.76	69.05	300.79	43.55	40.68	35.44	36.50	1.73	4.24	2	C18~C21
肝脏	158	13.45	0.00	0.00	8.46	77.54	234.34	51.90	40.42	35.61	36.01	2.03	4.57	3	C22
胆囊及其他	12	1.02	0.00	0.00	0.47	1.06	34.98	1.19	3.07	2.86	3.23	0.04	0.31	17	C23~C24
胰腺	29	2.47	0.00	0.00	0.00	14.87	52.46	8.35	7.42	6.38	6.67	0.36	0.77	12	C25
喉	21	1.79	0.00	0.00	0.00	6.37	52.46	3.58	5.37	4.99	5.09	0.17	0.76	15	C32
气管，支气管，肺	311	26.47	0.00	0.00	1.88	129.59	647.06	75.16	79.57	71.14	72.84	3.22	9.02	1	C33~C34
其他胸腔器官	8	0.68	0.00	0.00	0.47	6.37	3.50	3.58	2.05	1.80	1.82	0.16	0.16	18	C37~C38
骨	5	0.43	0.00	2.96	0.47	0.00	10.49	0.00	1.28	1.54	1.71	0.05	0.15	19	C40~C41
皮肤黑色素瘤	2	0.17	0.00	0.00	0.47	0.00	3.50	0.00	0.51	0.54	0.41	0.01	0.07	20	C43
乳房	0	0.00	0.00	0.00	0.00	0.00	0.00	0.00	0.00	0.00	0.00	0.00	0.00	22	C50
子宫颈	—	—	—	—	—	—	—	—	—	—	—	—	—	—	C53
子宫体及子宫部位不明	—	—	—	—	—	—	—	—	—	—	—	—	—	—	C54~C55
卵巢	—	—	—	—	—	—	—	—	—	—	—	—	—	—	C56
前列腺	52	4.43	0.00	0.00	0.00	7.44	157.39	4.18	13.30	12.07	11.70	0.19	1.29	5	C61
睾丸	2	0.17	0.00	0.00	0.47	1.06	0.00	1.19	0.51	0.40	0.36	0.03	0.03	21	C62

续表

部位	病例数	构成（%）	年龄组（岁）						粗率	中国人口标化率	世界人口标化率	累积率（%）		顺位	ICD-10
			0~4	5~14	15~44	45~64	65+	35~64				0~64岁	0~74岁		
肾及泌尿系统不明	28	2.38	0.00	0.00	0.94	10.62	55.96	7.16	7.16	6.30	6.76	0.30	0.72	13	C64~C66, C68
膀胱	36	3.06	0.00	0.00	1.88	8.50	83.94	6.56	9.21	8.22	8.06	0.26	0.80	8	C67
脑、神经系统	20	1.70	4.62	0.00	1.41	10.62	20.99	7.75	5.12	4.24	4.29	0.28	0.45	16	C70~C72
甲状腺	25	2.13	0.00	0.00	4.23	14.87	7.00	11.93	6.40	5.27	4.84	0.41	0.52	14	C73
淋巴瘤	29	2.47	0.00	0.00	1.88	13.81	41.97	8.35	7.42	6.65	6.59	0.36	0.63	11	C81~C85, C88, C90, C96
白血病	38	3.23	4.62	5.92	4.23	12.75	48.97	8.35	9.72	9.22	9.21	0.53	0.81	6	C91~C95
不明及其他癌症	46	3.91	0.00	0.00	2.82	18.06	80.44	11.93	11.77	10.15	9.42	0.49	0.75	99	A_0
所有部位合计	1175	100.00	9.24	8.88	39.02	506.69	2133.54	317.94	300.61	266.47	269.46	13.09	31.59	0	ALL
所有部位除C44	1166	99.23	9.24	8.88	38.55	504.56	2112.55	316.15	298.31	264.59	267.62	13.03	31.48	99	ALLbC44
死亡															
口腔和咽喉（除鼻咽癌）	21	2.47	0.00	0.00	0.00	7.44	48.97	4.18	5.37	4.86	4.98	0.19	0.55	9	C00~C10, C12~C14
鼻咽瘤	31	3.65	0.00	0.00	0.94	19.12	38.47	11.93	7.93	6.60	6.43	0.43	0.76	6	C11
食管	29	3.41	0.00	0.00	0.00	18.06	41.97	10.14	7.42	6.17	6.65	0.41	0.85	7	C15
胃	65	7.65	0.00	0.00	0.47	28.68	129.41	16.11	16.63	14.51	15.01	0.67	1.58	4	C16
结直肠肛门	107	12.59	0.00	0.00	0.47	28.68	276.31	16.70	27.37	24.56	25.55	0.74	2.42	3	C18~C21
肝脏	136	16.00	0.00	0.00	9.87	62.67	195.87	45.93	34.79	30.39	30.45	1.79	3.71	2	C22
胆囊及其他	8	0.94	0.00	0.00	0.00	3.19	17.49	1.79	2.05	1.85	1.99	0.08	0.18	15	C23~C24
胰腺	18	2.12	0.00	0.00	0.00	7.44	38.47	4.18	4.61	3.93	3.95	0.16	0.37	12	C25
喉	7	0.82	0.00	0.00	0.00	2.12	17.49	1.19	1.79	1.71	1.81	0.05	0.32	17	C32
气管、支气管、肺	269	31.65	0.00	0.00	1.41	107.29	577.10	61.44	68.82	61.23	63.07	2.73	7.25	1	C33~C34

续表

部位	病例数	构成(%)	年龄组(岁) 0~4	5~14	15~44	45~64	65+	35~64	粗率	中国人口标化率	世界人口标化率	累积率(%) 0~64岁	0~74岁	顺位	ICD-10
其他胸腔器官	3	0.35	0.00	0.00	0.00	2.12	3.50	1.19	0.77	0.71	0.77	0.05	0.10	19	C37~C38
骨	7	0.82	0.00	2.96	0.00	2.12	13.99	1.19	1.79	1.88	2.12	0.09	0.24	16	C40~C41
皮肤黑色素瘤	1	0.12	0.00	0.00	0.00	0.00	3.50	0.00	0.26	0.22	0.17	0.00	0.00	20	C43
乳房	1	0.12	0.00	0.00	0.00	0.00	3.50	0.00	0.26	0.22	0.17	0.00	0.00	20	C50
子宫颈	—	—	—	—	—	—	—	—	—	—	—	—	—	—	C53
子宫体及子宫部位不明	—	—	—	—	—	—	—	—	—	—	—	—	—	—	C54~C55
卵巢	—	—	—	—	—	—	—	—	—	—	—	—	—	—	C56
前列腺	21	2.47	0.00	0.00	0.00	1.06	69.95	0.60	5.37	4.73	4.62	0.03	0.13	10	C61
睾丸	0	0.00	0.00	0.00	0.00	0.00	0.00	0.00	0.00	0.00	0.00	0.00	0.00	22	C62
肾及泌尿系统不明	11	1.29	0.00	0.00	0.00	2.12	31.48	1.19	2.81	2.53	2.54	0.06	0.29	13	C64~C66, C68
膀胱	9	1.06	0.00	0.00	0.00	3.19	20.99	1.79	2.30	2.10	2.38	0.08	0.24	14	C67
脑，神经系统	20	2.35	4.62	0.00	0.94	9.56	27.98	5.37	5.12	4.36	4.82	0.29	0.51	11	C70~C72
甲状腺	5	0.59	0.00	0.00	0.47	2.12	7.00	1.79	1.28	1.13	1.16	0.06	0.16	18	C73
淋巴瘤	26	3.06	0.00	0.00	1.88	4.25	62.96	3.58	6.65	6.59	6.40	0.15	0.82	8	C81~C85, C88, C90, C96
白血病	31	3.65	0.00	0.00	2.35	8.50	62.96	6.56	7.93	7.32	7.29	0.29	0.91	5	C91~C95
不明及其他癌症	24	2.82	0.00	0.00	0.94	10.62	41.97	5.97	6.14	5.45	5.27	0.26	0.47	99	A_0
所有部位合计	850	100.00	4.62	2.96	19.75	330.36	1731.31	202.81	217.46	193.07	197.61	8.60	21.87	0	ALL
所有部位除C44	850	100.00	4.62	2.96	19.75	330.36	1731.31	202.81	217.46	193.07	197.61	8.60	21.87	99	ALLbC44

附表 3-27 2017 年广西壮族自治区桂林市女性癌症发病和死亡主要指标（1/10⁵）

发病

部位	ICD-10	病例数	构成(%)	年龄组（岁）						粗率	中国人口标化率	世界人口标化率	累积率(%) 0~64岁	累积率(%) 0~74岁	顺位
				0~4	5~14	15~44	45~64	65+	35~64						
口腔和咽喉（除鼻咽癌）	C00~C10, C12~C14	3	0.27	0.00	0.00	0.46	1.09	3.05	1.23	0.76	0.62	0.64	0.05	0.10	21
鼻咽癌	C11	16	1.42	0.00	0.00	2.29	8.70	9.16	7.38	4.08	3.28	3.19	0.24	0.29	13
食管	C15	8	0.71	0.00	0.00	0.00	2.18	18.32	1.23	2.04	1.88	1.93	0.05	0.31	18
胃	C16	48	4.27	0.00	0.00	2.75	14.14	88.55	10.45	12.24	10.24	9.55	0.38	1.11	7
结直肠肛门	C18~C21	136	12.09	0.00	0.00	3.21	52.22	247.32	33.20	34.67	28.16	28.13	1.35	3.20	3
肝脏	C22	42	3.73	0.00	0.00	1.83	13.06	79.39	9.84	10.71	8.66	8.43	0.37	1.00	9
胆囊及其他	C23~C24	13	1.16	0.00	0.00	0.46	5.44	21.37	3.69	3.31	2.56	2.60	0.16	0.27	14
胰腺	C25	10	0.89	0.00	0.00	0.46	6.53	9.16	4.30	2.55	1.94	1.95	0.15	0.15	17
喉	C32	2	0.18	0.00	0.00	0.00	1.09	3.05	0.61	0.51	0.49	0.55	0.03	0.08	22
气管,支气管,肺	C33~C34	109	9.69	0.00	0.00	2.29	35.90	216.79	23.36	27.79	21.18	20.92	0.94	2.03	4
其他胸腔器官	C37~C38	0	0.00	0.00	0.00	0.00	0.00	0.00	0.00	0.00	0.00	0.00	0.00	0.00	23
骨	C40~C41	3	0.27	0.00	0.00	0.00	1.09	6.11	0.61	0.76	0.73	0.71	0.02	0.12	19
皮肤黑色素瘤	C43	3	0.27	0.00	0.00	0.46	1.09	3.05	0.61	0.76	0.68	0.56	0.05	0.05	20
乳房	C50	263	23.38	0.00	0.00	28.39	155.58	177.09	122.34	67.04	57.83	55.32	4.13	6.31	1
子宫颈	C53	79	7.02	0.00	0.00	8.70	51.13	39.69	38.73	20.14	17.44	16.92	1.36	1.86	5
子宫体及子宫部位不明	C54~C55	65	5.78	0.00	0.00	5.95	38.08	51.91	28.28	16.57	13.68	13.38	0.99	1.44	6
卵巢	C56	42	3.73	0.00	0.00	4.12	22.85	36.64	15.37	10.71	9.68	9.24	0.60	1.05	8
前列腺	C61	—	—	—	—	—	—	—	—	—	—	—	—	—	—
睾丸	C62	—	—	—	—	—	—	—	—	—	—	—	—	—	—

续表

部位	病例数	构成(%)	0~4	5~14	15~44	45~64	65+	35~64	粗率	中国人口标化率	世界人口标化率	0~64岁	0~74岁	顺位	ICD-10
肾及泌尿系统不明	12	1.07	0.00	0.00	0.92	7.62	9.16	4.92	3.06	2.59	2.42	0.20	0.25	15	C64~C66, C68
膀胱	10	0.89	0.00	0.00	0.00	5.44	15.27	3.07	2.55	2.20	2.31	0.13	0.33	16	C67
脑, 神经系统	24	2.13	10.34	0.00	0.92	11.97	27.48	7.99	6.12	4.99	5.73	0.34	0.60	11	C70~C72
甲状腺	136	12.09	0.00	0.00	30.68	66.37	24.43	58.40	34.67	31.32	26.80	2.30	2.64	2	C73
淋巴瘤	25	2.22	0.00	0.00	0.46	15.23	30.53	8.61	6.37	5.18	5.24	0.34	0.54	10	C81~C85, C88, C90, C96
白血病	21	1.87	0.00	0.00	2.75	7.62	24.43	6.76	5.35	4.79	4.60	0.26	0.57	12	C91~C95
不明及其他癌症	55	4.89	5.17	0.00	2.29	17.41	100.76	11.68	14.02	10.93	11.82	0.53	1.25	99	A_0
所有部位合计	1125	100.00	15.50	0.00	99.37	541.81	1242.71	402.67	286.77	241.06	232.94	14.96	25.55	0	ALL
所有部位除C44	1114	99.02	15.50	0.00	99.37	540.72	1212.18	402.06	283.97	239.11	230.64	14.93	25.30	99	ALLbC44
死亡															
口腔和咽喉(除鼻咽癌)	4	0.84	0.00	0.00	0.00	1.09	9.16	0.61	1.02	0.84	0.82	0.03	0.14	17	C00~C10, C12~C14
鼻咽癌	11	2.30	0.00	0.00	0.46	7.62	9.16	4.92	2.80	2.28	2.32	0.17	0.22	12	C11
食管	2	0.42	0.00	0.00	0.00	1.09	3.05	0.61	0.51	0.45	0.44	0.02	0.08	19	C15
胃	25	5.23	0.00	0.00	0.46	10.88	42.75	6.76	6.37	5.22	5.00	0.25	0.51	6	C16
结直肠肛门	67	14.02	0.00	0.00	1.37	16.32	149.61	11.07	17.08	12.82	12.57	0.41	1.19	2	C18~C21
肝脏	37	7.74	0.00	0.00	0.92	11.97	73.28	7.99	9.43	7.90	7.67	0.32	0.83	4	C22
胆囊及其他	8	1.67	0.00	0.00	0.00	2.18	18.32	1.23	2.04	1.71	1.73	0.04	0.20	14	C23~C24
胰腺	15	3.14	0.00	0.00	0.46	7.62	21.37	4.30	3.82	2.97	3.00	0.18	0.27	10	C25
喉	1	0.21	0.00	0.00	0.00	1.09	0.00	0.61	0.25	0.21	0.25	0.03	0.03	23	C32
气管, 支气管, 肺	89	18.62	0.00	0.00	1.83	32.64	167.93	20.29	22.69	17.34	17.35	0.76	1.51	1	C33~C34

续表

部位	病例数	构成(%)	年龄组(岁) 0~4	5~14	15~44	45~64	65+	35~64	粗率	中国人口标化率	世界人口标化率	累积率(%) 0~64岁	0~74岁	顺位	ICD-10
其他胸腔器官	2	0.42	0.00	0.00	0.00	2.18	0.00	1.23	0.51	0.37	0.42	0.05	0.05	22	C37~C38
骨	4	0.84	0.00	0.00	0.00	0.00	12.21	0.00	1.02	0.86	0.79	0.00	0.10	16	C40~C41
皮肤黑色素瘤	2	0.42	0.00	0.00	0.00	2.18	0.00	1.23	0.51	0.43	0.51	0.06	0.06	20	C43
乳房	66	13.81	0.00	0.00	4.12	35.90	73.28	25.21	16.82	14.01	13.43	0.89	1.39	3	C50
子宫颈	29	6.07	0.00	0.00	1.83	15.23	33.59	10.45	7.39	6.20	5.93	0.38	0.69	5	C53
子宫体及子宫部位不明	15	3.14	0.00	0.00	0.46	6.53	24.43	4.30	3.82	3.31	3.56	0.16	0.46	8	C54~C55
卵巢	15	3.14	0.00	0.00	0.92	5.44	24.43	3.69	3.82	3.23	2.98	0.14	0.41	9	C56
前列腺	—	—	—	—	—	—	—	—	—	—	—	—	—	—	C61
睾丸	—	—	—	—	—	—	—	—	—	—	—	—	—	—	C62
肾及泌尿系统不明	4	0.84	0.00	0.00	0.00	1.09	9.16	0.61	1.02	0.79	0.75	0.03	0.09	18	C64~C66, C68
膀胱	2	0.42	0.00	0.00	0.00	2.18	0.00	1.23	0.51	0.43	0.51	0.06	0.06	20	C67
脑，神经系统	10	2.09	5.17	0.00	0.92	2.18	15.27	1.84	2.55	2.32	2.45	0.09	0.24	13	C70~C72
甲状腺	6	1.26	0.00	0.00	0.00	3.26	9.16	1.84	1.53	1.29	1.38	0.06	0.16	15	C73
淋巴瘤	13	2.72	0.00	0.00	0.00	5.44	24.43	3.07	3.31	2.71	2.72	0.13	0.28	11	C81~C85, C88, C90, C96
白血病	16	3.35	0.00	0.00	0.92	6.53	24.43	4.30	4.08	3.63	3.48	0.18	0.55	7	C91~C95
不明及其他癌症	35	7.32	0.00	0.00	0.46	6.53	85.49	4.30	8.92	6.78	6.74	0.17	0.58	99	A_0
所有部位合计	478	100.00	5.17	0.00	15.11	187.13	830.51	121.72	121.85	98.08	96.79	4.63	10.09	0	ALL
所有部位除C44	472	98.74	5.17	0.00	15.11	187.13	812.19	121.72	120.32	97.02	95.83	4.63	10.04	99	ALLbC44

附表 3-28　2017 年广西壮族自治区梧州市男女合计癌症发病和死亡主要指标（1/10⁵）

发病

部位	病例数	构成(%)	0~4	5~14	15~44	45~64	65+	35~64	粗率	中国人口标化率	世界人口标化率	0~64岁	0~74岁	顺位	ICD-10
口腔和咽喉（除鼻咽癌）	34	1.76	0.00	0.00	0.60	8.84	14.45	5.69	4.28	2.90	2.82	0.20	0.32	16	C00~C10, C12~C14
鼻咽癌	122	6.31	0.00	0.00	9.94	35.85	16.51	31.31	15.35	12.85	11.73	1.02	1.23	5	C11
食管	61	3.16	0.00	0.00	0.00	14.24	33.03	9.17	7.68	4.84	5.00	0.30	0.64	13	C15
胃	75	3.88	0.00	0.00	2.71	13.75	39.22	11.07	9.44	6.84	6.63	0.40	0.88	9	C16
结直肠肛门	248	12.84	0.00	0.00	4.52	48.61	138.31	34.47	31.21	21.32	20.63	1.19	2.49	4	C18~C21
肝脏	267	13.82	3.48	0.00	13.25	67.27	86.70	54.08	33.60	25.39	24.64	1.83	2.85	3	C22
胆囊及其他	18	0.93	0.00	0.00	0.00	3.93	10.32	2.53	2.27	1.36	1.30	0.08	0.12	19	C23~C24
胰腺	17	0.88	0.00	0.00	0.00	1.96	13.42	1.27	2.14	1.27	1.24	0.04	0.18	21	C25
喉	17	0.88	0.00	0.00	0.00	4.42	8.26	2.85	2.14	1.35	1.37	0.09	0.17	20	C32
气管，支气管，肺	359	18.58	0.00	0.00	4.22	61.38	227.08	43.96	45.18	29.05	28.66	1.48	3.59	1	C33~C34
其他胸腔器官	5	0.26	0.00	0.00	0.00	1.47	2.06	0.95	0.63	0.43	0.46	0.03	0.06	25	C37~C38
骨	7	0.36	0.00	0.00	0.90	0.49	3.10	0.63	0.88	0.65	0.66	0.04	0.04	23	C40~C41
皮肤黑色素瘤	6	0.31	0.00	0.00	0.30	0.49	4.13	0.32	0.76	0.60	0.51	0.02	0.06	24	C43
乳房	167	8.64	0.00	0.00	21.22	101.76	61.87	82.17	43.17	33.70	31.84	2.72	3.44	2	C50
子宫颈	53	2.74	0.00	0.00	9.99	30.93	11.97	28.89	13.70	11.07	10.32	0.91	1.10	6	C53
子宫体及子宫部位不明	43	2.23	0.00	0.00	3.12	29.93	15.97	21.19	11.12	8.30	7.99	0.70	0.92	7	C54~C55
卵巢	30	1.55	0.00	0.00	4.99	14.97	13.97	12.20	7.76	6.05	5.96	0.47	0.61	11	C56
前列腺	45	2.33	0.00	0.00	0.00	4.83	85.51	3.12	11.03	6.19	6.23	0.12	0.62	8	C61
睾丸	5	0.26	0.00	0.00	1.75	0.97	2.14	1.25	1.23	1.30	1.01	0.06	0.09	22	C62

续表

部位	病例数	构成(%)	年龄组(岁)						粗率	中国人口标化率	世界人口标化率	累积率(%)		顺位	ICD-10
			0~4	5~14	15~44	45~64	65+	35~64				0~64岁	0~74岁		
肾及泌尿系统不明	32	1.66	0.00	1.91	0.90	6.38	14.45	4.43	4.03	2.94	2.90	0.18	0.34	17	C64~C66, C68
膀胱	48	2.48	0.00	0.00	0.30	5.40	37.16	3.80	6.04	3.61	3.60	0.12	0.49	15	C67
脑，神经系统	61	3.16	1.74	1.91	3.01	14.24	19.61	10.44	7.68	5.74	5.93	0.43	0.64	12	C70~C72
甲状腺	31	1.60	0.00	0.00	5.12	5.89	2.06	7.27	3.90	3.62	3.20	0.27	0.29	18	C73
淋巴瘤	55	2.85	0.00	0.96	2.41	12.28	21.68	9.17	6.92	5.04	4.87	0.35	0.52	14	C81~C85, C88, C90, C96
白血病	69	3.57	1.74	3.83	4.52	9.33	30.96	7.91	8.68	6.95	6.77	0.38	0.68	10	C91~C95
不明及其他癌症	57	2.95	1.74	0.00	1.20	12.77	26.84	8.86	7.17	4.83	4.91	0.34	0.55	99	A_0
所有部位合计	1932	100.00	8.69	8.61	73.79	419.34	845.34	323.53	243.13	174.33	168.96	11.25	19.50	0	ALL
所有部位除C44	1910	98.86	8.69	8.61	73.79	415.90	829.86	321.32	240.36	172.67	167.35	11.17	19.30	99	ALLbC44
死亡															
口腔和咽喉(除鼻咽癌)	20	1.60	0.00	0.00	0.30	4.91	9.29	3.16	2.52	1.62	1.62	0.13	0.17	14	C00~C10, C12~C14
鼻咽癌	68	5.45	0.00	0.00	3.92	18.17	18.58	15.18	8.56	6.61	6.27	0.50	0.71	5	C11
食管	65	5.21	0.00	0.00	0.00	10.80	44.38	6.96	8.18	5.08	5.12	0.25	0.65	7	C15
胃	68	5.45	0.00	0.00	0.60	10.31	46.45	7.27	8.56	5.50	5.37	0.25	0.67	6	C16
结直肠肛门	150	12.02	0.00	0.00	0.90	19.64	110.44	13.28	18.88	11.52	11.38	0.48	1.46	3	C18~C21
肝脏	266	21.31	1.74	0.00	12.05	55.98	114.57	44.59	33.47	24.54	23.44	1.57	2.75	2	C22
胆囊及其他	23	1.84	0.00	0.00	0.30	2.46	17.55	1.90	2.89	1.78	1.63	0.06	0.16	12	C23~C24
胰腺	17	1.36	0.00	0.00	0.00	3.44	10.32	2.21	2.14	1.25	1.19	0.07	0.12	17	C25
喉	11	0.88	0.00	0.00	0.00	1.47	8.26	0.95	1.38	0.87	0.89	0.04	0.12	19	C32
气管，支气管，肺	303	24.28	0.00	0.00	1.51	45.17	212.63	30.36	38.13	23.26	23.01	1.04	2.79	1	C33~C34

续表

| 部位 | 病例数 | 构成(%) | 年龄组(岁) | | | | | | | 粗率 | 中国人口标化率 | 世界人口标化率 | 累积率(%) | | 顺位 | ICD-10 |
			0～4	5～14	15～44	45～64	65+	35～64					0～64岁	0～74岁		
其他胸腔器官	3	0.24	0.00	0.00	0.00	0.49	2.06	0.32	0.38	0.24	0.27	0.01	0.04	22	C37～C38
骨	9	0.72	1.74	0.00	0.30	0.98	5.16	0.63	1.13	0.76	0.84	0.04	0.06	20	C40～C41
皮肤黑色素瘤	1	0.08	0.00	0.00	0.30	0.00	0.00	0.32	0.13	0.12	0.11	0.01	0.01	24	C43
乳房	46	3.69	0.00	0.00	3.12	27.93	25.94	20.54	11.89	8.68	8.36	0.66	1.00	4	C50
子宫颈	17	1.36	0.00	0.00	1.25	7.98	13.97	6.42	4.39	2.85	2.78	0.17	0.33	9	C53
子宫体及子宫部位不明	3	0.24	0.00	0.00	0.62	1.00	2.00	1.28	0.78	0.69	0.61	0.04	0.09	21	C54～C55
卵巢	11	0.88	0.00	0.00	0.00	7.98	5.99	5.14	2.84	1.70	1.82	0.16	0.21	13	C56
前列腺	20	1.60	0.00	0.00	0.00	0.97	40.62	0.62	4.90	2.81	2.66	0.03	0.24	8	C61
睾丸	1	0.08	0.00	0.00	0.58	0.00	0.00	0.00	0.25	0.30	0.25	0.02	0.02	23	C62
肾及泌尿系统不明	14	1.12	0.00	0.00	0.00	2.46	9.29	1.58	1.76	1.03	1.03	0.06	0.12	18	C64～C66, C68
膀胱	19	1.52	0.00	0.00	0.00	0.98	17.55	0.63	2.39	1.16	1.19	0.02	0.12	15	C67
脑、神经系统	18	1.44	1.74	0.00	0.60	3.93	7.23	2.53	2.27	1.61	1.65	0.09	0.16	16	C70～C72
甲状腺	1	0.08	0.00	0.00	0.00	0.00	1.03	0.00	0.13	0.10	0.10	0.00	0.02	25	C73
淋巴瘤	30	2.40	0.00	0.96	1.51	3.93	16.51	3.16	3.78	2.77	2.61	0.15	0.26	11	C81～C85, C88, C90, C96
白血病	33	2.64	1.74	0.96	2.11	5.40	13.42	4.43	4.15	3.29	3.29	0.21	0.33	10	C91～C95
不明及其他癌症	31	2.48	0.00	0.00	0.90	3.44	21.68	2.53	3.90	2.36	2.22	0.11	0.18	99	A_0
所有部位合计	1248	100.00	6.95	1.91	28.01	216.54	730.77	158.76	157.05	103.84	101.32	5.60	11.83	0	ALL
所有部位除C44	1244	99.68	6.95	1.91	28.01	216.05	727.67	158.45	156.55	103.51	101.02	5.59	11.79	99	ALLbC44

附表 3-29 2017 年广西壮族自治区梧州市男性癌症发病和死亡主要指标（1/10⁵）

发病

部位	病例数	构成(%)	年龄组（岁） 0~4	5~14	15~44	45~64	65+	35~64	粗率	中国人口标化率	世界人口标化率	累积率(%) 0~64岁	0~74岁	顺位	ICD-10
口腔和咽喉（除鼻咽癌）	21	1.93	0.00	0.00	0.00	12.57	17.10	8.10	5.15	3.37	3.49	0.25	0.41	12	C00~C10, C12~C14
鼻咽癌	90	8.27	0.00	0.00	13.39	53.18	25.65	45.50	22.07	18.42	16.83	1.48	1.74	4	C11
食管	53	4.87	0.00	0.00	0.00	26.11	55.58	16.83	13.00	8.45	8.84	0.55	1.15	6	C15
胃	56	5.15	0.00	0.00	2.91	21.27	62.00	16.21	13.73	9.79	9.70	0.57	1.30	5	C16
结直肠肛门	124	11.40	0.00	0.00	4.07	53.18	132.54	36.78	30.41	21.77	21.29	1.32	2.66	3	C18~C21
肝脏	221	20.31	3.28	0.00	23.28	111.20	138.96	90.38	54.19	42.07	40.21	3.02	4.49	2	C22
胆囊及其他	12	1.10	0.00	0.00	0.00	3.87	17.10	2.49	2.94	1.89	1.74	0.09	0.16	15	C23~C24
胰腺	10	0.92	0.00	0.00	0.00	2.90	14.96	1.87	2.45	1.56	1.53	0.06	0.23	16	C25
喉	15	1.38	0.00	0.00	0.00	7.74	14.96	4.99	3.68	2.44	2.45	0.16	0.31	14	C32
气管,支气管,肺	243	22.33	0.00	0.00	4.07	82.19	322.81	57.35	59.59	39.99	39.07	1.96	4.84	1	C33~C34
其他胸腔器官	5	0.46	0.00	0.00	0.00	2.90	4.28	1.87	1.23	0.84	0.90	0.07	0.12	20	C37~C38
骨	5	0.46	0.00	0.00	1.75	0.00	4.28	0.62	1.23	1.08	1.05	0.05	0.05	19	C40~C41
皮肤黑色素瘤	4	0.37	0.00	0.00	0.58	0.97	4.28	0.62	0.98	0.88	0.72	0.04	0.09	21	C43
乳房	0	0.00	0.00	0.00	0.00	0.00	0.00	0.00	0.00	0.00	0.00	0.00	0.00	22	C50
子宫颈	—	—	—	—	—	—	—	—	—	—	—	—	—	—	C53
子宫体及子宫部位不明	—	—	—	—	—	—	—	—	—	—	—	—	—	—	C54~C55
卵巢	—	—	—	—	—	—	—	—	—	—	—	—	—	—	C56
前列腺	45	4.14	0.00	0.00	0.00	4.83	85.51	3.12	11.03	6.19	6.23	0.12	0.62	7	C61
睾丸	5	0.46	0.00	1.75	1.75	0.97	2.14	1.25	1.23	1.30	1.01	0.06	0.09	18	C62

续表

部位	病例数	构成 (%)	年龄组（岁）						粗率	中国人口标化率	世界人口标化率	累积率（%）		顺位	ICD-10
			0~4	5~14	15~44	45~64	65+	35~64				0~64岁	0~74岁		
肾及泌尿系统不明	15	1.38	0.00	0.00	0.58	5.80	17.10	3.74	3.68	2.71	2.54	0.15	0.32	13	C64~C66, C68
膀胱	41	3.77	0.00	0.00	0.58	9.67	64.13	6.86	10.05	6.40	6.50	0.22	0.91	8	C67
脑，神经系统	29	2.67	3.28	1.81	2.91	13.54	17.10	10.60	7.11	5.33	5.86	0.43	0.62	10	C70~C72
甲状腺	9	0.83	0.00	0.00	4.07	0.00	4.28	2.49	2.21	2.22	1.90	0.12	0.15	17	C73
淋巴瘤	26	2.39	0.00	0.00	2.91	8.70	25.65	7.48	6.38	4.74	4.53	0.28	0.49	11	C81~C85, C88, C90, C96
白血病	32	2.94	0.00	0.00	2.91	8.70	38.48	6.23	7.85	5.77	5.51	0.29	0.54	9	C91~C95
不明及其他癌症	27	2.48	0.00	0.00	1.75	13.54	21.38	9.97	6.62	5.07	5.16	0.35	0.72	99	A_0
所有部位合计	1088	100.00	6.55	1.81	67.51	443.82	1090.28	335.36	266.78	192.28	187.07	11.64	22.03	0	ALL
所有部位除C44	1078	99.08	6.55	1.81	67.51	439.95	1077.45	332.86	264.33	190.56	185.27	11.55	21.71	99	ALLbC44
死亡															
口腔和咽喉（除鼻咽癌）	16	1.91	0.00	0.00	0.00	6.77	19.24	4.36	3.92	2.43	2.49	0.17	0.24	10	C00~C10, C12~C14
鼻咽癌	46	5.50	0.00	0.00	4.66	24.17	27.79	19.95	11.28	8.94	8.57	0.65	0.98	6	C11
食管	50	5.98	0.00	0.00	0.00	21.27	59.86	13.71	12.26	8.27	8.50	0.49	1.18	4	C15
胃	49	5.86	0.00	0.00	0.58	13.54	72.69	9.35	12.02	7.91	7.68	0.31	0.96	5	C16
结直肠肛门	84	10.05	0.00	0.00	1.75	22.24	123.99	15.58	20.60	13.66	13.49	0.55	1.83	3	C18~C21
肝脏	225	26.91	0.00	0.00	21.53	97.66	185.99	78.54	55.17	41.91	39.64	2.72	4.60	1	C22
胆囊及其他	16	1.91	0.00	0.00	0.58	4.83	21.38	3.74	3.92	2.62	2.30	0.12	0.17	9	C23~C24
胰腺	6	0.72	0.00	0.00	0.00	2.90	6.41	1.87	1.47	0.90	0.90	0.06	0.11	16	C25
喉	9	1.08	0.00	0.00	0.00	2.90	12.83	1.87	2.21	1.52	1.50	0.07	0.20	14	C32
气管，支气管，肺	224	26.79	0.00	0.00	1.16	69.62	320.67	46.13	54.93	35.07	34.58	1.56	4.11	2	C33~C34

续表

部位	病例数	构成(%)	年龄组(岁)						粗率	中国人口标化率	世界人口标化率	累积率(%)		顺位	ICD-10
			0~4	5~14	15~44	45~64	65+	35~64				0~64岁	0~74岁		
其他胸腔器官	2	0.24	0.00	0.00	0.00	0.97	2.14	0.62	0.49	0.31	0.35	0.02	0.05	18	C37~C38
骨	3	0.36	0.00	0.00	0.00	0.97	4.28	0.62	0.74	0.51	0.47	0.02	0.06	17	C40~C41
皮肤黑色素瘤	1	0.12	0.00	0.00	0.58	0.00	0.00	0.62	0.25	0.23	0.21	0.02	0.02	20	C43
乳房	0	0.00	0.00	0.00	0.00	0.00	0.00	0.00	0.00	0.00	0.00	0.00	0.00	22	C50
子宫颈	—	—	—	—	—	—	—	—	—	—	—	—	—	—	C53
子宫体及子宫部位不明	—	—	—	—	—	—	—	—	—	—	—	—	—	—	C54~C55
卵巢	—	—	—	—	—	—	—	—	—	—	—	—	—	—	C56
前列腺	20	2.39	0.00	0.00	0.00	0.97	40.62	0.62	4.90	2.81	2.66	0.03	0.24	7	C61
睾丸	1	0.12	0.00	0.00	0.58	0.00	0.00	0.00	0.25	0.30	0.25	0.02	0.02	19	C62
肾及泌尿系统不明	8	0.96	0.00	0.00	0.00	2.90	10.69	1.87	1.96	1.21	1.24	0.07	0.14	15	C64~C66, C68
膀胱	14	1.67	0.00	0.00	0.00	0.97	27.79	0.62	3.43	1.88	1.96	0.02	0.20	12	C67
脑、神经系统	13	1.56	3.28	0.00	1.16	5.80	8.55	3.74	3.19	2.50	2.65	0.15	0.28	13	C70~C72
甲状腺	1	0.12	0.00	0.00	0.00	0.00	2.14	0.00	0.25	0.19	0.19	0.00	0.05	21	C73
淋巴瘤	15	1.79	0.00	0.00	2.33	2.90	17.10	3.12	3.68	2.95	2.64	0.14	0.27	11	C81~C85, C88, C90, C96
白血病	19	2.27	0.00	0.00	1.75	7.74	17.10	4.99	4.66	3.56	3.59	0.23	0.38	8	C91~C95
不明及其他癌症	14	1.67	0.00	0.00	1.16	3.87	17.10	3.12	3.43	2.37	2.34	0.13	0.23	99	A_0
所有部位合计	836	100.00	3.28	0.00	37.83	292.98	998.35	215.05	204.99	142.05	138.19	7.54	16.32	0	ALL
所有部位除C44	834	99.76	3.28	0.00	37.83	292.01	996.22	214.43	204.50	141.66	137.78	7.51	16.25	99	ALLbC44

附表 3-30　2017 年广西壮族自治区梧州市女性癌症发病和死亡主要指标（1/10⁵）

发病

部位	病例数	构成（%）	年龄组（岁）						粗率	中国人口标化率	世界人口标化率	累积率（%）		顺位	ICD-10
			0~4	5~14	15~44	45~64	65+	35~64				0~64岁	0~74岁		
口腔和咽喉（除鼻咽癌）	13	1.54	0.00	0.00	1.25	4.99	11.97	3.21	3.36	2.42	2.11	0.15	0.23	15	C00~C10, C12~C14
鼻咽癌	32	3.79	0.00	0.00	6.24	17.96	7.98	16.69	8.27	7.13	6.50	0.55	0.71	8	C11
食管	8	0.95	0.00	0.00	0.00	2.00	11.97	1.28	2.07	1.17	1.11	0.04	0.10	16	C15
胃	19	2.25	0.00	0.00	2.50	5.99	17.96	5.78	4.91	3.87	3.51	0.22	0.44	13	C16
结直肠肛门	124	14.69	0.00	0.00	4.99	43.90	143.69	32.10	32.06	20.72	19.80	1.06	2.31	2	C18~C21
肝脏	46	5.45	3.70	0.00	2.50	21.95	37.92	16.69	11.89	8.28	8.64	0.59	1.13	5	C22
胆囊及其他	6	0.71	0.00	0.00	0.00	3.99	3.99	2.57	1.55	0.88	0.88	0.08	0.08	19	C23~C24
胰腺	7	0.83	0.00	0.00	0.00	1.00	11.97	0.64	1.81	0.98	0.94	0.02	0.12	17	C25
喉	2	0.24	0.00	0.00	0.00	1.00	2.00	0.64	0.52	0.25	0.26	0.02	0.02	21	C32
气管，支气管，肺	116	13.74	0.00	0.00	4.37	39.91	137.71	30.17	29.99	18.21	18.19	0.98	2.27	3	C33~C34
其他胸腔器官	0	0.00	0.00	0.00	0.00	0.00	0.00	0.00	0.00	0.00	0.00	0.00	0.00	23	C37~C38
骨	2	0.24	0.00	0.00	0.00	1.00	2.00	0.64	0.52	0.21	0.26	0.02	0.02	22	C40~C41
皮肤黑色素瘤	2	0.24	0.00	0.00	0.00	0.00	3.99	0.00	0.52	0.31	0.29	0.00	0.03	20	C43
乳房	167	19.79	0.00	0.00	21.22	101.76	61.87	82.17	43.17	33.70	31.84	2.72	3.44	1	C50
子宫颈	53	6.28	0.00	0.00	9.99	30.93	11.97	28.89	13.70	11.07	10.32	0.91	1.10	4	C53
子宫体及子宫部位不明	43	5.09	0.00	0.00	3.12	29.93	15.97	21.19	11.12	8.30	7.99	0.70	0.92	6	C54~C55
卵巢	30	3.55	0.00	0.00	4.99	14.97	13.97	12.20	7.76	6.05	5.96	0.47	0.61	10	C56
前列腺	—	—	—	—	—	—	—	—	—	—	—	—	—	—	C61
睾丸	—	—	—	—	—	—	—	—	—	—	—	—	—	—	C62

续表

部位	病例数	构成(%)	年龄组（岁）					粗率	中国人口标化率	世界人口标化率	累积率（%）		顺位	ICD-10
			0~4	5~14	15~44	45~64	65+				0~64岁	0~74岁		
肾及泌尿系统不明	17	2.01	0.00	4.06	1.25	6.98	11.97	4.39	3.19	3.29	0.22	0.35	14	C64~C66, C68
膀胱	7	0.83	0.00	0.00	0.00	1.00	11.97	1.81	0.82	0.73	0.02	0.05	18	C67
脑，神经系统	32	3.79	0.00	2.03	3.12	14.97	21.95	8.27	6.11	5.96	0.43	0.67	9	C70~C72
甲状腺	22	2.61	0.00	0.00	6.24	11.97	0.00	5.69	5.07	4.54	0.43	0.43	12	C73
淋巴瘤	29	3.44	0.00	2.03	1.87	15.96	17.96	7.50	5.37	5.23	0.42	0.55	11	C81~C85, C88, C90, C96
白血病	37	4.38	3.70	8.12	6.24	9.98	23.95	9.57	8.35	8.26	0.47	0.83	7	C91~C95
不明及其他癌症	30	3.55	3.70	0.00	0.62	11.97	31.93	7.76	4.42	4.52	0.32	0.38	99	A_0
所有部位合计	844	100.00	11.11	16.23	80.53	394.08	616.68	218.19	156.86	151.14	10.84	16.80	0	ALL
所有部位除C44	832	98.58	11.11	16.23	80.53	391.09	598.72	215.09	155.37	149.79	10.77	16.73	99	ALLbC44
死亡														
口腔和咽喉（除鼻咽癌）	4	0.97	0.00	0.00	0.62	2.99	0.00	1.03	0.89	0.82	0.09	0.09	18	C00~C10, C12~C14
鼻咽癌	22	5.34	0.00	0.00	3.12	11.97	9.98	5.69	4.19	3.85	0.34	0.42	5	C11
食管	15	3.64	0.00	0.00	0.00	0.00	29.94	3.88	1.75	1.62	0.00	0.09	9	C15
胃	19	4.61	0.00	0.00	0.62	6.98	21.95	4.91	3.15	3.12	0.18	0.37	6	C16
结直肠肛门	66	16.02	0.00	0.00	0.00	16.96	97.79	17.06	9.29	9.20	0.40	1.07	2	C18~C21
肝脏	41	9.95	3.70	0.00	1.87	12.97	47.90	10.60	6.78	6.88	0.38	0.81	4	C22
胆囊及其他	7	1.70	0.00	0.00	0.00	0.00	13.97	1.81	1.02	1.01	0.00	0.16	13	C23~C24
胰腺	11	2.67	0.00	0.00	0.00	3.99	13.97	2.84	1.58	1.47	0.08	0.13	12	C25
喉	2	0.49	0.00	0.00	0.00	0.00	3.99	0.52	0.22	0.25	0.00	0.03	20	C32
气管，支气管，肺	79	19.17	0.00	0.00	1.87	19.95	111.76	20.42	11.79	11.72	0.50	1.40	1	C33~C34

续表

部位	病例数	构成（%）	年龄组（岁）						粗率	中国人口标化率	世界人口标化率	累积率（%）		顺位	ICD-10
			0～4	5～14	15～44	45～64	65+	35～64				0～64岁	0～74岁		
其他胸腔器官	1	0.24	0.00	0.00	0.00	0.00	2.00	0.00	0.26	0.17	0.18	0.00	0.03	21	C37～C38
骨	6	1.46	3.70	0.00	0.62	1.00	5.99	0.64	1.55	1.02	1.22	0.07	0.07	14	C40～C41
皮肤黑色素瘤	0	0.00	0.00	0.00	0.00	0.00	0.00	0.00	0.00	0.00	0.00	0.00	0.00	22	C43
乳房	46	11.17	0.00	0.00	3.12	27.93	25.94	20.54	11.89	8.68	8.36	0.66	1.00	3	C50
子宫颈	17	4.13	0.00	0.00	1.25	7.98	13.97	6.42	4.39	2.85	2.78	0.17	0.33	7	C53
子宫体及子宫部位不明	3	0.73	0.00	0.00	0.62	1.00	2.00	1.28	0.78	0.69	0.61	0.04	0.09	19	C54～C55
卵巢	11	2.67	0.00	0.00	0.00	7.98	5.99	5.14	2.84	1.70	1.82	0.16	0.21	11	C56
前列腺	—	—	—	—	—	—	—	—	—	—	—	—	—	—	C61
睾丸	—	—	—	—	—	—	—	—	—	—	—	—	—	—	C62
肾及泌尿系统不明	6	1.46	0.00	0.00	0.00	2.00	7.98	1.28	1.55	0.85	0.83	0.04	0.09	15	C64～C66, C68
膀胱	5	1.21	0.00	0.00	0.00	1.00	7.98	0.64	1.29	0.47	0.47	0.02	0.02	17	C67
脑，神经系统	5	1.21	0.00	0.00	0.00	2.00	5.99	1.28	1.29	0.59	0.52	0.03	0.03	16	C70～C72
甲状腺	0	0.00	0.00	0.00	0.00	0.00	0.00	0.00	0.00	0.00	0.00	0.00	0.00	22	C73
淋巴瘤	15	3.64	0.00	2.03	0.62	4.99	15.97	3.21	3.88	2.57	2.56	0.15	0.24	8	C81～C85, C88, C90, C96
白血病	14	3.40	3.70	2.03	2.50	2.99	9.98	3.85	3.62	3.01	3.00	0.19	0.27	10	C91～C95
不明及其他癌症	17	4.13	0.00	0.00	0.62	2.99	25.94	1.93	4.39	2.29	2.07	0.09	0.12	99	A_0
所有部位合计	412	100.00	11.11	4.06	17.48	137.68	480.97	100.79	106.51	65.55	64.37	3.60	7.10	0	ALL
所有部位除C44	410	99.51	11.11	4.06	17.48	137.68	476.98	100.79	105.99	65.33	64.20	3.60	7.10	99	ALLbC44

附表3-31　2017年广西壮族自治区梧州市苍梧县男女合计癌症发病和死亡主要指标（1/10⁵）

部位	病例数	构成(%)	年龄组（岁）发病 0~4	5~14	15~44	45~64	65+	35~64	粗率	中国人口标化率	世界人口标化率	累积率(%) 0~64岁	累积率(%) 0~74岁	顺位	ICD-10
口腔和咽喉（除鼻咽癌）	11	1.18	0.00	0.00	0.53	7.83	10.54	4.97	2.70	2.76	2.74	0.19	0.37	15	C00~C10, C12~C14
鼻咽癌	131	14.00	0.00	0.00	16.53	108.35	44.78	73.83	32.17	33.28	31.71	2.76	3.35	3	C11
食管	44	4.70	0.00	0.00	1.07	19.58	71.12	12.07	10.81	8.89	8.77	0.45	1.06	8	C15
胃	54	5.77	0.00	0.00	2.67	15.67	97.46	12.07	13.26	10.83	10.76	0.44	1.40	6	C16
结直肠肛门	70	7.48	0.00	0.00	2.13	49.61	73.76	28.39	17.19	16.42	15.83	1.14	1.70	5	C18~C21
肝脏	202	21.58	0.00	0.00	18.66	144.90	147.51	97.25	49.61	49.69	46.78	3.57	5.21	1	C22
胆囊及其他	10	1.07	0.00	0.00	0.53	3.92	15.80	2.13	2.46	2.02	1.97	0.11	0.21	18	C23~C24
胰腺	9	0.96	0.00	0.00	0.53	6.53	7.90	4.26	2.21	1.91	2.09	0.17	0.26	19	C25
喉	7	0.75	0.00	0.00	0.00	6.53	5.27	3.55	1.72	1.62	1.61	0.14	0.18	21	C32
气管，支气管，肺	184	19.66	0.00	1.40	3.73	109.66	242.34	63.89	45.19	39.89	40.58	2.66	4.76	2	C33~C34
其他胸腔器官	5	0.53	0.00	0.00	1.07	2.61	2.63	1.42	1.23	1.42	1.39	0.09	0.13	22	C37~C38
骨	11	1.18	0.00	4.19	0.53	1.31	15.80	1.42	2.70	2.15	2.39	0.09	0.17	17	C40~C41
皮肤黑色素瘤	0	0.00	0.00	0.00	0.00	0.00	0.00	0.00	0.00	0.00	0.00	0.00	0.00	25	C43
乳房	33	3.53	0.00	0.00	14.83	41.55	29.80	38.65	17.42	17.25	15.65	1.29	1.56	4	C50
子宫颈	24	2.56	0.00	0.00	4.56	44.52	24.83	25.77	12.67	14.23	12.79	1.02	1.35	7	C53
子宫体及子宫部位不明	14	1.50	0.00	0.00	3.42	26.71	9.93	17.71	7.39	7.94	7.14	0.60	0.60	9	C54~C55
卵巢	10	1.07	0.00	0.00	4.56	11.87	9.93	8.05	5.28	5.29	5.19	0.41	0.50	11	C56
前列腺	8	0.85	0.00	0.00	0.00	2.33	39.26	1.27	3.67	3.03	3.24	0.07	0.15	13	C61
睾丸	2	0.21	2.59	0.00	1.00	0.00	0.00	0.00	0.92	1.24	1.03	0.07	0.07	23	C62

续表

部位	病例数	构成(%)	年龄组（岁）						粗率	中国人口标化率	世界人口标化率	累积率（%）		顺位	ICD-10
			0~4	5~14	15~44	45~64	65+	35~64				0~64岁	0~74岁		
肾及泌尿系统不明	2	0.21	0.00	0.00	0.00	1.31	2.63	0.71	0.49	0.43	0.47	0.04	0.08	24	C64~C66, C68
膀胱	11	1.18	0.00	0.00	0.53	5.22	15.80	2.84	2.70	2.27	2.49	0.14	0.23	16	C67
脑，神经系统	24	2.56	5.97	0.00	3.20	14.36	13.17	9.23	5.89	5.97	6.09	0.43	0.60	10	C70~C72
甲状腺	12	1.28	0.00	0.00	4.27	3.92	2.63	3.55	2.95	3.29	2.89	0.21	0.26	14	C73
淋巴瘤	8	0.85	0.00	1.40	0.00	5.22	7.90	2.84	1.96	1.74	1.80	0.13	0.21	20	C81~C85, C88, C90, C96
白血病	20	2.14	0.00	2.79	2.13	14.36	7.90	8.52	4.91	5.06	5.19	0.44	0.53	12	C91~C95
不明及其他癌症	30	3.21	2.98	0.00	2.13	11.75	42.15	7.10	7.37	6.62	6.16	0.32	0.67	99	A_0
所有部位合计	936	100.00	8.95	11.18	73.58	588.75	885.07	380.49	229.87	218.63	212.17	15.08	23.29	0	ALL
所有部位除C44	929	99.25	8.95	11.18	73.58	584.83	874.54	378.36	228.15	217.25	210.84	14.98	23.16	99	ALLbC44
死亡															
口腔和咽喉（除鼻咽癌）	5	0.78	0.00	0.00	0.00	2.61	7.90	1.42	1.23	1.08	1.08	0.07	0.16	18	C00~C10, C12~C14
鼻咽癌	47	7.33	0.00	0.00	6.40	31.33	28.98	25.56	11.54	10.92	10.94	0.93	1.24	4	C11
食管	42	6.55	0.00	0.00	0.53	22.19	63.22	12.78	10.31	8.66	8.91	0.52	1.08	6	C15
胃	43	6.71	0.00	0.00	1.60	15.67	73.76	10.65	10.56	8.65	8.62	0.34	0.93	5	C16
结直肠肛门	50	7.80	0.00	0.00	0.53	23.50	81.66	13.49	12.28	10.17	10.28	0.53	1.24	3	C18~C21
肝脏	192	29.95	0.00	0.00	16.00	130.54	163.32	88.73	47.15	45.13	43.70	3.26	5.13	1	C22
胆囊及其他	7	1.09	0.00	0.00	0.00	2.61	13.17	1.42	1.72	1.35	1.31	0.07	0.11	14	C23~C24
胰腺	7	1.09	0.00	0.00	0.53	6.53	2.63	3.55	1.72	1.84	1.68	0.17	0.17	13	C25
喉	4	0.62	0.00	0.00	0.00	0.00	10.54	0.00	0.98	0.64	0.65	0.00	0.04	19	C32
气管，支气管，肺	134	20.90	0.00	0.00	3.73	74.41	184.39	44.01	32.91	29.49	29.91	1.84	3.61	2	C33~C34

续表

部位	病例数	构成(%)	年龄组(岁)						粗率	中国人口标化率	世界人口标化率	累积率(%)		顺位	ICD-10
			0~4	5~14	15~44	45~64	65+	35~64				0~64岁	0~74岁		
其他胸腔器官	1	0.16	0.00	0.00	0.00	0.00	2.63	0.00	0.25	0.23	0.25	0.00	0.04	25	C37~C38
骨	6	0.94	0.00	0.00	0.53	3.92	5.27	2.13	1.47	1.27	1.39	0.12	0.17	16	C40~C41
皮肤黑色素瘤	1	0.16	0.00	0.00	0.00	1.31	0.00	0.71	0.25	0.24	0.28	0.04	0.04	24	C43
乳房	12	1.87	0.00	0.00	2.28	17.81	19.87	12.88	6.33	5.73	5.53	0.41	0.68	7	C50
子宫颈	6	0.94	0.00	0.00	0.00	14.84	4.97	8.05	3.17	2.91	2.86	0.29	0.29	10	C53
子宫体及子宫部位不明	1	0.16	0.00	0.00	0.00	2.97	0.00	1.61	0.53	0.47	0.50	0.06	0.06	22	C54~C55
卵巢	3	0.47	0.00	0.00	0.00	8.90	0.00	4.83	1.58	1.69	1.81	0.21	0.21	15	C56
前列腺	7	1.09	0.00	0.00	0.00	6.99	22.43	3.81	3.21	2.79	2.86	0.16	0.16	9	C61
睾丸	1	0.16	0.00	0.00	0.00	0.00	5.61	0.00	0.46	0.36	0.28	0.00	0.00	23	C62
肾及泌尿系统不明	3	0.47	0.00	0.00	0.00	1.31	5.27	0.71	0.74	0.55	0.65	0.04	0.08	21	C64~C66, C68
膀胱	6	0.94	0.00	0.00	0.53	2.61	7.90	2.13	1.47	1.16	1.26	0.09	0.09	17	C67
脑、神经系统	11	1.72	0.00	1.40	0.53	6.53	10.54	3.55	2.70	2.82	2.78	0.18	0.31	12	C70~C72
甲状腺	3	0.47	0.00	0.00	0.00	0.00	7.90	0.00	0.74	0.57	0.54	0.00	0.09	20	C73
淋巴瘤	12	1.87	0.00	0.00	1.07	5.22	15.80	2.84	2.95	3.23	2.86	0.16	0.37	11	C81~C85, C88, C90, C96
白血病	20	3.12	0.00	2.79	2.67	13.05	7.90	7.81	4.91	4.98	5.02	0.41	0.50	8	C91~C95
不明及其他癌症	17	2.65	0.00	0.00	2.67	2.61	26.34	2.13	4.17	3.63	3.40	0.14	0.32	99	A_0
所有部位合计	641	100.00	0.00	4.19	38.39	369.44	745.46	237.80	157.42	143.00	141.86	9.41	16.35	0	ALL
所有部位除C44	639	99.69	0.00	4.19	38.39	369.44	740.19	237.80	156.93	142.69	141.62	9.41	16.35	99	ALLbC44

附表 3-32　2017年广西壮族自治区梧州市苍梧县男性癌症发病和死亡主要指标（1/10⁵）

发病

部位	病例数	构成（%）	0~4	5~14	15~44	45~64	65+	35~64	粗率	中国人口标化率	世界人口标化率	累积率（%）0~64岁	累积率（%）0~74岁	顺位	ICD-10
口腔和咽喉（除鼻咽癌）	8	1.26	0.00	0.00	1.00	11.65	11.22	7.62	3.67	3.91	3.81	0.28	0.45	10	C00~C10, C12~C14
鼻咽癌	102	16.01	0.00	0.00	28.03	151.47	50.48	105.36	46.84	47.89	45.04	4.00	4.57	3	C11
食管	36	5.65	0.00	0.00	1.00	30.29	123.39	17.77	16.53	14.55	14.34	0.69	1.81	5	C15
胃	31	4.87	0.00	0.00	2.00	20.97	112.17	13.96	14.24	12.63	12.71	0.58	2.00	6	C16
结直肠肛门	49	7.69	0.00	0.00	3.00	51.27	134.60	30.47	22.50	21.36	20.89	1.22	2.34	4	C18~C21
肝脏	174	27.32	0.00	0.00	33.03	230.70	235.56	157.41	79.91	79.68	74.87	5.72	8.22	1	C22
胆囊及其他	5	0.78	0.00	0.00	1.00	4.66	11.22	2.54	2.30	2.11	2.07	0.14	0.14	16	C23~C24
胰腺	6	0.94	0.00	0.00	1.00	9.32	5.61	6.35	2.76	2.38	2.68	0.24	0.24	15	C25
喉	7	1.10	0.00	0.00	0.00	11.65	11.22	6.35	3.21	3.05	3.01	0.25	0.34	12	C32
气管，支气管，肺	137	21.51	2.59	0.00	4.00	146.81	386.99	85.05	62.92	56.66	57.65	3.59	6.70	2	C33~C34
其他胸腔器官	3	0.47	0.00	0.00	1.00	2.33	5.61	1.27	1.38	1.69	1.61	0.09	0.17	17	C37~C38
骨	7	1.10	2.59	0.00	0.00	2.33	28.04	1.27	3.21	2.94	3.36	0.09	0.25	13	C40~C41
皮肤黑色素瘤	0	0.00	0.00	0.00	0.00	0.00	0.00	0.00	0.00	0.00	0.00	0.00	0.00	21	C43
乳房	0	0.00	0.00	0.00	0.00	0.00	0.00	0.00	0.00	0.00	0.00	0.00	0.00	21	C50
子宫颈	—	—	—	—	—	—	—	—	—	—	—	—	—	—	C53
子宫体及子宫部位不明	—	—	—	—	—	—	—	—	—	—	—	—	—	—	C54~C55
卵巢	—	—	—	—	—	—	—	—	—	—	—	—	—	—	C56
前列腺	8	1.26	0.00	0.00	0.00	2.33	39.26	1.27	3.67	3.03	3.24	0.07	0.15	11	C61
睾丸	2	0.31	2.59	0.00	1.00	0.00	0.00	0.00	0.92	1.24	1.03	0.07	0.07	18	C62

续表

部位	病例数	构成(%)	年龄组（岁）						粗率	中国人口标化率	世界人口标化率	累积率（%）		顺位	ICD-10
			0~4	5~14	15~44	45~64	65+	35~64				0~64岁	0~74岁		
肾及泌尿系统不明	1	0.16	0.00	0.00	0.00	0.00	5.61	0.00	0.46	0.38	0.37	0.00	0.09	19	C64~C66, C68
膀胱	11	1.73	0.00	0.00	1.00	9.32	33.65	5.08	5.05	4.79	5.42	0.27	0.44	9	C67
脑、神经系统	14	2.20	10.81	0.00	1.00	16.31	22.43	10.16	6.43	6.08	6.93	0.47	0.80	7	C70~C72
甲状腺	1	0.16	0.00	0.00	0.00	0.00	5.61	0.00	0.46	0.38	0.37	0.00	0.09	19	C73
淋巴瘤	7	1.10	0.00	2.59	0.00	6.99	16.83	3.81	3.21	2.94	3.00	0.19	0.35	14	C81~C85, C88, C90, C96
白血病	12	1.88	0.00	5.18	3.00	11.65	11.22	7.62	5.51	5.69	5.89	0.46	0.63	8	C91~C95
不明及其他癌症	16	2.51	0.00	0.00	1.00	13.98	50.48	8.89	7.35	6.51	6.11	0.29	0.63	99	A_0
所有部位合计	637	100.00	10.81	15.55	82.08	734.06	1301.18	472.23	292.55	279.88	274.39	18.71	30.49	0	ALL
所有部位除C44	633	99.37	10.81	15.55	82.08	729.40	1289.96	469.69	290.71	278.30	272.95	18.61	30.39	99	ALLbC44
死亡															
口腔和咽喉（除鼻咽癌）	5	1.05	0.00	0.00	0.00	4.66	16.83	2.54	2.30	2.10	2.07	0.12	0.30	12	C00~C10, C12~C14
鼻咽癌	36	7.56	0.00	0.00	11.01	44.28	33.65	38.08	16.53	15.64	15.50	1.35	1.69	3	C11
食管	35	7.35	0.00	0.00	1.00	34.96	106.56	20.31	16.07	14.45	14.87	0.82	1.77	4	C15
胃	31	6.51	0.00	0.00	2.00	18.64	117.78	12.69	14.24	12.68	12.60	0.40	1.50	5	C16
结直肠肛门	30	6.30	0.00	0.00	0.00	25.63	106.56	13.96	13.78	12.08	12.59	0.58	1.30	6	C18~C21
肝脏	160	33.61	0.00	0.00	27.03	205.07	252.38	140.91	73.48	70.65	68.62	5.12	8.08	1	C22
胆囊及其他	2	0.42	0.00	0.00	0.00	0.00	11.22	0.00	0.92	0.70	0.55	0.00	0.00	17	C23~C24
胰腺	6	1.26	0.00	0.00	1.00	9.32	5.61	5.08	2.76	2.96	2.56	0.24	0.24	10	C25
喉	4	0.84	0.00	0.00	0.00	0.00	22.43	0.00	1.84	1.50	1.58	0.00	0.08	15	C32
气管、支气管、肺	111	23.32	0.00	0.00	6.01	116.52	308.47	68.55	50.98	48.01	48.59	2.94	5.87	2	C33~C34

续表

部位	病例数	构成（%）	0～4	5～14	15～44	45～64	65+	35～64	粗率	中国人口标化率	世界人口标化率	0～64岁	0～74岁	顺位	ICD-10
其他胸腔器官	1	0.21	0.00	0.00	0.00	0.00	5.61	0.00	0.46	0.46	0.49	0.00	0.08	18	C37～C38
骨	5	1.05	0.00	0.00	1.00	4.66	11.22	2.54	2.30	2.03	2.15	0.16	0.25	14	C40～C41
皮肤黑色素瘤	0	0.00	0.00	0.00	0.00	0.00	0.00	0.00	0.00	0.00	0.00	0.00	0.00	20	C43
乳房	0	0.00	0.00	0.00	0.00	0.00	0.00	0.00	0.00	0.00	0.00	0.00	0.00	20	C50
子宫颈	—	—	—	—	—	—	—	—	—	—	—	—	—	—	C53
子宫体及子宫部位不明	—	—	—	—	—	—	—	—	—	—	—	—	—	—	C54～C55
卵巢	—	—	—	—	—	—	—	—	—	—	—	—	—	—	C56
前列腺	7	1.47	0.00	0.00	0.00	6.99	22.43	3.81	3.21	2.79	2.86	0.16	0.16	9	C61
睾丸	1	0.21	0.00	0.00	0.00	0.00	5.61	0.00	0.46	0.36	0.28	0.00	0.00	19	C62
肾及泌尿系统不明	0	0.00	0.00	0.00	0.00	0.00	0.00	0.00	0.00	0.00	0.00	0.00	0.00	20	C64～C66, C68
膀胱	5	1.05	0.00	0.00	1.00	2.33	16.83	2.33	2.30	2.05	2.30	0.10	0.10	13	C67
脑，神经系统	5	1.05	0.00	2.59	0.00	4.66	11.22	2.54	2.30	2.26	2.54	0.14	0.31	11	C70～C72
甲状腺	2	0.42	0.00	0.00	0.00	0.00	11.22	0.00	0.92	0.80	0.75	0.00	0.08	16	C73
淋巴瘤	10	2.10	0.00	0.00	1.00	9.32	28.04	5.08	4.59	4.85	4.47	0.24	0.59	8	C81～C85, C88, C90, C96
白血病	11	2.31	0.00	5.18	3.00	9.32	11.22	6.35	5.05	5.20	5.10	0.36	0.53	7	C91～C95
不明及其他癌症	9	1.89	0.00	0.00	3.00	2.33	28.04	1.27	4.13	3.59	3.37	0.13	0.22	99	A_0
所有部位合计	476	100.00	0.00	7.77	57.06	498.70	1132.92	326.25	218.61	205.15	203.85	12.84	23.16	0	ALL
所有部位除C44	476	100.00	0.00	7.77	57.06	498.70	1132.92	326.25	218.61	205.15	203.85	12.84	23.16	99	ALLbC44

附表 3-33 2017 年广西壮族自治区梧州市苍梧县女性癌症发病和死亡主要指标（1/10⁵）

发病

部位	病例数	构成(%)	年龄组（岁）						粗率	中国人口标化率	世界人口标化率	累积率（%）		顺位	ICD-10
			0~4	5~14	15~44	45~64	65+	35~64				0~64岁	0~74岁		
口腔和咽喉（除鼻咽癌）	3	1.00	0.00	0.00	0.00	2.97	9.93	1.61	1.58	1.27	1.35	0.08	0.26	17	C00~C10, C12~C14
鼻咽癌	29	9.70	0.00	0.00	3.42	53.43	39.74	33.82	15.31	15.39	15.33	1.23	1.82	3	C11
食管	8	2.68	0.00	0.00	1.14	5.94	24.83	4.83	4.22	2.89	2.71	0.14	0.23	13	C15
胃	23	7.69	0.00	0.00	3.42	8.90	84.44	9.66	12.14	8.64	8.26	0.27	0.77	6	C16
结直肠肛门	21	7.02	0.00	0.00	1.14	47.49	19.87	25.77	11.08	11.63	10.91	1.02	1.02	7	C18~C21
肝脏	28	9.36	0.00	0.00	2.28	35.62	69.54	20.93	14.78	13.95	13.32	0.86	1.64	4	C22
胆囊及其他	5	1.67	0.00	0.00	0.00	2.97	19.87	1.61	2.64	1.83	1.79	0.08	0.26	14	C23~C24
胰腺	3	1.00	0.00	0.00	0.00	2.97	9.93	1.61	1.58	1.36	1.48	0.08	0.25	16	C25
喉	0	0.00	0.00	0.00	0.00	0.00	0.00	0.00	0.00	0.00	0.00	0.00	0.00	21	C32
气管,支气管,肺	47	15.72	0.00	0.00	3.42	62.33	114.24	37.04	24.81	22.51	22.69	1.50	2.60	1	C33~C34
其他胸腔器官	2	0.67	0.00	0.00	1.14	2.97	0.00	1.61	1.06	1.17	1.20	0.10	0.10	18	C37~C38
骨	4	1.34	0.00	6.06	1.14	0.00	4.97	1.61	2.11	1.67	1.83	0.09	0.09	15	C40~C41
皮肤黑色素瘤	0	0.00	0.00	0.00	0.00	0.00	0.00	0.00	0.00	0.00	0.00	0.00	0.00	21	C43
乳房	33	11.04	0.00	0.00	14.83	41.55	29.80	38.65	17.42	17.25	15.65	1.29	1.56	2	C50
子宫颈	24	8.03	0.00	0.00	4.56	44.52	24.83	25.77	12.67	14.23	12.79	1.02	1.35	5	C53
子宫体及子宫部位不明	14	4.68	0.00	0.00	3.42	26.71	9.93	17.71	7.39	7.94	7.14	0.60	0.60	8	C54~C55
卵巢	10	3.34	0.00	0.00	4.56	11.87	9.93	8.05	5.28	5.29	5.19	0.41	0.50	11	C56
前列腺	—	—	—	—	—	—	—	—	—	—	—	—	—	—	C61
睾丸	—	—	—	—	—	—	—	—	—	—	—	—	—	—	C62

续表

部位	病例数	构成(%)	年龄组（岁）						粗率	中国人口标化率	世界人口标化率	累积率（%）		顺位	ICD-10
			0~4	5~14	15~44	45~64	65+	35~64				0~64岁	0~74岁		
肾及泌尿系统不明	1	0.33	0.00	0.00	0.00	2.97	0.00	1.61	0.53	0.52	0.62	0.08	0.08	19	C64~C66, C68
膀胱	0	0.00	0.00	0.00	0.00	0.00	0.00	0.00	0.00	0.00	0.00	0.00	0.00	21	C67
脑、神经系统	10	3.34	0.00	0.00	5.70	11.87	4.97	8.05	5.28	5.85	5.13	0.39	0.39	10	C70~C72
甲状腺	11	3.68	0.00	0.00	9.13	8.90	0.00	8.05	5.81	6.67	5.84	0.46	0.46	9	C73
淋巴瘤	1	0.33	0.00	0.00	0.00	2.97	0.00	1.61	0.53	0.47	0.50	0.06	0.06	20	C81~C85, C88, C90, C96
白血病	8	2.68	0.00	0.00	1.14	17.81	4.97	9.66	4.22	4.49	4.55	0.43	0.43	12	C91~C95
不明及其他癌症	14	4.68	6.66	0.00	3.42	8.90	34.77	4.83	7.39	6.84	6.30	0.34	0.70	99	A_0
所有部位合计	299	100.00	6.66	6.06	63.90	403.67	516.56	264.10	157.82	151.85	144.58	10.52	15.17	0	ALL
所有部位除C44	296	99.00	6.66	6.06	63.90	400.70	506.63	262.49	156.24	150.70	143.40	10.44	15.00	99	ALLbC44
死亡															
口腔和咽喉（除鼻咽瘤）	0	0.00	0.00	0.00	0.00	0.00	0.00	0.00	0.00	0.00	0.00	0.00	0.00	21	C00~C10, C12~C14
鼻咽瘤	11	6.67	0.00	0.00	1.14	14.84	24.83	9.66	5.81	5.00	5.24	0.41	0.68	6	C11
食管	7	4.24	0.00	0.00	0.00	5.94	24.83	3.22	3.69	2.56	2.69	0.14	0.31	8	C15
胃	12	7.27	0.00	0.00	1.14	11.87	34.77	8.05	6.33	4.65	4.69	0.26	0.35	5	C16
结直肠肛门	20	12.12	0.00	0.00	1.14	20.78	59.60	12.88	10.56	8.93	8.83	0.48	1.18	3	C18~C21
肝脏	32	19.39	0.00	0.00	3.42	35.62	84.44	22.55	16.89	14.81	14.19	0.91	1.70	1	C22
胆囊及其他	5	3.03	0.00	0.00	0.00	5.94	14.90	3.22	2.64	2.11	2.21	0.16	0.24	11	C23~C24
胰腺	1	0.61	0.00	0.00	0.00	2.97	0.00	1.61	0.53	0.52	0.62	0.08	0.08	15	C25
喉	0	0.00	0.00	0.00	0.00	0.00	0.00	0.00	0.00	0.00	0.00	0.00	0.00	21	C32
气管，支气管，肺	23	13.94	0.00	0.00	1.14	20.78	74.50	12.88	12.14	9.29	9.49	0.48	1.09	2	C33~C34

续表

部位	病例数	构成(%)	年龄组(岁) 0~4	5~14	15~44	45~64	65+	35~64	粗率	中国人口标化率	世界人口标化率	累积率(%) 0~64岁	0~74岁	顺位	ICD-10
其他胸腔器官	0	0.00	0.00	0.00	0.00	0.00	0.00	0.00	0.00	0.00	0.00	0.00	0.00	21	C37~C38
骨	1	0.61	0.00	0.00	0.00	2.97	0.00	1.61	0.53	0.52	0.62	0.08	0.08	15	C40~C41
皮肤黑色素瘤	1	0.61	0.00	0.00	0.00	2.97	0.00	1.61	0.53	0.52	0.62	0.08	0.08	15	C43
乳房	12	7.27	0.00	0.00	2.28	17.81	19.87	12.88	6.33	5.73	5.53	0.41	0.68	4	C50
子宫颈	6	3.64	0.00	0.00	0.00	14.84	4.97	8.05	3.17	2.91	2.86	0.29	0.29	10	C53
子宫体及子宫部位不明	1	0.61	0.00	0.00	0.00	2.97	0.00	1.61	0.53	0.47	0.50	0.06	0.06	19	C54~C55
卵巢	3	1.82	0.00	0.00	0.00	8.90	0.00	4.83	1.58	1.69	1.81	0.21	0.21	12	C56
前列腺	—	—	—	—	—	—	—	—	—	—	—	—	—	—	C61
睾丸	—	—	—	—	—	—	—	—	—	—	—	—	—	—	C62
肾及泌尿系统不明	3	1.82	0.00	0.00	0.00	2.97	9.93	1.61	1.58	1.07	1.25	0.08	0.17	13	C64~C66, C68
膀胱	1	0.61	0.00	0.00	0.00	2.97	0.00	1.61	0.53	0.52	0.62	0.08	0.08	15	C67
脑、神经系统	6	3.64	0.00	0.00	1.14	8.90	9.93	4.83	3.17	3.46	3.06	0.23	0.32	9	C70~C72
甲状腺	1	0.61	0.00	0.00	0.00	0.00	4.97	0.00	0.53	0.38	0.37	0.00	0.09	20	C73
淋巴瘤	2	1.21	0.00	0.00	1.14	0.00	4.97	0.00	1.06	1.41	1.05	0.05	0.13	14	C81~C85, C88, C90, C96
白血病	9	5.45	0.00	0.00	2.28	17.81	4.97	9.66	4.75	4.78	4.99	0.47	0.47	7	C91~C95
不明及其他癌症	8	4.85	0.00	0.00	2.28	2.97	24.83	3.22	4.22	3.77	3.49	0.15	0.41	99	A_0
所有部位合计	165	100.00	0.00	0.00	17.11	204.80	402.32	125.61	87.09	75.08	74.71	5.10	8.67	0	ALL
所有部位除C44	163	98.79	0.00	0.00	17.11	204.80	392.39	125.61	86.04	74.53	74.28	5.10	8.67	99	ALLbC44

附表 3-34　2017年广西壮族自治区北海市男女合计癌症发病和死亡主要指标（1/10⁵）

部位	病例数	构成(%)	年龄组（岁）						粗率	中国人口标化率	世界人口标化率	累积率(%)		顺位	ICD-10
			0~4	5~14	15~44	45~64	65+	35~64				0~64岁	0~74岁		
口腔和咽喉（除鼻咽癌）	38	1.82	0.00	0.00	1.93	11.66	18.34	8.79	5.35	4.71	4.59	0.33	0.58	15	C00~C10, C12~C14
鼻咽癌	83	3.98	0.00	0.00	3.87	23.91	46.68	16.91	11.68	9.78	9.27	0.61	1.02	8	C11
食管	52	2.49	0.00	0.00	1.38	15.16	35.01	10.15	7.32	6.00	5.95	0.36	0.72	13	C15
胃	96	4.60	0.00	0.00	2.49	20.99	85.03	14.20	13.51	11.13	10.86	0.57	1.28	6	C16
结直肠肛门	218	10.46	0.00	0.00	6.08	51.32	180.06	35.17	30.69	25.58	25.57	1.46	3.17	4	C18~C21
肝脏	305	14.63	0.00	0.00	12.15	82.81	198.40	58.84	42.93	36.27	35.30	2.32	4.10	2	C22
胆囊及其他	25	1.20	0.00	0.00	0.00	3.50	31.68	2.03	3.52	2.71	2.82	0.08	0.28	20	C23~C24
胰腺	29	1.39	0.00	0.00	0.28	7.58	25.01	4.73	4.08	3.52	3.57	0.20	0.51	17	C25
喉	29	1.39	0.00	0.00	1.38	7.00	20.01	5.41	4.08	3.43	3.51	0.21	0.40	18	C32
气管，支气管，肺	481	23.07	0.00	0.00	7.73	117.80	418.47	76.43	67.71	55.85	56.57	3.15	6.90	1	C33~C34
其他胸腔器官	11	0.53	0.00	0.00	0.83	2.92	5.00	2.37	1.55	1.22	1.14	0.09	0.09	23	C37~C38
骨	24	1.15	0.00	2.76	0.28	5.25	20.01	3.04	3.38	3.19	3.31	0.17	0.42	21	C40~C41
皮肤黑色素瘤	5	0.24	0.00	0.00	0.00	0.58	6.67	0.34	0.70	0.55	0.48	0.01	0.03	24	C43
乳房	136	6.71	0.00	0.00	21.36	96.10	53.43	77.77	39.14	32.52	30.68	2.76	3.30	3	C50
子宫颈	93	4.46	0.00	0.00	10.12	64.07	66.00	46.80	26.76	23.11	22.33	1.77	2.59	5	C53
子宫体及子宫部位不明	44	2.11	0.00	0.00	3.93	34.41	25.14	24.78	12.66	10.23	9.88	0.86	1.08	7	C54~C55
卵巢	26	1.25	0.00	0.00	2.25	15.42	28.29	10.32	7.48	6.30	6.17	0.42	0.64	11	C56
前列腺	27	1.29	0.00	0.00	0.00	3.44	85.22	1.99	7.44	6.30	5.93	0.10	0.42	12	C61
睾丸	1	0.05	0.00	0.00	0.00	1.15	0.00	0.66	0.28	0.26	0.25	0.03	0.03	25	C62

发病

续表

部位	病例数	构成(%)	0~4	5~14	15~44	45~64	65+	35~64	粗率	中国人口标化率	世界人口标化率	0~64岁	0~74岁	顺位	ICD-10
					年龄组(岁)							累积率(%)			
肾及泌尿系统不明	22	1.06	0.00	0.00	0.00	7.00	16.67	4.06	3.10	2.66	2.85	0.19	0.45	22	C64~C66, C68
膀胱	31	1.49	0.00	0.00	0.00	8.16	28.34	4.73	4.36	3.52	3.68	0.20	0.45	16	C67
脑,神经系统	66	3.17	4.50	0.00	3.31	15.75	41.68	10.82	9.29	7.97	7.86	0.49	0.80	9	C70~C72
甲状腺	28	1.34	0.00	0.00	4.14	4.08	10.00	4.73	3.94	3.36	3.21	0.21	0.26	19	C73
淋巴瘤	48	2.30	2.25	1.38	1.10	12.83	33.34	8.12	6.76	5.85	5.84	0.37	0.71	14	C81~C85, C88, C90, C96
白血病	61	2.93	6.75	2.76	4.14	14.00	28.34	9.47	8.59	7.75	8.02	0.52	0.83	10	C91~C95
不明及其他癌症	102	4.89	2.25	0.00	2.76	22.74	86.69	14.54	14.36	11.81	11.58	0.64	1.21	99	A_0
所有部位合计	2085	100.00	15.74	6.90	72.65	541.17	1470.47	375.39	293.50	246.21	243.51	15.09	28.24	0	ALL
所有部位除C44	2058	98.71	15.74	6.90	72.65	536.51	1438.79	372.68	289.70	243.34	240.70	14.98	27.93	99	ALLbC44
死亡															
口腔和咽喉(除鼻咽癌)	21	1.87	0.00	0.00	0.83	5.83	13.34	4.40	2.96	2.46	2.43	0.17	0.31	15	C00~C10, C12~C14
鼻咽癌	29	2.58	0.00	0.00	0.83	9.91	15.00	6.43	4.08	3.38	3.41	0.25	0.39	9	C11
食管	36	3.21	0.00	0.00	1.38	9.33	25.01	7.10	5.07	4.26	4.26	0.24	0.51	8	C15
胃	63	5.61	0.00	0.00	0.83	11.66	66.69	7.78	8.87	7.29	7.07	0.30	0.83	5	C16
结直肠肛门	84	7.49	0.00	0.00	1.66	18.08	78.36	12.17	11.82	9.63	9.48	0.53	1.06	3	C18~C21
肝脏	262	23.35	0.00	0.00	8.29	76.98	166.72	52.08	36.88	30.75	30.55	2.05	3.52	2	C22
胆囊及其他	16	1.43	0.00	0.00	0.00	2.92	18.34	1.69	2.25	1.79	1.75	0.07	0.18	17	C23~C24
胰腺	24	2.14	0.00	0.00	0.83	4.08	23.34	2.71	3.38	2.87	2.96	0.13	0.38	12	C25
喉	15	1.34	0.00	0.00	0.28	6.41	5.00	4.06	2.11	1.71	1.83	0.16	0.22	18	C32
气管,支气管,肺	316	28.16	0.00	0.00	3.87	64.73	318.43	41.60	44.48	35.94	35.84	1.73	4.17	1	C33~C34

续表

部位	病例数	构成(%)	年龄组(岁)						粗率	中国人口标化率	世界人口标化率	累积率(%)		顺位	ICD-10
			0~4	5~14	15~44	45~64	65+	35~64				0~64岁	0~74岁		
其他胸腔器官	4	0.36	0.00	0.00	0.28	0.00	5.00	0.00	0.56	0.52	0.48	0.01	0.06	22	C37~C38
骨	11	0.98	0.00	1.38	0.00	1.17	13.34	0.68	1.55	1.40	1.43	0.04	0.15	19	C40~C41
皮肤黑色素瘤	2	0.18	0.00	0.00	0.00	0.00	3.33	0.00	0.28	0.23	0.20	0.00	0.03	23	C43
乳房	39	3.57	0.00	0.00	3.93	23.73	37.72	18.58	11.22	9.48	9.52	0.66	1.09	4	C50
子宫颈	18	1.60	0.00	0.00	1.12	10.68	22.00	7.57	5.18	4.31	4.38	0.28	0.55	7	C53
子宫体及子宫部位不明	14	1.25	0.00	0.00	1.69	3.56	25.14	4.13	4.03	3.17	3.08	0.14	0.36	10	C54~C55
卵巢	10	0.89	0.00	0.00	0.00	5.93	15.71	3.44	2.88	2.16	2.01	0.12	0.23	16	C56
前列腺	11	0.98	0.00	0.00	0.00	0.00	39.06	0.00	3.03	2.50	2.65	0.00	0.23	14	C61
睾丸	0	0.00	0.00	0.00	0.00	0.00	0.00	0.00	0.00	0.00	0.00	0.00	0.00	25	C62
肾及泌尿系统不明	11	0.98	0.00	0.00	0.00	2.92	10.00	1.69	1.55	1.35	1.39	0.08	0.19	20	C64~C66, C68
膀胱	8	0.71	0.00	0.00	0.00	1.75	8.34	1.01	1.13	0.78	0.92	0.05	0.07	21	C67
脑、神经系统	38	3.39	4.50	1.38	0.55	11.08	23.34	6.43	5.35	4.44	4.69	0.29	0.43	6	C70~C72
甲状腺	2	0.18	0.00	0.00	0.00	0.58	1.67	0.34	0.28	0.21	0.19	0.01	0.01	24	C73
淋巴瘤	22	1.96	0.00	0.00	0.83	4.08	20.01	3.04	3.10	2.63	2.42	0.12	0.29	13	C81~C85, C88, C90, C96
白血病	24	2.14	2.25	2.76	1.10	2.92	20.01	2.71	3.38	3.42	3.44	0.15	0.40	11	C91~C95
不明及其他癌症	41	3.65	0.00	0.00	0.55	7.00	45.01	4.73	5.77	4.30	4.33	0.20	0.34	99	A_0
所有部位合计	1122	100.00	6.75	5.52	25.41	263.01	953.64	177.21	157.94	130.18	129.92	7.15	14.79	0	ALL
所有部位除C44	1114	99.29	6.75	5.52	25.41	261.84	943.63	176.53	156.81	129.53	129.07	7.11	14.76	99	ALLbC44

附表3-35 2017年广西壮族自治区北海市男性癌症发病和死亡主要指标（1/10⁵）

发病

部位	病例数	构成（%）	0～4	5～14	15～44	45～64	65+	35～64	粗率	中国人口标化率	世界人口标化率	0～64岁	0～74岁	顺位	ICD-10
口腔和咽喉（除鼻咽癌）	34	2.81	0.00	0.00	3.80	21.79	28.41	16.62	9.37	8.42	8.27	0.63	1.09	8	C00～C10, C12～C14
鼻咽癌	64	5.29	0.00	0.00	6.52	35.55	74.56	25.93	17.64	15.38	14.59	0.93	1.64	5	C11
食管	44	3.64	0.00	0.00	2.17	26.38	60.36	17.95	12.12	10.25	10.31	0.60	1.28	6	C15
胃	66	5.45	0.00	0.00	2.17	26.38	138.47	17.29	18.19	15.49	15.25	0.73	1.83	4	C16
结直肠肛门	133	10.99	0.00	0.00	5.43	63.08	241.44	41.89	36.65	31.96	32.50	1.76	4.08	3	C18～C21
肝脏	239	19.75	0.00	0.00	21.18	139.91	276.95	99.08	65.86	57.47	55.52	3.88	6.38	2	C22
胆囊及其他	13	1.07	0.00	0.00	0.00	4.59	31.96	2.66	3.58	3.05	3.02	0.10	0.33	16	C23～C24
胰腺	13	1.07	0.00	0.00	0.54	8.03	17.75	5.32	3.58	3.09	3.15	0.20	0.43	14	C25
喉	25	2.07	0.00	0.00	2.72	12.62	31.96	9.97	6.89	5.92	6.13	0.37	0.66	12	C32
气管,支气管,肺	317	26.20	0.00	0.00	9.78	151.38	592.96	98.41	87.35	75.68	76.98	4.06	9.63	1	C33～C34
其他胸腔器官	9	0.74	0.00	0.00	1.63	3.44	10.65	3.32	2.48	2.05	1.94	0.13	0.13	18	C37～C38
骨	11	0.91	0.00	0.00	0.54	4.59	21.30	2.66	3.03	2.66	2.74	0.12	0.33	17	C40～C41
皮肤黑色素瘤	3	0.25	0.00	0.00	0.00	0.00	10.65	0.00	0.83	0.72	0.64	0.00	0.05	21	C43
乳房	4	0.33	0.00	0.00	0.54	1.15	7.10	1.33	1.10	1.00	0.90	0.04	0.10	19	C50
子宫颈	—	—	—	—	—	—	—	—	—	—	—	—	—	—	C53
子宫体及子宫部位不明	—	—	—	—	—	—	—	—	—	—	—	—	—	—	C54～C55
卵巢	—	—	—	—	—	—	—	—	—	—	—	—	—	—	C56
前列腺	27	2.23	0.00	0.00	0.00	3.44	85.22	1.99	7.44	6.30	5.93	0.10	0.42	11	C61
睾丸	1	0.08	0.00	0.00	0.00	1.15	0.00	0.66	0.28	0.26	0.25	0.03	0.03	22	C62

续表

部位	病例数	构成(%)	0~4	5~14	15~44	45~64	65+	35~64	粗率	中国人口标化率	世界人口标化率	0~64岁	0~74岁	顺位	ICD-10
肾及泌尿系统不明	13	1.07	0.00	0.00	0.00	8.03	21.30	4.65	3.58	3.08	3.20	0.20	0.49	15	C64~C66, C68
膀胱	25	2.07	0.00	0.00	0.00	13.76	46.16	7.98	6.89	5.79	6.21	0.33	0.73	13	C67
脑,神经系统	29	2.40	0.00	0.00	3.26	16.06	31.96	10.64	7.99	7.07	6.60	0.43	0.67	10	C70~C72
甲状腺	4	0.33	0.00	0.00	1.09	0.00	7.10	0.66	1.10	0.78	0.84	0.03	0.03	20	C73
淋巴瘤	33	2.73	4.13	2.55	1.63	21.79	31.96	13.96	9.09	8.16	8.14	0.60	0.90	9	C81~C85, C88, C90, C96
白血病	39	3.22	12.40	5.10	4.89	19.50	28.41	13.30	10.75	9.61	10.41	0.69	0.99	7	C91~C95
不明及其他癌症	64	5.29	4.13	0.00	2.17	28.67	120.72	17.29	17.64	15.40	15.49	0.79	1.74	99	A_0
所有部位合计	1210	100.00	20.66	7.65	70.06	611.27	1917.34	413.59	333.43	289.61	289.00	16.75	33.97	0	ALL
所有部位除C44	1191	98.43	20.66	7.65	70.06	605.53	1867.63	410.26	328.20	285.17	284.48	16.59	33.46	99	ALLbC44

死亡

部位	病例数	构成(%)	0~4	5~14	15~44	45~64	65+	35~64	粗率	中国人口标化率	世界人口标化率	0~64岁	0~74岁	顺位	ICD-10
口腔和咽喉（除鼻咽癌）	19	2.59	0.00	0.00	1.63	11.47	21.30	8.64	5.24	4.44	4.41	0.32	0.55	7	C00~C10, C12~C14
鼻咽癌	21	2.86	0.00	0.00	1.63	14.91	17.75	9.97	5.79	4.92	5.00	0.39	0.55	6	C11
食管	34	4.63	0.00	0.00	2.72	18.35	46.16	13.96	9.37	8.15	8.29	0.46	1.01	5	C15
胃	45	6.12	0.00	0.00	0.00	18.35	102.97	10.64	12.40	10.84	10.74	0.46	1.39	4	C16
结直肠肛门	54	7.35	0.00	0.00	1.09	29.82	92.32	18.62	14.88	12.60	12.91	0.82	1.43	3	C18~C21
肝脏	209	28.44	0.00	0.00	12.49	134.18	244.99	89.10	57.59	49.30	48.94	3.48	5.62	2	C22
胆囊及其他	10	1.36	0.00	0.00	0.00	4.59	21.30	2.66	2.76	2.35	2.29	0.10	0.27	14	C23~C24
胰腺	11	1.50	0.00	0.00	0.54	6.88	14.20	4.65	3.03	2.66	2.71	0.18	0.42	12	C25
喉	13	1.77	0.00	0.00	0.54	11.47	7.10	7.31	3.58	2.90	3.09	0.28	0.35	10	C32
气管,支气管,肺	223	30.34	0.00	0.00	5.43	97.48	454.48	62.50	61.45	52.78	52.83	2.54	6.29	1	C33~C34

续表

部位	病例数	构成(%)	年龄组(岁)						粗率	中国人口标化率	世界人口标化率	累积率(%)		顺位	ICD-10
			0~4	5~14	15~44	45~64	65+	35~64				0~64岁	0~74岁		
其他胸腔器官	3	0.41	0.00	0.00	0.54	0.00	7.10	0.00	0.83	0.88	0.84	0.02	0.13	17	C37~C38
骨	2	0.27	0.00	0.00	0.00	0.00	7.10	0.00	0.55	0.52	0.49	0.00	0.05	18	C40~C41
皮肤黑色素瘤	1	0.14	0.00	0.00	0.00	0.00	3.55	0.00	0.28	0.22	0.17	0.00	0.00	20	C43
乳房	1	0.14	0.00	0.00	0.00	0.00	3.55	0.00	0.28	0.29	0.31	0.00	0.05	19	C50
子宫颈	—	—	—	—	—	—	—	—	—	—	—	—	—	—	C53
子宫体及子宫部位不明	—	—	—	—	—	—	—	—	—	—	—	—	—	—	C54~C55
卵巢	—	—	—	—	—	—	—	—	—	—	—	—	—	—	C56
前列腺	11	1.50	0.00	0.00	0.00	0.00	39.06	0.00	3.03	2.50	2.65	0.00	0.23	13	C61
睾丸	0	0.00	0.00	0.00	0.00	0.00	0.00	0.00	0.00	0.00	0.00	0.00	0.00	22	C62
肾及泌尿系统不明	5	0.68	0.00	0.00	0.00	4.59	3.55	2.66	1.38	1.13	1.14	0.11	0.11	15	C64~C66, C68
膀胱	5	0.68	0.00	0.00	0.00	3.44	7.10	1.99	1.38	1.01	1.30	0.09	0.09	16	C67
脑，神经系统	15	2.04	0.00	0.00	0.00	9.17	24.85	5.32	4.13	3.34	3.13	0.17	0.35	8	C70~C72
甲状腺	1	0.14	0.00	0.00	0.00	0.00	3.55	0.00	0.28	0.22	0.17	0.00	0.00	20	C73
淋巴瘤	14	1.90	0.00	0.00	1.63	5.73	21.30	4.65	3.86	3.50	3.19	0.19	0.36	9	C81~C85, C88, C90, C96
白血病	12	1.63	4.13	5.10	1.63	3.44	10.65	3.32	3.31	3.71	3.75	0.20	0.36	11	C91~C95
不明及其他癌症	26	3.54	0.00	0.00	0.00	11.47	56.81	6.65	7.16	6.03	5.89	0.30	0.59	99	A_0
所有部位合计	735	100.00	4.13	5.10	29.87	385.34	1210.77	252.67	202.54	174.28	174.26	10.11	20.20	0	ALL
所有部位除C44	731	99.46	4.13	5.10	29.87	383.05	1203.66	251.34	201.44	173.46	173.32	10.05	20.14	99	ALLbC44

附表 3-36　2017 年广西壮族自治区北海市女性癌症发病和死亡主要指标（1/10⁵）

发病

部位	病例数	构成(%)	年龄组（岁）					35~64	粗率	中国人口标化率	世界人口标化率	累积率（%）		顺位	ICD-10
			0~4	5~14	15~44	45~64	65+					0~64岁	0~74岁		
口腔和咽喉（除鼻咽癌）	4	0.46	0.00	0.00	0.00	1.19	9.43	0.69	1.15	0.91	0.81	0.01	0.07	21	C00~C10, C12~C14
鼻咽癌	19	2.17	0.00	0.00	1.12	11.86	22.00	7.57	5.47	4.06	3.83	0.28	0.39	12	C11
食管	8	0.91	0.00	0.00	0.56	3.56	12.57	2.06	2.30	1.79	1.70	0.11	0.17	18	C15
胃	30	3.43	0.00	0.00	2.81	15.42	37.72	11.01	8.63	7.15	6.78	0.41	0.74	8	C16
结直肠肛门	85	9.71	0.00	0.00	6.75	39.15	125.72	28.22	24.46	19.46	18.94	1.15	2.25	4	C18~C21
肝脏	66	7.54	0.00	0.00	2.81	23.73	128.86	17.21	18.99	15.09	15.07	0.69	1.78	5	C22
胆囊及其他	12	1.37	0.00	0.00	0.00	2.37	31.43	1.38	3.45	2.32	2.53	0.07	0.23	16	C23~C24
胰腺	16	1.83	0.00	0.00	0.00	7.12	31.43	4.13	4.60	3.88	3.95	0.20	0.58	13	C25
喉	4	0.46	0.00	0.00	0.00	1.19	9.43	0.69	1.15	1.00	1.02	0.04	0.15	20	C32
气管、支气管、肺	164	18.74	0.00	0.00	5.62	83.05	264.01	53.68	47.19	36.69	36.77	2.19	4.17	1	C33~C34
其他胸腔器官	2	0.23	0.00	0.00	0.00	2.37	0.00	1.38	0.58	0.47	0.44	0.04	0.04	22	C37~C38
骨	13	1.49	0.00	6.02	0.00	5.93	18.86	3.44	3.74	3.82	3.97	0.22	0.50	15	C40~C41
皮肤黑色素瘤	2	0.23	0.00	0.00	0.00	1.19	3.14	0.69	0.58	0.41	0.34	0.01	0.01	23	C43
乳房	136	15.54	0.00	0.00	21.36	96.10	53.43	77.77	39.14	32.52	30.68	2.76	3.30	2	C50
子宫颈	93	10.63	0.00	0.00	10.12	64.07	66.00	46.80	26.76	23.11	22.33	1.77	2.59	3	C53
子宫体及子宫部位不明	44	5.03	0.00	0.00	3.93	34.41	25.14	24.78	12.66	10.23	9.88	0.86	1.08	6	C54~C55
卵巢	26	2.97	0.00	0.00	2.25	15.42	28.29	10.32	7.48	6.30	6.17	0.42	0.64	9	C56
前列腺	—	—												—	C61
睾丸	—	—												—	C62

续表

部位	病例数	构成(%)	0～4	5～14	15～44	45～64	65+	35～64	粗率	中国人口标化率	世界人口标化率	0～64岁	0～74岁	顺位	ICD-10
肾及泌尿系统不明	9	1.03	0.00	0.00	0.00	5.93	12.57	3.44	2.59	2.32	2.56	0.18	0.40	17	C64～C66, C68
膀胱	6	0.69	0.00	0.00	0.00	2.37	12.57	1.38	1.73	1.42	1.40	0.07	0.18	19	C67
脑、神经系统	37	4.23	9.86	0.00	3.37	15.42	50.29	11.01	10.65	8.92	9.25	0.56	0.94	7	C70～C72
甲状腺	24	2.74	0.00	0.00	7.31	8.31	12.57	8.95	6.91	6.06	5.70	0.40	0.51	10	C73
淋巴瘤	15	1.71	0.00	0.00	0.56	3.56	34.57	2.06	4.32	3.44	3.41	0.12	0.51	14	C81～C85, C88, C90, C96
白血病	22	2.51	0.00	0.00	3.37	8.31	28.29	5.51	6.33	5.81	5.48	0.34	0.67	11	C91～C95
不明及其他癌症	38	4.34	0.00	0.00	3.37	16.61	56.57	11.70	10.93	8.41	7.90	0.47	0.69	99	A_0
所有部位合计	875	100.00	9.86	6.02	75.32	468.66	1074.90	335.85	251.79	205.57	200.91	13.35	22.59	0	ALL
所有部位除C44	867	99.09	9.86	6.02	75.32	465.10	1059.18	333.79	249.49	204.13	199.65	99	13.30	22.48	99	ALLbC44
死亡															
口腔和咽喉（除鼻咽癌）	2	0.52	0.00	0.00	0.00	0.00	6.29	0.00	0.58	0.43	0.38	0.00	0.06	19	C00～C10, C12～C14
鼻咽癌	8	2.07	0.00	0.00	0.00	4.75	12.57	2.75	2.30	1.77	1.78	0.11	0.21	13	C11
食管	2	0.52	0.00	0.00	0.00	0.00	6.29	0.00	0.58	0.35	0.27	0.00	0.00	20	C15
胃	18	4.65	0.00	0.00	1.69	4.75	34.57	4.82	5.18	3.89	3.52	0.13	0.29	7	C16
结直肠肛门	30	7.75	0.00	0.00	2.25	5.93	66.00	5.51	8.63	6.56	5.94	0.21	0.66	4	C18～C21
肝脏	53	13.70	0.00	0.00	3.93	17.80	97.43	13.76	15.25	12.39	12.36	0.54	1.41	2	C22
胆囊及其他	6	1.55	0.00	0.00	0.00	1.19	15.71	0.69	1.73	1.21	1.17	0.03	0.08	16	C23～C24
胰腺	13	3.36	0.00	0.00	1.12	1.19	31.43	0.69	3.74	2.96	3.05	0.07	0.35	9	C25
喉	2	0.52	0.00	0.00	0.00	1.19	3.14	0.69	0.58	0.56	0.64	0.04	0.09	18	C32
气管、支气管、肺	93	24.03	0.00	0.00	2.25	30.85	198.01	19.96	26.76	19.69	19.45	0.86	2.06	1	C33～C34

续表

部位	病例数	构成(%)	年龄组(岁) 0~4	5~14	15~44	45~64	65+	35~64	粗率	中国人口标化率	世界人口标化率	累积率(%) 0~64岁	0~74岁	顺位	ICD-10
其他胸腔器官	1	0.26	0.00	0.00	0.00	0.00	3.14	0.00	0.29	0.15	0.12	0.00	0.00	23	C37~C38
骨	9	2.33	0.00	3.01	0.00	2.37	18.86	1.38	2.59	2.29	2.39	0.09	0.25	12	C40~C41
皮肤黑色素瘤	1	0.26	0.00	0.00	0.00	0.00	3.14	0.00	0.29	0.23	0.23	0.00	0.06	21	C43
乳房	39	10.08	0.00	0.00	3.93	23.73	37.72	18.58	11.22	9.48	9.52	0.66	1.09	3	C50
子宫颈	18	4.65	0.00	0.00	1.12	10.68	22.00	7.57	5.18	4.31	4.38	0.28	0.55	6	C53
子宫体及子宫部位不明	14	3.62	0.00	0.00	1.69	3.56	25.14	4.13	4.03	3.17	3.08	0.14	0.36	8	C54~C55
卵巢	10	2.58	0.00	0.00	0.00	5.93	15.71	3.44	2.88	2.16	2.01	0.12	0.23	11	C56
前列腺	—	—	—	—	—	—	—	—	—	—	—	—	—	—	C61
睾丸	—	—	—	—	—	—	—	—	—	—	—	—	—	—	C62
肾及泌尿系统不明	6	1.55	0.00	0.00	0.00	1.19	15.71	0.69	1.73	1.55	1.62	0.04	0.26	15	C64~C66, C68
膀胱	3	0.78	0.00	0.00	0.00	0.00	9.43	0.00	0.86	0.61	0.64	0.00	0.05	17	C67
脑、神经系统	23	5.94	9.86	3.01	1.12	13.05	22.00	7.57	6.62	5.66	6.44	0.43	0.54	5	C70~C72
甲状腺	1	0.26	0.00	0.00	0.00	1.19	0.00	0.69	0.29	0.20	0.21	0.03	0.03	22	C73
淋巴瘤	8	2.07	0.00	0.00	0.00	2.37	18.86	1.38	2.30	1.72	1.60	0.04	0.21	14	C81~C85, C88, C90, C96
白血病	12	3.10	0.00	0.00	0.56	2.37	28.29	2.06	3.45	2.94	2.93	0.09	0.42	10	C91~C95
不明及其他癌症	15	3.88	0.00	0.00	1.12	2.37	34.57	2.75	4.32	2.51	2.58	0.09	0.09	99	A_0
所有部位合计	387	100.00	9.86	6.02	20.80	136.45	726.03	99.10	111.36	86.79	86.32	4.01	9.37	0	ALL
所有部位除C44	383	98.97	9.86	6.02	20.80	136.45	713.46	99.10	110.21	86.36	85.66	4.01	9.37	99	ALLbC44

附表 3-37　2017 年广西壮族自治区北海市合浦县男女合计癌症发病和死亡主要指标（1/10⁵）

发病

部位	病例数	构成(%)	0~4	5~14	15~44	45~64	65+	35~64	粗率	中国人口标化率	世界人口标化率	累积率(%) 0~64岁	累积率(%) 0~74岁	顺位	ICD-10
口腔和咽喉（除鼻咽癌）	35	1.45	0.00	0.00	0.72	9.71	11.42	6.75	3.75	3.11	3.03	0.23	0.39	14	C00~C10, C12~C14
鼻咽癌	137	5.69	0.00	0.00	10.12	29.13	33.21	27.28	14.68	14.09	12.76	0.96	1.42	6	C11
食管	52	2.16	0.00	0.00	0.00	13.41	23.87	8.51	5.57	4.45	4.59	0.29	0.56	12	C15
胃	115	4.78	0.00	0.00	3.13	17.11	67.46	14.37	12.32	9.07	8.91	0.48	0.97	7	C16
结直肠肛门	258	10.71	0.00	0.00	4.82	38.38	160.86	28.16	27.64	20.07	19.99	1.03	2.41	4	C18~C21
肝脏	381	15.82	0.00	0.00	16.14	73.53	160.86	60.42	40.82	34.25	32.74	2.13	3.85	2	C22
胆囊及其他	32	1.33	0.00	0.00	0.72	5.09	18.68	4.11	3.43	2.46	2.46	0.14	0.28	16	C23~C24
胰腺	29	1.20	0.00	0.00	0.48	5.55	15.57	3.81	3.11	2.43	2.41	0.14	0.30	20	C25
喉	20	0.83	0.00	0.00	0.24	5.55	7.26	3.52	2.14	1.70	1.69	0.13	0.19	22	C32
气管，支气管，肺	564	23.42	0.00	0.00	4.82	76.76	392.30	52.50	60.43	43.23	43.24	1.88	5.28	1	C33~C34
其他胸腔器官	16	0.66	0.00	0.80	1.20	2.31	5.19	1.76	1.71	1.51	1.40	0.09	0.13	23	C37~C38
骨	21	0.87	0.00	0.41	0.72	4.16	9.34	2.64	2.25	1.74	1.82	0.11	0.21	21	C40~C41
皮肤黑色素瘤	2	0.08	0.00	0.00	0.00	0.92	0.00	0.59	0.21	0.19	0.18	0.02	0.02	25	C43
乳房	128	5.40	0.00	0.00	20.02	64.18	37.85	60.13	28.41	25.34	23.31	1.87	2.46	3	C50
子宫颈	124	5.15	0.00	0.00	8.01	65.10	77.79	49.62	27.52	22.07	22.27	1.73	2.62	5	C53
子宫体及子宫部位不明	27	1.12	0.00	0.00	1.50	17.42	10.51	12.26	5.99	4.75	4.64	0.39	0.48	11	C54~C55
卵巢	15	0.62	0.00	0.00	3.00	6.42	4.21	5.84	3.33	3.01	2.63	0.23	0.27	17	C56
前列腺	41	1.70	0.00	0.00	0.00	6.53	69.68	4.13	8.49	5.34	5.76	0.17	0.52	9	C61
睾丸	5	0.21	0.00	0.00	0.46	1.87	4.10	1.18	1.04	0.90	0.80	0.05	0.05	24	C62

续表

部位	病例数	构成(%)	年龄组（岁）					35~64	粗率	中国人口标化率	世界人口标化率	累积率(%)		顺位	ICD-10
			0~4	5~14	15~44	45~64	65+					0~64岁	0~74岁		
肾及泌尿系统不明	29	1.20	0.00	0.00	0.48	5.55	15.57	3.81	3.11	2.48	2.37	0.15	0.31	19	C64~C66, C68
膀胱	35	1.45	0.00	0.00	0.00	5.09	24.91	3.23	3.75	2.71	2.76	0.13	0.38	15	C67
脑、神经系统	85	3.53	2.48	1.60	2.65	13.41	42.55	10.56	9.11	7.47	7.16	0.38	0.75	8	C70~C72
甲状腺	50	2.08	0.00	0.00	5.30	9.25	8.30	7.92	5.36	4.93	4.58	0.33	0.42	13	C73
淋巴瘤	30	1.25	0.00	0.80	0.96	5.55	13.49	4.11	3.21	2.89	2.81	0.17	0.34	18	C81~C85, C88, C90, C96
白血病	62	2.57	3.73	2.40	3.61	7.40	25.95	5.87	6.64	5.84	5.61	0.32	0.54	10	C91~C95
不明及其他癌症	113	4.69	0.00	0.80	2.41	14.80	72.65	11.73	12.11	9.02	8.98	0.40	1.08	99	A_0
所有部位合计	2408	100.00	6.21	6.39	74.44	424.05	1213.22	328.49	258.01	204.25	199.06	11.73	22.99	0	ALL
所有部位除C44	2366	98.26	6.21	5.60	73.48	420.35	1183.12	325.55	253.51	201.16	195.95	11.61	22.67	99	ALLbC44
死亡															
口腔和咽喉（除鼻咽癌）	27	1.50	0.00	0.00	1.20	5.55	10.38	4.99	2.89	2.45	2.22	0.15	0.27	13	C00~C10, C12~C14
鼻咽癌	79	4.38	0.00	0.00	1.93	14.80	40.48	11.44	8.46	6.90	6.81	0.38	0.86	7	C11
食管	47	2.61	0.00	0.00	0.72	10.17	22.83	7.33	5.04	3.68	3.58	0.23	0.37	11	C15
胃	119	6.60	0.00	0.00	1.69	14.80	83.03	11.15	12.75	9.24	9.27	0.39	1.16	5	C16
结直肠肛门	147	8.15	0.00	0.00	2.17	16.19	106.90	11.15	15.75	11.06	10.91	0.44	1.27	3	C18~C21
肝脏	361	20.01	0.00	0.80	14.45	67.98	158.79	56.31	38.68	32.15	30.57	1.96	3.46	2	C22
胆囊及其他	28	1.55	0.00	0.00	0.48	1.85	22.83	1.76	3.00	2.11	2.08	0.06	0.28	12	C23~C24
胰腺	22	1.22	0.00	0.00	0.24	2.77	15.57	2.05	2.36	1.76	1.76	0.06	0.24	16	C25
喉	19	1.05	0.00	0.00	0.72	3.70	8.30	2.93	2.04	1.62	1.60	0.11	0.17	18	C32
气管、支气管、肺	530	29.38	0.00	0.00	4.10	62.43	392.30	43.70	56.79	39.88	40.30	1.59	4.93	1	C33~C34

续表

部位	病例数	构成(%)	0~4	5~14	15~44	45~64	65+	35~64	粗率	中国人口标化率	世界人口标化率	累积率(%) 0~64岁	0~74岁	顺位	ICD-10
其他胸腔器官	10	0.55	0.00	0.80	0.48	1.85	3.11	1.47	1.07	0.97	0.97	0.07	0.11	23	C37~C38
骨	17	0.94	0.00	0.00	0.24	1.85	12.45	1.17	1.82	1.26	1.24	0.05	0.15	21	C40~C41
皮肤黑色素瘤	0	0.00	0.00	0.00	0.00	0.00	0.00	0.00	0.00	0.00	0.00	0.00	0.00	25	C43
乳房	39	2.22	0.00	0.00	4.51	20.17	16.82	16.35	8.66	7.45	7.25	0.61	0.78	6	C50
子宫颈	62	3.44	0.00	0.00	3.00	27.51	54.67	20.43	13.76	10.76	10.46	0.70	1.26	4	C53
子宫体及子宫部位不明	10	0.55	0.00	0.00	0.50	3.67	10.51	2.92	2.22	1.78	1.61	0.08	0.21	17	C54~C55
卵巢	9	0.50	0.00	0.00	1.00	2.75	8.41	2.34	2.00	1.69	1.44	0.10	0.14	19	C56
前列腺	29	1.61	0.00	0.00	0.46	3.73	49.19	2.95	6.01	3.89	4.19	0.10	0.39	8	C61
睾丸	4	0.22	0.00	0.00	0.46	0.00	6.15	0.00	0.83	0.69	0.54	0.02	0.02	24	C62
肾及泌尿系统不明	18	1.00	0.00	0.00	0.24	2.77	11.42	1.76	1.93	1.49	1.49	0.07	0.19	20	C64~C66, C68
膀胱	26	1.44	0.00	0.00	0.24	2.31	20.76	1.76	2.79	1.62	1.65	0.06	0.15	14	C67
脑,神经系统	51	2.83	0.00	0.00	1.93	6.01	31.13	5.28	5.46	4.02	3.94	0.19	0.40	9	C70~C72
甲状腺	11	0.61	0.00	0.00	0.00	1.39	8.30	0.88	1.18	0.85	0.89	0.03	0.13	22	C73
淋巴瘤	23	1.27	0.00	0.00	1.20	2.77	12.45	2.64	2.46	1.95	1.89	0.10	0.21	15	C81~C85, C88, C90, C96
白血病	49	2.72	3.73	2.40	2.17	6.01	21.79	4.69	5.25	4.46	4.53	0.25	0.46	10	C91~C95
不明及其他癌症	66	3.66	0.00	0.00	1.20	9.25	42.55	6.75	7.07	5.05	4.93	0.24	0.51	99	A_0
所有部位合计	1804	100.00	3.73	4.00	40.23	263.59	1099.06	201.78	193.29	145.57	143.28	7.24	16.70	0	ALL
所有部位除C44	1787	99.06	3.73	4.00	39.75	262.66	1085.57	200.91	191.47	144.38	142.05	7.20	16.58	99	ALLbC44

附表 3-38　2017 年广西壮族自治区北海市合浦县男性癌症发病和死亡主要指标（1/10⁵）

发病

部位	病例数	构成(%)	年龄组（岁）						粗率	中国人口标化率	世界人口标化率	累积率（%）		顺位	ICD-10
			0~4	5~14	15~44	45~64	65+	35~64				0~64岁	0~74岁		
口腔和咽喉（除鼻咽癌）	29	1.99	0.00	0.00	1.39	14.93	20.49	10.61	6.01	5.17	5.07	0.37	0.67	10	C00~C10, C12~C14
鼻咽癌	96	6.58	0.00	0.00	13.93	40.12	47.14	38.90	19.89	19.52	17.56	1.33	1.96	4	C11
食管	46	3.15	0.00	0.00	0.00	26.12	36.89	16.50	9.53	7.79	8.09	0.56	0.97	7	C15
胃	74	5.07	0.00	0.00	2.32	27.06	81.98	20.04	15.33	11.69	11.63	0.65	1.30	5	C16
结直肠肛门	162	11.10	0.00	0.00	5.11	52.25	194.70	38.31	33.56	25.38	25.41	1.36	3.07	3	C18~C21
肝脏	307	21.03	0.00	0.00	28.79	122.23	233.64	103.15	63.60	56.60	53.42	3.53	6.16	2	C22
胆囊及其他	19	1.30	0.00	0.00	1.39	6.53	18.45	5.89	3.94	2.97	2.91	0.19	0.34	13	C23~C24
胰腺	16	1.10	0.00	0.00	0.93	5.60	16.40	4.13	3.31	2.95	2.84	0.17	0.38	15	C25
喉	18	1.23	0.00	0.00	0.00	10.26	14.35	6.48	3.73	2.87	3.00	0.22	0.33	14	C32
气管，支气管，肺	391	26.78	0.00	0.00	7.43	97.03	555.41	66.61	81.00	59.38	59.17	2.37	7.05	1	C33~C34
其他胸腔器官	11	0.75	0.00	1.49	1.39	4.67	4.10	3.54	2.28	2.19	2.05	0.15	0.18	19	C37~C38
骨	13	0.89	0.00	0.00	0.93	4.67	12.30	2.95	2.69	2.14	2.23	0.12	0.27	17	C40~C41
皮肤黑色素瘤	2	0.14	0.00	0.00	0.00	1.87	0.00	1.18	0.41	0.40	0.37	0.03	0.03	21	C43
乳房	2	0.14	0.00	0.00	0.00	0.00	4.10	0.00	0.41	0.31	0.30	0.00	0.03	22	C50
子宫颈	—	—	—	—	—	—	—	—	—	—	—	—	—	—	C53
子宫体及子宫部位不明	—	—	—	—	—	—	—	—	—	—	—	—	—	—	C54~C55
卵巢	—	—	—	—	—	—	—	—	—	—	—	—	—	—	C56
前列腺	41	2.81	0.00	0.00	0.00	6.53	69.68	4.13	8.49	5.34	5.76	0.17	0.52	8	C61
睾丸	5	0.34	0.00	0.00	0.46	1.87	4.10	1.18	1.04	0.90	0.80	0.05	0.05	20	C62

续表

部位	病例数	构成(%)	年龄组(岁)						粗率	中国人口标化率	世界人口标化率	累积率(%)		顺位	ICD-10
			0~4	5~14	15~44	45~64	65+	35~64				0~64岁	0~74岁		
肾及泌尿系统不明	16	1.10	0.00	0.00	0.93	5.60	16.40	4.13	3.31	2.84	2.55	0.16	0.31	16	C64~C66, C68
膀胱	27	1.85	0.00	0.00	0.00	9.33	34.84	5.89	5.59	3.97	4.00	0.22	0.51	11	C67
脑，神经系统	37	2.53	2.26	0.00	3.25	11.20	34.84	9.43	7.66	6.57	6.18	0.34	0.67	9	C70~C72
甲状腺	12	0.82	0.00	0.00	1.39	3.73	10.25	2.36	2.49	2.19	2.04	0.11	0.21	18	C73
淋巴瘤	19	1.30	0.00	1.49	0.93	5.60	20.49	4.72	3.94	3.69	3.57	0.18	0.45	12	C81~C85, C88, C90, C96
白血病	47	3.22	6.77	4.47	5.11	11.20	36.89	9.43	9.74	8.63	8.60	0.49	0.80	6	C91~C95
不明及其他癌症	70	4.79	0.00	1.49	3.72	19.59	81.98	15.91	14.50	11.57	11.41	0.55	1.39	99	A_0
所有部位合计	1460	100.00	9.03	8.94	79.41	487.97	1549.40	375.47	302.44	245.06	238.96	13.31	27.69	0	ALL
所有部位除C44	1434	98.22	9.03	7.45	78.02	483.30	1514.56	371.93	297.05	241.05	234.87	13.15	27.23	99	ALLbC44
死亡															
口腔和咽喉(除鼻咽癌)	24	1.93	0.00	0.00	1.86	10.26	18.45	8.84	4.97	4.38	4.02	0.26	0.48	10	C00~C10, C12~C14
鼻咽癌	59	4.74	0.00	0.00	2.79	21.46	61.48	16.50	12.22	10.13	9.66	0.52	1.20	5	C11
食管	44	3.54	0.00	0.00	1.39	20.53	38.94	14.74	9.11	7.06	6.89	0.47	0.71	6	C15
胃	82	6.59	0.00	0.00	1.86	24.26	106.57	17.09	16.99	12.62	12.83	0.60	1.54	4	C16
结直肠肛门	93	7.48	0.00	0.00	3.25	20.53	131.17	14.74	19.27	14.02	13.46	0.57	1.39	3	C18~C21
肝脏	294	23.63	0.00	1.49	24.61	116.63	235.69	97.26	60.90	53.35	49.99	3.30	5.54	2	C22
胆囊及其他	15	1.21	0.00	0.00	0.46	1.87	24.59	1.77	3.11	2.31	2.25	0.06	0.32	15	C23~C24
胰腺	15	1.21	0.00	0.00	0.46	1.87	24.59	1.77	3.11	2.33	2.32	0.05	0.35	14	C25
喉	16	1.29	0.00	0.00	1.39	7.46	10.25	5.89	3.31	2.84	2.78	0.22	0.29	13	C32
气管，支气管，肺	378	30.39	0.00	0.00	4.64	83.04	571.80	57.76	78.30	56.42	56.91	2.03	6.84	1	C33~C34

续表

部位	病例数	构成(%)	年龄组(岁)						粗率	中国人口标化率	世界人口标化率	累积率(%)		顺位	ICD-10
			0~4	5~14	15~44	45~64	65+	35~64				0~64岁	0~74岁		
其他胸腔器官	9	0.72	0.00	1.49	0.93	2.80	6.15	2.36	1.86	1.72	1.69	0.11	0.18	18	C37~C38
骨	15	1.21	0.00	0.00	0.00	3.73	22.54	2.36	3.11	2.14	2.10	0.08	0.26	16	C40~C41
皮肤黑色素瘤	0	0.00	0.00	0.00	0.00	0.00	0.00	0.00	0.00	0.00	0.00	0.00	0.00	22	C43
乳房	1	0.08	—	0.00	0.00	0.00	2.05	0.00	0.21	0.19	0.20	0.00	0.03	21	C50
子宫颈	—	—	—	—	—	—	—	—	—	—	—	—	—	—	C53
子宫体及子宫部位不明	—	—	—	—	—	—	—	—	—	—	—	—	—	—	C54~C55
卵巢	—	—	—	—	—	—	—	—	—	—	—	—	—	—	C56
前列腺	29	2.33	0.00	0.00	0.46	3.73	49.19	2.95	6.01	3.89	4.19	0.10	0.39	9	C61
睾丸	4	0.32	0.00	0.00	0.46	0.00	6.15	0.00	0.83	0.69	0.54	0.02	0.02	20	C62
肾及泌尿系统不明	11	0.88	0.00	0.00	0.46	2.80	14.35	1.77	2.28	1.78	1.75	0.07	0.21	17	C64~C66, C68
膀胱	20	1.61	0.00	0.00	0.00	2.80	34.84	1.77	4.14	2.43	2.48	0.06	0.18	11	C67
脑、神经系统	35	2.81	0.00	0.00	2.79	10.26	36.89	8.25	7.25	5.65	5.55	0.30	0.52	7	C70~C72
甲状腺	8	0.64	0.00	0.00	0.00	2.80	10.25	1.77	1.66	1.18	1.19	0.06	0.17	19	C73
淋巴瘤	17	1.37	0.00	0.00	0.93	4.67	20.49	3.54	3.52	2.82	2.75	0.13	0.34	12	C81~C85, C88, C90, C96
白血病	33	2.65	6.77	2.98	3.25	7.46	26.64	5.89	6.84	5.92	6.25	0.33	0.65	8	C91~C95
不明及其他癌症	42	3.38	0.00	0.00	1.39	11.20	55.34	8.25	8.70	6.32	6.30	0.29	0.69	99	A_0
所有部位合计	1244	100.00	6.77	5.96	53.40	360.15	1508.41	275.26	257.70	200.18	196.10	9.65	22.33	0	ALL
所有部位除C44	1232	99.04	6.77	5.96	52.47	358.28	1492.02	273.49	255.21	198.41	194.29	9.58	22.14	99	ALLbC44

附表 3-39　2017 年广西壮族自治区北海市合浦县女性癌症发病和死亡主要指标（1/10⁵）

部位	病例数	构成(%)	年龄组（岁）					粗率	中国人口标化率	世界人口标化率	累积率（%）		顺位	ICD-10
			0~4	5~14	15~44	45~64	65+	35~64				0~64岁	0~74岁		
发病															
口腔和咽喉（除鼻咽癌）	6	0.63	0.00	0.00	0.00	4.58	2.10	2.92	1.33	0.99	0.94	0.09	0.09	19	C00~C10, C12~C14
鼻咽癌	41	4.32	0.00	0.00	6.01	18.34	18.92	15.76	9.10	8.49	7.76	0.58	0.84	7	C11
食管	6	0.63	0.00	0.00	0.00	0.92	10.51	0.58	1.33	0.92	0.87	0.01	0.10	20	C15
胃	41	4.32	0.00	0.00	4.00	7.33	52.56	8.76	9.10	6.46	6.21	0.31	0.61	8	C16
结直肠肛门	96	10.13	0.00	0.00	4.51	24.75	126.15	18.10	21.31	14.55	14.33	0.68	1.68	4	C18~C21
肝脏	74	7.81	0.00	0.00	2.50	25.67	86.20	18.10	16.42	11.15	11.27	0.74	1.37	5	C22
胆囊及其他	13	1.37	0.00	0.00	0.00	3.67	18.92	2.34	2.89	1.91	1.97	0.09	0.22	14	C23~C24
胰腺	13	1.37	0.00	0.00	0.00	5.50	14.72	3.50	2.89	1.77	1.83	0.11	0.20	15	C25
喉	2	0.21	0.00	0.00	0.50	0.92	0.00	0.58	0.44	0.51	0.37	0.04	0.04	22	C32
气管，支气管，肺	173	18.25	0.00	0.00	2.00	56.84	224.97	38.53	38.40	26.65	27.04	1.40	3.27	1	C33~C34
其他胸腔器官	5	0.53	0.00	0.00	1.00	0.00	6.31	0.00	1.11	0.82	0.75	0.03	0.07	21	C37~C38
骨	8	0.84	0.00	0.00	0.50	3.67	6.31	2.34	1.78	1.34	1.42	0.11	0.15	18	C40~C41
皮肤黑色素瘤	0	0.00	0.00	0.00	0.00	0.00	0.00	0.00	0.00	0.00	0.00	0.00	0.00	23	C43
乳房	128	13.50	0.00	0.00	20.02	64.18	37.85	60.13	28.41	25.34	23.31	1.87	2.46	2	C50
子宫颈	124	13.08	0.00	0.00	8.01	65.10	77.79	49.62	27.52	22.07	22.27	1.73	2.62	3	C53
子宫体及子宫部位不明	27	2.85	0.00	0.00	1.50	17.42	10.51	12.26	5.99	4.75	4.64	0.39	0.48	10	C54~C55
卵巢	15	1.58	0.00	0.00	3.00	6.42	4.21	5.84	3.33	3.01	2.63	0.23	0.27	11	C56
前列腺	—	—	—	—	—	—	—	—	—	—	—	—	—	—	C61
睾丸	—	—	—	—	—	—	—	—	—	—	—	—	—	—	C62

续表

部位	病例数	构成(%)	年龄组（岁）						粗率	中国人口标化率	世界人口标化率	累积率（%）		顺位	ICD-10
			0~4	5~14	15~44	45~64	65+	35~64				0~64岁	0~74岁		
肾及泌尿系统不明	13	1.37	0.00	0.00	0.00	5.50	14.72	3.50	2.89	2.22	2.31	0.15	0.33	13	C64~C66, C68
膀胱	8	0.84	0.00	0.00	0.00	0.92	14.72	0.58	1.78	1.39	1.41	0.02	0.24	17	C67
脑，神经系统	48	5.06	2.76	3.45	2.00	15.59	50.46	11.68	10.65	8.47	8.26	0.43	0.85	6	C70~C72
甲状腺	38	4.01	0.00	0.00	9.51	14.67	6.31	13.43	8.43	7.73	7.18	0.55	0.64	9	C73
淋巴瘤	11	1.16	0.00	0.00	1.00	5.50	6.31	3.50	2.44	1.98	1.94	0.16	0.21	16	C81~C85, C88, C90, C96
白血病	15	1.58	0.00	0.00	2.00	3.67	14.72	2.34	3.33	2.79	2.31	0.15	0.24	12	C91~C95
不明及其他癌症	43	4.54	0.00	0.00	1.00	10.09	63.08	7.59	9.54	6.30	6.39	0.25	0.73	99	A_0
所有部位合计	948	100.00	2.76	3.45	69.08	361.24	868.34	281.96	210.41	161.62	157.40	10.11	17.67	0	ALL
所有部位除C44	932	98.31	2.76	3.45	68.58	358.49	843.11	279.62	206.85	159.59	155.40	10.05	17.51	99	ALLbC44
死亡															
口腔和咽喉（除鼻咽癌）	3	0.54	0.00	0.00	0.50	0.92	2.10	1.17	0.67	0.51	0.41	0.04	0.04	18	C00~C10, C12~C14
鼻咽癌	20	3.57	0.00	0.00	1.00	8.25	18.92	6.42	4.44	3.66	3.96	0.26	0.51	7	C11
食管	3	0.54	0.00	0.00	0.00	0.00	6.31	0.00	0.67	0.24	0.18	0.00	0.00	20	C15
胃	37	6.61	0.00	0.00	1.50	5.50	58.87	5.25	8.21	5.86	5.74	0.18	0.74	6	C16
结直肠肛门	54	9.64	0.00	0.00	1.00	11.92	82.00	7.59	11.99	8.23	8.49	0.31	1.13	4	C18~C21
肝脏	67	11.96	0.00	0.00	3.50	20.17	79.90	15.76	14.87	10.44	10.62	0.62	1.23	2	C22
胆囊及其他	13	2.32	0.00	0.00	0.50	1.83	21.03	1.75	2.89	1.86	1.85	0.06	0.23	10	C23~C24
胰腺	7	1.25	0.00	0.00	0.00	3.67	6.31	2.34	1.55	1.06	1.07	0.06	0.11	14	C25
喉	3	0.54	0.00	0.00	0.00	0.00	6.31	0.00	0.67	0.33	0.34	0.00	0.04	19	C32
气管，支气管，肺	152	27.14	0.00	0.00	3.50	42.17	208.15	29.77	33.74	22.64	23.04	1.13	2.72	1	C33~C34

续表

部位	病例数	构成(%)	年龄组(岁)						粗率	中国人口标化率	世界人口标化率	累积率(%)		顺位	ICD-10
			0~4	5~14	15~44	45~64	65+	35~64				0~64岁	0~74岁		
其他胸腔器官	1	0.18	0.00	0.00	0.00	0.92	0.00	0.58	0.22	0.19	0.22	0.03	0.03	22	C37~C38
骨	2	0.36	0.00	0.00	0.50	0.00	2.10	0.00	0.44	0.37	0.37	0.02	0.02	21	C40~C41
皮肤黑色素瘤	0	0.00	0.00	0.00	0.00	0.00	0.00	0.00	0.00	0.00	0.00	0.00	0.00	23	C43
乳房	39	6.96	0.00	0.00	4.51	20.17	16.82	16.35	8.66	7.45	7.25	0.61	0.78	5	C50
子宫颈	62	11.07	0.00	0.00	3.00	27.51	54.67	20.43	13.76	10.76	10.46	0.70	1.26	3	C53
子宫体及子宫部位不明	10	1.79	0.00	0.00	0.50	3.67	10.51	2.92	2.22	1.78	1.61	0.08	0.21	11	C54~C55
卵巢	9	1.61	0.00	0.00	1.00	2.75	8.41	2.34	2.00	1.69	1.44	0.10	0.14	12	C56
前列腺	—	—	—	—	—	—	—	—	—	—	—	—	—	—	C61
睾丸	—	—	—	—	—	—	—	—	—	—	—	—	—	—	C62
肾及泌尿系统不明	7	1.25	0.00	0.00	0.00	2.75	8.41	1.75	1.55	1.18	1.22	0.08	0.16	13	C64~C66, C68
膀胱	6	1.07	0.00	0.00	0.50	1.83	6.31	1.75	1.33	0.91	0.94	0.06	0.11	16	C67
脑、神经系统	16	2.86	0.00	0.00	1.00	1.83	25.23	2.34	3.55	2.42	2.35	0.07	0.29	9	C70~C72
甲状腺	3	0.54	0.00	0.00	0.00	0.00	6.31	0.00	0.67	0.52	0.59	0.00	0.08	17	C73
淋巴瘤	6	1.07	0.00	0.00	1.50	0.92	4.21	1.75	1.33	1.03	0.97	0.07	0.07	15	C81~C85, C88, C90, C96
白血病	16	2.86	0.00	1.72	1.00	4.58	16.82	3.50	3.55	2.73	2.49	0.15	0.24	8	C91~C95
不明及其他癌症	24	4.29	0.00	0.00	1.00	7.33	29.44	5.25	5.33	3.67	3.45	0.18	0.30	99	A_0
所有部位合计	560	100.00	0.00	1.72	26.03	168.70	679.11	129.01	124.29	89.52	89.06	4.81	10.43	0	ALL
所有部位除C44	555	99.11	0.00	1.72	26.03	168.70	668.60	129.01	123.18	88.93	88.44	4.81	10.39	99	ALLbC44

附表3-40　2017年广西壮族自治区钦州市钦南区男女合计癌症发病和死亡主要指标（1/10^5）

发病

部位	病例数	构成（%）	年龄组（岁）						粗率	中国人口标化率	世界人口标化率	累积率（%）		顺位	ICD-10
			0~4	5~14	15~44	45~64	65+	35~64				0~64岁	0~74岁		
口腔和咽喉（除鼻咽癌）	13	1.23	3.43	0.00	1.16	5.58	4.33	4.56	2.52	2.09	2.20	0.16	0.23	15	C00~C10, C12~C14
鼻咽癌	73	6.90	0.00	0.00	10.06	31.10	17.32	26.90	14.16	11.72	10.59	0.95	1.05	6	C11
食管	37	3.50	0.00	0.00	1.55	18.34	21.65	12.31	7.18	5.51	5.42	0.43	0.61	10	C15
胃	67	6.33	0.00	0.00	0.00	29.50	64.95	16.87	13.00	9.94	10.22	0.67	1.29	7	C16
结直肠肛门	105	9.92	0.00	1.77	4.26	26.31	129.90	19.61	20.37	15.99	15.85	0.75	1.89	5	C18~C21
肝脏	156	14.74	0.00	0.00	10.84	60.60	112.58	45.15	30.26	24.60	23.70	1.62	2.82	2	C22
胆囊及其他	3	0.28	0.00	0.00	0.00	1.59	2.16	0.91	0.58	0.41	0.41	0.04	0.04	23	C23~C24
胰腺	5	0.47	0.00	0.00	0.00	2.39	4.33	1.37	0.97	0.66	0.75	0.06	0.06	22	C25
喉	7	0.66	0.00	0.00	0.00	2.39	8.66	1.37	1.36	1.06	1.12	0.05	0.20	20	C32
气管，支气管，肺	192	18.15	6.87	0.00	3.87	63.79	216.50	40.59	37.25	29.42	30.19	1.52	3.78	1	C33~C34
其他胸腔器官	5	0.47	0.00	0.00	0.77	1.59	2.16	1.82	0.97	0.75	0.71	0.07	0.07	21	C37~C38
骨	10	0.95	0.00	1.77	1.55	2.39	4.33	1.82	1.94	2.04	1.91	0.12	0.19	18	C40~C41
皮肤黑色素瘤	2	0.19	0.00	0.00	0.00	0.00	4.33	0.00	0.39	0.35	0.38	0.00	0.06	24	C43
乳房	58	5.48	0.00	0.00	16.56	48.70	29.20	42.78	23.06	19.61	17.70	1.49	1.87	3	C50
子宫颈	52	4.91	0.00	0.00	6.31	56.82	37.55	38.13	20.67	16.58	16.06	1.37	1.79	4	C53
子宫体及子宫部位不明	24	2.27	0.00	0.00	3.15	29.22	8.34	19.53	9.54	7.71	7.08	0.65	0.73	9	C54~C55
卵巢	8	0.76	0.00	0.00	2.37	6.49	4.17	5.58	3.18	2.67	2.37	0.21	0.29	14	C56
前列腺	11	1.04	0.00	0.00	0.00	3.13	40.51	1.79	4.17	3.40	3.33	0.07	0.50	12	C61
睾丸	1	0.09	0.00	0.00	0.00	1.57	0.00	0.89	0.38	0.24	0.25	0.03	0.03	25	C62

续表

部位	病例数	构成（%）	0~4	5~14	15~44	45~64	65+	35~64	粗率	中国人口标化率	世界人口标化率	累积率（%）0~64岁	累积率（%）0~74岁	顺位	ICD-10
肾及泌尿系统不明	8	0.76	0.00	0.00	1.16	3.19	2.16	3.19	1.55	1.21	1.13	0.09	0.12	19	C64~C66, C68
膀胱	12	1.13	0.00	0.00	0.00	3.99	15.15	2.28	2.33	1.74	1.77	0.09	0.20	16	C67
脑、神经系统	22	2.08	3.43	0.00	1.94	5.58	19.48	5.47	4.27	3.42	3.64	0.19	0.48	11	C70~C72
甲状腺	51	4.82	0.00	0.00	11.22	15.15	6.49	16.87	9.89	8.99	7.65	0.63	0.73	8	C73
淋巴瘤	11	1.04	0.00	0.00	1.16	3.19	8.66	2.28	2.13	1.84	1.78	0.11	0.22	17	C81~C85, C88, C90, C96
白血病	18	1.70	10.30	0.00	0.39	7.97	8.66	5.02	3.49	2.81	3.60	0.26	0.29	13	C91~C95
不明及其他瘤症	107	10.11	3.43	1.77	7.74	35.88	86.60	24.62	20.76	17.04	16.89	1.03	1.81	99	A_0
所有部位合计	1058	100.00	27.47	5.32	71.60	392.28	801.04	286.38	205.24	166.29	162.96	10.73	18.70	0	ALL
所有部位除C44	1038	98.11	27.47	5.32	70.44	386.70	779.39	282.73	201.36	163.08	159.73	10.56	18.36	99	ALLbC44
死亡															
口腔和咽喉（除鼻咽癌）	2	0.36	0.00	0.00	0.00	0.80	2.16	0.46	0.39	0.34	0.34	0.01	0.04	19	C00~C10, C12~C14
鼻咽癌	18	3.28	0.00	0.00	1.55	7.97	8.66	5.93	3.49	2.65	2.58	0.22	0.29	6	C11
食管	12	2.19	0.00	0.00	0.77	3.19	12.99	2.74	2.33	1.81	1.82	0.08	0.17	12	C15
胃	56	10.22	0.00	0.00	1.16	15.95	71.44	10.49	10.86	8.27	8.33	0.43	1.08	3	C16
结直肠肛门	40	7.30	0.00	0.00	1.16	8.77	56.29	6.38	7.76	5.82	5.84	0.23	0.67	4	C18~C21
肝脏	143	26.09	0.00	0.00	6.58	51.83	132.06	36.03	27.74	22.30	22.14	1.31	2.74	2	C22
胆囊及其他	1	0.18	0.00	0.00	0.00	0.00	2.16	0.00	0.19	0.12	0.10	0.00	0.00	23	C23~C24
胰腺	7	1.28	0.00	0.00	0.00	2.39	8.66	1.37	1.36	0.95	0.97	0.05	0.08	16	C25
喉	13	2.37	0.00	0.00	0.39	3.99	15.15	2.74	2.52	1.89	1.82	0.09	0.16	10	C32
气管、支气管、肺	147	26.82	0.00	0.00	2.32	45.45	181.86	28.73	28.52	21.86	22.20	1.07	2.63	1	C33~C34

续表

部位	病例数	构成 (%)	年龄组（岁）						粗率	中国人口标化率	世界人口标化率	累积率（%）		顺位	ICD-10
			0~4	5~14	15~44	45~64	65+	35~64				0~64岁	0~74岁		
其他胸腔器官	0	0.00	0.00	0.00	0.00	0.00	0.00	0.00	0.00	0.00	0.00	0.00	0.00	24	C37~C38
骨	8	1.46	0.00	0.00	1.16	0.80	8.66	0.91	1.55	1.26	1.16	0.06	0.10	15	C40~C41
皮肤黑色素瘤	0	0.00	0.00	0.00	0.00	0.00	0.00	0.00	0.00	0.00	0.00	0.00	0.00	24	C43
乳房	8	1.64	0.00	0.00	0.79	9.74	4.17	6.51	3.18	2.56	2.42	0.21	0.27	8	C50
子宫颈	9	1.64	0.00	0.00	0.00	6.49	20.86	3.72	3.58	2.60	2.56	0.12	0.27	5	C53
子宫体及子宫部位不明	3	0.55	0.00	0.00	0.00	3.25	4.17	1.86	1.19	0.95	0.84	0.06	0.06	17	C54~C55
卵巢	4	0.73	0.00	0.00	0.00	6.49	0.00	3.72	1.59	1.33	1.33	0.14	0.14	14	C56
前列腺	7	1.28	0.00	0.00	0.00	1.57	27.00	0.89	2.65	2.03	1.75	0.03	0.09	9	C61
睾丸	1	0.18	0.00	0.00	0.76	0.00	0.00	0.89	0.38	0.27	0.24	0.02	0.02	22	C62
肾及泌尿系统不明	2	0.36	0.00	0.00	0.00	0.80	2.16	0.46	0.39	0.29	0.32	0.02	0.05	20	C64~C66, C68
膀胱	5	0.91	0.00	0.00	0.00	0.00	10.82	0.00	0.97	0.67	0.65	0.00	0.03	18	C67
脑、神经系统	13	2.37	3.43	0.00	0.39	4.78	10.82	3.19	2.52	1.87	2.14	0.14	0.20	11	C70~C72
甲状腺	2	0.36	0.00	0.00	0.00	0.80	2.16	0.46	0.39	0.27	0.27	0.02	0.02	21	C73
淋巴瘤	10	1.82	0.00	0.00	0.39	2.39	12.99	1.82	1.94	1.53	1.57	0.08	0.18	13	C81~C85, C88, C90, C96
白血病	17	3.10	3.43	3.55	0.39	5.58	12.99	3.65	3.30	3.00	3.21	0.20	0.34	7	C91~C95
不明及其他癌症	19	3.47	0.00	0.00	1.94	6.38	12.99	5.02	3.69	3.04	2.94	0.18	0.28	99	A_0
所有部位合计	548	100.00	6.87	3.55	18.97	176.21	593.20	119.48	106.30	82.87	83.04	4.47	9.49	0	ALL
所有部位除C44	544	99.27	6.87	3.55	18.58	174.61	591.04	118.56	105.53	82.20	82.35	4.43	9.44	99	ALLbC44

附表 3-41 2017 年广西壮族自治区钦州市钦南区男性癌症发病和死亡主要指标（1/10⁵）

发病

部位	病例数	构成(%)	年龄组（岁）					35~64	粗率	中国人口标化率	世界人口标化率	累积率（%）		顺位	ICD-10
			0~4	5~14	15~44	45~64	65+					0~64岁	0~74岁		
口腔和咽喉（除鼻咽癌）	10	1.65	0.00	0.00	1.52	9.40	9.00	7.16	3.79	3.16	3.01	0.23	0.37	12	C00~C10, C12~C14
鼻咽癌	56	9.24	0.00	0.00	14.44	50.14	22.50	42.05	21.22	17.79	15.80	1.45	1.51	4	C11
食管	32	5.28	0.00	0.00	3.04	29.77	40.51	20.58	12.12	9.61	9.44	0.70	1.06	6	C15
胃	40	6.60	0.00	0.00	0.00	32.91	85.51	18.79	15.16	11.88	12.02	0.79	1.60	5	C16
结直肠肛门	65	10.73	0.00	3.28	3.04	34.47	171.02	23.26	24.63	20.29	20.72	0.95	2.44	3	C18~C21
肝脏	131	21.62	0.00	0.00	19.00	97.15	198.03	74.27	49.63	41.45	39.47	2.61	4.57	1	C22
胆囊及其他	1	0.17	0.00	0.00	0.00	1.57	0.00	0.89	0.38	0.24	0.25	0.03	0.03	19	C23~C24
胰腺	3	0.50	0.00	0.00	0.00	3.13	4.50	1.79	1.14	0.82	0.83	0.07	0.07	17	C25
喉	7	1.16	0.00	0.00	0.00	4.70	18.00	2.68	2.65	2.11	2.23	0.11	0.39	14	C32
气管，支气管，肺	126	20.79	6.30	0.00	5.32	78.35	306.04	50.11	47.74	39.09	39.48	1.88	4.90	2	C33~C34
其他胸腔器官	1	0.17	0.00	0.00	0.00	1.57	0.00	0.89	0.38	0.29	0.35	0.04	0.04	18	C37~C38
骨	5	0.83	0.00	0.00	1.52	1.57	9.00	1.79	1.89	1.75	1.74	0.09	0.23	15	C40~C41
皮肤黑色素瘤	0	0.00	0.00	0.00	0.00	0.00	0.00	0.00	0.00	0.00	0.00	0.00	0.00	21	C43
乳房	0	0.00	0.00	0.00	0.00	0.00	0.00	0.00	0.00	0.00	0.00	0.00	0.00	21	C50
子宫颈	—	—	—	—	—	—	—	—	—	—	—	—	—	—	C53
子宫体及子宫部位不明	—	—	—	—	—	—	—	—	—	—	—	—	—	—	C54~C55
卵巢	—	—	—	—	—	—	—	—	—	—	—	—	—	—	C56
前列腺	11	1.82	0.00	0.00	0.00	3.13	40.51	1.79	4.17	3.40	3.33	0.07	0.50	8	C61
睾丸	1	0.17	0.00	0.00	0.00	1.57	0.00	0.89	0.38	0.24	0.25	0.03	0.03	19	C62

续表

部位	病例数	构成（%）	年龄组（岁）						粗率	中国人口标化率	世界人口标化率	累积率（%）		顺位	ICD-10
			0~4	5~14	15~44	45~64	65+	35~64				0~64岁	0~74岁		
肾及泌尿系统不明	3	0.50	0.00	0.00	0.76	1.57	4.50	1.79	1.14	1.06	0.92	0.05	0.11	16	C64~C66, C68
膀胱	11	1.82	0.00	0.00	0.00	7.83	27.00	4.47	4.17	3.31	3.46	0.18	0.40	10	C67
脑、神经系统	11	1.82	0.00	0.00	1.52	6.27	22.50	5.37	4.17	3.34	3.27	0.17	0.53	9	C70~C72
甲状腺	10	1.65	0.00	0.00	4.56	4.70	4.50	7.16	3.79	3.18	2.81	0.23	0.29	11	C73
淋巴瘤	9	1.49	0.00	0.00	2.28	6.27	9.00	4.47	3.41	2.98	2.83	0.21	0.29	13	C81~C85, C88, C90, C96
白血病	16	2.64	18.89	0.00	0.76	12.54	18.00	8.05	6.06	4.92	6.31	0.43	0.49	7	C91~C95
不明及其他癌症	57	9.41	6.30	0.00	9.12	34.47	99.01	23.26	21.60	18.79	18.57	1.00	2.12	99	A_0
所有部位合计	606	100.00	31.49	3.28	66.89	423.07	1089.16	301.54	229.60	189.68	187.07	11.33	21.98	0	ALL
所有部位除C44	596	98.35	31.49	3.28	64.61	418.37	1071.16	297.96	225.81	186.05	183.65	11.15	21.61	99	ALLbC44
死亡															
口腔和咽喉（除鼻咽癌）	2	0.50	0.00	0.00	0.00	1.57	4.50	0.89	0.76	0.68	0.66	0.02	0.09	15	C00~C10, C12~C14
鼻咽癌	13	3.22	0.00	0.00	3.04	12.54	4.50	9.84	4.93	3.85	3.76	0.35	0.41	5	C11
食管	11	2.72	0.00	0.00	1.52	4.70	27.00	4.47	4.17	3.41	3.54	0.13	0.32	7	C15
胃	41	10.15	0.00	0.00	1.52	20.37	117.02	13.42	15.53	12.32	12.29	0.57	1.51	3	C16
结直肠肛门	28	6.93	0.00	0.00	1.52	7.83	94.51	6.26	10.61	8.45	8.66	0.23	0.98	4	C18~C21
肝脏	120	29.70	0.00	0.00	12.92	83.05	225.03	59.95	45.47	37.79	37.03	2.10	4.54	1	C22
胆囊及其他	1	0.25	0.00	0.00	0.00	0.00	4.50	0.00	0.38	0.28	0.22	0.00	0.00	18	C23~C24
胰腺	4	0.99	0.00	0.00	0.00	1.57	13.50	0.89	1.52	1.16	1.07	0.03	0.09	14	C25
喉	12	2.97	0.00	0.00	0.76	6.27	31.50	4.47	4.55	3.68	3.53	0.15	0.28	6	C32
气管、支气管、肺	111	27.48	0.00	0.00	3.04	73.65	270.04	45.63	42.06	33.87	34.08	1.72	3.93	2	C33~C34

续表

部位	病例数	构成(%)	年龄组（岁）						粗率	中国人口标化率	世界人口标化率	累积率（%）		顺位	ICD-10
			0~4	5~14	15~44	45~64	65+	35~64				0~64岁	0~74岁		
其他胸腔器官	0	0.00	0.00	0.00	0.00	0.00	0.00	0.00	0.00	0.00	0.00	0.00	0.00	21	C37~C38
骨	7	1.73	0.00	0.00	2.28	0.00	18.00	0.89	2.65	2.28	2.01	0.07	0.15	10	C40~C41
皮肤黑色素瘤	0	0.00	0.00	0.00	0.00	0.00	0.00	0.00	0.00	0.00	0.00	0.00	0.00	21	C43
乳房	1	0.25	0.00	0.00	0.00	1.57	0.00	0.89	0.38	0.24	0.25	0.03	0.03	20	C50
子宫颈	—	—	—	—	—	—	—	—	—	—	—	—	—	—	C53
子宫体及子宫部位不明	—	—	—	—	—	—	—	—	—	—	—	—	—	—	C54~C55
卵巢	—	—	—	—	—	—	—	—	—	—	—	—	—	—	C56
前列腺	7	1.73	0.00	0.00	0.00	1.57	27.00	0.89	2.65	2.03	1.75	0.03	0.09	11	C61
睾丸	1	0.25	0.00	0.00	0.76	0.00	0.00	0.89	0.38	0.27	0.24	0.02	0.02	19	C62
肾及泌尿系统不明	1	0.25	0.00	0.00	0.00	0.00	4.50	0.00	0.38	0.35	0.37	0.00	0.06	17	C64~C66, C68
膀胱	4	0.99	0.00	0.00	0.00	0.00	18.00	0.00	1.52	1.20	1.24	0.00	0.06	13	C67
脑，神经系统	11	2.72	6.30	0.00	0.76	9.40	13.50	6.26	4.17	3.16	3.52	0.26	0.33	8	C70~C72
甲状腺	2	0.50	0.00	0.00	0.00	1.57	4.50	0.89	0.76	0.57	0.57	0.04	0.04	16	C73
淋巴瘤	6	1.49	0.00	0.00	0.00	3.13	18.00	1.79	2.27	1.82	2.03	0.09	0.23	12	C81~C85, C88, C90, C96
白血病	10	2.48	0.00	6.56	0.76	6.27	13.50	4.47	3.79	3.67	3.58	0.23	0.38	9	C91~C95
不明及其他癌症	11	2.72	0.00	0.00	2.28	7.83	13.50	5.37	4.17	3.74	3.35	0.21	0.27	99	A_0
所有部位合计	404	100.00	6.30	6.56	31.17	242.87	922.63	168.22	153.07	124.80	123.78	6.30	13.81	0	ALL
所有部位除C44	401	99.26	6.30	6.56	30.41	239.74	922.63	166.43	151.93	123.67	122.73	6.21	13.72	99	ALLbC44

附表 3-42　2017 年广西壮族自治区钦州市钦南区女性癌症发病和死亡主要指标（1/10⁵）

发病

部位	病例数	构成（%）	年龄组（岁）					35~64	粗率	中国人口标化率	世界人口标化率	累积率（%）		顺位	ICD-10
			0~4	5~14	15~44	45~64	65+					0~64 岁	0~74 岁		
口腔和咽喉（除鼻咽癌）	3	0.66	7.55	0.00	0.79	1.62	0.00	1.86	1.19	1.03	1.44	0.08	0.08	16	C00~C10, C12~C14
鼻咽癌	17	3.76	0.00	0.00	5.52	11.36	12.52	11.16	6.76	5.50	5.24	0.43	0.57	9	C11
食管	5	1.11	0.00	0.00	0.00	6.49	4.17	3.72	1.99	1.41	1.45	0.15	0.15	13	C15
胃	27	5.97	0.00	0.00	0.00	25.97	45.89	14.88	10.73	7.98	8.30	0.55	0.97	6	C16
结直肠肛门	40	8.85	0.00	0.00	5.52	17.86	91.78	15.81	15.90	11.87	11.22	0.54	1.33	5	C18~C21
肝脏	25	5.53	0.00	0.00	2.37	22.73	33.37	14.88	9.94	7.70	7.87	0.59	1.02	7	C22
胆囊及其他	2	0.44	0.00	0.00	0.00	1.62	4.17	0.93	0.80	0.57	0.57	0.04	0.04	20	C23~C24
胰腺	2	0.44	0.00	0.00	0.00	1.62	4.17	0.93	0.80	0.47	0.61	0.04	0.04	21	C25
喉	0	0.00	0.00	0.00	0.00	0.00	0.00	0.00	0.00	0.00	0.00	0.00	0.00	23	C32
气管，支气管，肺	66	14.60	7.55	0.00	2.37	48.70	133.49	30.69	26.24	20.00	21.16	1.15	2.64	1	C33~C34
其他胸腔器官	4	0.88	0.00	0.00	1.58	1.62	4.17	2.79	1.59	1.19	1.06	0.09	0.09	15	C37~C38
骨	5	1.11	0.00	3.86	1.58	3.25	0.00	1.86	1.99	2.40	2.14	0.16	0.16	12	C40~C41
皮肤黑色素瘤	2	0.44	0.00	0.00	0.00	0.00	8.34	0.00	0.80	0.71	0.76	0.00	0.13	17	C43
乳房	58	12.83	0.00	0.00	16.56	48.70	29.20	42.78	23.06	19.61	17.70	1.49	1.87	2	C50
子宫颈	52	11.50	0.00	0.00	6.31	56.82	37.55	38.13	20.67	16.58	16.06	1.37	1.79	3	C53
子宫体及子宫部位不明	24	5.31	0.00	0.00	3.15	29.22	8.34	19.53	9.54	7.71	7.08	0.65	0.73	8	C54~C55
卵巢	8	1.77	0.00	0.00	2.37	6.49	4.17	5.58	3.18	2.67	2.37	0.21	0.29	11	C56
前列腺	—	—	—	—	—	—	—	—	—	—	—	—	—	—	C61
睾丸	—	—	—	—	—	—	—	—	—	—	—	—	—	—	C62

续表

部位	病例数	构成(%)	年龄组（岁）						粗率	中国人口标化率	世界人口标化率	累积率（%）		顺位	ICD-10
			0~4	5~14	15~44	45~64	65+	35~64				0~64岁	0~74岁		
肾及泌尿系统不明	5	1.11	0.00	0.00	1.58	4.87	0.00	4.65	1.99	1.38	1.36	0.14	0.14	14	C64~C66, C68
膀胱	1	0.22	0.00	0.00	0.00	0.00	4.17	0.00	0.40	0.22	0.17	0.00	0.00	22	C67
脑,神经系统	11	2.43	7.55	0.00	2.37	4.87	16.69	5.58	4.37	3.50	4.05	0.23	0.43	10	C70~C72
甲状腺	41	9.07	0.00	0.00	18.14	25.97	8.34	26.97	16.30	15.02	12.67	1.04	1.18	4	C73
淋巴瘤	2	0.44	0.00	0.00	0.00	0.00	8.34	0.00	0.80	0.68	0.69	0.00	0.14	18	C81~C85, C88, C90, C96
白血病	2	0.44	0.00	0.00	0.00	3.25	0.00	1.86	0.80	0.64	0.70	0.08	0.08	19	C91~C95
不明及其他癌症	50	11.06	0.00	3.86	6.31	37.34	75.09	26.04	19.88	15.18	15.13	1.07	1.49	99	A_0
所有部位合计	452	100.00	22.64	7.71	76.49	360.38	533.98	270.62	179.68	144.01	139.79	10.11	15.38	0	ALL
所有部位除C44	442	97.79	22.64	7.71	76.49	353.88	508.95	266.90	175.70	141.31	136.83	9.94	15.07	99	ALLbC44
死亡															
口腔和咽喉（除鼻咽癌）	0	0.00	0.00	0.00	0.00	0.00	0.00	0.00	0.00	0.00	0.00	0.00	0.00	19	C00~C10, C12~C14
鼻咽癌	5	3.47	0.00	0.00	0.00	3.25	12.52	1.86	1.99	1.35	1.31	0.08	0.16	8	C11
食管	1	0.69	0.00	0.00	0.00	1.62	0.00	0.93	0.40	0.34	0.30	0.02	0.02	14	C15
胃	15	10.42	0.00	0.00	0.79	11.36	29.20	7.44	5.96	4.47	4.58	0.29	0.65	3	C16
结直肠肛门	12	8.33	0.00	0.00	0.79	9.74	20.86	6.51	4.77	3.55	3.47	0.23	0.37	4	C18~C21
肝脏	23	15.97	0.00	0.00	0.00	19.48	45.89	11.16	9.14	6.69	7.18	0.48	0.90	2	C22
胆囊及其他	0	0.00	0.00	0.00	0.00	0.00	0.00	0.00	0.00	0.00	0.00	0.00	0.00	19	C23~C24
胰腺	3	2.08	0.00	0.00	0.00	3.25	4.17	1.86	1.19	0.75	0.85	0.07	0.07	12	C25
喉	1	0.69	0.00	0.00	0.00	1.62	0.00	0.93	0.40	0.24	0.26	0.03	0.03	16	C32
气管,支气管,肺	36	25.00	0.00	0.00	1.58	16.23	100.12	11.16	14.31	10.03	10.49	0.40	1.29	1	C33~C34

续表

部位	病例数	构成(%)	年龄组(岁) 0~4	5~14	15~44	45~64	65+	35~64	粗率	中国人口标化率	世界人口标化率	累积率(%) 0~64岁	0~74岁	顺位	ICD-10
其他胸腔器官	0	0.00	0.00	0.00	0.00	0.00	0.00	0.00	0.00	0.00	0.00	0.00	0.00	19	C37~C38
骨	1	0.69	0.00	0.00	0.00	1.62	0.00	0.93	0.40	0.30	0.36	0.04	0.04	15	C40~C41
皮肤黑色素瘤	0	0.00	0.00	0.00	0.00	0.00	0.00	0.00	0.00	0.00	0.00	0.00	0.00	19	C43
乳房	8	5.56	0.00	0.00	0.79	9.74	4.17	6.51	3.18	2.56	2.42	0.21	0.27	6	C50
子宫颈	9	6.25	0.00	0.00	0.00	6.49	20.86	3.72	3.58	2.60	2.56	0.12	0.27	5	C53
子宫体及子宫部位不明	3	2.08	0.00	0.00	0.00	3.25	4.17	1.86	1.19	0.95	0.84	0.06	0.06	11	C54~C55
卵巢	4	2.78	0.00	0.00	0.00	6.49	0.00	3.72	1.59	1.33	1.33	0.14	0.14	9	C56
前列腺	—	—	0.00	0.00	—	—	—	—	—	—	—	—	—	—	C61
睾丸	—	—	0.00	0.00	—	—	—	—	—	—	—	—	—	—	C62
肾及泌尿系统不明	1	0.69	0.00	0.00	0.00	1.62	0.00	0.93	0.40	0.24	0.26	0.03	0.03	16	C64~C66, C68
膀胱	1	0.69	0.00	0.00	0.00	0.00	4.17	0.00	0.40	0.22	0.17	0.00	0.00	18	C67
脑，神经系统	2	1.39	0.00	0.00	0.00	0.00	8.34	0.00	0.80	0.52	0.64	0.00	0.06	13	C70~C72
甲状腺	0	0.00	0.00	0.00	0.00	0.00	0.00	0.00	0.00	0.00	0.00	0.00	0.00	19	C73
淋巴瘤	4	2.78	0.00	0.00	0.79	1.62	8.34	1.86	1.59	1.32	1.22	0.07	0.13	10	C81~C85, C88, C90, C96
白血病	7	4.86	7.55	0.00	0.00	4.87	12.52	2.79	2.78	2.26	2.81	0.16	0.30	7	C91~C95
不明及其他癌症	8	5.56	0.00	1.58	4.65	4.87	12.52	4.65	3.18	2.31	2.48	0.15	0.28	99	A_0
所有部位合计	144	100.00	7.55	0.00	6.31	107.14	287.85	68.82	57.24	42.03	43.53	2.58	5.08	0	ALL
所有部位除C44	143	99.31	7.55	0.00	6.31	107.14	283.68	68.82	56.84	41.86	43.27	2.58	5.08	99	ALLbC44

附表3-43 2017年广西壮族自治区贵港市港北区男女合计癌症发病和死亡主要指标（1/10⁵）

发病

部位	病例数	构成(%)	0~4	5~14	15~44	45~64	65+	35~64	粗率	中国人口标化率	世界人口标化率	累积率（%）0~64岁	累积率（%）0~74岁	顺位	ICD-10
口腔和咽喉（除鼻咽癌）	21	1.52	0.00	0.00	2.16	4.25	12.33	4.04	2.90	2.76	2.56	0.16	0.28	16	C00~C10, C12~C14
鼻咽癌	74	5.37	0.00	0.00	7.70	24.79	21.58	21.44	10.21	10.33	9.40	0.73	1.05	7	C11
食管	40	2.90	0.00	0.00	0.00	14.87	29.29	8.49	5.52	4.59	4.65	0.29	0.54	11	C15
胃	76	5.51	0.00	0.00	0.92	25.50	57.03	15.78	10.49	8.87	8.89	0.59	0.97	6	C16
结直肠肛门	108	7.83	0.00	0.00	2.16	33.29	83.24	20.63	14.90	13.35	13.32	0.81	1.58	5	C18~C21
肝脏	359	26.03	0.00	0.00	26.18	137.39	123.32	101.53	49.54	49.30	45.97	3.61	4.90	1	C22
胆囊及其他	9	0.65	0.00	0.00	0.92	0.71	7.71	1.21	1.24	1.11	0.96	0.04	0.10	19	C23~C24
胰腺	3	0.22	0.00	0.00	0.00	0.00	4.62	0.00	0.41	0.33	0.30	0.00	0.02	24	C25
喉	7	0.51	0.00	0.00	0.00	1.42	7.71	0.81	0.97	0.90	0.98	0.04	0.16	21	C32
气管，支气管，肺	226	16.39	0.00	0.00	4.62	68.70	175.73	44.49	31.19	27.04	27.10	1.68	3.19	2	C33~C34
其他胸腔器官	2	0.15	0.00	0.00	0.31	0.71	0.00	0.81	0.28	0.23	0.22	0.02	0.02	25	C37~C38
骨	13	0.94	0.00	0.00	0.92	1.42	12.33	1.62	1.79	1.61	1.50	0.05	0.19	18	C40~C41
皮肤黑色素瘤	3	0.22	0.00	0.00	0.00	2.12	0.00	1.21	0.41	0.36	0.36	0.04	0.04	23	C43
乳房	85	6.16	0.00	0.00	15.98	73.48	31.99	58.76	24.34	24.25	22.36	2.00	2.31	3	C50
子宫颈	58	4.21	0.00	0.00	8.31	47.03	41.58	36.09	16.61	16.45	15.22	1.19	1.82	4	C53
子宫体及子宫部位不明	32	2.32	0.00	0.00	0.00	36.74	22.39	20.98	9.16	8.79	8.66	0.74	1.01	8	C54~C55
卵巢	31	2.25	0.00	1.54	7.03	22.04	12.79	18.47	8.88	8.94	8.27	0.66	0.76	9	C56
前列腺	19	1.38	0.00	0.00	0.00	0.00	56.53	0.00	5.06	3.41	3.19	0.00	0.26	12	C61
睾丸	2	0.15	3.24	0.00	0.59	0.00	0.00	0.78	0.53	0.51	0.62	0.04	0.04	22	C62

续表

部位	病例数	构成（%）	年龄组（岁）							粗率	中国人口标化率	世界人口标化率	累积率（%）		顺位	ICD-10
			0~4	5~14	15~44	45~64	65+	35~64					0~64岁	0~74岁		
肾及泌尿系统不明	8	0.58	1.68	0.00	0.31	2.83	3.08	2.02	1.10	1.04	1.10	0.07	0.10	20	C64~C66, C68
膀胱	20	1.45	0.00	0.00	0.31	4.96	18.50	3.24	2.76	2.46	2.47	0.12	0.32	17	C67
脑，神经系统	26	1.89	1.68	0.74	3.08	6.37	7.71	5.66	3.59	3.61	3.39	0.23	0.31	15	C70~C72
甲状腺	44	3.19	0.00	0.00	8.63	7.79	7.71	9.71	6.07	6.90	5.58	0.42	0.52	10	C73
淋巴瘤	36	2.61	0.00	2.23	2.16	9.21	20.04	8.09	4.97	4.59	4.53	0.27	0.52	13	C81~C85, C88, C90, C96
白血病	30	2.18	1.68	4.47	2.77	7.79	4.62	5.26	4.14	4.30	4.00	0.28	0.31	14	C91~C95
不明及其他癌症	47	3.41	3.36	0.74	1.23	16.29	26.21	10.11	6.49	5.66	5.79	0.40	0.54	99	A_0
所有部位合计	1379	100.00	10.07	8.93	79.78	456.80	704.45	331.28	190.31	179.54	171.33	12.09	18.65	0	ALL
所有部位除C44	1359	98.55	10.07	8.93	79.48	451.13	687.50	328.04	187.55	177.19	169.05	11.97	18.39	99	ALLbC44
死亡															
口腔和咽喉（除鼻咽癌）	8	0.89	0.00	0.00	0.31	2.12	6.17	1.21	1.10	0.91	0.90	0.06	0.08	16	C00~C10, C12~C14
鼻咽癌	48	5.33	0.00	0.00	3.08	14.87	26.21	12.13	6.62	6.19	5.93	0.39	0.67	6	C11
食管	24	2.66	0.00	0.00	0.00	4.96	26.21	2.83	3.31	2.75	2.74	0.11	0.40	9	C15
胃	63	6.99	0.00	0.00	0.92	13.46	63.20	8.49	8.69	7.18	6.90	0.33	0.72	4	C16
结直肠肛门	47	5.22	0.00	0.00	0.62	10.62	46.24	6.07	6.49	5.56	5.39	0.26	0.60	7	C18~C21
肝脏	297	32.96	1.68	0.00	23.41	105.52	109.44	81.71	40.99	40.19	37.41	2.89	4.02	1	C22
胆囊及其他	8	0.89	0.00	0.00	0.00	0.71	10.79	0.40	1.10	0.78	0.74	0.01	0.07	17	C23~C24
胰腺	7	0.78	0.00	0.00	0.00	0.71	9.25	0.40	0.97	0.81	0.71	0.01	0.10	19	C25
喉	4	0.44	0.00	0.00	0.00	1.42	3.08	0.81	0.55	0.47	0.50	0.04	0.07	21	C32
气管，支气管，肺	189	20.98	0.00	0.00	3.39	49.57	166.48	31.55	26.08	22.58	22.73	1.25	2.72	2	C33~C34

331

续表

部位	病例数	构成 (%)	年龄组（岁）					粗率	中国人口标化率	世界人口标化率	累积率（%）		顺位	ICD-10
			0~4	5~14	15~44	45~64	65+				0~64岁	0~74岁		
其他胸腔器官	1	0.11	0.00	0.00	0.00	0.00	1.54	0.14	0.12	0.12	0.00	0.03	23	C37~C38
骨	7	0.78	0.00	0.00	0.62	0.71	6.17	0.97	0.87	0.81	0.03	0.09	18	C40~C41
皮肤黑色素瘤	4	0.44	0.00	0.00	0.00	1.42	3.08	0.55	0.52	0.54	0.03	0.08	20	C43
乳房	28	3.11	0.00	0.00	5.11	23.51	12.79	8.02	8.04	7.43	0.65	0.75	5	C50
子宫颈	31	3.44	0.00	0.00	3.84	20.57	35.19	8.88	8.64	7.95	0.52	1.03	3	C53
子宫体及子宫部位不明	7	0.78	0.00	0.00	0.64	2.94	12.79	2.00	1.65	1.66	0.08	0.24	14	C54~C55
卵巢	9	1.00	0.00	0.00	3.20	4.41	3.20	2.58	2.52	2.30	0.19	0.19	11	C56
前列腺	8	0.89	0.00	0.00	0.00	0.00	23.80	2.13	1.34	1.29	0.00	0.05	13	C61
睾丸	0	0.00	0.00	0.00	0.00	0.00	0.00	0.00	0.00	0.00	0.00	0.00	24	C62
肾及泌尿系统不明	3	0.33	0.00	0.00	0.00	1.42	1.54	0.41	0.38	0.36	0.03	0.03	22	C64~C66, C68
膀胱	12	1.33	0.00	0.00	0.00	2.12	13.87	1.66	1.31	1.34	0.05	0.15	15	C67
脑，神经系统	17	1.89	0.00	0.00	1.54	2.83	12.33	2.35	2.42	2.16	0.11	0.25	12	C70~C72
甲状腺	0	0.00	0.00	0.00	0.00	0.00	0.00	0.00	0.00	0.00	0.00	0.00	24	C73
淋巴瘤	19	2.11	0.00	0.00	0.62	6.37	12.33	2.62	2.47	2.41	0.16	0.32	10	C81~C85, C88, C90, C96
白血病	33	3.66	1.68	5.21	3.08	6.37	9.25	4.55	4.57	4.23	0.28	0.33	8	C91~C95
不明及其他癌症	27	3.00	0.00	0.00	0.62	3.54	30.83	3.73	2.98	2.74	0.09	0.28	99	A_0
所有部位合计	901	100.00	3.36	5.21	44.36	253.54	601.17	124.34	113.78	108.65	6.81	12.09	0	ALL
所有部位除C44	894	99.22	3.36	5.21	44.36	252.83	591.93	123.38	113.07	108.00	6.80	12.04	99	ALLbC44

附表 3-44　2017 年广西壮族自治区贵港市港北区男性癌症发病和死亡主要指标（1/10⁵）

发病

部位	病例数	构成(%)	0~4	5~14	15~44	45~64	65+	35~64	粗率	中国人口标化率	世界人口标化率	累积率(%) 0~64岁	累积率(%) 0~74岁	顺位	ICD-10
口腔和咽喉（除鼻咽癌）	15	1.80	0.00	0.00	3.57	5.47	14.88	5.47	4.00	3.92	3.59	0.23	0.37	11	C00~C10, C12~C14
鼻咽癌	62	7.44	0.00	0.00	13.08	39.64	32.73	34.35	16.52	16.99	15.39	1.18	1.68	3	C11
食管	33	3.96	0.00	0.00	0.00	24.60	44.63	14.05	8.79	7.42	7.51	0.48	0.95	6	C15
胃	56	6.72	0.00	0.00	1.19	41.01	71.41	24.98	14.92	12.94	13.17	0.96	1.43	5	C16
结直肠肛门	61	7.32	0.00	0.00	2.97	31.44	98.19	19.52	16.25	14.57	14.29	0.76	1.66	4	C18~C21
肝脏	298	35.77	0.00	0.00	42.81	226.91	178.52	163.95	79.38	79.69	74.01	5.94	7.88	1	C22
胆囊及其他	8	0.96	0.00	0.00	1.19	1.37	14.88	1.56	2.13	1.91	1.64	0.07	0.17	14	C23~C24
胰腺	2	0.24	0.00	0.00	0.00	0.00	5.95	0.00	0.53	0.38	0.30	0.00	0.00	20	C25
喉	6	0.72	0.00	0.00	0.00	2.73	11.90	1.56	1.60	1.48	1.62	0.07	0.27	16	C32
气管、支气管，肺	152	18.25	0.00	0.00	6.54	80.65	243.98	53.87	40.49	35.03	34.86	1.99	4.14	2	C33~C34
其他胸腔器官	1	0.12	0.00	0.00	0.59	0.00	0.00	0.78	0.27	0.23	0.21	0.02	0.02	21	C37~C38
骨	7	0.84	0.00	0.00	1.78	1.37	8.93	2.34	1.86	1.82	1.52	0.08	0.13	15	C40~C41
皮肤黑色素瘤	2	0.24	0.00	0.00	0.00	2.73	0.00	1.56	0.53	0.41	0.44	0.05	0.05	19	C43
乳房	0	0.00	0.00	0.00	0.00	0.00	0.00	0.00	0.00	0.00	0.00	0.00	0.00	22	C50
子宫颈	—	—	—	—	—	—	—	—	—	—	—	—	—	—	C53
子宫体及子宫部位不明	—	—	—	—	—	—	—	—	—	—	—	—	—	—	C54~C55
卵巢	—	—	—	—	—	—	—	—	—	—	—	—	—	—	C56
前列腺	19	2.28	0.00	0.00	0.00	0.00	56.53	0.00	5.06	3.41	3.19	0.00	0.26	8	C61
睾丸	2	0.24	3.24	0.00	0.59	0.78	0.00	0.78	0.53	0.51	0.62	0.04	0.04	18	C62

续表

部位	病例数	构成(%)	年龄组（岁）						粗率	中国人口标化率	世界人口标化率	累积率（%）		顺位	ICD-10
			0~4	5~14	15~44	45~64	65+	35~64				0~64岁	0~74岁		
肾及泌尿系统不明	3	0.36	3.24	0.00	0.59	0.00	2.98	0.78	0.80	0.66	0.85	0.03	0.08	17	C64~C66, C68
膀胱	14	1.68	0.00	0.00	0.00	5.47	29.75	3.12	3.73	3.23	3.35	0.12	0.46	12	C67
脑，神经系统	18	2.16	3.24	1.44	3.57	8.20	11.90	7.81	4.79	4.89	4.62	0.30	0.44	10	C70~C72
甲状腺	13	1.56	0.00	0.00	3.57	4.10	11.90	4.68	3.46	3.49	3.10	0.18	0.33	13	C73
淋巴瘤	22	2.64	0.00	1.44	2.38	10.94	26.78	9.37	5.86	5.43	5.27	0.31	0.67	7	C81~C85, C88, C90, C96
白血病	18	2.16	0.00	5.75	3.57	8.20	5.95	4.68	4.79	5.40	4.78	0.33	0.37	9	C91~C95
不明及其他癌症	21	2.52	0.00	0.00	0.59	17.77	20.83	10.15	5.59	4.98	4.90	0.39	0.55	99	A_0
所有部位合计	833	100.00	9.72	8.62	88.59	512.60	892.59	365.38	221.89	208.79	199.24	13.53	21.94	0	ALL
所有部位除C44	825	99.04	9.72	8.62	88.59	508.50	877.71	363.04	219.76	207.11	197.60	13.44	21.70	99	ALLbC44

死亡

部位	病例数	构成(%)	年龄组（岁）						粗率	中国人口标化率	世界人口标化率	累积率（%）		顺位	ICD-10
			0~4	5~14	15~44	45~64	65+	35~64				0~64岁	0~74岁		
口腔和咽喉（除鼻咽癌）	7	1.12	0.00	0.00	0.59	2.73	11.90	1.56	1.86	1.56	1.53	0.08	0.13	12	C00~C10, C12~C14
鼻咽癌	44	7.02	0.00	0.00	5.35	25.97	47.60	21.08	11.72	11.06	10.60	0.69	1.22	4	C11
食管	21	3.35	0.00	0.00	0.00	9.57	41.65	5.47	5.59	4.59	4.56	0.20	0.62	7	C15
胃	46	7.34	0.00	0.00	1.19	24.60	77.36	14.83	12.25	10.57	10.20	0.60	1.15	3	C16
结直肠肛门	26	4.15	0.00	0.00	0.59	8.20	56.53	4.68	6.93	5.74	5.72	0.20	0.64	5	C18~C21
肝脏	242	38.60	0.00	0.00	39.24	174.97	142.81	134.29	64.46	63.98	58.92	4.78	6.19	1	C22
胆囊及其他	6	0.96	0.00	0.00	0.00	0.00	17.85	0.00	1.60	1.14	1.09	0.00	0.10	13	C23~C24
胰腺	3	0.48	0.00	0.00	0.00	1.37	5.95	0.78	0.80	0.75	0.70	0.02	0.13	16	C25
喉	4	0.64	0.00	0.00	0.00	2.73	5.95	1.56	1.07	0.91	0.96	0.07	0.13	14	C32
气管，支气管，肺	141	22.49	0.00	0.00	4.76	69.71	243.98	45.28	37.56	32.46	32.70	1.75	3.97	2	C33~C34

续表

部位	病例数	构成(%)	年龄组（岁）						粗率	中国人口标化率	世界人口标化率	累积率（%）		顺位	ICD-10
			0~4	5~14	15~44	45~64	65+	35~64				0~64岁	0~74岁		
其他胸腔器官	0	0.00	0.00	0.00	0.00	0.00	0.00	0.00	0.00	0.00	0.00	0.00	0.00	19	C37~C38
骨	3	0.48	0.00	0.00	1.19	0.00	2.98	0.78	0.80	0.88	0.68	0.04	0.04	15	C40~C41
皮肤黑色素瘤	3	0.48	0.00	0.00	0.00	2.73	2.98	1.56	0.80	0.75	0.78	0.06	0.10	17	C43
乳房	0	0.00	0.00	0.00	0.00	0.00	0.00	0.00	0.00	0.00	0.00	0.00	0.00	19	C50
子宫颈	—	—	—	—	—	—	—	—	—	—	—	—	—	—	C53
子宫体及子宫部位不明	—	—	—	—	—	—	—	—	—	—	—	—	—	—	C54~C55
卵巢	—	—	—	—	—	—	—	—	—	—	—	—	—	—	C56
前列腺	8	1.28	0.00	0.00	0.00	0.00	23.80	0.00	2.13	1.34	1.29	0.00	0.05	11	C61
睾丸	0	0.00	0.00	0.00	0.00	0.00	0.00	0.00	0.00	0.00	0.00	0.00	0.00	19	C62
肾及泌尿系统不明	2	0.32	0.00	0.00	0.00	2.73	0.00	1.56	0.53	0.54	0.55	0.06	0.06	18	C64~C66, C68
膀胱	10	1.59	0.00	0.00	0.00	2.73	23.80	1.56	2.66	2.04	2.16	0.07	0.27	10	C67
脑、神经系统	13	2.07	0.00	0.00	2.38	5.47	14.88	3.90	3.46	3.73	3.24	0.19	0.37	9	C70~C72
甲状腺	0	0.00	0.00	0.00	0.00	0.00	0.00	0.00	0.00	0.00	0.00	0.00	0.00	19	C73
淋巴瘤	15	2.39	0.00	0.00	1.19	10.94	14.88	7.03	4.00	3.93	3.68	0.27	0.49	8	C81~C85, C88, C90, C96
白血病	21	3.35	0.00	7.18	2.97	9.57	11.90	6.25	5.59	5.67	5.15	0.36	0.42	6	C91~C95
不明及其他癌症	12	1.91	0.00	0.00	0.00	1.37	32.73	0.78	3.20	2.50	2.31	0.02	0.29	99	A_0
所有部位合计	627	100.00	0.00	7.18	59.46	355.40	779.53	252.96	167.02	154.12	146.82	9.46	16.35	0	ALL
所有部位除C44	623	99.36	0.00	7.18	59.46	355.40	767.63	252.96	165.95	153.34	146.17	9.46	16.30	99	ALLbC44

附表 3-45　2017 年广西壮族自治区贵港市港北区女性癌症发病和死亡主要指标（1/10⁵）

发病

部位	病例数	构成（%）	年龄组（岁）						粗率	中国人口标化率	世界人口标化率	累积率（%）		顺位	ICD-10
			0～4	5～14	15～44	45～64	65+	35～64				0～64 岁	0～74 岁		
口腔和咽喉（除鼻咽癌）	6	1.10	0.00	0.00	0.64	2.94	9.60	2.52	1.72	1.51	1.47	0.08	0.19	16	C00～C10, C12～C14
鼻咽癌	12	2.20	0.00	0.00	1.92	8.82	9.60	7.55	3.44	3.17	2.96	0.25	0.37	11	C11
食管	7	1.28	0.00	0.00	0.00	4.41	12.79	2.52	2.00	1.54	1.58	0.09	0.09	14	C15
胃	20	3.66	0.00	0.00	0.64	8.82	41.58	5.88	5.73	4.50	4.29	0.20	0.49	9	C16
结直肠肛门	47	8.61	0.00	0.00	1.28	35.27	67.17	21.82	13.46	12.04	12.27	0.86	1.50	5	C18～C21
肝脏	61	11.17	0.00	0.00	8.31	41.15	63.97	34.41	17.47	16.63	15.82	1.10	1.69	3	C22
胆囊及其他	1	0.18	0.00	0.00	0.64	0.00	0.00	0.84	0.29	0.25	0.23	0.02	0.02	22	C23～C24
胰腺	1	0.18	0.00	0.00	0.00	0.00	3.20	0.00	0.29	0.27	0.29	0.00	0.05	20	C25
喉	1	0.18	0.00	0.00	0.00	0.00	3.20	0.00	0.29	0.27	0.29	0.00	0.05	20	C32
气管，支气管，肺	74	13.55	0.00	0.00	2.56	55.85	102.36	34.41	21.19	18.46	18.76	1.35	2.17	2	C33～C34
其他胸腔器官	1	0.18	0.00	0.00	0.00	1.47	0.00	0.84	0.29	0.22	0.23	0.03	0.03	23	C37～C38
骨	6	1.10	0.00	0.00	0.00	1.47	15.99	0.84	1.72	1.38	1.49	0.03	0.25	17	C40～C41
皮肤黑色素瘤	1	0.18	0.00	0.00	0.00	1.47	0.00	0.84	0.29	0.31	0.27	0.02	0.02	19	C43
乳房	85	15.57	0.00	0.00	15.98	73.48	31.99	58.76	24.34	24.25	22.36	2.00	2.31	1	C50
子宫颈	58	10.62	0.00	0.00	8.31	47.03	41.58	36.09	16.61	16.45	15.22	1.19	1.82	4	C53
子宫体及子宫部位不明	32	5.86	0.00	0.00	0.00	36.74	22.39	20.98	9.16	8.79	8.66	0.74	1.01	6	C54～C55
卵巢	31	5.68	0.00	1.54	7.03	22.04	12.79	18.47	8.88	8.94	8.27	0.66	0.76	8	C56
前列腺	—	—	—	—	—	—	—	—	—	—	—	—	—	—	C61
睾丸	—	—	—	—	—	—	—	—	—	—	—	—	—	—	C62

续表

部位	病例数	构成(%)	年龄组（岁）					35~64	粗率	中国人口标化率	世界人口标化率	累积率（%）		顺位	ICD-10
			0~4	5~14	15~44	45~64	65+					0~64岁	0~74岁		
肾及泌尿系统不明	5	0.92	0.00	0.00	0.00	5.88	3.20	3.36	1.43	1.46	1.36	0.11	0.11	18	C64~C66, C68
膀胱	6	1.10	0.00	0.00	0.64	4.41	6.40	3.36	1.72	1.63	1.52	0.11	0.16	15	C67
脑、神经系统	8	1.47	0.00	0.00	2.56	4.41	3.20	3.36	2.29	2.24	2.07	0.17	0.17	13	C70~C72
甲状腺	31	5.68	0.00	0.00	14.06	11.76	3.20	15.11	8.88	10.56	8.25	0.67	0.72	7	C73
淋巴瘤	14	2.56	0.00	3.09	1.92	7.35	12.79	6.71	4.01	3.70	3.74	0.22	0.37	10	C81~C85, C88, C90, C96
白血病	12	2.20	3.48	3.09	1.92	7.35	3.20	5.88	3.44	3.13	3.17	0.24	0.24	12	C91~C95
不明及其他癌症	26	4.76	6.97	1.54	1.92	14.70	31.99	10.07	7.45	6.39	6.74	0.42	0.53	99	A_0
所有部位合计	546	100.00	10.45	9.27	70.31	396.80	502.19	294.62	156.36	148.09	141.32	10.55	15.12	0	ALL
所有部位除C44	534	97.80	10.45	9.27	69.68	389.45	483.00	290.42	152.93	145.02	138.36	10.38	14.84	99	ALLbC44
死亡															
口腔和咽喉（除鼻咽癌）	1	0.36	0.00	0.00	0.00	1.47	0.00	0.84	0.29	0.22	0.23	0.03	0.03	20	C00~C10, C12~C14
鼻咽癌	4	1.46	0.00	0.00	0.64	2.94	3.20	2.52	1.15	0.95	0.90	0.08	0.08	11	C11
食管	3	1.09	0.00	0.00	0.00	0.00	9.60	0.00	0.86	0.77	0.77	0.00	0.17	15	C15
胃	17	6.20	0.00	0.00	0.64	1.47	47.98	1.68	4.87	3.54	3.35	0.04	0.26	6	C16
结直肠肛门	21	7.66	0.00	0.00	0.64	13.23	35.19	7.55	6.01	5.37	5.04	0.32	0.55	5	C18~C21
肝脏	55	20.07	3.48	0.00	6.39	30.86	73.57	25.18	15.75	14.61	14.29	0.86	1.69	1	C22
胆囊及其他	2	0.73	0.00	0.00	0.00	1.47	3.20	0.84	0.57	0.39	0.37	0.03	0.03	17	C23~C24
胰腺	4	1.46	0.00	0.00	0.00	0.00	12.79	0.00	1.15	0.86	0.72	0.00	0.06	13	C25
喉	0	0.00	0.00	0.00	0.00	0.00	0.00	0.00	0.00	0.00	0.00	0.00	0.00	22	C32
气管，支气管，肺	48	17.52	0.00	0.00	1.92	27.92	83.17	16.79	13.75	11.97	12.00	0.71	1.37	2	C33~C34

续表

部位	病例数	构成（%）	年龄组（岁）0~4	5~14	15~44	45~64	65+	35~64	粗率	中国人口标化率	世界人口标化率	累积率（%）0~64岁	0~74岁	顺位	ICD-10
其他胸腔器官	1	0.36	0.00	0.00	0.00	0.00	3.20	0.00	0.29	0.25	0.24	0.00	0.06	19	C37~C38
骨	4	1.46	0.00	0.00	0.00	1.47	9.60	0.84	1.15	0.86	0.95	0.03	0.14	14	C40~C41
皮肤黑色素瘤	1	0.36	0.00	0.00	0.00	0.00	3.20	0.00	0.29	0.27	0.29	0.00	0.05	18	C43
乳房	28	10.22	0.00	0.00	5.11	23.51	12.79	19.31	8.02	8.04	7.43	0.65	0.75	4	C50
子宫颈	31	11.31	0.00	0.00	3.84	20.57	35.19	15.95	8.88	8.64	7.95	0.52	1.03	3	C53
子宫体及子宫部位不明	7	2.55	0.00	0.00	0.64	2.94	12.79	2.52	2.00	1.65	1.66	0.08	0.24	9	C54~C55
卵巢	9	3.28	0.00	0.00	3.20	4.41	3.20	5.88	2.58	2.52	2.30	0.19	0.19	8	C56
前列腺	—	—	—	—	—	—	—	—	—	—	—	—	—	—	C61
睾丸	—	—	—	—	—	—	—	—	—	—	—	—	—	—	C62
肾及泌尿系统不明	1	0.36	0.00	0.00	0.00	0.00	3.20	0.00	0.29	0.21	0.16	0.00	0.00	21	C64~C66, C68
膀胱	2	0.73	0.00	0.00	0.00	1.47	3.20	0.84	0.57	0.52	0.47	0.03	0.03	16	C67
脑，神经系统	4	1.46	0.00	0.00	0.64	0.00	9.60	0.00	1.15	1.00	1.00	0.02	0.13	10	C70~C72
甲状腺	0	0.00	0.00	0.00	0.00	0.00	0.00	0.00	0.00	0.00	0.00	0.00	0.00	22	C73
淋巴瘤	4	1.46	0.00	0.00	0.00	1.47	9.60	0.84	1.15	0.90	1.03	0.04	0.15	12	C81~C85, C88, C90, C96
白血病	12	4.38	3.48	3.09	3.20	2.94	6.40	4.20	3.44	3.38	3.24	0.19	0.24	7	C91~C95
不明及其他癌症	15	5.47	0.00	0.00	1.28	5.88	28.79	4.20	4.30	3.49	3.20	0.15	0.26	99	A_0
所有部位合计	274	100.00	6.97	3.09	28.13	144.02	409.43	109.96	78.47	70.42	67.61	3.97	7.50	0	ALL
所有部位除C44	271	98.91	6.97	3.09	28.13	142.55	403.03	109.12	77.61	69.78	66.95	3.94	7.47	99	ALLbC44

附表3-46 2017年广西壮族自治区贵港市港南区男女合计癌症发病和死亡主要指标（1/10⁵）

发病

部位	病例数	构成(%)	0~4	5~14	15~44	45~64	65+	35~64	粗率	中国人口标化率	世界人口标化率	累积率(%) 0~64岁	0~74岁	顺位	ICD-10
口腔和咽喉（除鼻咽癌）	24	1.75	0.00	0.00	0.63	10.93	11.10	6.66	3.41	2.91	2.99	0.25	0.31	15	C00~C10, C12~C14
鼻咽癌	75	5.46	0.00	0.00	6.02	34.96	12.68	24.96	10.65	10.33	9.88	0.93	1.04	6	C11
食管	16	1.16	0.00	0.00	0.00	5.83	12.68	3.33	2.27	2.00	1.97	0.12	0.19	19	C15
胃	57	4.15	0.00	0.00	1.27	20.40	39.64	12.90	8.09	7.15	6.91	0.47	0.75	7	C16
结直肠肛门	138	10.04	0.00	0.00	3.17	47.35	99.89	30.37	19.59	17.41	17.57	1.17	2.10	3	C18~C21
肝脏	341	24.82	0.00	0.00	22.81	128.93	145.87	95.27	48.40	47.08	44.37	3.40	5.08	1	C22
胆囊及其他	9	0.66	0.00	0.00	0.00	3.64	6.34	2.08	1.28	0.97	0.97	0.08	0.08	22	C23~C24
胰腺	11	0.80	0.00	0.00	0.32	1.46	12.68	0.83	1.56	1.31	1.27	0.04	0.16	20	C25
喉	25	1.82	0.00	0.00	0.63	5.83	23.78	4.16	3.55	3.03	3.08	0.16	0.37	14	C32
气管，支气管，肺	255	18.56	0.00	0.00	3.49	67.01	240.99	41.19	36.20	30.99	31.00	1.60	4.02	2	C33~C34
其他胸腔器官	8	0.58	0.00	0.00	0.32	2.19	6.34	1.66	1.14	0.93	0.87	0.05	0.11	23	C37~C38
骨	17	1.24	0.00	0.77	0.32	3.64	15.85	2.50	2.41	2.07	2.03	0.09	0.25	18	C40~C41
皮肤黑色素瘤	3	0.22	0.00	0.00	0.32	0.73	1.59	0.83	0.43	0.41	0.41	0.02	0.05	24	C43
乳房	62	4.73	0.00	0.00	15.78	45.35	26.32	45.76	18.26	18.22	16.67	1.37	1.66	4	C50
子宫颈	58	4.22	0.00	0.00	3.94	51.39	59.22	33.67	17.08	14.97	15.29	1.19	1.58	5	C53
子宫体及子宫部位不明	24	1.75	0.00	0.00	0.00	30.23	13.16	17.27	7.07	6.44	6.43	0.60	0.79	8	C54~C55
卵巢	21	1.53	0.00	0.00	3.29	19.65	9.87	13.81	6.19	6.17	6.00	0.52	0.57	9	C56
前列腺	19	1.38	0.00	0.00	0.61	4.22	45.90	3.21	5.21	4.20	3.97	0.12	0.49	10	C61
睾丸	1	0.07	0.00	0.00	0.00	1.41	0.00	0.80	0.27	0.25	0.30	0.04	0.04	25	C62

续表

部位	病例数	构成(%)	年龄组(岁)						粗率	中国人口标化率	世界人口标化率	累积率(%)		顺位	ICD-10
			0~4	5~14	15~44	45~64	65+	35~64				0~64岁	0~74岁		
肾及泌尿系统不明	9	0.66	1.73	0.00	0.32	3.64	3.17	2.08	1.28	1.19	1.26	0.09	0.12	21	C64~C66, C68
膀胱	18	1.31	0.00	0.00	0.63	2.91	19.03	2.08	2.56	2.10	2.21	0.09	0.24	17	C67
脑,神经系统	33	2.40	0.00	0.77	2.53	10.20	15.85	7.90	4.68	4.50	4.41	0.32	0.50	12	C70~C72
甲状腺	28	2.04	0.00	0.00	4.75	5.83	7.93	4.58	3.97	4.33	3.90	0.27	0.35	13	C73
淋巴瘤	35	2.55	0.00	1.53	0.00	11.65	26.95	6.66	4.97	4.22	4.29	0.26	0.51	11	C81~C85, C88, C90, C96
白血病	23	1.67	3.45	1.53	2.53	1.46	14.27	0.83	3.26	3.14	3.17	0.14	0.24	16	C91~C95
不明及其他癌症	61	4.44	1.73	0.77	2.53	12.38	53.91	9.15	8.66	7.35	7.42	0.37	0.86	99	A_0
所有部位合计	1374	100.00	6.91	5.36	64.00	454.53	851.41	315.35	195.03	178.13	173.89	11.79	19.84	0	ALL
所有部位除C44	1350	98.25	6.91	5.36	64.00	451.62	819.70	313.69	191.63	175.58	171.31	11.73	19.56	99	ALLbC44
死亡															
口腔和咽喉(除鼻咽癌)	7	0.85	0.00	0.00	0.32	2.19	4.76	1.66	0.99	0.76	0.75	0.05	0.05	18	C00~C10, C12~C14
鼻咽瘤	35	4.24	0.00	0.00	1.58	14.57	15.85	9.98	4.97	4.42	4.41	0.37	0.44	5	C11
食管	8	0.97	0.00	0.00	0.00	2.19	7.93	1.25	1.14	0.97	0.91	0.04	0.10	17	C15
胃	58	7.02	0.00	0.00	0.32	13.11	61.83	7.49	8.23	6.85	6.60	0.28	0.75	4	C16
结直肠肛门	62	7.51	0.00	0.00	1.27	8.74	72.93	5.82	8.80	6.96	6.79	0.21	0.67	3	C18~C21
肝脏	274	33.17	0.00	0.00	18.06	107.08	110.98	77.80	38.89	38.15	35.98	2.77	4.10	1	C22
胆囊及其他	2	0.24	0.00	0.00	0.00	0.00	3.17	0.00	0.28	0.19	0.15	0.00	0.00	22	C23~C24
胰腺	8	0.97	0.00	0.00	0.63	0.73	7.93	0.83	1.14	1.00	0.88	0.03	0.06	16	C25
喉	9	1.09	0.00	0.00	0.00	3.64	6.34	2.08	1.28	1.13	1.23	0.10	0.15	15	C32
气管,支气管,肺	188	22.76	0.00	0.00	1.58	54.63	171.23	32.87	26.69	22.48	22.62	1.26	2.79	2	C33~C34

续表

部位	病例数	构成 (%)	年龄组（岁）						粗率	中国人口标化率	世界人口标化率	累积率（%）		顺位	ICD-10
			0~4	5~14	15~44	45~64	65+	35~64				0~64岁	0~74岁		
其他胸腔器官	2	0.24	0.00	0.00	0.32	0.73	0.00	0.83	0.28	0.28	0.24	0.02	0.02	21	C37~C38
骨	22	2.66	0.00	0.77	0.63	4.37	20.61	2.50	3.12	2.73	2.56	0.12	0.27	10	C40~C41
皮肤黑色素瘤	0	0.00	0.00	0.00	0.00	0.00	0.00	0.00	0.00	0.00	0.00	0.00	0.00	24	C43
乳房	15	1.94	0.00	0.00	2.63	12.09	9.87	9.50	4.42	4.52	4.05	0.34	0.46	7	C50
子宫颈	16	1.94	0.00	0.00	0.66	15.12	16.45	9.50	4.71	4.25	4.23	0.35	0.48	6	C53
子宫体及子宫部位不明	15	1.82	0.00	0.00	0.66	12.09	19.74	6.91	4.42	4.17	4.05	0.29	0.51	8	C54~C55
卵巢	3	0.36	0.00	0.00	0.00	1.51	6.58	0.86	0.88	0.73	0.77	0.02	0.07	19	C56
前列腺	7	0.85	0.00	0.00	0.00	1.41	18.36	0.80	1.92	1.40	1.37	0.04	0.15	12	C61
睾丸	0	0.00	0.00	0.00	0.00	0.00	0.00	0.00	0.00	0.00	0.00	0.00	0.00	24	C62
肾及泌尿系统不明	2	0.24	0.00	0.00	0.00	0.73	1.59	0.42	0.28	0.29	0.28	0.01	0.04	20	C64~C66, C68
膀胱	10	1.21	0.00	0.77	0.32	1.46	9.51	1.25	1.42	1.24	1.18	0.05	0.13	13	C67
脑，神经系统	28	3.39	0.00	0.00	2.53	8.01	14.27	7.07	3.97	3.67	3.67	0.26	0.44	9	C70~C72
甲状腺	1	0.12	0.00	0.00	0.00	0.00	1.59	0.00	0.14	0.10	0.08	0.00	0.00	23	C73
淋巴瘤	9	1.09	0.00	0.00	0.00	3.64	6.34	2.08	1.28	1.15	1.16	0.08	0.16	14	C81~C85, C88, C90, C96
白血病	16	1.94	3.45	2.30	1.27	3.64	3.17	2.08	2.27	2.16	2.42	0.16	0.18	11	C91~C95
不明及其他癌症	28	3.39	0.00	0.00	0.95	8.74	20.61	5.82	3.97	3.57	3.52	0.22	0.47	99	A_0
所有部位合计	826	100.00	3.45	3.83	31.68	258.59	577.12	175.15	117.25	105.56	102.59	6.53	11.66	0	ALL
所有部位除C44	824	99.76	3.45	3.83	31.68	257.86	575.53	174.73	116.96	105.30	102.31	6.51	11.61	99	ALLbC44

附表3-47　2017年广西壮族自治区贵港市港南区男性癌症发病和死亡主要指标（1/10⁵）

发病

部位	病例数	构成(%)	年龄组（岁） 0~4	5~14	15~44	45~64	65+	35~64	粗率	中国人口标化率	世界人口标化率	累积率（%） 0~64岁	0~74岁	顺位	ICD-10
口腔和咽喉（除鼻咽癌）	16	1.85	0.00	0.00	1.22	14.06	12.24	8.83	4.38	3.86	3.90	0.33	0.38	11	C00~C10, C12~C14
鼻咽癌	53	6.12	0.00	0.00	8.56	47.80	15.30	35.33	14.52	13.88	13.40	1.27	1.43	4	C11
食管	9	1.04	0.00	0.00	0.00	5.62	15.30	3.21	2.47	2.23	2.11	0.11	0.20	15	C15
胃	41	4.73	0.00	0.00	1.83	28.12	55.08	17.67	11.23	9.95	9.61	0.64	1.06	5	C16
结直肠肛门	79	9.12	0.00	0.00	3.67	47.80	119.35	30.51	21.64	19.02	19.35	1.21	2.32	3	C18~C21
肝脏	298	34.41	0.00	0.00	40.97	224.95	217.27	167.83	81.64	80.03	75.13	5.97	8.55	1	C22
胆囊及其他	4	0.46	0.00	0.00	0.00	2.81	6.12	1.61	1.10	0.79	0.78	0.07	0.07	18	C23~C24
胰腺	5	0.58	0.00	0.00	0.00	0.00	15.30	0.00	1.37	0.90	0.87	0.00	0.05	17	C25
喉	23	2.66	0.00	0.00	0.61	11.25	42.84	7.23	6.30	5.36	5.44	0.29	0.65	6	C32
气管，支气管，肺	170	19.63	0.00	0.00	3.67	91.39	302.96	55.41	46.58	40.60	40.68	2.16	5.55	2	C33~C34
其他胸腔器官	3	0.35	0.00	0.00	0.61	0.00	6.12	0.80	0.82	0.71	0.68	0.02	0.13	19	C37~C38
骨	12	1.39	0.00	0.00	0.61	5.62	21.42	4.02	3.29	2.81	2.68	0.13	0.33	13	C40~C41
皮肤黑色素瘤	2	0.23	0.00	0.00	0.00	1.41	3.06	0.80	0.55	0.56	0.57	0.03	0.08	21	C43
乳房	3	0.35	0.00	0.00	0.00	0.00	9.18	0.00	0.82	0.57	0.61	0.00	0.05	20	C50
子宫颈	—	—	—	—	—	—	—	—	—	—	—	—	—	—	C53
子宫体及子宫部位不明	—	—	—	—	—	—	—	—	—	—	—	—	—	—	C54~C55
卵巢	—	—	—	—	—	—	—	—	—	—	—	—	—	—	C56
前列腺	19	2.19	0.00	0.00	0.61	4.22	45.90	3.21	5.21	4.20	3.97	0.12	0.49	9	C61
睾丸	1	0.12	0.00	0.00	0.00	1.41	0.00	0.80	0.27	0.25	0.30	0.04	0.04	22	C62

续表

部位	病例数	构成(%)	年龄组（岁）					粗率	中国人口标化率	世界人口标化率	累积率（%）		顺位	ICD-10
			0~4	5~14	15~44	45~64	65+				0~64岁	0~74岁		
肾及泌尿系统不明	5	0.58	0.00	0.00	0.00	4.22	6.12	1.37	1.33	1.23	0.08	0.14	16	C64~C66, C68
膀胱	17	1.96	0.00	0.00	1.22	5.62	33.66	4.66	3.94	4.09	0.17	0.47	10	C67
脑，神经系统	21	2.42	0.00	0.00	1.83	14.06	24.48	5.75	5.47	5.43	0.38	0.63	8	C70~C72
甲状腺	11	1.27	0.00	0.00	3.67	4.22	6.12	3.01	3.30	2.88	0.19	0.29	14	C73
淋巴瘤	22	2.54	0.00	1.48	0.00	14.06	33.66	6.03	5.31	5.38	0.32	0.67	7	C81~C85, C88, C90, C96
白血病	15	1.73	6.67	2.96	3.06	1.41	15.30	4.11	3.82	4.13	0.19	0.29	12	C91~C95
不明及其他癌症	37	4.27	3.33	1.48	3.06	15.47	58.14	10.14	8.49	8.82	0.48	1.02	99	A_0
所有部位合计	866	100.00	10.00	5.91	75.22	545.50	1064.94	237.26	217.38	212.04	14.20	24.88	0	ALL
所有部位除C44	850	98.15	10.00	5.91	75.22	541.29	1025.15	232.88	213.92	208.55	14.10	24.48	99	ALLbC44
死亡														
口腔和咽喉（除鼻咽癌）	4	0.67	0.00	0.00	0.61	1.41	6.12	1.10	0.85	0.84	0.05	0.05	15	C00~C10, C12~C14
鼻咽癌	30	5.04	0.00	0.00	2.45	25.31	24.48	8.22	7.55	7.42	0.64	0.78	5	C11
食管	7	1.18	0.00	0.00	0.00	4.22	12.24	1.92	1.67	1.60	0.09	0.19	12	C15
胃	40	6.72	0.00	0.00	0.00	18.28	82.62	10.96	9.09	8.89	0.38	1.01	3	C16
结直肠肛门	40	6.72	0.00	0.00	2.45	5.62	97.93	10.96	8.60	8.26	0.19	0.80	4	C18~C21
肝脏	232	38.99	0.00	0.00	32.41	179.96	156.07	63.56	63.18	58.79	4.70	6.55	1	C22
胆囊及其他	0	0.00	0.00	0.00	0.00	0.00	0.00	0.00	0.00	0.00	0.00	0.00	19	C23~C24
胰腺	5	0.84	0.00	0.00	0.61	0.00	12.24	1.37	1.16	0.94	0.02	0.07	14	C25
喉	9	1.51	0.00	0.00	0.00	7.03	12.24	2.47	2.17	2.37	0.19	0.28	9	C32
气管，支气管，肺	133	22.35	0.00	0.00	2.45	75.92	229.51	36.44	31.11	31.06	1.73	3.91	2	C33~C34

续表

部位	病例数	构成(%)	0~4	5~14	15~44	45~64	65+	35~64	粗率	中国人口标化率	世界人口标化率	累积率(%) 0~64岁	0~74岁	顺位	ICD-10
其他胸腔器官	0	0.00	0.00	0.00	0.00	0.00	0.00	0.00	0.00	0.00	0.00	0.00	0.00	19	C37~C38
骨	17	2.86	0.00	0.00	1.22	8.44	27.54	4.82	4.66	4.20	4.00	0.21	0.45	7	C40~C41
皮肤黑色素瘤	0	0.00	0.00	0.00	0.00	0.00	0.00	0.00	0.00	0.00	0.00	0.00	0.00	19	C43
乳房	1	0.17	0.00	0.00	0.00	0.00	3.06	0.00	0.27	0.26	0.28	0.00	0.05	17	C50
子宫颈	—	—	—	—	—	—	—	—	—	—	—	—	—	—	C53
子宫体及子宫部位不明	—	—	—	—	—	—	—	—	—	—	—	—	—	—	C54~C55
卵巢	—	—	—	—	—	—	—	—	—	—	—	—	—	—	C56
前列腺	7	1.18	0.00	0.00	0.00	1.41	18.36	0.80	1.92	1.40	1.37	0.04	0.15	13	C61
睾丸	0	0.00	0.00	0.00	0.00	0.00	0.00	0.00	0.00	0.00	0.00	0.00	0.00	19	C62
肾及泌尿系统不明	1	0.17	0.00	0.00	0.00	1.41	0.00	0.80	0.27	0.30	0.26	0.02	0.02	16	C64~C66, C68
膀胱	7	1.18	0.00	0.00	0.61	2.81	12.24	2.41	1.92	1.78	1.61	0.08	0.18	11	C67
脑，神经系统	19	3.19	0.00	0.00	2.45	11.25	21.42	8.03	5.21	4.77	4.92	0.33	0.57	6	C70~C72
甲状腺	1	0.17	0.00	0.00	0.00	0.00	3.06	0.00	0.27	0.20	0.15	0.00	0.00	18	C73
淋巴瘤	8	1.34	0.00	0.00	0.00	7.03	9.18	4.02	2.19	1.97	2.02	0.15	0.26	10	C81~C85, C88, C90, C96
白血病	11	1.85	6.67	4.43	1.83	2.81	3.06	1.61	3.01	2.82	3.29	0.20	0.20	8	C91~C95
不明及其他癌症	23	3.87	0.00	0.00	1.83	14.06	30.60	9.64	6.30	5.69	5.60	0.36	0.74	99	A_0
所有部位合计	595	100.00	6.67	4.43	48.92	366.95	761.98	252.14	163.01	148.76	143.67	9.36	16.27	0	ALL
所有部位除C44	593	99.66	6.67	4.43	48.92	365.54	758.92	251.34	162.47	148.27	143.14	9.32	16.18	99	ALLbC44

附表3-48 2017年广西壮族自治区贵港市港南区女性癌症发病和死亡主要指标（1/10⁵）

发病

部位	病例数	构成(%)	年龄组（岁）					35~64	粗率	中国人口标化率	世界人口标化率	累积率(%)		顺位	ICD-10
			0~4	5~14	15~44	45~64	65+					0~64岁	0~74岁		
口腔和咽喉（除鼻咽癌）	8	1.57	0.00	0.00	0.00	7.56	9.87	4.32	2.36	1.90	2.01	0.16	0.23	14	C00~C10, C12~C14
鼻咽癌	22	4.33	0.00	0.00	3.29	21.16	9.87	13.81	6.48	6.50	6.11	0.56	0.61	7	C11
食管	7	1.38	0.00	0.00	0.00	6.05	9.87	3.45	2.06	1.76	1.82	0.13	0.18	15	C15
胃	16	3.15	0.00	0.00	0.66	12.09	23.03	7.77	4.71	4.14	4.00	0.29	0.41	10	C16
结直肠肛门	59	11.61	0.00	0.00	2.63	46.86	78.96	30.22	17.38	15.69	15.65	1.13	1.87	3	C18~C21
肝脏	43	8.46	0.00	0.00	3.29	25.70	69.09	17.27	12.67	11.66	11.31	0.65	1.34	5	C22
胆囊及其他	5	0.98	0.00	0.00	0.00	4.53	6.58	2.59	1.47	1.17	1.17	0.09	0.09	18	C23~C24
胰腺	6	1.18	0.00	0.00	0.66	3.02	9.87	1.73	1.77	1.75	1.72	0.09	0.28	16	C25
喉	2	0.39	0.00	0.00	0.66	0.00	3.29	0.86	0.59	0.54	0.54	0.02	0.07	21	C32
气管,支气管,肺	85	16.73	0.00	0.00	3.29	40.81	174.38	25.90	25.04	20.66	20.58	1.00	2.38	1	C33~C34
其他胸腔器官	5	0.98	0.00	0.00	0.00	4.53	6.58	2.59	1.47	1.16	1.07	0.08	0.08	19	C37~C38
骨	5	0.98	0.00	1.59	0.00	1.51	9.87	0.86	1.47	1.27	1.33	0.05	0.16	17	C40~C41
皮肤黑色素瘤	1	0.20	0.00	0.00	0.66	0.00	0.00	0.86	0.29	0.26	0.24	0.02	0.02	22	C43
乳房	62	12.20	0.00	0.00	15.78	45.35	26.32	45.76	18.26	18.22	16.67	1.37	1.66	2	C50
子宫颈	58	11.42	0.00	0.00	3.94	51.39	59.22	33.67	17.08	14.97	15.29	1.19	1.58	4	C53
子宫体及子宫部位不明	24	4.72	0.00	0.00	0.00	30.23	13.16	17.27	7.07	6.44	6.43	0.60	0.79	6	C54~C55
卵巢	21	4.13	0.00	0.00	3.29	19.65	9.87	13.81	6.19	6.17	6.00	0.52	0.57	8	C56
前列腺	—	—	—	—	—	—	—	—	—	—	—	—	—	—	C61
睾丸	—	—	—	—	—	—	—	—	—	—	—	—	—	—	C62

续表

部位	ICD-10	病例数	构成(%)	0~4	5~14	15~44	45~64	65+	35~64	粗率	中国人口标化率	世界人口标化率	累积率(%) 0~64岁	累积率(%) 0~74岁	顺位
肾及泌尿系统不明	C64~C66, C68	4	0.79	3.58	0.00	0.66	3.02	0.00	1.73	1.18	1.03	1.29	0.10	0.10	20
膀胱	C67	1	0.20	0.00	0.00	0.00	0.00	3.29	0.00	0.29	0.12	0.19	0.00	0.00	23
脑, 神经系统	C70~C72	12	2.36	0.00	1.59	3.29	6.05	6.58	7.77	3.53	3.46	3.32	0.25	0.36	12
甲状腺	C73	17	3.35	0.00	0.00	5.92	7.56	9.87	5.18	5.01	5.45	4.99	0.36	0.41	9
淋巴瘤	C81~C85, C88, C90, C96	13	2.56	0.00	1.59	0.00	9.07	19.74	5.18	3.83	3.06	3.12	0.20	0.33	11
白血病	C91~C95	8	1.57	0.00	0.00	1.97	1.51	13.16	0.86	2.36	2.40	2.13	0.09	0.19	13
不明及其他癌症	A_0	24	4.72	0.00	0.00	1.97	9.07	49.35	6.04	7.07	6.14	5.91	0.24	0.70	99
所有部位合计	ALL	508	100.00	3.58	4.77	51.94	356.73	621.83	249.50	149.63	135.93	132.86	9.20	14.41	0
所有部位除C44	ALLbC44	500	98.43	3.58	4.77	51.94	355.22	598.80	248.64	147.28	134.35	131.28	9.17	14.26	99
死亡															
口腔和咽喉(除鼻咽癌)	C00~C10, C12~C14	3	1.30	0.00	0.00	0.00	3.02	3.29	1.73	0.88	0.66	0.65	0.06	0.06	15
鼻咽癌	C11	5	2.16	0.00	0.00	0.66	3.02	6.58	2.59	1.47	1.05	1.17	0.08	0.08	11
食管	C15	1	0.43	0.00	0.00	0.00	0.00	3.29	0.00	0.29	0.21	0.16	0.00	0.00	20
胃	C16	18	7.79	0.00	0.00	0.66	7.56	39.48	4.32	5.30	4.44	4.14	0.17	0.47	4
结直肠肛门	C18~C21	22	9.52	0.00	0.00	0.00	12.09	46.06	6.91	6.48	5.20	5.22	0.24	0.52	3
肝脏	C22	42	18.18	0.00	0.00	2.63	28.72	62.51	18.99	12.37	11.25	11.46	0.70	1.46	2
胆囊及其他	C23~C24	2	0.87	0.00	0.00	0.00	0.00	6.58	0.00	0.59	0.39	0.30	0.00	0.00	17
胰腺	C25	3	1.30	0.00	0.00	0.66	1.51	3.29	0.86	0.88	0.84	0.81	0.04	0.04	12
喉	C32	0	0.00	0.00	0.00	0.00	0.00	0.00	0.00	0.00	0.00	0.00	0.00	0.00	21
气管, 支气管, 肺	C33~C34	55	23.81	0.00	0.00	0.66	31.74	108.57	18.13	16.20	13.21	13.55	0.76	1.60	1

续表

部位	病例数	构成 (%)	年龄组（岁） 0~4	5~14	15~44	45~64	65+	35~64	粗率	中国人口标化率	世界人口标化率	累积率（%） 0~64岁	0~74岁	顺位	ICD-10
其他胸腔器官	2	0.87	0.00	0.00	0.66	1.51	0.00	1.73	0.59	0.59	0.49	0.05	0.05	16	C37~C38
骨	5	2.16	0.00	1.59	0.00	0.00	13.16	0.00	1.47	1.15	1.02	0.02	0.07	10	C40~C41
皮肤黑色素瘤	0	0.00	0.00	0.00	0.00	0.00	0.00	0.00	0.00	0.00	0.00	0.00	0.00	21	C43
乳房	15	6.49	0.00	0.00	2.63	12.09	9.87	9.50	4.42	4.52	4.05	0.34	0.46	6	C50
子宫颈	16	6.93	0.00	0.00	0.66	15.12	16.45	9.50	4.71	4.25	4.23	0.35	0.48	5	C53
子宫体及子宫部位不明	15	6.49	0.00	0.00	0.66	12.09	19.74	6.91	4.42	4.17	4.05	0.29	0.51	7	C54~C55
卵巢	3	1.30	0.00	0.00	0.00	1.51	6.58	0.86	0.88	0.73	0.77	0.02	0.07	13	C56
前列腺	—	—	—	—	—	—	—	—	—	—	—	—	—	—	C61
睾丸	—	—	—	—	—	—	—	—	—	—	—	—	—	—	C62
肾及泌尿系统不明	1	0.43	0.00	0.00	0.00	0.00	3.29	0.00	0.29	0.28	0.30	0.00	0.05	18	C64~C66, C68
膀胱	3	1.30	0.00	1.59	0.00	0.00	6.58	0.00	0.88	0.67	0.71	0.02	0.08	14	C67
脑、神经系统	9	3.90	0.00	0.00	2.63	4.53	6.58	6.04	2.65	2.49	2.32	0.18	0.29	8	C70~C72
甲状腺	0	0.00	0.00	0.00	0.00	0.00	0.00	0.00	0.00	0.00	0.00	0.00	0.00	21	C73
淋巴瘤	1	0.43	0.00	0.00	0.00	0.00	3.29	0.00	0.29	0.25	0.25	0.00	0.06	19	C81~C85, C88, C90, C96
白血病	5	2.16	0.00	0.00	0.66	4.53	3.29	2.59	1.47	1.44	1.48	0.11	0.16	9	C91~C95
不明及其他癌症	5	2.16	0.00	0.00	0.00	3.02	9.87	1.73	1.47	1.30	1.29	0.06	0.18	99	A_0
所有部位合计	231	100.00	0.00	3.18	13.15	142.09	378.36	92.38	68.04	59.11	58.42	3.48	6.69	0	ALL
所有部位除C44	231	100.00	0.00	3.18	13.15	142.09	378.36	92.38	68.04	59.11	58.42	3.48	6.69	99	ALLbC44

附表3-49 2017年广西壮族自治区贵港市平南县男女合计癌症发病和死亡主要指标（1/10⁵）

发病

部位	病例数	构成(%)	0~4	5~14	15~44	45~64	65+	35~64	粗率	中国人口标化率	世界人口标化率	0~64岁	0~74岁	顺位	ICD-10
口腔和咽喉（除鼻咽癌）	62	1.55	1.46	1.23	1.43	9.30	13.51	6.82	4.07	3.61	3.73	0.25	0.36	15	C00~C10, C12~C14
鼻咽癌	358	8.93	0.00	0.82	12.46	68.92	40.54	53.37	23.48	22.70	21.48	1.84	2.25	6	C11
食管	134	3.34	2.19	1.23	0.57	16.99	53.31	10.91	8.79	7.54	7.74	0.43	0.89	10	C15
胃	185	4.61	0.00	0.00	2.72	25.32	65.32	17.73	12.13	10.74	10.58	0.65	1.27	7	C16
结直肠肛门	445	11.10	0.00	0.41	6.30	64.43	149.41	46.17	29.19	26.32	25.91	1.63	3.18	5	C18~C21
肝脏	530	13.22	0.73	0.41	15.32	93.60	96.85	72.46	34.76	33.08	31.82	2.46	3.66	4	C22
胆囊及其他	17	0.42	0.00	0.00	0.14	1.60	8.26	1.17	1.11	0.92	0.92	0.04	0.13	23	C23~C24
胰腺	41	1.02	0.00	0.00	0.43	6.73	12.76	4.68	2.69	2.28	2.31	0.15	0.28	19	C25
喉	22	0.55	0.00	0.00	0.29	4.17	5.26	2.92	1.44	1.33	1.34	0.10	0.16	21	C32
气管，支气管，肺	603	15.04	2.19	0.82	6.30	96.48	189.95	65.06	39.55	35.33	35.21	2.36	4.30	2	C33~C34
其他胸腔器官	16	0.40	0.00	0.00	0.57	2.56	3.00	1.75	1.05	1.02	0.94	0.08	0.10	24	C37~C38
骨	42	1.05	2.19	0.82	1.72	4.81	7.51	4.29	2.75	2.57	2.54	0.17	0.23	18	C40~C41
皮肤黑色素瘤	20	0.50	0.00	0.41	0.14	3.85	4.50	2.53	1.31	1.23	1.18	0.08	0.14	22	C43
乳房	356	9.25	0.00	0.90	34.04	143.96	61.19	124.59	50.66	50.23	45.95	3.98	4.60	1	C50
子宫颈	272	6.78	0.00	0.00	23.42	109.55	61.19	91.71	38.71	38.29	35.25	2.96	3.62	3	C53
子宫体及子宫部位不明	62	1.55	0.00	0.00	1.87	33.01	13.43	22.50	8.82	8.22	8.06	0.72	0.92	9	C54~C55
卵巢	40	1.00	0.00	0.00	2.19	17.56	11.94	12.11	5.69	5.23	5.10	0.42	0.55	13	C56
前列腺	34	0.85	0.00	0.00	0.00	2.36	45.33	1.42	4.14	3.38	3.30	0.06	0.32	14	C61
睾丸	4	0.10	1.33	0.00	0.53	0.59	0.00	0.71	0.49	0.47	0.49	0.04	0.04	25	C62

续表

部位	病例数	构成 (%)	0~4	5~14	15~44	45~64	65+	粗率	中国人口标化率	世界人口标化率	0~64岁	0~74岁	顺位	ICD-10
					年龄组（岁）						累积率（%）			
肾及泌尿系统不明	29	0.72	0.00	0.00	0.57	3.53	10.51	1.90	1.74	1.64	0.09	0.19	20	C64~C66, C68
膀胱	53	1.32	0.00	0.00	1.00	6.41	19.52	3.48	3.02	3.00	0.18	0.35	16	C67
脑、神经系统	106	2.64	1.46	3.68	4.30	13.46	17.27	6.95	6.59	6.48	0.45	0.62	12	C70~C72
甲状腺	51	1.27	0.00	0.00	3.58	6.73	3.75	3.34	3.39	3.00	0.25	0.27	17	C73
淋巴瘤	108	2.69	0.00	0.82	1.86	12.18	41.29	7.08	6.65	6.45	0.34	0.85	11	C81~C85, C88, C90, C96
白血病	145	3.62	9.50	6.96	5.30	13.46	27.03	9.51	8.71	9.01	0.53	0.80	8	C91~C95
不明及其他癌症	259	6.46	5.84	1.64	6.01	34.62	72.83	16.99	15.12	15.07	0.98	1.55	99	A_0
所有部位合计	4009	100.00	26.30	19.65	99.94	631.79	943.00	262.93	243.04	236.12	16.86	26.28	0	ALL
所有部位除C44	3978	99.23	26.30	19.65	99.36	628.59	930.24	260.90	241.38	234.42	16.78	26.10	99	ALLbC44
死亡														
口腔和咽喉（除鼻咽癌）	67	2.99	0.00	0.00	2.15	8.98	18.02	4.39	4.09	3.97	0.26	0.49	10	C00~C10, C12~C14
鼻咽癌	142	6.33	0.73	0.00	3.58	20.51	39.04	9.31	8.68	8.29	0.56	0.97	6	C11
食管	80	3.57	0.00	0.00	0.14	4.49	48.80	5.25	4.30	4.13	0.10	0.51	8	C15
胃	161	7.18	0.00	0.00	2.58	15.39	71.33	10.56	8.74	8.36	0.42	0.89	5	C16
结直肠肛门	183	8.16	0.00	0.41	1.29	20.84	81.09	12.00	10.16	10.05	0.51	1.22	4	C18~C21
肝脏	468	20.87	0.00	0.82	9.02	88.15	96.10	30.69	28.79	28.34	2.26	3.41	2	C22
胆囊及其他	20	0.89	0.00	0.00	0.14	2.88	7.51	1.31	1.14	1.13	0.07	0.14	18	C23~C24
胰腺	17	0.76	0.00	0.00	0.14	1.60	8.26	1.11	0.90	0.92	0.04	0.12	20	C25
喉	12	0.54	0.00	0.00	0.00	2.24	3.75	0.79	0.60	0.63	0.05	0.07	21	C32
气管、支气管、肺	472	21.05	0.00	0.00	1.72	35.45	214.73	30.96	26.47	26.48	1.33	3.41	1	C33~C34

续表

部位	病例数	构成(%)	年龄组(岁) 0~4	5~14	15~44	45~64	65+	35~64	粗率	中国人口标化率	世界人口标化率	累积率(%) 0~64岁	0~74岁	顺位	ICD-10
其他胸腔器官	5	0.22	0.00	0.00	0.29	0.64	0.75	0.78	0.33	0.33	0.27	0.02	0.02	23	C37~C38
骨	22	0.98	0.00	0.00	0.00	2.56	10.51	1.56	1.44	1.22	1.23	0.05	0.18	16	C40~C41
皮肤黑色素瘤	3	0.13	0.00	0.00	0.00	0.64	0.75	0.39	0.20	0.16	0.14	0.01	0.01	24	C43
乳房	99	4.59	0.00	0.00	8.43	42.13	17.91	34.61	14.09	13.80	13.12	1.17	1.35	3	C50
子宫颈	60	2.68	0.00	0.00	4.37	21.07	23.88	18.17	8.54	8.19	7.82	0.58	0.93	7	C53
子宫体及子宫部位不明	35	1.56	0.00	0.00	0.94	17.56	10.45	11.68	4.98	4.50	4.63	0.43	0.57	9	C54~C55
卵巢	8	0.36	0.00	0.00	0.31	4.21	1.49	3.03	1.14	1.09	1.02	0.09	0.11	19	C56
前列腺	21	0.94	0.00	0.00	0.00	2.95	24.18	1.77	2.55	2.19	2.18	0.08	0.26	14	C61
睾丸	0	0.00	0.00	0.00	0.00	0.00	0.00	0.00	0.00	0.00	0.00	0.00	0.00	25	C62
肾及泌尿系统不明	21	0.94	0.00	0.00	0.14	3.21	7.51	2.14	1.38	1.09	1.11	0.07	0.12	17	C64~C66, C68
膀胱	23	1.03	0.00	0.00	0.00	2.56	11.26	1.56	1.51	1.25	1.28	0.06	0.17	15	C67
脑,神经系统	66	2.94	0.73	1.64	0.86	9.30	19.52	6.04	4.33	3.65	3.75	0.24	0.39	11	C70~C72
甲状腺	8	0.36	0.00	0.00	0.57	0.96	0.75	0.97	0.52	0.55	0.51	0.04	0.06	22	C73
淋巴瘤	41	1.83	0.00	0.41	0.57	5.77	13.51	4.09	2.69	2.55	2.55	0.16	0.35	13	C81~C85, C88, C90, C96
白血病	65	2.90	1.46	1.64	2.43	7.69	13.51	5.45	4.26	4.00	3.97	0.26	0.39	12	C91~C95
不明及其他癌症	139	6.20	3.65	0.82	2.86	21.80	33.04	15.58	9.12	8.00	7.94	0.56	0.81	99	A_0
所有部位合计	2242	100.00	6.58	5.73	34.93	317.02	740.28	224.02	147.04	130.60	128.57	8.17	15.23	0	ALL
所有部位除C44	2228	99.38	6.58	5.32	34.65	315.10	736.53	222.65	146.12	129.75	127.77	8.12	15.15	99	ALLbC44

附表 3-50　2017 年广西壮族自治区贵港市平南县男性癌症发病和死亡主要指标（1/10⁵）

发病

部位	病例数	构成(%)	年龄组（岁）						粗率	中国人口标化率	世界人口标化率	累积率（%）		顺位	ICD-10
			0~4	5~14	15~44	45~64	65+	35~64				0~64岁	0~74岁		
口腔和咽喉（除鼻咽癌）	32	1.65	0.00	2.26	1.59	8.85	12.09	6.38	3.89	3.61	3.73	0.26	0.35	12	C00~C10, C12~C14
鼻咽癌	219	11.31	0.00	0.00	13.48	80.79	46.84	61.66	26.64	25.95	24.51	2.14	2.65	4	C11
食管	81	4.18	0.00	0.75	1.06	21.23	60.44	13.82	9.85	9.12	9.22	0.55	1.17	6	C15
胃	104	5.37	0.00	0.00	2.12	32.44	61.95	21.62	12.65	11.64	11.69	0.83	1.38	5	C16
结直肠肛门	242	12.49	0.00	0.00	6.87	62.51	166.20	45.36	29.44	27.47	27.00	1.68	3.34	3	C18~C21
肝脏	415	21.42	1.33	0.75	24.59	132.10	145.05	104.54	50.48	48.34	46.30	3.53	5.23	1	C22
胆囊及其他	9	0.46	0.00	0.00	0.26	1.77	7.55	1.42	1.09	1.00	1.01	0.05	0.15	20	C23~C24
胰腺	24	1.24	0.00	0.00	0.79	8.85	9.07	6.38	2.92	2.67	2.65	0.21	0.32	13	C25
喉	16	0.83	0.00	0.00	0.26	5.90	7.55	3.90	1.95	1.87	1.95	0.15	0.27	15	C32
气管，支气管，肺	364	18.79	2.66	1.50	6.87	100.25	247.79	66.62	44.28	40.75	40.70	2.54	5.06	2	C33~C34
其他胸腔器官	10	0.52	0.00	0.00	1.06	2.36	3.02	1.77	1.22	1.20	1.02	0.07	0.11	18	C37~C38
骨	18	0.93	3.99	0.00	1.59	2.95	6.04	3.54	2.19	1.98	2.06	0.12	0.19	14	C40~C41
皮肤黑色素瘤	10	0.52	0.00	0.75	0.00	3.54	4.53	2.13	1.22	1.16	1.16	0.08	0.15	19	C43
乳房	15	0.77	0.00	0.00	0.79	4.13	7.55	3.54	1.82	1.67	1.50	0.12	0.12	16	C50
子宫颈	—	—	—	—	—	—	—	—	—	—	—	—	—	—	C53
子宫体及子宫部位不明	—	—	—	—	—	—	—	—	—	—	—	—	—	—	C54~C55
卵巢	—	—	—	—	—	—	—	—	—	—	—	—	—	—	C56
前列腺	34	1.76	0.00	0.00	0.00	2.36	45.33	1.42	4.14	3.38	3.30	0.06	0.32	10	C61
睾丸	4	0.21	1.33	0.00	0.53	0.59	0.00	0.71	0.49	0.47	0.49	0.04	0.04	22	C62

续表

部位	病例数	构成(%)	年龄组（岁）						粗率	中国人口标化率	世界人口标化率	累积率（%）		顺位	ICD-10
			0~4	5~14	15~44	45~64	65+	35~64				0~64岁	0~74岁		
肾及泌尿系统不明	14	0.72	0.00	0.00	0.53	2.95	10.58	2.48	1.70	1.57	1.43	0.09	0.12	17	C64~C66, C68
膀胱	33	1.70	0.00	0.00	1.06	6.49	27.20	4.96	4.01	3.61	3.56	0.19	0.42	11	C67
脑，神经系统	59	3.05	0.00	5.26	5.02	14.15	13.60	11.69	7.18	7.03	6.91	0.52	0.64	8	C70~C72
甲状腺	7	0.36	0.00	0.00	0.26	2.36	3.02	1.42	0.85	0.76	0.71	0.06	0.06	21	C73
淋巴瘤	52	2.68	0.00	1.50	2.38	12.38	30.22	9.21	6.33	6.27	6.14	0.37	0.78	9	C81~C85, C88, C90, C96
白血病	80	4.13	11.98	9.78	5.02	10.62	31.73	7.44	9.73	8.66	9.41	0.51	0.80	7	C91~C95
不明及其他癌症	95	4.90	5.32	1.50	2.64	24.77	55.90	17.36	11.56	10.11	10.37	0.66	1.04	99	A_0
所有部位合计	1937	100.00	26.62	24.07	78.79	544.32	1003.26	399.37	235.63	220.29	216.83	14.81	24.68	0	ALL
所有部位除C44	1921	99.17	26.62	24.07	78.79	540.79	988.15	397.24	233.68	218.63	215.16	14.74	24.47	99	ALLbC44
死亡															
口腔和咽喉（除鼻咽癌）	47	3.34	0.00	0.00	2.64	11.79	25.69	9.92	5.72	5.52	5.39	0.33	0.71	6	C00~C10, C12~C14
鼻咽癌	93	6.61	0.00	0.00	3.70	28.31	46.84	20.55	11.31	10.75	10.37	0.75	1.22	5	C11
食管	45	3.20	0.00	0.00	0.26	7.08	48.35	4.61	5.47	4.83	4.62	0.15	0.58	7	C15
胃	117	8.31	0.00	0.00	3.44	18.28	110.30	13.82	14.23	12.25	11.75	0.53	1.23	4	C16
结直肠肛门	123	8.74	0.00	0.00	0.79	27.72	110.30	17.36	14.96	13.18	13.20	0.67	1.62	3	C18~C21
肝脏	362	25.71	0.00	1.50	14.81	122.66	145.05	86.82	44.04	42.16	41.37	3.23	5.01	1	C22
胆囊及其他	9	0.64	0.00	0.00	0.26	2.95	4.53	1.77	1.09	1.10	1.10	0.08	0.16	16	C23~C24
胰腺	8	0.57	0.00	0.00	0.26	2.36	4.53	1.77	0.97	0.78	0.83	0.06	0.08	17	C25
喉	10	0.71	0.00	0.00	0.00	4.13	4.53	2.48	1.22	1.06	1.11	0.10	0.13	15	C32
气管，支气管，肺	332	23.58	0.00	0.00	1.85	73.13	303.70	45.36	40.39	36.52	36.41	1.78	4.74	2	C33~C34

续表

部位	病例数	构成 (%)	年龄组（岁）						粗率	中国人口标化率	世界人口标化率	累积率（%）		顺位	ICD-10
			0~4	5~14	15~44	45~64	65+	35~64				0~64岁	0~74岁		
其他胸腔器官	3	0.21	0.00	0.00	0.53	0.59	0.00	1.06	0.36	0.39	0.30	0.03	0.03	20	C37~C38
骨	12	0.85	0.00	0.00	0.00	2.95	10.58	1.77	1.46	1.44	1.45	0.07	0.25	14	C40~C41
皮肤黑色素瘤	1	0.07	0.00	0.00	0.00	0.59	0.00	0.35	0.12	0.10	0.10	0.01	0.01	21	C43
乳房	4	0.28	0.00	0.00	0.00	1.18	3.02	0.71	0.49	0.37	0.41	0.03	0.03	19	C50
子宫颈	—	—	—	—	—	—	—	—	—	—	—	—	—	—	C53
子宫体及子宫部位不明	—	—	—	—	—	—	—	—	—	—	—	—	—	—	C54~C55
卵巢	—	—	—	—	—	—	—	—	—	—	—	—	—	—	C56
前列腺	21	1.49	0.00	0.00	0.00	2.95	24.18	1.77	2.55	2.19	2.18	0.08	0.26	11	C61
睾丸	0	0.00	0.00	0.00	0.00	0.00	0.00	0.00	0.00	0.00	0.00	0.00	0.00	22	C62
肾及泌尿系统不明	15	1.07	0.00	0.00	0.26	4.13	10.58	2.83	1.82	1.61	1.60	0.09	0.18	13	C64~C66, C68
膀胱	18	1.28	0.00	0.00	0.00	3.54	18.13	2.13	2.19	1.91	1.93	0.08	0.25	12	C67
脑、神经系统	40	2.84	1.33	1.50	1.06	10.62	22.66	7.09	4.87	4.15	4.29	0.29	0.42	9	C70~C72
甲状腺	4	0.28	0.00	0.00	0.53	0.59	1.51	1.06	0.49	0.50	0.46	0.03	0.06	18	C73
淋巴瘤	26	1.85	0.00	0.75	0.53	7.08	16.62	4.61	3.16	3.07	3.06	0.19	0.43	10	C81~C85, C88, C90, C96
白血病	41	2.91	1.33	2.26	2.64	8.85	18.13	6.38	4.99	4.63	4.65	0.31	0.44	8	C91~C95
不明及其他癌症	77	5.47	3.99	0.00	2.91	21.82	39.28	15.24	9.37	8.35	8.32	0.58	0.88	99	A_0
所有部位合计	1408	100.00	6.65	6.02	36.49	363.28	968.51	249.47	171.28	156.85	154.90	9.47	18.73	0	ALL
所有部位除C44	1401	99.50	6.65	6.02	36.22	361.51	963.98	248.41	170.43	156.12	154.17	9.42	18.67	99	ALLbC44

附表 3-51　2017 年广西壮族自治区贵港市平南县女性癌症发病和死亡主要指标（1/10⁵）

发病

部位	病例数	构成(%)	0~4	5~14	15~44	45~64	65+	35~64	粗率	中国人口标化率	世界人口标化率	累积率(%) 0~64岁	累积率(%) 0~74岁	顺位	ICD-10
口腔和咽喉（除鼻咽癌）	30	1.45	3.24	0.00	1.25	9.83	14.92	7.35	4.27	3.71	3.86	0.26	0.37	15	C00~C10, C12~C14
鼻咽癌	139	6.71	0.00	1.80	11.24	54.77	34.32	43.26	19.78	18.78	17.83	1.48	1.81	5	C11
食管	53	2.56	4.86	1.80	0.00	11.94	46.26	7.35	7.54	5.81	6.18	0.31	0.60	11	C15
胃	81	3.91	0.00	0.00	3.43	16.85	68.65	12.98	11.53	9.70	9.29	0.46	1.14	7	C16
结直肠肛门	203	9.80	0.00	0.90	5.62	66.71	132.82	47.15	28.89	25.32	24.97	1.61	3.02	4	C18~C21
肝脏	115	5.55	0.00	0.00	4.37	47.75	49.25	33.31	16.37	15.02	14.88	1.19	1.86	6	C22
胆囊及其他	8	0.39	0.00	0.00	0.00	1.40	8.95	0.87	1.14	0.85	0.84	0.02	0.10	21	C23~C24
胰腺	17	0.82	0.00	0.00	0.00	4.21	16.42	2.60	2.42	1.74	1.84	0.09	0.23	18	C25
喉	6	0.29	0.00	0.00	0.31	2.11	2.98	1.73	0.85	0.76	0.68	0.05	0.05	22	C32
气管，支气管，肺	239	11.53	1.62	0.00	5.62	91.99	132.82	63.16	34.01	29.73	29.57	2.17	3.52	3	C33~C34
其他胸腔器官	6	0.29	0.00	0.00	0.00	2.81	2.98	1.73	0.85	0.75	0.80	0.07	0.09	23	C37~C38
骨	24	1.16	0.00	1.80	1.87	7.02	8.95	5.19	3.42	3.25	3.06	0.22	0.28	16	C40~C41
皮肤黑色素瘤	10	0.48	0.00	0.00	0.31	4.21	4.48	3.03	1.42	1.37	1.26	0.08	0.13	20	C43
乳房	356	17.18	0.00	0.90	34.04	143.96	61.19	124.59	50.66	50.23	45.95	3.98	4.60	1	C50
子宫颈	272	13.13	0.00	0.00	23.42	109.55	61.19	91.71	38.71	38.29	35.25	2.96	3.62	2	C53
子宫体及子宫部位不明	62	2.99	0.00	0.00	1.87	33.01	13.43	22.50	8.82	8.22	8.06	0.72	0.92	9	C54~C55
卵巢	40	1.93	0.00	0.00	2.19	17.56	11.94	12.11	5.69	5.23	5.10	0.42	0.55	14	C56
前列腺	—	—	—	—	—	—	—	—	—	—	—	—	—	—	C61
睾丸	—	—	—	—	—	—	—	—	—	—	—	—	—	—	C62

续表

部位	病例数	构成（%）	年龄组（岁）						粗率	中国人口标化率	世界人口标化率	累积率（%）		顺位	ICD-10
			0~4	5~14	15~44	45~64	65+	35~64				0~64岁	0~74岁		
肾及泌尿系统不明	15	0.72	0.00	0.00	0.62	4.21	10.45	3.46	2.13	1.93	1.88	0.10	0.26	19	C64~C66, C68
膀胱	20	0.97	0.00	0.00	0.94	6.32	11.94	4.76	2.85	2.46	2.46	0.17	0.28	17	C67
脑，神经系统	47	2.27	3.24	1.80	3.43	12.64	20.89	10.82	6.69	6.19	6.13	0.40	0.60	12	C70~C72
甲状腺	44	2.12	0.00	0.00	7.49	11.94	4.48	12.11	6.26	6.69	5.82	0.48	0.52	13	C73
淋巴瘤	56	2.70	0.00	0.00	1.25	11.94	52.23	8.65	7.97	6.99	6.69	0.30	0.92	10	C81~C85, C88, C90, C96
白血病	65	3.14	6.48	3.59	5.62	16.85	22.39	11.68	9.25	8.84	8.58	0.56	0.81	8	C91~C95
不明及其他癌症	164	7.92	6.48	1.80	9.99	46.35	89.54	35.47	23.34	21.00	20.57	1.37	2.13	99	A_0
所有部位合计	2072	100.00	25.91	14.38	124.91	735.95	883.48	567.57	294.88	272.86	261.54	19.47	28.44	0	ALL
所有部位除C44	2057	99.28	25.91	14.38	123.66	733.14	873.03	565.41	292.74	271.18	259.79	19.38	28.28	99	ALLbC44
死亡															
口腔和咽喉（除鼻咽癌）	20	2.40	0.00	0.00	1.56	5.62	10.45	5.19	2.85	2.50	2.39	0.17	0.25	12	C00~C10, C12~C14
鼻咽癌	49	5.88	1.62	0.00	3.43	11.24	31.34	9.52	6.97	6.43	6.02	0.35	0.70	6	C11
食管	35	4.20	0.00	0.00	0.00	1.40	49.25	0.87	4.98	3.69	3.55	0.03	0.42	9	C15
胃	44	5.28	0.00	0.00	1.56	11.94	32.83	8.65	6.26	5.11	4.87	0.29	0.52	7	C16
结直肠肛门	60	7.19	0.00	0.90	1.87	12.64	52.23	9.95	8.54	7.14	6.89	0.33	0.81	5	C18~C21
肝脏	106	12.71	0.00	0.00	2.19	47.05	47.76	32.01	15.09	13.45	13.55	1.12	1.63	2	C22
胆囊及其他	11	1.32	0.00	0.00	0.00	2.81	10.45	1.73	1.57	1.18	1.15	0.05	0.13	14	C23~C24
胰腺	9	1.08	0.00	0.00	0.00	0.70	11.94	0.43	1.28	1.00	0.98	0.02	0.15	16	C25
喉	2	0.24	0.00	0.00	0.00	0.00	2.98	0.00	0.28	0.11	0.11	0.00	0.00	23	C32
气管，支气管，肺	140	16.79	0.00	1.56	1.56	35.11	126.85	23.36	19.92	15.84	16.00	0.83	2.01	1	C33~C34

续表

部位	病例数	构成(%)	0~4	5~14	15~44	45~64	65+	35~64	粗率	中国人口标化率	世界人口标化率	累积率(%) 0~64岁	累积率(%) 0~74岁	顺位	ICD-10
其他胸腔器官	2	0.24	0.00	0.00	0.00	0.70	1.49	0.43	0.28	0.23	0.22	0.02	0.02	21	C37~C38
骨	10	1.20	0.00	0.00	0.00	2.11	10.45	1.30	1.42	0.97	0.97	0.04	0.09	15	C40~C41
皮肤黑色素瘤	2	0.24	0.00	0.00	0.00	0.70	1.49	0.43	0.28	0.22	0.18	0.01	0.01	22	C43
乳房	99	11.87	0.00	0.00	8.43	42.13	17.91	34.61	14.09	13.80	13.12	1.17	1.35	3	C50
子宫颈	60	7.19	0.00	0.00	4.37	21.07	23.88	18.17	8.54	8.19	7.82	0.58	0.93	4	C53
子宫体及子宫部位不明	35	4.20	0.00	0.00	0.94	17.56	10.45	11.68	4.98	4.50	4.63	0.43	0.57	8	C54~C55
卵巢	8	0.96	0.00	0.00	0.31	4.21	1.49	3.03	1.14	1.09	1.02	0.09	0.11	17	C56
前列腺	—	—	—	—	—	—	—	—	—	—	—	—	—	—	C61
睾丸	—	—	—	—	—	—	—	—	—	—	—	—	—	—	C62
肾及泌尿系统不明	6	0.72	0.00	0.00	0.00	2.11	4.48	1.30	0.85	0.49	0.56	0.05	0.05	18	C64~C66, C68
膀胱	5	0.60	0.00	0.00	0.00	1.40	4.48	0.87	0.71	0.56	0.62	0.04	0.09	19	C67
脑,神经系统	26	3.12	0.00	1.80	0.62	7.72	16.42	4.76	3.70	3.13	3.17	0.20	0.35	10	C70~C72
甲状腺	4	0.48	0.00	0.00	0.62	1.40	0.00	0.87	0.57	0.60	0.55	0.06	0.06	20	C73
淋巴瘤	15	1.80	0.00	0.00	0.62	4.21	10.45	3.46	2.13	2.03	2.01	0.13	0.26	13	C81~C85, C88, C90, C96
白血病	24	2.88	1.62	0.90	2.19	6.32	8.95	4.33	3.42	3.38	3.31	0.21	0.34	11	C91~C95
不明及其他癌症	62	7.43	3.24	1.80	2.81	21.77	26.86	16.01	8.82	7.78	7.69	0.56	0.76	99	A_0
所有部位合计	834	100.00	6.48	5.39	33.10	261.94	514.86	192.94	118.69	103.41	101.38	6.76	11.60	0	ALL
所有部位除C44	827	99.16	6.48	4.49	32.79	259.83	511.88	191.21	117.70	102.37	100.45	6.70	11.49	99	ALLbC44

附表3-52 2017年广西壮族自治区百色市右江区男女合计癌症发病和死亡主要指标（1/10⁵）

发病

部位	病例数	构成(%)	0~4	5~14	15~44	45~64	65+	35~64	粗率	中国人口标化率	世界人口标化率	累积率(%) 0~64岁	累积率(%) 0~74岁	顺位	ICD-10
口腔和咽喉（除鼻咽癌）	13	1.73	0.00	0.00	0.48	8.66	17.94	5.41	3.42	3.17	3.27	0.24	0.47	13	C00~C10, C12~C14
鼻咽癌	31	4.13	0.00	0.00	1.93	22.28	32.30	14.20	8.16	7.56	7.36	0.53	0.99	8	C11
食管	21	2.80	0.00	0.00	0.48	18.56	17.94	10.82	5.53	5.12	5.16	0.43	0.59	12	C15
胃	53	7.07	0.00	0.00	2.89	34.65	68.18	21.64	13.95	12.90	12.57	0.84	1.54	6	C16
结直肠肛门	113	15.07	0.00	0.00	5.78	55.69	200.95	35.16	29.73	28.14	27.53	1.43	3.43	2	C18~C21
肝脏	108	14.40	0.00	0.00	7.22	71.78	125.59	49.36	28.42	26.65	26.27	1.82	2.91	3	C22
胆囊及其他	8	1.07	0.00	0.00	0.48	2.48	17.94	1.35	2.11	2.07	1.88	0.08	0.18	16	C23~C24
胰腺	7	0.93	0.00	0.00	0.00	0.00	25.12	0.00	1.84	1.76	1.59	0.00	0.23	17	C25
喉	5	0.67	0.00	0.00	0.48	2.48	7.18	2.03	1.32	1.21	1.06	0.05	0.17	21	C32
气管，支气管，肺	101	13.47	0.00	0.00	4.33	54.45	172.24	34.48	26.58	24.67	25.11	1.44	3.37	4	C33~C34
其他胸腔器官	4	0.53	0.00	0.00	0.48	3.71	0.00	2.70	1.05	0.96	0.94	0.10	0.10	24	C37~C38
骨	5	0.67	0.00	0.00	0.96	2.48	3.59	2.03	1.32	1.24	1.15	0.11	0.11	20	C40~C41
皮肤黑色素瘤	2	0.27	0.00	0.00	0.00	2.48	0.00	1.35	0.53	0.51	0.61	0.08	0.08	25	C43
乳房	72	9.73	0.00	0.00	19.02	108.41	63.35	81.34	39.43	34.56	33.05	2.83	3.71	1	C50
子宫颈	26	3.47	0.00	0.00	10.01	30.25	25.34	26.19	14.24	12.11	11.07	0.95	1.26	5	C53
子宫体及子宫部位不明	11	1.47	0.00	0.00	0.00	22.69	12.67	12.41	6.02	5.24	5.15	0.44	0.66	11	C54~C55
卵巢	12	1.60	0.00	0.00	3.00	20.17	6.34	13.79	6.57	5.73	5.40	0.45	0.54	10	C56
前列腺	20	2.67	0.00	0.00	0.00	9.72	132.42	5.31	10.13	11.41	11.17	0.31	1.52	7	C61
睾丸	3	0.40	0.00	0.00	1.86	2.43	0.00	3.98	1.52	1.30	1.15	0.11	0.11	19	C62

续表

部位	病例数	构成(%)	0~4	5~14	15~44	45~64	65+	35~64	粗率	中国人口标化率	世界人口标化率	累积率(%) 0~64岁	累积率(%) 0~74岁	顺位	ICD-10
肾及泌尿系统不明	5	0.67	0.00	0.00	0.48	1.24	10.77	0.68	1.32	1.14	1.13	0.03	0.03	23	C64~C66, C68
膀胱	7	0.93	0.00	0.00	0.00	3.71	14.35	2.03	1.84	1.69	1.75	0.10	0.10	18	C67
脑、神经系统	5	0.67	0.00	0.00	0.48	4.95	0.00	2.70	1.32	1.20	1.16	0.13	0.13	22	C70~C72
甲状腺	11	1.47	0.00	0.00	3.37	2.48	7.18	2.70	2.89	2.67	2.15	0.14	0.14	14	C73
淋巴瘤	9	1.20	0.00	0.00	1.44	3.71	10.77	2.70	2.37	2.33	2.33	0.14	0.30	15	C81~C85, C88, C90, C96
白血病	26	3.47	0.00	7.17	2.89	9.90	32.30	8.11	6.84	6.66	6.86	0.35	0.72	9	C91~C95
不明及其他癌症	71	9.47	0.00	0.00	1.93	47.03	104.06	28.40	18.68	17.07	17.11	1.12	1.96	99	A_0
所有部位合计	750	100.00	0.00	7.17	52.48	447.99	990.38	298.19	197.35	183.49	180.37	11.65	21.42	0	ALL
所有部位除C44	742	98.93	0.00	7.17	52.48	445.52	968.85	296.83	195.25	181.63	178.62	11.61	21.31	99	ALLbC44
死亡															
口腔和咽喉(除鼻咽癌)	6	1.41	0.00	0.00	0.00	2.48	14.35	1.35	1.58	1.56	1.68	0.08	0.30	15	C00~C10, C12~C14
鼻咽癌	6	1.41	0.00	0.00	0.00	2.48	14.35	1.35	1.58	1.57	1.59	0.04	0.25	14	C11
食管	11	2.58	0.00	0.00	0.00	11.14	7.18	6.09	2.89	2.78	2.86	0.24	0.34	9	C15
胃	58	13.62	0.00	0.00	1.93	35.89	89.71	21.64	15.26	14.08	14.71	0.90	1.68	3	C16
结直肠肛门	31	7.28	0.00	0.00	0.48	11.14	75.36	6.09	8.16	7.56	7.31	0.24	0.86	6	C18~C21
肝脏	119	27.93	0.00	0.00	7.70	86.63	118.42	55.45	31.31	29.05	28.14	2.14	2.94	1	C22
胆囊及其他	2	0.47	0.00	0.00	0.00	2.48	0.00	1.35	0.53	0.51	0.55	0.06	0.06	21	C23~C24
胰腺	7	1.64	0.00	0.00	0.00	0.00	25.12	0.00	1.84	1.70	1.33	0.00	0.00	13	C25
喉	7	1.64	0.00	0.00	0.00	6.19	7.18	3.38	1.84	1.71	1.72	0.16	0.16	12	C32
气管、支气管、肺	88	20.66	0.00	0.00	2.41	47.03	161.48	29.07	23.16	21.29	21.34	1.17	2.46	2	C33~C34

续表

部位	病例数	构成(%)	年龄组(岁)					粗率	中国人口标化率	世界人口标化率	累积率(%)		顺位	ICD-10
			0~4	5~14	15~44	45~64	65+				0~64岁	0~74岁		
其他胸腔器官	0	0.00	0.00	0.00	0.00	0.00	0.00	0.00	0.00	0.00	0.00	0.00	24	C37~C38
骨	4	0.94	0.00	0.00	0.96	2.48	0.00	1.05	0.95	0.88	0.09	0.09	18	C40~C41
皮肤黑色素瘤	2	0.47	0.00	0.00	0.00	2.48	0.00	0.53	0.51	0.61	0.08	0.08	20	C43
乳房	15	3.76	0.00	0.00	5.01	10.08	38.01	8.21	7.44	6.75	0.40	0.79	5	C50
子宫颈	17	3.99	0.00	0.00	3.00	15.13	50.68	9.31	7.67	7.39	0.42	0.71	4	C53
子宫体及子宫部位不明	2	0.47	0.00	0.00	0.00	5.04	0.00	1.10	0.93	0.95	0.11	0.11	17	C54~C55
卵巢	6	1.41	0.00	0.00	1.00	5.04	19.01	3.29	2.54	2.72	0.16	0.16	7	C56
前列腺	4	0.94	0.00	0.00	0.00	0.00	33.10	2.03	2.31	2.19	0.00	0.38	11	C61
睾丸	0	0.00	0.00	0.00	0.00	0.00	0.00	0.00	0.00	0.00	0.00	0.00	24	C62
肾及泌尿系统不明	1	0.23	0.00	0.00	0.00	0.00	3.59	0.26	0.25	0.19	0.00	0.00	22	C64~C66, C68
膀胱	3	0.70	0.00	0.00	0.00	0.00	10.77	0.79	0.77	0.68	0.00	0.05	19	C67
脑、神经系统	9	2.11	0.00	0.00	0.00	9.90	3.59	2.37	2.10	2.00	0.17	0.23	10	C70~C72
甲状腺	1	0.23	0.00	0.00	0.00	0.00	3.59	0.26	0.23	0.18	0.00	0.00	23	C73
淋巴瘤	6	1.41	0.00	0.00	0.00	1.24	17.94	1.58	1.46	1.37	0.03	0.20	16	C81~C85, C88, C90, C96
白血病	11	2.58	4.58	2.39	0.48	6.19	10.77	2.89	2.79	3.16	0.19	0.29	8	C91~C95
不明及其他癌症	9	2.11	0.00	0.00	0.96	6.19	7.18	2.37	2.21	2.13	0.15	0.26	99	A_0
所有部位合计	426	100.00	4.58	2.39	19.26	251.22	649.49	112.10	104.04	103.16	6.28	11.33	0	ALL
所有部位除C44	424	99.53	4.58	2.39	18.78	249.98	649.49	111.57	103.54	102.75	6.24	11.29	99	ALLbC44

附表 3-53　2017 年广西壮族自治区百色市右江区男性癌症发病和死亡主要指标（1/10⁵）

发病

部位	病例数	构成(%)	0~4	5~14	15~44	45~64	65+	35~64	粗率	中国人口标化率	世界人口标化率	累积率(%) 0~64岁	累积率(%) 0~74岁	顺位	ICD-10
口腔和咽喉（除鼻咽癌）	12	2.75	0.00	0.00	0.93	17.02	33.10	10.62	6.08	6.13	6.45	0.48	0.99	9	C00~C10, C12~C14
鼻咽癌	20	4.58	0.00	0.00	2.78	29.17	41.38	19.90	10.13	9.83	9.57	0.69	1.20	7	C11
食管	21	4.81	0.00	0.00	0.93	36.46	41.38	21.23	10.64	10.57	10.63	0.85	1.20	5	C15
胃	37	8.47	0.00	0.00	0.93	53.48	115.87	30.52	18.74	18.81	19.02	1.26	2.45	4	C16
结直肠肛门	70	16.02	0.00	0.00	5.57	70.49	289.66	42.46	35.45	37.09	36.02	1.75	4.17	3	C18~C21
肝脏	88	20.14	0.00	0.00	9.28	126.40	215.18	82.27	44.57	45.18	44.70	3.17	5.10	1	C22
胆囊及其他	5	1.14	0.00	0.00	0.93	2.43	24.83	1.33	2.53	2.80	2.36	0.07	0.18	10	C23~C24
胰腺	2	0.46	0.00	0.00	0.00	0.00	16.55	0.00	1.01	1.15	1.00	0.00	0.14	18	C25
喉	5	1.14	0.00	0.00	0.93	4.86	16.55	3.98	2.53	2.48	2.18	0.09	0.36	13	C32
气管，支气管，肺	72	16.48	0.00	0.00	3.71	80.22	289.66	47.77	36.47	38.03	39.42	2.16	5.63	2	C33~C34
其他胸腔器官	3	0.69	0.00	0.00	0.00	7.29	0.00	3.98	1.52	1.42	1.54	0.18	0.18	15	C37~C38
骨	2	0.46	0.00	0.00	0.93	0.00	8.28	1.33	1.01	1.02	0.85	0.03	0.03	20	C40~C41
皮肤黑色素瘤	2	0.46	0.00	0.00	0.00	4.86	0.00	2.65	1.01	1.04	1.24	0.15	0.15	19	C43
乳房	1	0.23	0.00	0.00	0.00	0.00	8.28	0.00	0.51	0.68	1.06	0.00	0.00	21	C50
子宫颈	—	—	—	—	—	—	—	—	—	—	—	—	—	—	C53
子宫体及子宫部位不明	—	—	—	—	—	—	—	—	—	—	—	—	—	—	C54~C55
卵巢	—	—	—	—	—	—	—	—	—	—	—	—	—	—	C56
前列腺	20	4.58	0.00	0.00	0.00	9.72	132.42	5.31	10.13	11.41	11.17	0.31	1.52	6	C61
睾丸	3	0.69	0.00	0.00	1.86	2.43	0.00	3.98	1.52	1.30	1.15	0.11	0.11	17	C62

续表

部位	病例数	构成(%)	年龄组(岁)						粗率	中国人口标化率	世界人口标化率	累积率(%)		顺位	ICD-10
			0~4	5~14	15~44	45~64	65+	35~64				0~64岁	0~74岁		
肾及泌尿系统不明	5	1.14	0.00	0.00	0.93	2.43	24.83	1.33	2.53	2.77	2.85	0.06	0.06	11	C64~C66, C68
膀胱	4	0.92	0.00	0.00	0.00	4.86	16.55	2.65	2.03	2.31	2.76	0.15	0.15	14	C67
脑、神经系统	3	0.69	0.00	0.00	0.00	7.29	0.00	3.98	1.52	1.42	1.54	0.18	0.18	15	C70~C72
甲状腺	1	0.23	0.00	0.00	0.00	0.00	8.28	0.00	0.51	0.60	0.47	0.00	0.00	22	C73
淋巴瘤	5	1.14	0.00	0.00	1.86	2.43	16.55	2.65	2.53	2.63	2.71	0.13	0.35	12	C81~C85, C88, C90, C96
白血病	13	2.97	0.00	12.14	3.71	12.15	8.28	10.62	6.58	6.77	7.28	0.47	0.58	8	C91~C95
不明及其他癌症	43	9.84	0.00	0.00	3.71	60.77	115.87	38.48	21.78	21.66	22.41	1.58	2.92	99	A_0
所有部位合计	437	100.00	0.00	12.14	38.96	534.77	1423.49	337.04	221.34	227.11	228.38	13.91	27.67	0	ALL
所有部位除C44	436	99.77	0.00	12.14	38.96	532.34	1423.49	335.72	220.83	226.66	227.98	13.88	27.64	99	ALLbC44
死亡															
口腔和咽喉(除鼻咽癌)	4	1.37	0.00	0.00	0.00	4.86	16.55	2.65	2.03	2.24	2.52	0.15	0.37	11	C00~C10, C12~C14
鼻咽癌	5	1.71	0.00	0.00	0.00	4.86	24.83	2.65	2.53	2.70	2.70	0.08	0.43	8	C11
食管	11	3.77	0.00	0.00	0.00	21.88	16.55	11.94	5.57	5.59	5.77	0.48	0.69	5	C15
胃	45	15.41	0.00	0.00	3.71	58.34	140.69	35.83	22.79	23.56	24.58	1.55	2.55	3	C16
结直肠肛门	19	6.51	0.00	0.00	0.93	17.02	91.04	9.29	9.62	10.19	9.24	0.39	1.04	4	C18~C21
肝脏	98	33.56	0.00	0.00	12.99	145.85	198.63	92.89	49.64	49.34	46.87	3.55	4.98	1	C22
胆囊及其他	1	0.34	0.00	0.00	0.00	2.43	0.00	1.33	0.51	0.49	0.48	0.05	0.05	19	C23~C24
胰腺	2	0.68	0.00	0.00	0.00	0.00	16.55	0.00	1.01	1.18	0.92	0.00	0.00	14	C25
喉	6	2.05	0.00	0.00	0.00	12.15	8.28	6.63	3.04	3.10	3.20	0.31	0.31	6	C32
气管、支气管、肺	69	23.63	0.00	0.00	2.78	85.08	256.56	50.42	34.95	36.36	37.58	2.12	4.09	2	C33~C34

续表

部位	病例数	构成(%)	年龄组（岁）						粗率	中国人口标化率	世界人口标化率	累积率（%）		顺位	ICD-10
			0~4	5~14	15~44	45~64	65+	35~64				0~64岁	0~74岁		
其他胸腔器官	0	0.00	0.00	0.00	0.00	0.00	0.00	0.00	0.00	0.00	0.00	0.00	0.00	20	C37~C38
骨	3	1.03	0.00	0.00	1.86	2.43	0.00	2.65	1.52	1.37	1.14	0.11	0.11	12	C40~C41
皮肤黑色素瘤	2	0.68	0.00	0.00	0.00	4.86	0.00	2.65	1.01	1.04	1.24	0.15	0.15	15	C43
乳房	1	0.34	0.00	0.00	0.00	0.00	8.28	0.00	0.51	0.68	1.06	0.00	0.00	17	C50
子宫颈	—	—	—	—	—	—	—	—	—	—	—	—	—	—	C53
子宫体及子宫部位不明	—	—	—	—	—	—	—	—	—	—	—	—	—	—	C54~C55
卵巢	—	—	—	—	—	—	—	—	—	—	—	—	—	—	C56
前列腺	4	1.37	0.00	0.00	0.00	0.00	33.10	0.00	2.03	2.31	2.19	0.00	0.38	10	C61
睾丸	0	0.00	0.00	0.00	0.00	0.00	0.00	0.00	0.00	0.00	0.00	0.00	0.00	20	C62
肾及泌尿系不明	1	0.34	0.00	0.00	0.00	0.00	8.28	0.00	0.51	0.59	0.46	0.00	0.00	18	C64~C66, C68
膀胱	2	0.68	0.00	0.00	0.00	0.00	16.55	0.00	1.01	1.19	1.10	0.00	0.11	13	C67
脑,神经系统	6	2.05	0.00	0.00	0.00	12.15	8.28	6.63	3.04	2.81	2.64	0.20	0.34	7	C70~C72
甲状腺	0	0.00	0.00	0.00	0.00	0.00	0.00	0.00	0.00	0.00	0.00	0.00	0.00	20	C73
淋巴瘤	2	0.68	0.00	0.00	0.00	2.43	8.28	1.33	1.01	0.97	0.98	0.06	0.19	16	C81~C85, C88, C90, C96
白血病	5	1.71	8.53	0.00	0.00	7.29	8.28	3.98	2.53	2.45	2.87	0.19	0.19	9	C91~C95
不明及其他癌症	6	2.05	0.00	0.00	0.00	12.15	8.28	6.63	3.04	3.00	3.01	0.24	0.35	99	A_0
所有部位合计	292	100.00	8.53	0.00	22.27	393.79	868.99	237.52	147.90	151.16	150.56	9.65	16.32	0	ALL
所有部位除C44	291	99.66	8.53	0.00	22.27	391.36	868.99	236.20	147.39	150.67	150.08	9.60	16.27	99	ALLbC44

附表 3-54　2017 年广西壮族自治区百色市右江区女性癌症发病和死亡主要指标（1/10⁵）

发病

部位	病例数	构成(%)	0~4	5~14	15~44	45~64	65+	35~64	粗率	中国人口标化率	世界人口标化率	0~64岁	0~74岁	顺位	ICD-10
					年龄组（岁）							累积率（%）			
口腔和咽喉（除鼻咽癌）	1	0.32	0.00	0.00	0.00	0.00	6.34	0.00	0.55	0.37	0.29	0.00	0.00	19	C00~C10, C12~C14
鼻咽癌	11	3.51	0.00	0.00	1.00	15.13	25.34	8.27	6.02	5.45	5.28	0.36	0.78	9	C11
食管	0	0.00	0.00	0.00	0.00	0.00	0.00	0.00	0.00	0.00	0.00	0.00	0.00	20	C15
胃	16	5.11	0.00	0.00	5.01	15.13	31.68	12.41	8.76	7.87	6.91	0.42	0.72	6	C16
结直肠肛门	43	13.74	0.00	0.00	6.01	40.34	133.04	27.57	23.55	20.79	20.55	1.10	2.75	2	C18~C21
肝脏	20	6.39	0.00	0.00	5.01	15.13	57.02	15.17	10.95	9.16	8.65	0.46	0.85	5	C22
胆囊及其他	3	0.96	0.00	0.00	0.00	2.52	12.67	1.38	1.64	1.39	1.44	0.07	0.17	15	C23~C24
胰腺	5	1.60	0.00	0.00	0.00	0.00	31.68	0.00	2.74	2.25	2.08	0.00	0.31	12	C25
喉	0	0.00	0.00	0.00	0.00	0.00	0.00	0.00	0.00	0.00	0.00	0.00	0.00	20	C32
气管、支气管、肺	29	9.27	0.00	0.00	5.01	27.73	82.36	20.68	15.88	12.88	12.36	0.73	1.37	3	C33~C34
其他胸腔器官	1	0.32	0.00	0.00	1.00	0.00	0.00	1.38	0.55	0.53	0.36	0.03	0.03	18	C37~C38
骨	3	0.96	0.00	0.00	1.00	5.04	0.00	2.76	1.64	1.60	1.54	0.18	0.18	14	C40~C41
皮肤黑色素瘤	0	0.00	0.00	0.00	0.00	0.00	0.00	0.00	0.00	0.00	0.00	0.00	0.00	20	C43
乳房	72	23.00	0.00	0.00	19.02	108.41	63.35	81.34	39.43	34.56	33.05	2.83	3.71	1	C50
子宫颈	26	8.31	0.00	0.00	10.01	30.25	25.34	26.19	14.24	12.11	11.07	0.95	1.26	4	C53
子宫体及子宫部位不明	11	3.51	0.00	0.00	0.00	22.69	12.67	12.41	6.02	5.24	5.15	0.44	0.66	10	C54~C55
卵巢	12	3.83	0.00	0.00	3.00	20.17	6.34	13.79	6.57	5.73	5.40	0.45	0.54	8	C56
前列腺	—	—	—	—	—	—	—	—	—	—	—	—	—	—	C61
睾丸	—	—	—	—	—	—	—	—	—	—	—	—	—	—	C62

续表

部位	病例数	构成(%)	0~4	5~14	15~44	45~64	65+	35~64	粗率	中国人口标化率	世界人口标化率	累积率(%) 0~64岁	累积率(%) 0~74岁	顺位	ICD-10
肾及泌尿系统不明	0	0.00	0.00	0.00	0.00	0.00	0.00	0.00	0.00	0.00	0.00	0.00	0.00	20	C64~C66, C68
膀胱	3	0.96	0.00	0.00	0.00	2.52	12.67	1.38	1.64	1.31	1.13	0.05	0.05	16	C67
脑、神经系统	2	0.64	0.00	0.00	1.00	2.52	0.00	1.38	1.10	1.02	0.80	0.08	0.08	17	C70~C72
甲状腺	10	3.19	0.00	0.00	7.01	5.04	6.34	5.51	5.48	4.98	3.99	0.30	0.30	11	C73
淋巴瘤	4	1.28	0.00	0.00	1.00	5.04	6.34	2.76	2.19	2.02	1.95	0.14	0.25	13	C81~C85, C88, C90, C96
白血病	13	4.15	0.00	0.00	2.00	7.56	50.68	5.51	7.12	6.19	6.11	0.23	0.82	7	C91~C95
不明及其他癌症	28	8.95	0.00	0.00	0.00	32.77	95.03	17.92	15.33	12.25	11.68	0.67	1.08	99	A_0
所有部位合计	313	100.00	0.00	0.00	67.07	357.99	658.85	257.81	171.42	147.72	139.78	9.50	15.89	0	ALL
所有部位除C44	306	97.76	0.00	0.00	67.07	355.47	620.84	256.44	167.59	144.92	137.16	9.44	15.73	99	ALLbC44
死亡															
口腔和咽喉（除鼻咽癌）	2	1.49	0.00	0.00	0.00	0.00	12.67	0.00	1.10	0.89	0.87	0.00	0.22	13	C00~C10, C12~C14
鼻咽癌	1	0.75	0.00	0.00	0.00	0.00	6.34	0.00	0.55	0.52	0.56	0.00	0.09	14	C11
食管	0	0.00	0.00	0.00	0.00	0.00	0.00	0.00	0.00	0.00	0.00	0.00	0.00	20	C15
胃	13	9.70	0.00	0.00	0.00	12.61	50.68	6.89	7.12	5.94	6.34	0.25	0.86	5	C16
结直肠肛门	12	8.96	0.00	0.00	0.00	5.04	63.35	2.76	6.57	5.22	5.43	0.09	0.70	6	C18~C21
肝脏	21	15.67	0.00	0.00	2.00	25.21	57.02	16.54	11.50	9.41	9.87	0.70	0.98	1	C22
胆囊及其他	1	0.75	0.00	0.00	0.00	2.52	0.00	1.38	0.55	0.50	0.59	0.07	0.07	15	C23~C24
胰腺	5	3.73	0.00	0.00	0.00	0.00	31.68	0.00	2.74	2.05	1.60	0.00	0.00	9	C25
喉	1	0.75	0.00	0.00	0.00	0.00	6.34	0.00	0.55	0.37	0.29	0.00	0.00	18	C32
气管，支气管，肺	19	14.18	0.00	0.00	2.00	7.56	88.69	6.89	10.41	8.38	7.73	0.22	0.95	2	C33~C34

续表

部位	病例数	构成(%)	年龄组(岁)						粗率	中国人口标化率	世界人口标化率	累积率(%)		顺位	ICD-10
			0~4	5~14	15~44	45~64	65+	35~64				0~64岁	0~74岁		
其他胸腔器官	0	0.00	0.00	0.00	0.00	0.00	0.00	0.00	0.00	0.00	0.00	0.00	0.00	20	C37~C38
胃	1	0.75	0.00	0.00	0.00	2.52	0.00	1.38	0.55	0.50	0.59	0.07	0.07	15	C40~C41
皮肤黑色素瘤	0	0.00	0.00	0.00	0.00	0.00	0.00	0.00	0.00	0.00	0.00	0.00	0.00	20	C43
乳房	15	11.19	0.00	0.00	5.01	10.08	38.01	11.03	8.21	7.44	6.75	0.40	0.79	4	C50
子宫颈	17	12.69	0.00	0.00	3.00	15.13	50.68	12.41	9.31	7.67	7.39	0.42	0.71	3	C53
子宫体及子宫部位不明	2	1.49	0.00	0.00	0.00	5.04	0.00	2.76	1.10	0.93	0.95	0.11	0.11	12	C54~C55
卵巢	6	4.48	0.00	0.00	1.00	5.04	19.01	4.14	3.29	2.54	2.72	0.16	0.16	8	C56
前列腺	—	—	0.00	0.00	—	—	0.00	—	—	—	—	—	—	—	C61
睾丸	—	—	—	—	—	—	—	—	—	—	—	—	—	—	C62
肾及泌尿系统不明	0	0.00	0.00	0.00	0.00	0.00	0.00	0.00	0.00	0.00	0.00	0.00	0.00	20	C64~C66, C68
膀胱	1	0.75	0.00	0.00	0.00	0.00	6.34	0.00	0.55	0.42	0.33	0.00	0.00	17	C67
脑, 神经系统	3	2.24	0.00	0.00	0.00	7.56	0.00	4.14	1.64	1.42	1.38	0.14	0.14	11	C70~C72
甲状腺	1	0.75	0.00	0.00	0.00	0.00	6.34	0.00	0.55	0.37	0.29	0.00	0.00	18	C73
淋巴瘤	4	2.99	0.00	0.00	0.00	0.00	25.34	0.00	2.19	1.76	1.61	0.00	0.20	10	C81~C85, C88, C90, C96
白血病	6	4.48	0.00	5.83	1.00	5.04	12.67	4.14	3.29	3.17	3.42	0.19	0.38	7	C91~C95
不明及其他癌症	3	2.24	0.00	0.00	2.00	0.00	6.34	1.38	1.64	1.35	1.19	0.05	0.16	99	A_0
所有部位合计	134	100.00	0.00	5.83	16.02	103.36	481.47	75.83	73.39	60.86	59.90	2.88	6.59	0	ALL
所有部位除C44	133	99.25	0.00	5.83	15.02	103.36	481.47	74.45	72.84	60.33	59.53	2.85	6.56	99	ALLbC44

附表 3-55　2017 年广西壮族自治区河池市罗城仫佬族自治县男女合计癌症发病和死亡主要指标（1/10⁵）

发病

部位	病例数	构成（%）	0～4	5～14	15～44	45～64	65+	35～64	粗率	中国人口标化率	世界人口标化率	累积率（%）0～64岁	累积率（%）0～74岁	顺位	ICD-10
口腔和咽喉（除鼻咽癌）	6	0.80	0.00	0.00	0.00	6.37	0.00	3.64	1.55	1.16	1.22	0.14	0.14	16	C00～C10, C12～C14
鼻咽癌	43	5.76	0.00	0.00	5.67	25.49	23.18	20.04	11.11	9.04	8.24	0.65	0.83	7	C11
食管	40	5.36	0.00	0.00	0.52	13.81	75.32	8.50	10.34	7.93	7.97	0.32	1.04	8	C15
胃	101	13.54	0.00	0.00	6.70	43.55	136.16	30.37	26.10	20.96	20.64	1.10	2.22	3	C16
结直肠肛门	82	10.99	0.00	0.00	6.70	42.48	84.01	30.97	21.19	16.98	16.06	1.09	1.75	5	C18～C21
肝脏	92	12.33	0.00	0.00	6.18	46.73	104.29	29.15	23.78	19.81	18.95	1.18	2.42	4	C22
胆囊及其他	5	0.67	0.00	0.00	0.00	3.19	5.79	1.82	1.29	0.98	1.08	0.06	0.11	17	C23～C24
胰腺	9	1.21	0.00	0.00	0.00	2.12	20.28	1.21	2.33	1.92	2.04	0.05	0.33	13	C25
喉	2	0.27	0.00	0.00	0.52	1.06	0.00	1.21	0.52	0.40	0.38	0.04	0.04	20	C32
气管，支气管，肺	130	17.43	0.00	0.00	4.64	71.16	156.44	45.55	33.60	26.77	26.71	1.71	3.40	2	C33～C34
其他胸腔器官	1	0.13	0.00	0.00	0.00	1.06	0.00	0.61	0.26	0.22	0.22	0.02	0.02	22	C37～C38
骨	0	0.00	0.00	0.00	0.00	0.00	0.00	0.00	0.00	0.00	0.00	0.00	0.00	24	C40～C41
皮肤黑色素瘤	1	0.13	0.00	0.00	0.00	0.00	2.90	0.00	0.26	0.17	0.13	0.00	0.00	23	C43
乳房	85	11.53	0.00	0.00	27.29	103.79	61.52	85.43	45.02	36.63	33.73	2.81	3.47	1	C50
子宫颈	26	3.49	0.00	0.00	8.40	21.62	44.75	22.29	13.77	10.90	10.19	0.64	1.23	6	C53
子宫体及子宫部位不明	12	1.61	0.00	0.00	2.10	15.14	16.78	11.14	6.36	4.99	4.97	0.36	0.63	11	C54～C55
卵巢	1	0.13	0.00	0.00	0.00	2.16	0.00	1.24	0.53	0.40	0.48	0.06	0.06	19	C56
前列腺	4	0.54	0.00	0.00	0.00	4.17	12.02	2.38	2.02	1.67	1.84	0.12	0.30	14	C61
睾丸	0	0.00	0.00	0.00	0.00	0.00	0.00	0.00	0.00	0.00	0.00	0.00	0.00	24	C62

续表

部位	病例数	构成(%)	年龄组(岁)					粗率	中国人口标化率	世界人口标化率	累积率(%)		顺位	ICD-10
			0~4	5~14	15~44	45~64	65+				0~64岁	0~74岁		
肾及泌尿系统不明	3	0.40	0.00	0.00	1.03	1.06	0.00	0.78	0.82	0.62	0.06	0.06	18	C64~C66, C68
膀胱	1	0.13	0.00	0.00	0.00	0.00	2.90	0.26	0.23	0.25	0.00	0.04	21	C67
脑、神经系统	30	4.02	4.57	4.72	5.15	11.68	17.38	7.75	7.30	7.18	0.45	0.67	10	C70~C72
甲状腺	6	0.80	0.00	0.00	2.06	2.12	0.00	1.55	1.53	1.37	0.11	0.11	15	C73
淋巴瘤	9	1.21	0.00	4.72	0.52	2.12	11.59	2.33	2.35	2.29	0.10	0.25	12	C81~C85, C88, C90, C96
白血病	36	4.83	4.57	9.45	5.15	18.06	11.59	9.30	8.83	8.89	0.65	0.80	9	C91~C95
不明及其他癌症	20	2.68	0.00	0.00	3.09	7.43	20.28	5.17	4.18	4.05	0.25	0.44	99	A_0
所有部位合计	746	100.00	9.15	18.90	66.48	372.80	741.62	192.81	158.76	153.85	9.95	17.50	0	ALL
所有部位除C44	742	99.46	9.15	18.90	65.97	372.80	732.93	191.78	157.96	153.21	9.94	17.43	99	ALLbC44

死亡

部位	病例数	构成(%)	年龄组(岁)					粗率	中国人口标化率	世界人口标化率	累积率(%)		顺位	ICD-10
			0~4	5~14	15~44	45~64	65+				0~64岁	0~74岁		
口腔和咽喉(除鼻咽癌)	3	0.67	0.00	0.00	0.00	2.12	2.90	0.78	0.63	0.58	0.04	0.04	16	C00~C10, C12~C14
鼻咽癌	19	4.21	0.00	0.00	1.55	9.56	20.28	4.91	3.90	3.74	0.23	0.37	8	C11
食管	28	6.21	0.00	0.00	0.52	8.50	55.04	7.24	5.42	5.35	0.21	0.56	5	C15
胃	80	17.74	0.00	0.00	2.06	30.80	136.16	20.68	15.54	15.26	0.67	1.54	3	C16
结直肠肛门	18	3.99	0.00	0.00	0.00	8.50	28.97	4.65	3.52	3.22	0.17	0.27	9	C18~C21
肝脏	88	19.51	4.57	0.00	6.70	45.67	89.81	22.74	18.83	18.51	1.19	2.17	2	C22
胆囊及其他	3	0.67	0.00	0.00	0.00	1.06	5.79	0.78	0.54	0.64	0.02	0.06	18	C23~C24
胰腺	8	1.77	0.00	0.00	0.00	2.12	17.38	2.07	1.58	1.69	0.05	0.24	12	C25
喉	5	1.11	0.00	0.00	0.52	0.00	11.59	1.29	1.01	1.10	0.01	0.15	14	C32
气管、支气管、肺	95	21.06	0.00	0.00	0.52	50.98	133.26	24.55	19.48	19.40	1.12	2.46	1	C33~C34

续表

部位	病例数	构成(%)	年龄组（岁）					粗率	中国人口标化率	世界人口标化率	累积率（%）		顺位	ICD-10
			0~4	5~14	15~44	45~64	65+				0~64岁	0~74岁		
其他胸腔器官	0	0.00	0.00	0.00	0.00	0.00	0.00	0.00	0.00	0.00	0.00	0.00	21	C37~C38
骨	3	0.67	0.00	0.00	0.52	0.00	5.79	0.78	0.74	0.67	0.02	0.06	15	C40~C41
皮肤黑色素瘤	1	0.22	0.00	0.00	0.00	0.00	2.90	0.26	0.22	0.21	0.00	0.05	20	C43
乳房	14	3.10	0.00	0.00	1.05	21.62	16.78	7.41	5.72	5.54	0.46	0.56	4	C50
子宫颈	11	2.44	0.00	0.00	4.20	10.81	11.19	5.83	5.05	4.65	0.36	0.53	6	C53
子宫体及子宫部位不明	5	1.11	0.00	0.00	2.10	2.16	11.19	2.65	2.10	2.00	0.09	0.28	11	C54~C55
卵巢	0	0.00	0.00	0.00	0.00	0.00	0.00	0.00	0.00	0.00	0.00	0.00	21	C56
前列腺	3	0.67	0.00	0.00	0.00	2.09	12.02	1.51	1.20	1.47	0.06	0.16	13	C61
睾丸	0	0.00	0.00	0.00	0.00	0.00	0.00	0.00	0.00	0.00	0.00	0.00	21	C62
肾及泌尿系统不明	0	0.00	0.00	0.00	0.00	0.00	0.00	0.00	0.00	0.00	0.00	0.00	21	C64~C66, C68
膀胱	0	0.00	0.00	0.00	0.00	0.00	0.00	0.00	0.00	0.00	0.00	0.00	21	C67
脑，神经系统	16	3.55	4.57	4.72	2.58	4.25	11.59	4.14	4.14	4.42	0.24	0.38	10	C70~C72
甲状腺	1	0.22	0.00	0.00	0.52	0.00	0.00	0.26	0.26	0.17	0.01	0.01	19	C73
淋巴瘤	3	0.67	0.00	0.00	0.00	1.06	5.79	0.78	0.61	0.53	0.02	0.07	17	C81~C85, C88, C90, C96
白血病	20	4.43	0.00	2.36	3.61	6.37	17.38	5.17	4.92	4.42	0.27	0.46	7	C91~C95
不明及其他癌症	27	5.99	0.00	0.00	1.03	15.93	28.97	6.98	5.48	5.53	0.37	0.71	99	A_0
所有部位合计	451	100.00	9.15	7.09	23.71	204.99	599.67	116.57	93.73	92.16	5.13	10.37	0	ALL
所有部位除C44	449	99.56	9.15	7.09	23.71	203.92	596.77	116.05	93.34	91.82	5.11	10.34	99	ALLbC44

附表 3-56　2017 年广西壮族自治区河池市罗城仫佬族自治县男性癌症发病和死亡主要指标（1/10⁵）

发病

部位	病例数	构成(%)	0~4	5~14	15~44	45~64	65+	35~64	粗率	中国人口标化率	世界人口标化率	累积率(%) 0~64岁	累积率(%) 0~74岁	顺位	ICD-10
口腔和咽喉（除鼻咽癌）	6	1.41	0.00	0.00	0.00	12.52	0.00	7.15	3.03	2.28	2.41	0.27	0.27	9	C00~C10, C12~C14
鼻咽癌	30	7.03	0.00	0.00	9.11	35.49	24.04	29.80	15.14	12.26	11.52	0.95	1.14	6	C11
食管	31	7.26	0.00	0.00	1.01	22.96	114.18	14.30	15.65	12.48	12.63	0.52	1.55	5	C15
胃	67	15.69	0.00	0.00	6.08	68.88	168.27	44.10	33.82	27.95	27.96	1.63	3.10	3	C16
结直肠肛门	53	12.41	0.00	0.00	8.10	60.53	96.15	42.91	26.75	21.82	20.74	1.50	2.23	4	C18~C21
肝脏	74	17.33	0.00	0.00	8.10	83.50	156.25	51.25	37.36	31.34	30.21	2.02	3.82	2	C22
胆囊及其他	2	0.47	0.00	0.00	0.00	4.17	0.00	2.38	1.01	0.75	0.76	0.08	0.08	15	C23~C24
胰腺	4	0.94	0.00	0.00	0.00	2.09	18.03	1.19	2.02	1.75	1.88	0.06	0.33	11	C25
喉	2	0.47	0.00	0.00	1.01	2.09	0.00	2.38	1.01	0.79	0.75	0.07	0.07	14	C32
气管，支气管，肺	90	21.08	0.00	0.00	7.09	85.58	252.40	56.02	45.43	37.39	36.76	2.06	4.81	1	C33~C34
其他胸腔器官	0	0.00	0.00	0.00	0.00	0.00	0.00	0.00	0.00	0.00	0.00	0.00	0.00	20	C37~C38
骨	0	0.00	0.00	0.00	0.00	0.00	0.00	0.00	0.00	0.00	0.00	0.00	0.00	20	C40~C41
皮肤黑色素瘤	1	0.23	0.00	0.00	0.00	0.00	6.01	0.00	0.50	0.38	0.29	0.00	0.00	19	C43
乳房	1	0.23	0.00	0.00	0.00	2.09	0.00	1.19	0.50	0.43	0.43	0.04	0.04	18	C50
子宫颈	—	—	—	—	—	—	—	—	—	—	—	—	—	—	C53
子宫体及子宫部位不明	—	—	—	—	—	—	—	—	—	—	—	—	—	—	C54~C55
卵巢	—	—	—	—	—	—	—	—	—	—	—	—	—	—	C56
前列腺	4	0.94	0.00	0.00	0.00	4.17	12.02	2.38	2.02	1.67	1.84	0.12	0.30	12	C61
睾丸	0	0.00	0.00	0.00	0.00	0.00	0.00	0.00	0.00	0.00	0.00	0.00	0.00	20	C62

续表

部位	病例数	构成(%)	0~4	5~14	15~44	45~64	65+	35~64	粗率	中国人口标化率	世界人口标化率	0~64岁	0~74岁	顺位	ICD-10
肾及泌尿系统不明	2	0.47	0.00	0.00	1.01	2.09	0.00	1.19	1.01	1.10	0.88	0.09	0.09	13	C64~C66, C68
膀胱	1	0.23	0.00	0.00	0.00	0.00	6.01	0.00	0.50	0.46	0.50	0.00	0.08	17	C67
脑、神经系统	21	4.92	8.39	0.00	8.10	14.61	30.05	13.11	10.60	9.68	9.55	0.57	0.93	7	C70~C72
甲状腺	1	0.23	0.00	0.00	1.01	0.00	0.00	1.19	0.50	0.50	0.34	0.03	0.03	16	C73
淋巴瘤	5	1.17	0.00	4.37	0.00	0.00	24.04	0.00	2.52	2.57	2.40	0.04	0.34	10	C81~C85, C88, C90, C96
白血病	20	4.68	0.00	13.12	4.05	22.96	12.02	14.30	10.10	9.56	9.69	0.75	0.96	8	C91~C95
不明及其他癌症	12	2.81	0.00	0.00	4.05	10.44	18.03	8.34	6.06	5.19	4.84	0.33	0.54	99	A_0
所有部位合计	427	100.00	8.39	17.49	58.73	434.17	937.50	293.22	215.55	180.36	176.37	11.13	20.70	0	ALL
所有部位除C44	426	99.77	8.39	17.49	58.73	434.17	931.49	293.22	215.05	179.98	176.07	11.13	20.70	99	ALLbC44
死亡															
口腔和咽喉（除鼻咽癌）	3	1.03	0.00	0.00	0.00	4.17	6.01	2.38	1.51	1.26	1.16	0.09	0.09	12	C00~C10, C12~C14
鼻咽癌	15	5.14	0.00	0.00	2.03	14.61	36.06	10.73	7.57	5.95	6.22	0.35	0.64	5	C11
食管	21	7.19	0.00	0.00	1.01	12.52	84.13	8.34	10.60	8.50	8.29	0.30	0.78	4	C15
胃	46	15.75	0.00	0.00	1.01	48.01	132.21	28.61	23.22	18.25	18.65	0.96	1.63	3	C16
结直肠肛门	9	3.08	0.00	0.00	0.00	6.26	36.06	3.58	4.54	3.60	3.32	0.13	0.32	8	C18~C21
肝脏	68	23.29	8.39	0.00	10.13	77.23	120.19	51.25	34.33	29.02	28.34	1.96	3.36	2	C22
胆囊及其他	0	0.00	0.00	0.00	0.00	0.00	0.00	0.00	0.00	0.00	0.00	0.00	0.00	17	C23~C24
胰腺	3	1.03	0.00	0.00	0.00	2.09	12.02	1.19	1.51	1.28	1.38	0.06	0.25	11	C25
喉	4	1.37	0.00	0.00	1.01	0.00	18.03	1.19	2.02	1.63	1.83	0.03	0.21	9	C32
气管、支气管、肺	69	23.63	0.00	0.00	1.01	75.15	192.31	44.10	34.83	28.47	28.25	1.66	3.62	1	C33~C34

续表

部位	病例数	构成(%)	年龄组（岁）					粗率	中国人口标化率	世界人口标化率	累积率（%）		顺位	ICD-10
			0~4	5~14	15~44	45~64	65+				0~64岁	0~74岁		
其他胸腔器官	0	0.00	0.00	0.00	0.00	0.00	0.00	0.00	0.00	0.00	0.00	0.00	17	C37~C38
骨	3	1.03	0.00	0.00	1.01	0.00	12.02	1.51	1.50	1.34	0.03	0.12	10	C40~C41
皮肤黑色素瘤	1	0.34	0.00	0.00	0.00	0.00	6.01	0.50	0.43	0.42	0.00	0.11	16	C43
乳房	0	0.00	0.00	0.00	0.00	0.00	0.00	0.00	0.00	0.00	0.00	0.00	17	C50
子宫颈	—	—	—	—	—	—	—	—	—	—	—	—	—	C53
子宫体及子宫部位不明	—	—	—	—	—	—	—	—	—	—	—	—	—	C54~C55
卵巢	—	—	—	—	—	—	—	—	—	—	—	—	—	C56
前列腺	3	1.03	0.00	0.00	0.00	2.09	12.02	1.51	1.20	1.47	0.06	0.16	13	C61
睾丸	0	0.00	0.00	0.00	0.00	0.00	0.00	0.00	0.00	0.00	0.00	0.00	17	C62
肾及泌尿系统不明	0	0.00	0.00	0.00	0.00	0.00	0.00	0.00	0.00	0.00	0.00	0.00	17	C64~C66, C68
膀胱	0	0.00	0.00	0.00	0.00	0.00	0.00	0.00	0.00	0.00	0.00	0.00	17	C67
脑，神经系统	11	3.77	8.39	0.00	4.05	8.35	12.02	5.55	5.15	5.48	0.34	0.53	7	C70~C72
甲状腺	1	0.34	0.00	0.00	1.01	0.00	0.00	0.50	0.50	0.34	0.03	0.03	15	C73
淋巴瘤	2	0.68	0.00	0.00	0.00	0.00	12.02	1.01	0.81	0.71	0.00	0.11	14	C81~C85, C88, C90, C96
白血病	12	4.11	0.00	4.37	3.04	10.44	18.03	6.06	5.77	5.52	0.37	0.66	6	C91~C95
不明及其他癌症	21	7.19	0.00	0.00	2.03	27.14	36.06	10.60	8.50	8.27	0.62	0.99	99	A_0
所有部位合计	292	100.00	16.78	4.37	27.34	288.06	745.19	147.40	121.81	120.99	6.98	13.60	0	ALL
所有部位除C44	290	99.32	16.78	4.37	27.34	285.97	739.18	146.39	121.00	120.27	6.93	13.55	99	ALLbC44

附表3-57　2017年广西壮族自治区河池市罗城仫佬族自治县女性癌症发病和死亡主要指标（1/10⁵）

发病

部位	ICD-10	病例数	构成(%)	年龄组（岁）					35~64	粗率	中国人口标化率	世界人口标化率	累积率(%)		顺位
				0~4	5~14	15~44	45~64	65+					0~64岁	0~74岁	
口腔和咽喉（除鼻咽癌）	C00~C10, C12~C14	0	0.00	0.00	0.00	0.00	0.00	0.00	0.00	0.00	0.00	0.00	0.00	0.00	19
鼻咽癌	C11	13	4.08	0.00	0.00	2.10	15.14	22.37	9.91	6.89	5.74	4.95	0.33	0.52	8
食管	C15	9	2.82	0.00	0.00	0.00	4.32	39.15	2.48	4.77	3.51	3.50	0.10	0.52	11
胃	C16	34	10.66	0.00	0.00	7.35	17.30	106.27	16.10	18.01	13.95	13.33	0.55	1.32	3
结直肠肛门	C18~C21	29	9.09	0.00	0.00	5.25	23.79	72.71	18.57	15.36	12.02	11.26	0.66	1.25	4
肝脏	C22	18	5.64	0.00	0.00	4.20	8.65	55.93	6.19	9.53	8.02	7.38	0.31	0.99	6
胆囊及其他	C23~C24	3	0.94	0.00	0.00	0.00	2.16	11.19	1.24	1.59	1.16	1.32	0.04	0.13	15
胰腺	C25	5	1.57	0.00	0.00	0.00	2.16	22.37	1.24	2.65	2.02	2.10	0.03	0.33	13
喉	C32	0	0.00	0.00	0.00	0.00	0.00	0.00	0.00	0.00	0.00	0.00	0.00	0.00	19
气管，支气管，肺	C33~C34	40	12.54	0.00	0.00	2.10	56.22	67.12	34.67	21.19	16.25	16.70	1.35	1.97	2
其他胸腔器官	C37~C38	1	0.31	0.00	0.00	0.00	2.16	0.00	1.24	0.53	0.46	0.45	0.04	0.04	17
骨	C40~C41	0	0.00	0.00	0.00	0.00	0.00	0.00	0.00	0.00	0.00	0.00	0.00	0.00	19
皮肤黑色素瘤	C43	0	0.00	0.00	0.00	0.00	0.00	0.00	0.00	0.00	0.00	0.00	0.00	0.00	19
乳房	C50	85	26.65	0.00	0.00	27.29	103.79	61.52	85.43	45.02	36.63	33.73	2.81	3.47	1
子宫颈	C53	26	8.15	0.00	0.00	8.40	21.62	44.75	22.29	13.77	10.90	10.19	0.64	1.23	5
子宫体及子宫部位不明	C54~C55	12	3.76	0.00	0.00	2.10	15.14	16.78	11.14	6.36	4.99	4.97	0.36	0.63	9
卵巢	C56	1	0.31	0.00	0.00	0.00	2.16	0.00	1.24	0.53	0.40	0.48	0.06	0.06	18
前列腺	C61	—	—	—	—	—	—	—	—	—	—	—	—	—	—
睾丸	C62	—	—	—	—	—	—	—	—	—	—	—	—	—	—

续表

部位	病例数	构成(%)	0~4	5~14	15~44	45~64	65+	35~64	粗率	中国人口标化率	世界人口标化率	累积率(%) 0~64岁	0~74岁	顺位	ICD-10
肾及泌尿系统不明	1	0.31	0.00	0.00	1.05	0.00	0.00	1.24	0.53	0.52	0.36	0.03	0.03	16	C64~C66, C68
膀胱	0	0.00	0.00	0.00	0.00	0.00	0.00	0.00	0.00	0.00	0.00	0.00	0.00	19	C67
脑,神经系统	9	2.82	0.00	10.28	2.10	8.65	5.59	6.19	4.77	4.91	4.77	0.33	0.42	10	C70~C72
甲状腺	5	1.57	0.00	0.00	3.15	4.32	0.00	2.48	2.65	2.57	2.41	0.19	0.19	12	C73
淋巴瘤	4	1.25	0.00	5.14	1.05	4.32	0.00	3.71	2.12	2.21	2.27	0.16	0.16	14	C81~C85, C88, C90, C96
白血病	16	5.02	10.06	5.14	6.30	12.97	11.19	8.67	8.47	7.98	8.04	0.55	0.63	7	C91~C95
不明及其他癌症	8	2.51	0.00	0.00	2.10	4.32	22.37	3.71	4.24	3.09	3.13	0.16	0.35	99	A_0
所有部位合计	319	100.00	10.06	20.55	74.52	309.22	559.32	237.73	168.96	137.35	131.33	8.73	14.23	0	ALL
所有部位除C44	316	99.06	10.06	20.55	73.47	309.22	548.13	236.49	167.37	136.10	130.32	8.70	14.09	99	ALLbC44
死亡															
口腔和咽喉(除鼻咽癌)	0	0.00	0.00	0.00	0.00	0.00	0.00	0.00	0.00	0.00	0.00	0.00	0.00	16	C00~C10, C12~C14
鼻咽癌	4	2.52	0.00	0.00	1.05	4.32	5.59	2.48	2.12	2.01	1.51	0.10	0.10	12	C11
食管	7	4.40	0.00	0.00	0.00	4.32	27.97	2.48	3.71	2.54	2.66	0.12	0.33	8	C15
胃	34	21.38	0.00	0.00	3.15	12.97	139.83	9.91	18.01	13.16	12.44	0.38	1.45	1	C16
结直肠肛门	9	5.66	0.00	0.00	0.00	10.81	22.37	6.19	4.77	3.45	3.12	0.21	0.21	6	C18~C21
肝脏	20	12.58	0.00	0.00	3.15	12.97	61.52	8.67	10.59	8.24	8.16	0.38	0.95	3	C22
胆囊及其他	3	1.89	0.00	0.00	0.00	2.16	11.19	1.24	1.59	1.03	1.21	0.04	0.13	13	C23~C24
胰腺	5	3.14	0.00	0.00	0.00	2.16	22.37	1.24	2.65	1.81	1.90	0.04	0.23	11	C25
喉	1	0.63	0.00	0.00	0.00	0.00	5.59	0.00	0.53	0.48	0.51	0.00	0.09	14	C32
气管,支气管,肺	26	16.35	0.00	0.00	0.00	25.95	78.30	14.86	13.77	10.54	10.52	0.57	1.28	2	C33~C34

续表

部位	病例数	构成(%)	年龄组（岁）0~4	5~14	15~44	45~64	65+	35~64	粗率	中国人口标化率	世界人口标化率	累积率（%）0~64岁	0~74岁	顺位	ICD-10
其他胸腔器官	0	0.00	0.00	0.00	0.00	0.00	0.00	0.00	0.00	0.00	0.00	0.00	0.00	16	C37~C38
骨	0	0.00	0.00	0.00	0.00	0.00	0.00	0.00	0.00	0.00	0.00	0.00	0.00	16	C40~C41
皮肤黑色素瘤	0	0.00	0.00	0.00	0.00	0.00	0.00	0.00	0.00	0.00	0.00	0.00	0.00	16	C43
乳房	14	8.81	0.00	0.00	1.05	21.62	16.78	13.62	7.41	5.72	5.54	0.46	0.56	4	C50
子宫颈	11	6.92	0.00	0.00	4.20	10.81	11.19	9.91	5.83	5.05	4.65	0.36	0.53	5	C53
子宫体及子宫部位不明	5	3.14	0.00	0.00	2.10	2.16	11.19	3.71	2.65	2.10	2.00	0.09	0.28	10	C54~C55
卵巢	0	0.00	0.00	0.00	0.00	0.00	0.00	0.00	0.00	0.00	0.00	0.00	0.00	16	C56
前列腺	—	—	—	—	—	—	—	—	—	—	—	—	—	—	C61
睾丸	—	—	—	—	—	—	—	—	—	—	—	—	—	—	C62
肾及泌尿系统不明	0	0.00	0.00	0.00	0.00	0.00	0.00	0.00	0.00	0.00	0.00	0.00	0.00	16	C64~C66, C68
膀胱	0	0.00	0.00	0.00	0.00	0.00	0.00	0.00	0.00	0.00	0.00	0.00	0.00	16	C67
脑、神经系统	5	3.14	0.00	10.28	1.05	0.00	11.19	0.00	2.65	3.11	3.35	0.14	0.23	9	C70~C72
甲状腺	0	0.00	0.00	0.00	0.00	0.00	0.00	0.00	0.00	0.00	0.00	0.00	0.00	16	C73
淋巴瘤	1	0.63	0.00	0.00	0.00	2.16	0.00	1.24	0.53	0.46	0.40	0.03	0.03	15	C81~C85, C88, C90, C96
白血病	8	5.03	0.00	0.00	4.20	2.16	16.78	2.48	4.24	3.91	3.19	0.16	0.25	7	C91~C95
不明及其他癌症	6	3.77	0.00	0.00	0.00	4.32	22.37	2.48	3.18	2.37	2.66	0.12	0.41	99	A_0
所有部位合计	159	100.00	0.00	10.28	19.94	118.93	464.23	80.48	84.21	65.95	63.82	3.21	7.06	0	ALL
所有部位除C44	159	100.00	0.00	10.28	19.94	118.93	464.23	80.48	84.21	65.95	63.82	3.21	7.06	99	ALLbC44

附表 3-58 2017年广西壮族自治区来宾市合山市男女合计癌症发病和死亡主要指标（1/10⁵）

发病

部位	病例数	构成(%)	0~4	5~14	15~44	45~64	65+	35~64	粗率	中国人口标化率	世界人口标化率	累积率(%) 0~64岁	累积率(%) 0~74岁	顺位	ICD-10
口腔和咽喉（除鼻咽癌）	3	0.87	0.00	0.00	1.99	0.00	15.69	1.84	2.52	2.20	1.93	0.05	0.32	17	C00~C10, C12~C14
鼻咽癌	18	5.25	0.00	0.00	0.00	39.79	31.39	25.81	15.11	9.75	9.73	0.82	1.04	7	C11
食管	8	2.33	0.00	0.00	1.99	14.21	15.69	11.06	6.72	4.23	4.33	0.36	0.47	9	C15
胃	36	10.50	0.00	0.00	3.98	59.69	102.01	40.56	30.23	20.47	20.42	1.41	2.47	4	C16
结直肠肛门	23	6.71	0.00	0.00	1.99	31.27	86.32	22.13	19.31	13.41	13.13	0.74	1.64	6	C18~C21
肝脏	86	25.07	0.00	0.00	43.80	108.01	204.02	99.57	72.20	53.65	48.64	3.35	5.49	1	C22
胆囊及其他	3	0.87	0.00	0.00	0.00	2.84	15.69	1.84	2.52	1.60	1.63	0.07	0.18	20	C23~C24
胰腺	5	1.46	0.00	0.00	0.00	8.53	15.69	5.53	4.20	2.82	2.77	0.19	0.30	12	C25
喉	3	0.87	0.00	0.00	0.00	2.84	15.69	1.84	2.52	1.74	1.59	0.04	0.16	19	C32
气管，支气管，肺	79	23.03	0.00	0.00	0.00	105.16	329.57	68.22	66.33	41.94	43.35	2.33	5.14	2	C33~C34
其他胸腔器官	0	0.00	0.00	0.00	0.00	0.00	0.00	0.00	0.00	0.00	0.00	0.00	0.00	23	C37~C38
骨	5	1.46	0.00	0.00	1.99	0.00	31.39	0.00	4.20	3.34	3.14	0.05	0.43	11	C40~C41
皮肤黑色素瘤	0	0.00	0.00	0.00	0.00	0.00	0.00	0.00	0.00	0.00	0.00	0.00	0.00	23	C43
乳房	19	5.54	0.00	0.00	21.53	71.48	30.61	67.29	33.57	23.49	22.56	2.17	2.17	3	C50
子宫颈	14	4.08	0.00	0.00	8.61	53.61	45.91	43.54	24.74	16.79	16.74	1.38	1.94	5	C53
子宫体及子宫部位不明	2	0.58	0.00	0.00	0.00	5.96	15.30	3.96	3.53	1.92	2.18	0.14	0.14	13	C54~C55
卵巢	3	0.87	0.00	0.00	0.00	5.96	30.61	3.96	5.30	3.90	3.92	0.09	0.56	10	C56
前列腺	2	0.58	0.00	0.00	0.00	5.44	16.10	3.45	3.20	1.76	1.62	0.11	0.11	16	C61
睾丸	0	0.00	0.00	0.00	0.00	0.00	0.00	0.00	0.00	0.00	0.00	0.00	0.00	23	C62

续表

部位	病例数	构成(%)	0~4	5~14	15~44	45~64	65+	35~64	粗率	中国人口标化率	世界人口标化率	0~64岁	0~74岁	顺位	ICD-10
肾及泌尿系统不明	2	0.58	0.00	0.00	0.00	0.00	15.69	0.00	1.68	0.96	1.13	0.00	0.15	22	C64~C66, C68
膀胱	4	1.17	0.00	0.00	0.00	0.00	31.39	0.00	3.36	2.26	2.13	0.00	0.23	15	C67
脑、神经系统	10	2.92	12.57	0.00	3.98	11.37	23.54	9.22	8.40	6.41	6.89	0.40	0.62	8	C70~C72
甲状腺	3	0.87	0.00	0.00	1.99	5.68	0.00	5.53	2.52	1.74	1.70	0.17	0.17	18	C73
淋巴瘤	2	0.58	0.00	0.00	0.00	0.00	15.69	0.00	1.68	1.25	1.28	0.00	0.26	21	C81~C85, C88, C90, C96
白血病	4	1.17	0.00	0.00	1.99	5.68	7.85	5.53	3.36	2.73	2.22	0.16	0.16	14	C91~C95
不明及其他癌症	9	2.62	0.00	0.00	5.97	11.37	15.69	11.06	7.56	5.26	5.04	0.37	0.37	99	A_0
所有部位合计	343	100.00	12.57	0.00	83.62	474.66	1043.63	366.92	287.98	198.47	193.50	12.34	21.92	0	ALL
所有部位除C44	342	99.71	12.57	0.00	83.62	471.82	1043.63	365.08	287.14	197.80	192.84	12.27	21.85	99	ALLbC44
死亡															
口腔和咽喉(除鼻咽癌)	2	0.75	0.00	0.00	0.00	2.84	7.85	1.84	1.68	1.24	1.21	0.04	0.16	17	C00~C10, C12~C14
鼻咽癌	12	4.48	0.00	0.00	1.99	22.74	23.54	16.59	10.08	6.85	6.94	0.53	0.90	6	C11
食管	6	2.24	0.00	0.00	1.99	8.53	15.69	7.38	5.04	3.15	3.24	0.25	0.36	11	C15
胃	29	10.82	0.00	0.00	3.98	39.79	102.01	29.50	24.35	16.52	16.37	1.00	1.86	3	C16
结直肠肛门	11	4.10	0.00	0.00	1.99	11.37	47.08	9.22	9.24	6.38	6.01	0.30	0.72	7	C18~C21
肝脏	71	26.49	0.00	0.00	31.85	79.58	211.86	70.07	59.61	45.30	40.13	2.47	4.68	2	C22
胆囊及其他	2	0.75	0.00	0.00	0.00	2.84	7.85	1.84	1.68	1.23	1.13	0.04	0.19	18	C23~C24
胰腺	5	1.87	0.00	0.00	0.00	11.37	7.85	7.38	4.20	2.85	2.99	0.26	0.37	12	C25
喉	4	1.49	0.00	0.00	0.00	5.68	15.69	3.69	3.36	2.20	2.16	0.12	0.23	14	C32
气管、支气管、肺	75	27.99	0.00	0.00	3.98	96.64	306.03	64.53	62.97	40.60	41.03	2.22	4.77	1	C33~C34

续表

部位	病例数	构成(%)	年龄组(岁)						粗率	中国人口标化率	世界人口标化率	累积率(%)		顺位	ICD-10
			0~4	5~14	15~44	45~64	65+	35~64				0~64岁	0~74岁		
其他胸腔器官	0	0.00	0.00	0.00	0.00	0.00	0.00	0.00	0.00	0.00	0.00	0.00	0.00	21	C37~C38
骨	4	1.49	0.00	0.00	0.00	2.84	23.54	1.84	3.36	2.22	2.23	0.07	0.33	13	C40~C41
皮肤黑色素瘤	0	0.00	0.00	0.00	0.00	0.00	0.00	0.00	0.00	0.00	0.00	0.00	0.00	21	C43
乳房	7	2.61	0.00	0.00	0.00	41.69	0.00	27.71	12.37	6.95	7.70	0.93	0.93	5	C50
子宫颈	8	2.99	0.00	0.00	8.61	29.78	15.30	27.71	14.13	9.98	9.49	0.86	1.18	4	C53
子宫体及子宫部位不明	4	1.49	0.00	0.00	0.00	23.83	0.00	15.83	7.07	4.55	5.13	0.61	0.61	9	C54~C55
卵巢	1	0.37	0.00	0.00	0.00	0.00	15.30	0.00	1.77	1.30	1.39	0.00	0.23	15	C56
前列腺	0	0.00	0.00	0.00	0.00	0.00	0.00	0.00	0.00	0.00	0.00	0.00	0.00	21	C61
睾丸	0	0.00	0.00	0.00	0.00	0.00	0.00	0.00	0.00	0.00	0.00	0.00	0.00	21	C62
肾及泌尿系统不明	1	0.37	0.00	0.00	0.00	0.00	7.85	0.00	0.84	0.62	0.60	0.00	0.15	20	C64~C66,C68
膀胱	2	0.75	0.00	0.00	0.00	0.00	15.69	0.00	1.68	0.84	0.92	0.00	0.00	19	C67
脑,神经系统	10	3.73	0.00	0.00	3.98	8.53	39.23	5.53	8.40	6.51	6.21	0.29	0.66	8	C70~C72
甲状腺	0	0.00	0.00	0.00	0.00	0.00	0.00	0.00	0.00	0.00	0.00	0.00	0.00	21	C73
淋巴瘤	2	0.75	0.00	0.00	0.00	0.00	15.69	0.00	1.68	1.25	1.28	0.00	0.26	16	C81~C85,C88,C90,C96
白血病	7	2.61	0.00	7.69	1.99	11.37	7.85	9.22	5.88	4.41	4.29	0.33	0.33	10	C91~C95
不明及其他癌症	5	1.87	0.00	0.00	1.99	11.37	0.00	7.38	4.20	3.10	2.91	0.27	0.27	99	A_0
所有部位合计	268	100.00	0.00	7.69	57.74	360.97	871.00	269.20	225.01	155.90	150.70	9.30	17.64	0	ALL
所有部位除C44	267	99.63	0.00	7.69	57.74	358.13	871.00	267.36	224.17	155.23	150.05	9.24	17.58	99	ALLbC44

附表3-59 2017年，广西壮族自治区来宾市合山市男性癌症发病和死亡主要指标（1/10⁵）

发病

部位	病例数	构成（%）	年龄组（岁）					35~64	粗率	中国人口标化率	世界人口标化率	累积率（%）		顺位	ICD-10
			0~4	5~14	15~44	45~64	65+					0~64岁	0~74岁		
口腔和咽喉（除鼻咽癌）	2	0.92	0.00	0.00	3.70	0.00	16.10	3.45	3.20	2.93	2.48	0.10	0.32	11	C00~C10, C12~C14
鼻咽癌	10	4.59	0.00	0.00	0.00	48.93	16.10	31.07	16.00	10.51	10.22	0.98	0.98	5	C11
食管	6	2.75	0.00	0.00	0.00	21.75	32.21	13.81	9.60	6.08	6.26	0.47	0.68	7	C15
胃	24	11.01	0.00	0.00	3.70	86.98	112.72	58.68	38.40	25.88	25.49	1.94	3.22	3	C16
结直肠肛门	16	7.34	0.00	0.00	3.70	32.62	144.93	24.16	25.60	18.62	17.94	0.85	2.07	4	C18~C21
肝脏	71	32.57	0.00	0.00	70.37	184.84	289.86	165.68	113.59	83.52	76.23	5.52	8.12	1	C22
胆囊及其他	0	0.00	0.00	0.00	0.00	0.00	0.00	0.00	0.00	0.00	0.00	0.00	0.00	17	C23~C24
胰腺	2	0.92	0.00	0.00	0.00	5.44	16.10	3.45	3.20	2.06	2.21	0.11	0.33	14	C25
喉	3	1.38	0.00	0.00	0.00	5.44	32.21	3.45	4.80	3.51	3.20	0.08	0.30	10	C32
气管、支气管、肺	57	26.15	0.00	0.00	0.00	141.35	499.19	89.74	91.19	60.96	63.87	3.11	7.65	2	C33~C34
其他胸腔器官	0	0.00	0.00	0.00	0.00	0.00	0.00	0.00	0.00	0.00	0.00	0.00	0.00	17	C37~C38
骨	3	1.38	0.00	0.00	3.70	0.00	32.21	0.00	4.80	4.15	3.96	0.10	0.31	8	C40~C41
皮肤黑色素瘤	0	0.00	0.00	0.00	0.00	0.00	0.00	0.00	0.00	0.00	0.00	0.00	0.00	17	C43
乳房	0	0.00	0.00	0.00	0.00	0.00	0.00	0.00	0.00	0.00	0.00	0.00	0.00	17	C50
子宫颈	—	—	—	—	—	—	—	—	—	—	—	—	—	—	C53
子宫体及子宫部位不明	—	—	—	—	—	—	—	—	—	—	—	—	—	—	C54~C55
卵巢	—	—	—	—	—	—	—	—	—	—	—	—	—	—	C56
前列腺	2	0.92	0.00	0.00	0.00	5.44	16.10	3.45	3.20	1.76	1.62	0.11	0.11	15	C61
睾丸	0	0.00	0.00	0.00	0.00	0.00	0.00	0.00	0.00	0.00	0.00	0.00	0.00	17	C62

续表

部位	病例数	构成 (%)	年龄组（岁）0~4	5~14	15~44	45~64	65+	35~64	粗率	中国人口标化率	世界人口标化率	累积率（%）0~64岁	0~74岁	顺位	ICD-10
肾及泌尿系统不明	1	0.46	0.00	0.00	0.00	0.00	16.10	0.00	1.60	1.16	1.13	0.00	0.28	16	C64~C66, C68
膀胱	2	0.92	0.00	0.00	0.00	0.00	32.21	0.00	3.20	2.29	1.79	0.00	0.00	13	C67
脑, 神经系统	6	2.75	0.00	0.00	3.70	10.87	48.31	6.90	9.60	7.80	7.52	0.30	0.74	6	C70~C72
甲状腺	0	0.00	0.00	0.00	0.00	0.00	0.00	0.00	0.00	0.00	0.00	0.00	0.00	17	C73
淋巴瘤	2	0.92	0.00	0.00	0.00	0.00	32.21	0.00	3.20	2.38	2.44	0.00	0.50	12	C81~C85, C88, C90, C96
白血病	3	1.38	0.00	0.00	3.70	10.87	0.00	10.36	4.80	4.13	3.41	0.31	0.31	9	C91~C95
不明及其他癌症	8	3.67	0.00	0.00	7.41	21.75	32.21	20.71	12.80	8.61	8.65	0.62	0.62	99	A_0
所有部位合计	218	100.00	0.00	0.00	100.00	576.27	1368.76	434.92	348.76	246.35	238.44	14.59	26.54	0	ALL
所有部位除C44	217	99.54	0.00	0.00	100.00	570.84	1368.76	431.47	347.16	245.07	237.18	14.47	26.42	99	ALLbC44
死亡															
口腔和咽喉（除鼻咽癌）	1	0.52	0.00	0.00	0.00	5.44	0.00	3.45	1.60	1.14	0.99	0.08	0.08	15	C00~C10, C12~C14
鼻咽癌	8	4.17	0.00	0.00	3.70	27.18	32.21	20.71	12.80	9.41	9.21	0.66	1.16	5	C11
食管	4	2.08	0.00	0.00	0.00	10.87	32.21	6.90	6.40	4.09	4.25	0.26	0.47	8	C15
胃	22	11.46	0.00	0.00	3.70	65.24	144.93	44.87	35.20	24.26	24.62	1.52	2.96	3	C16
结直肠肛门	7	3.65	0.00	0.00	3.70	10.87	64.41	10.36	11.20	8.21	7.67	0.34	0.84	6	C18~C21
肝脏	58	30.21	0.00	0.00	51.85	135.91	305.96	117.36	92.79	69.89	62.16	4.09	6.84	2	C22
胆囊及其他	1	0.52	0.00	0.00	0.00	5.44	0.00	3.45	1.60	1.14	0.99	0.08	0.08	15	C23~C24
胰腺	3	1.56	0.00	0.00	0.00	10.87	16.10	6.90	4.80	2.92	3.23	0.24	0.46	11	C25
喉	3	1.56	0.00	0.00	0.00	5.44	32.21	3.45	4.80	3.65	3.46	0.13	0.34	9	C32
气管, 支气管, 肺	59	30.73	0.00	0.00	3.70	157.66	466.99	100.10	94.39	64.51	66.56	3.54	7.79	1	C33~C34

续表

部位	病例数	构成(%)	0~4	5~14	15~44	45~64	65+	35~64	粗率	中国人口标化率	世界人口标化率	累积率(%) 0~64岁	0~74岁	顺位	ICD-10
其他胸腔器官	0	0.00	0.00	0.00	0.00	0.00	0.00	0.00	0.00	0.00	0.00	0.00	0.00	17	C37~C38
骨	3	1.56	0.00	0.00	0.00	5.44	32.21	3.45	4.80	3.23	3.23	0.13	0.35	10	C40~C41
皮肤黑色素瘤	0	0.00	0.00	0.00	0.00	0.00	0.00	0.00	0.00	0.00	0.00	0.00	0.00	17	C43
乳房	0	0.00	0.00	0.00	0.00	0.00	0.00	0.00	0.00	0.00	0.00	0.00	0.00	17	C50
子宫颈	—	—	—	—	—	—	—	—	—	—	—	—	—	—	C53
子宫体及子宫部位不明	—	—	—	—	—	—	—	—	—	—	—	—	—	—	C54~C55
卵巢	—	—	—	—	—	—	—	—	—	—	—	—	—	—	C56
前列腺	0	0.00	0.00	0.00	0.00	0.00	0.00	0.00	0.00	0.00	0.00	0.00	0.00	17	C61
睾丸	0	0.00	0.00	0.00	0.00	0.00	0.00	0.00	0.00	0.00	0.00	0.00	0.00	17	C62
肾及泌尿系统不明	1	0.52	0.00	0.00	0.00	0.00	16.10	0.00	1.60	1.16	1.13	0.00	0.28	14	C64~C66, C68
膀胱	2	1.04	0.00	0.00	0.00	0.00	32.21	0.00	3.20	2.11	2.40	0.00	0.00	13	C67
脑,神经系统	8	4.17	0.00	0.00	7.41	5.44	80.52	3.45	12.80	10.66	10.28	0.31	1.03	4	C70~C72
甲状腺	0	0.00	0.00	0.00	0.00	0.00	0.00	0.00	0.00	0.00	0.00	0.00	0.00	17	C73
淋巴瘤	2	1.04	0.00	0.00	0.00	0.00	32.21	0.00	3.20	2.38	2.44	0.00	0.50	12	C81~C85, C88, C90, C96
白血病	6	3.13	0.00	14.99	3.70	21.75	0.00	17.26	9.60	7.49	7.53	0.65	0.65	7	C91~C95
不明及其他癌症	4	2.08	0.00	0.00	0.00	21.75	0.00	13.81	6.40	4.10	4.05	0.43	0.43	99	A_0
所有部位合计	192	100.00	0.00	14.99	77.77	489.29	1288.24	355.53	307.16	220.34	214.20	12.46	24.28	0	ALL
所有部位除C44	191	99.48	0.00	14.99	77.77	483.85	1288.24	352.08	305.56	219.06	212.95	12.33	24.16	99	ALLbC44

附表 3-60 2017 年广西壮族自治区来宾市合山市女性癌症发病和死亡主要指标（1/10⁵）

发病

部位	病例数	构成(%)	年龄组（岁）						粗率	中国人口标化率	世界人口标化率	累积率（%）		顺位	ICD-10
			0～4	5～14	15～44	45～64	65+	35～64				0～64岁	0～74岁		
口腔和咽喉（除鼻咽癌）	1	0.80	0.00	0.00	0.00	0.00	15.30	0.00	1.77	1.33	1.29	0.00	0.32	17	C00～C10, C12～C14
鼻咽癌	8	6.40	0.00	0.00	0.00	29.78	45.91	19.79	14.13	9.05	9.31	0.65	1.12	6	C11
食管	2	1.60	0.00	0.00	4.31	5.96	0.00	7.92	3.53	2.28	2.22	0.22	0.22	15	C15
胃	12	9.60	0.00	0.00	4.31	29.78	91.83	19.79	21.20	14.17	14.46	0.85	1.64	5	C16
结直肠肛门	7	5.60	0.00	0.00	0.00	29.78	30.61	19.79	12.37	8.32	8.27	0.58	1.14	7	C18～C21
肝脏	15	12.00	0.00	0.00	12.92	23.83	122.44	23.75	26.50	20.40	18.37	0.86	2.52	3	C22
胆囊及其他	3	2.40	0.00	0.00	0.00	5.96	30.61	3.96	5.30	3.23	3.33	0.16	0.39	12	C23～C24
胰腺	3	2.40	0.00	0.00	0.00	11.91	15.30	7.92	5.30	3.63	3.39	0.27	0.27	11	C25
喉	0	0.00	0.00	0.00	0.00	0.00	0.00	0.00	0.00	0.00	0.00	0.00	0.00	20	C32
气管，支气管，肺	22	17.60	0.00	0.00	0.00	65.52	168.35	43.54	38.87	23.03	23.27	1.45	2.38	1	C33～C34
其他胸腔器官	0	0.00	0.00	0.00	0.00	0.00	0.00	0.00	0.00	0.00	0.00	0.00	0.00	20	C37～C38
骨	2	1.60	0.00	0.00	0.00	0.00	30.61	0.00	3.53	2.63	2.68	0.00	0.55	13	C40～C41
皮肤黑色素瘤	0	0.00	0.00	0.00	0.00	0.00	0.00	0.00	0.00	0.00	0.00	0.00	0.00	20	C43
乳房	19	15.20	0.00	0.00	21.53	71.48	30.61	67.29	33.57	23.49	22.56	2.17	2.17	2	C50
子宫颈	14	11.20	0.00	0.00	8.61	53.61	45.91	43.54	24.74	16.79	16.74	1.38	1.94	4	C53
子宫体及子宫部位不明	2	1.60	0.00	0.00	0.00	5.96	15.30	3.96	3.53	1.92	2.18	0.14	0.14	16	C54～C55
卵巢	3	2.40	0.00	0.00	0.00	5.96	30.61	3.96	5.30	3.90	3.92	0.09	0.56	9	C56
前列腺	—	—	—	—	—	—	—	—	—	—	—	—	—	—	C61
睾丸	—	—	—	—	—	—	—	—	—	—	—	—	—	—	C62

续表

部位	病例数	构成（%）	0~4	5~14	15~44	45~64	65+	35~64	粗率	中国人口标化率	世界人口标化率	累积率（%）0~64岁	累积率（%）0~74岁	顺位	ICD-10
					年龄组（岁）										
肾及泌尿系统不明	1	0.80	0.00	0.00	0.00	0.00	15.30	0.00	1.77	0.52	0.81	0.00	0.00	19	C64~C66,C68
膀胱	2	1.60	0.00	0.00	0.00	0.00	30.61	0.00	3.53	2.60	2.79	0.00	0.46	14	C67
脑,神经系统	4	3.20	26.87	0.00	4.31	11.91	0.00	11.87	7.07	5.12	6.72	0.49	0.49	8	C70~C72
甲状腺	3	2.40	0.00	0.00	4.31	11.91	0.00	11.87	5.30	3.84	3.75	0.36	0.36	10	C73
淋巴瘤	0	0.00	0.00	0.00	0.00	0.00	0.00	0.00	0.00	0.00	0.00	0.00	0.00	20	C81~C85,C88,C90,C96
白血病	1	0.80	0.00	0.00	0.00	0.00	15.30	0.00	1.77	0.88	0.69	0.00	0.00	18	C91~C95
不明及其他癌症	1	0.80	0.00	0.00	4.31	0.00	0.00	0.00	1.77	2.02	1.70	0.11	0.11	99	A_0
所有部位合计	125	100.00	26.87	0.00	64.58	363.33	734.62	288.95	220.86	149.15	148.48	9.79	16.78	0	ALL
所有部位除C44	125	100.00	26.87	0.00	64.58	363.33	734.62	288.95	220.86	149.15	148.48	9.79	16.78	99	ALLbC44
死亡															
口腔和咽喉（除鼻咽癌）	1	1.32	0.00	0.00	0.00	0.00	15.30	0.00	1.77	1.30	1.39	0.00	0.23	14	C00~C10,C12~C14
鼻咽癌	4	5.26	0.00	0.00	0.00	17.87	15.30	11.87	7.07	3.95	4.36	0.37	0.60	8	C11
食管	2	2.63	0.00	0.00	4.31	5.96	0.00	7.92	3.53	2.28	2.22	0.22	0.22	10	C15
胃	7	9.21	0.00	0.00	4.31	11.91	61.22	11.87	12.37	7.87	7.43	0.41	0.64	4	C16
结直肠肛门	4	5.26	0.00	0.00	0.00	11.91	30.61	7.92	7.07	4.40	4.20	0.24	0.57	7	C18~C21
肝脏	13	17.11	0.00	0.00	8.61	17.87	122.44	15.83	22.97	17.87	15.76	0.59	2.25	2	C22
胆囊及其他	1	1.32	0.00	0.00	0.00	0.00	15.30	0.00	1.77	1.33	1.29	0.00	0.32	12	C23~C24
胰腺	2	2.63	0.00	0.00	0.00	11.91	0.00	7.92	3.53	2.79	2.74	0.27	0.27	9	C25
喉	1	1.32	0.00	0.00	0.00	5.96	0.00	3.96	1.77	0.80	0.86	0.11	0.11	17	C32
气管,支气管,肺	16	21.05	0.00	0.00	4.31	29.78	153.05	23.75	28.27	15.94	15.34	0.75	1.44	1	C33~C34

续表

部位	病例数	构成(%)	年龄组(岁) 0~4	5~14	15~44	45~64	65+	35~64	粗率	中国人口标化率	世界人口标化率	累积率(%) 0~64岁	0~74岁	顺位	ICD-10
其他胸腔器官	0	0.00	0.00	0.00	0.00	0.00	0.00	0.00	0.00	0.00	0.00	0.00	0.00	18	C37~C38
骨	1	1.32	0.00	0.00	0.00	0.00	15.30	0.00	1.77	1.33	1.29	0.00	0.32	12	C40~C41
皮肤黑色素瘤	0	0.00	0.00	0.00	0.00	0.00	0.00	0.00	0.00	0.00	0.00	0.00	0.00	18	C43
乳房	7	9.21	0.00	0.00	0.00	41.69	0.00	27.71	12.37	6.95	7.70	0.93	0.93	5	C50
子宫颈	8	10.53	0.00	0.00	8.61	29.78	15.30	27.71	14.13	9.98	9.49	0.86	1.18	3	C53
子宫体及子宫部位不明	4	5.26	0.00	0.00	0.00	23.83	0.00	15.83	7.07	4.55	5.13	0.61	0.61	6	C54~C55
卵巢	1	1.32	0.00	0.00	0.00	0.00	15.30	0.00	1.77	1.30	1.39	0.00	0.23	14	C56
前列腺	—	—	0.00	0.00	—	—	—	—	—	—	—	—	—	—	C61
睾丸	—	—	0.00	0.00	—	—	—	—	—	—	—	—	—	—	C62
肾及泌尿系统不明	0	0.00	0.00	0.00	0.00	0.00	0.00	0.00	0.00	0.00	0.00	0.00	0.00	18	C64~C66, C68
膀胱	0	0.00	0.00	0.00	0.00	0.00	0.00	0.00	0.00	0.00	0.00	0.00	0.00	18	C67
脑、神经系统	2	2.63	0.00	0.00	0.00	11.91	0.00	7.92	3.53	2.19	2.22	0.24	0.24	11	C70~C72
甲状腺	0	0.00	0.00	0.00	0.00	0.00	0.00	0.00	0.00	0.00	0.00	0.00	0.00	18	C73
淋巴瘤	0	0.00	0.00	0.00	0.00	0.00	0.00	0.00	0.00	0.00	0.00	0.00	0.00	18	C81~C85, C88, C90, C96
白血病	1	1.32	0.00	0.00	0.00	0.00	15.30	0.00	1.77	0.88	0.69	0.00	0.00	16	C91~C95
不明及其他癌症	1	1.32	0.00	0.00	4.31	0.00	0.00	0.00	1.77	2.02	1.70	0.11	0.11	99	A_0
所有部位合计	76	100.00	0.00	0.00	34.44	220.38	474.44	170.20	134.28	87.71	85.19	5.70	10.28	0	ALL
所有部位除C44	76	100.00	0.00	0.00	34.44	220.38	474.44	170.20	134.28	87.71	85.19	5.70	10.28	99	ALLbC44

附表3-61 2017年广西壮族自治区崇左市扶绥县男女合计癌症发病和死亡主要指标（1/10⁵）

发病

部位	病例数	构成(%)	0~4	5~14	15~44	45~64	65+	35~64	粗率	中国人口标化率	世界人口标化率	累积率(%) 0~64岁	累积率(%) 0~74岁	顺位	ICD-10
口腔和咽喉（除鼻咽癌）	9	0.76	0.00	1.66	0.00	4.65	9.06	2.35	1.96	2.10	2.06	0.12	0.26	19	C00~C10, C12~C14
鼻咽癌	49	4.13	0.00	0.00	6.93	27.92	15.86	21.71	10.65	9.93	9.06	0.77	0.92	7	C11
食管	22	1.85	0.00	0.00	0.39	10.47	27.19	5.87	4.78	4.19	4.04	0.22	0.54	12	C15
胃	97	8.18	0.00	0.00	3.47	53.52	95.16	30.51	21.09	19.22	18.99	1.26	2.46	5	C16
结直肠肛门	100	8.43	0.00	0.00	2.70	47.70	117.82	28.16	21.74	19.92	19.58	1.08	2.62	4	C18~C21
肝脏	396	33.39	0.00	0.00	31.57	229.21	265.09	154.31	86.08	80.74	76.41	5.58	8.55	1	C22
胆囊及其他	8	0.67	0.00	0.00	0.77	4.65	4.53	2.93	1.74	1.57	1.45	0.12	0.17	20	C23~C24
胰腺	3	0.25	0.00	0.00	0.39	2.33	0.00	1.17	0.65	0.61	0.61	0.06	0.06	23	C25
喉	10	0.84	0.00	0.00	0.00	9.31	4.53	4.69	2.17	2.05	2.31	0.24	0.33	18	C32
气管,支气管,肺	206	17.37	0.00	0.00	3.47	90.75	269.62	49.28	44.78	38.57	38.96	2.07	5.42	2	C33~C34
其他胸腔器官	3	0.25	0.00	0.00	0.00	1.16	4.53	0.59	0.65	0.53	0.50	0.02	0.07	24	C37~C38
骨	3	0.25	0.00	1.66	0.39	0.00	2.27	0.00	0.65	0.80	0.75	0.03	0.08	22	C40~C41
皮肤黑色素瘤	0	0.00	0.00	0.00	0.00	0.00	0.00	0.00	0.00	0.00	0.00	0.00	0.00	25	C43
乳房	47	4.13	0.00	0.00	13.29	64.19	20.92	49.15	21.89	20.50	19.00	1.68	1.92	3	C50
子宫颈	25	2.11	0.00	0.00	1.66	39.50	29.29	21.42	11.64	9.73	9.60	0.81	1.15	6	C53
子宫体及子宫部位不明	9	0.76	0.00	0.00	0.00	7.41	25.10	3.78	4.19	3.82	3.67	0.16	0.49	14	C54~C55
卵巢	10	0.84	0.00	0.00	0.83	17.28	8.37	10.08	4.66	4.97	4.63	0.37	0.44	13	C56
前列腺	18	1.52	0.00	0.00	0.00	8.80	69.19	4.39	7.34	6.73	6.25	0.20	0.76	8	C61
睾丸	3	0.25	0.00	0.00	0.72	2.20	4.94	2.20	1.22	1.00	0.99	0.06	0.06	21	C62

续表

部位	病例数	构成(%)	0~4	5~14	15~44	45~64	65+	粗率	中国人口标化率	世界人口标化率	0~64岁	0~74岁	顺位	ICD-10
肾及泌尿系统不明	11	0.93	0.00	0.00	0.39	5.82	11.33	2.39	2.14	2.07	0.13	0.26	17	C64~C66, C68
膀胱	16	1.35	0.00	0.00	1.16	4.65	20.39	3.48	2.94	2.90	0.13	0.44	15	C67
脑, 神经系统	29	2.45	0.00	1.66	3.08	11.63	22.66	6.30	5.73	5.54	0.37	0.68	10	C70~C72
甲状腺	15	1.26	0.00	0.00	2.70	6.98	4.53	3.26	2.96	2.73	0.23	0.30	16	C73
淋巴瘤	30	2.53	10.17	0.00	1.93	10.47	33.99	6.52	6.03	6.58	0.34	0.72	9	C81~C85, C88, C90, C96
白血病	23	1.94	0.00	4.97	1.16	12.80	13.59	5.00	4.91	4.95	0.33	0.58	11	C91~C95
不明及其他癌症	42	3.54	0.00	1.66	0.77	20.94	47.58	9.13	8.31	8.16	0.46	1.07	99	A_0
所有部位合计	1186	100.00	10.17	11.59	68.92	621.30	1053.56	257.82	235.92	229.13	15.13	27.89	0	ALL
所有部位除C44	1174	98.99	10.17	9.94	68.92	615.48	1039.97	255.21	233.60	226.90	14.99	27.65	99	ALLbC44

死亡

部位	病例数	构成(%)	0~4	5~14	15~44	45~64	65+	粗率	中国人口标化率	世界人口标化率	0~64岁	0~74岁	顺位	ICD-10
口腔和咽喉(除鼻咽癌)	8	0.85	0.00	0.00	0.00	3.49	11.33	1.74	1.20	1.34	0.09	0.13	17	C00~C10, C12~C14
鼻咽癌	33	3.52	0.00	0.00	2.31	23.27	15.86	7.17	6.68	6.37	0.53	0.65	6	C11
食管	19	2.03	0.00	0.00	0.00	6.98	29.45	4.13	3.62	3.62	0.18	0.48	9	C15
胃	103	10.99	0.00	0.00	2.70	40.72	138.21	22.39	19.18	19.03	0.97	2.68	3	C16
结直肠肛门	62	6.62	0.00	0.00	1.54	22.11	88.36	13.48	11.17	11.11	0.56	1.49	4	C18~C21
肝脏	357	38.10	0.00	0.00	29.26	208.26	231.10	77.61	72.81	69.38	5.10	8.03	1	C22
胆囊及其他	8	0.85	0.00	0.00	0.77	4.65	4.53	1.74	1.56	1.43	0.11	0.15	16	C23~C24
胰腺	6	0.64	0.00	0.00	0.39	3.49	4.53	1.30	1.13	1.05	0.09	0.09	19	C25
喉	9	0.96	0.00	0.00	0.39	3.49	11.33	1.96	1.66	1.59	0.09	0.18	15	C32
气管, 支气管, 肺	183	19.53	0.00	0.00	4.24	76.79	240.17	39.78	32.96	33.34	1.82	4.22	2	C33~C34

续表

部位	病例数	构成（%）	年龄组（岁）					35~64	粗率	中国人口标化率	世界人口标化率	累积率（%）		顺位	ICD-10
			0~4	5~14	15~44	45~64	65+					0~64岁	0~74岁		
其他胸腔器官	3	0.32	0.00	0.00	0.00	1.16	4.53	0.59	0.65	0.44	0.47	0.02	0.07	21	C37~C38
骨	2	0.21	0.00	0.00	0.00	0.00	4.53	0.00	0.43	0.25	0.28	0.00	0.05	23	C40~C41
皮肤黑色素瘤	1	0.11	0.00	0.00	0.00	0.00	2.27	0.00	0.22	0.15	0.11	0.00	0.00	24	C43
乳房	26	2.77	0.00	0.00	3.32	34.57	33.47	21.42	12.11	11.81	11.25	0.77	1.31	5	C50
子宫颈	9	0.96	0.00	0.00	0.83	14.81	8.37	7.56	4.19	4.12	3.73	0.29	0.37	8	C53
子宫体及子宫部位不明	6	0.64	0.00	0.00	0.00	9.88	8.37	5.04	2.79	2.43	2.47	0.19	0.37	13	C54~C55
卵巢	6	0.64	0.00	0.00	1.66	4.94	8.37	5.04	2.79	2.32	2.27	0.13	0.30	14	C56
前列腺	7	0.75	0.00	0.00	0.00	2.20	29.65	1.10	2.85	2.12	1.90	0.06	0.16	12	C61
睾丸	0	0.00	0.00	0.00	0.00	0.00	0.00	0.00	0.00	0.00	0.00	0.00	0.00	25	C62
肾及泌尿系统不明	2	0.21	0.00	0.00	0.00	1.16	2.27	0.59	0.43	0.34	0.30	0.02	0.02	22	C64~C66, C68
膀胱	8	0.85	0.00	0.00	0.39	0.00	15.86	0.59	1.74	0.99	1.02	0.01	0.10	18	C67
脑，神经系统	21	2.24	0.00	0.00	2.70	3.49	24.92	5.28	4.57	3.82	3.54	0.17	0.48	7	C70~C72
甲状腺	3	0.32	0.00	0.00	0.39	1.16	2.27	1.17	0.65	0.55	0.57	0.04	0.07	20	C73
淋巴瘤	15	1.60	0.00	0.00	0.00	6.98	20.39	3.52	3.26	2.74	2.77	0.15	0.36	10	C81~C85, C88, C90, C96
白血病	14	1.49	0.00	0.00	3.08	3.49	6.80	4.11	3.04	2.59	2.35	0.16	0.25	11	C91~C95
不明及其他癌症	26	2.77	0.00	0.00	0.39	10.47	36.25	5.87	5.65	4.52	4.39	0.24	0.45	99	A_0
所有部位合计	937	100.00	0.00	0.00	51.21	452.59	940.28	288.08	203.69	179.21	174.37	11.02	21.17	0	ALL
所有部位除C44	929	99.15	0.00	0.00	51.21	449.10	928.95	286.32	201.95	177.90	173.15	10.95	21.10	99	ALLbC44

附表 3-62　2017 年广西壮族自治区崇左市扶绥县男性癌症发病和死亡主要指标（1/10⁵）

发病

部位	病例数	构成（%）	0~4	5~14	15~44	45~64	65+	35~64	粗率	中国人口标化率	世界人口标化率	0~64岁	0~74岁	顺位	ICD-10
口腔和咽喉（除鼻咽癌）	5	0.64	0.00	2.87	0.00	6.60	4.94	3.29	2.04	2.49	2.44	0.17	0.25	14	C00~C10, C12~C14
鼻咽癌	37	4.72	0.00	0.00	10.76	41.81	14.83	35.13	15.09	14.39	13.10	1.18	1.33	5	C11
食管	17	2.17	0.00	0.00	0.00	15.40	49.42	7.68	6.93	6.44	6.18	0.29	0.75	7	C15
胃	68	8.67	0.00	0.00	3.59	68.21	158.15	38.42	27.73	27.36	26.90	1.61	3.64	3	C16
结直肠肛门	57	7.27	0.00	0.00	2.15	52.81	148.27	29.64	23.24	22.74	22.14	1.16	2.94	4	C18~C21
肝脏	324	41.33	0.00	0.00	52.38	360.86	429.97	244.81	132.10	128.32	121.25	8.89	13.55	1	C22
胆囊及其他	5	0.64	0.00	0.00	0.00	6.60	9.88	3.29	2.04	1.78	1.81	0.14	0.24	16	C23~C24
胰腺	2	0.26	0.00	0.00	0.72	2.20	0.00	1.10	0.82	0.80	0.82	0.08	0.08	18	C25
喉	9	1.15	0.00	0.00	0.00	15.40	9.88	7.68	3.67	3.64	4.08	0.40	0.60	12	C32
气管、支气管、肺	149	19.01	0.00	0.00	2.15	132.02	425.03	69.16	60.75	55.72	56.59	2.94	7.57	2	C33~C34
其他胸腔器官	1	0.13	0.00	0.00	0.00	2.20	0.00	1.10	0.41	0.35	0.38	0.05	0.05	21	C37~C38
骨	1	0.13	0.00	2.87	0.00	0.00	0.00	0.00	0.41	0.75	0.66	0.04	0.04	20	C40~C41
皮肤黑色素瘤	0	0.00	0.00	0.00	0.00	0.00	0.00	0.00	0.00	0.00	0.00	0.00	0.00	22	C43
乳房	2	0.26	0.00	0.00	0.00	0.00	9.88	0.00	0.82	0.75	0.71	0.00	0.08	19	C50
子宫颈	—	—	—	—	—	—	—	—	—	—	—	—	—	—	—	C53
子宫体及子宫部位不明	—	—	—	—	—	—	—	—	—	—	—	—	—	—	—	C54~C55
卵巢	—	—	—	—	—	—	—	—	—	—	—	—	—	—	—	C56
前列腺	18	2.30	0.00	0.00	0.00	8.80	69.19	4.39	7.34	6.73	6.25	0.20	0.76	6	C61
睾丸	3	0.38	0.00	0.00	0.72	2.20	4.94	2.20	1.22	1.00	0.99	0.06	0.06	17	C62

续表

部位	病例数	构成 (%)	年龄组（岁）					35～64	粗率	中国人口标化率	世界人口标化率	累积率（%）		顺位	ICD-10
			0～4	5～14	15～44	45～64	65+					0～64岁	0～74岁		
肾及泌尿系统不明	6	0.77	0.00	0.00	0.72	6.60	9.88	4.39	2.45	2.18	2.02	0.15	0.25	13	C64～C66, C68
膀胱	13	1.66	0.00	0.00	2.15	6.60	34.60	5.49	5.30	4.81	4.82	0.21	0.74	10	C67
脑，神经系统	14	1.79	0.00	0.00	2.87	8.80	29.65	6.59	5.71	5.36	5.12	0.30	0.79	9	C70～C72
甲状腺	5	0.64	0.00	0.00	1.44	6.60	0.00	5.49	2.04	1.87	1.76	0.20	0.20	15	C73
淋巴瘤	16	2.04	18.71	0.00	2.15	11.00	34.60	6.59	6.52	6.53	7.60	0.43	0.71	8	C81～C85, C88, C90, C96
白血病	12	1.53	0.00	8.60	0.00	13.20	14.83	6.59	4.89	4.52	5.15	0.36	0.61	11	C91～C95
不明及其他癌症	20	2.55	0.00	2.87	0.72	17.60	49.42	8.78	8.15	7.73	7.70	0.41	0.91	99	A_0
所有部位合计	784	100.00	18.71	17.20	82.52	785.53	1507.36	491.82	319.66	306.25	298.47	19.27	36.15	0	ALL
所有部位除C44	778	99.23	18.71	14.34	82.52	778.93	1497.48	488.53	317.21	303.72	296.02	19.10	35.88	99	ALLbC44
死亡															
口腔和咽喉（除鼻咽癌）	4	0.62	0.00	0.00	0.00	4.40	9.88	2.20	1.63	1.39	1.66	0.12	0.20	14	C00～C10, C12～C14
鼻咽癌	26	4.06	0.00	0.00	2.87	39.61	19.77	24.15	10.60	10.35	9.99	0.87	1.04	5	C11
食管	17	2.65	0.00	0.00	0.00	13.20	54.36	6.59	6.93	6.57	6.55	0.34	0.78	6	C15
胃	73	11.39	0.00	0.00	3.59	61.61	197.69	34.03	29.76	28.23	28.37	1.50	4.35	3	C16
结直肠肛门	38	5.93	0.00	0.00	1.44	22.00	128.50	13.17	15.49	14.16	14.35	0.58	2.03	4	C18～C21
肝脏	282	43.99	0.00	0.00	45.92	332.26	331.13	221.76	114.98	112.00	106.35	8.09	12.08	1	C22
胆囊及其他	4	0.62	0.00	0.00	0.00	4.40	9.88	2.20	1.63	1.38	1.37	0.08	0.16	15	C23～C24
胰腺	5	0.78	0.00	0.00	0.00	6.60	9.88	3.29	2.04	1.82	1.82	0.16	0.16	13	C25
喉	6	0.94	0.00	0.00	0.00	4.40	19.77	2.20	2.45	2.15	2.00	0.10	0.20	11	C32
气管，支气管，肺	120	18.72	0.00	0.00	3.59	103.42	336.07	57.09	48.93	43.28	43.96	2.37	5.50	2	C33～C34

续表

部位	病例数	构成(%)	0~4	5~14	15~44	45~64	65+	粗率	中国人口标化率	世界人口标化率	0~64岁	0~74岁	顺位	ICD-10
其他胸腔器官	3	0.47	0.00	0.00	0.00	2.20	9.88	1.22	0.92	1.02	0.05	0.15	16	C37~C38
骨	0	0.00	0.00	0.00	0.00	0.00	0.00	0.00	0.00	0.00	0.00	0.00	19	C40~C41
皮肤黑色素瘤	0	0.00	0.00	0.00	0.00	0.00	0.00	0.00	0.00	0.00	0.00	0.00	19	C43
乳房	0	0.00	0.00	0.00	0.00	0.00	0.00	0.00	0.00	0.00	0.00	0.00	19	C50
子宫颈	—	—	—	—	—	—	—	—	—	—	—	—	—	C53
子宫体及子宫部位不明	—	—	—	—	—	—	—	—	—	—	—	—	—	C54~C55
卵巢	—	—	—	—	—	—	—	—	—	—	—	—	—	C56
前列腺	7	1.09	0.00	0.00	0.00	2.20	29.65	2.85	2.12	1.90	0.06	0.16	10	C61
睾丸	0	0.00	0.00	0.00	0.00	0.00	0.00	0.00	0.00	0.00	0.00	0.00	19	C62
肾及泌尿系统不明	2	0.31	0.00	0.00	0.00	2.20	4.94	0.82	0.68	0.60	0.03	0.03	18	C64~C66, C68
膀胱	6	0.94	0.00	0.00	0.72	0.00	24.71	2.45	1.85	1.81	0.02	0.20	12	C67
脑、神经系统	13	2.03	0.00	0.00	4.31	4.40	24.71	5.30	5.13	4.63	0.23	0.72	7	C70~C72
甲状腺	2	0.31	0.00	0.00	0.00	2.20	4.94	0.82	0.78	0.83	0.05	0.12	17	C73
淋巴瘤	9	1.40	0.00	0.00	0.00	6.60	29.65	3.67	3.24	3.22	0.16	0.44	8	C81~C85, C88, C90, C96
白血病	8	1.25	0.00	0.00	3.59	6.60	0.00	3.26	2.83	2.63	0.24	0.24	9	C91~C95
不明及其他癌症	16	2.50	0.00	0.00	0.00	13.20	49.42	6.52	5.59	5.58	0.29	0.57	99	A_0
所有部位合计	641	100.00	0.00	0.00	66.02	631.50	1294.85	261.35	244.48	238.63	15.33	29.12	0	ALL
所有部位除C44	635	99.06	0.00	0.00	66.02	624.90	1280.02	258.91	242.44	236.63	15.20	28.98	99	ALLbC44

附表3-63 2017年广西壮族自治区崇左市扶绥县女性癌症发病和死亡主要指标（1/10⁵）

发病

部位	病例数	构成（%）	0~4	5~14	15~44	45~64	65+	35~64	粗率	中国人口标化率	世界人口标化率	累积率（%）0~64岁	累积率（%）0~74岁	顺位	ICD-10
口腔和咽喉（除鼻咽癌）	4	1.00	0.00	0.00	0.00	2.47	12.55	1.26	1.86	1.46	1.46	0.06	0.25	16	C00~C10, C12~C14
鼻咽癌	12	2.99	0.00	0.00	2.49	12.35	16.74	6.30	5.59	4.77	4.42	0.31	0.46	9	C11
食管	5	1.24	0.00	0.00	0.83	4.94	8.37	3.78	2.33	2.00	1.94	0.14	0.32	15	C15
胃	29	7.21	0.00	0.00	3.32	37.04	41.84	21.42	13.50	11.01	11.00	0.88	1.29	5	C16
结直肠肛门	43	10.70	0.00	0.00	3.32	41.97	92.04	26.46	20.02	17.18	17.07	0.99	2.32	4	C18~C21
肝脏	72	17.91	0.00	0.00	7.48	81.48	125.51	50.41	33.53	29.16	28.12	1.85	3.23	1	C22
胆囊及其他	3	0.75	0.00	0.00	1.66	2.47	0.00	2.52	1.40	1.49	1.18	0.10	0.10	17	C23~C24
胰腺	1	0.25	0.00	0.00	0.00	2.47	0.00	1.26	0.47	0.41	0.41	0.04	0.04	22	C25
喉	1	0.25	0.00	0.00	0.00	2.47	0.00	1.26	0.47	0.42	0.51	0.06	0.06	21	C32
气管，支气管，肺	57	14.18	0.00	0.00	4.99	44.44	138.06	26.46	26.54	21.86	21.71	1.11	3.25	2	C33~C34
其他胸腔器官	2	0.50	0.00	0.00	0.00	0.00	8.37	0.00	0.93	0.65	0.58	0.00	0.09	20	C37~C38
骨	2	0.50	0.00	0.00	0.83	0.00	4.18	0.00	0.93	0.73	0.74	0.02	0.12	19	C40~C41
皮肤黑色素瘤	0	0.00	0.00	0.00	0.00	0.00	0.00	0.00	0.00	0.00	0.00	0.00	0.00	23	C43
乳房	47	11.69	0.00	0.00	13.29	64.19	20.92	49.15	21.89	20.50	19.00	1.68	1.92	3	C50
子宫颈	25	6.22	0.00	0.00	1.66	39.50	29.29	21.42	11.64	9.73	9.60	0.81	1.15	6	C53
子宫体及子宫部位不明	9	2.24	0.00	0.00	0.00	7.41	25.10	3.78	4.19	3.82	3.67	0.16	0.49	13	C54~C55
卵巢	10	2.49	0.00	0.00	0.83	17.28	8.37	10.08	4.66	4.97	4.63	0.37	0.44	11	C56
前列腺	—	—	—	—	—	—	—	—	—	—	—	—	—	—	C61
睾丸	—	—	—	—	—	—	—	—	—	—	—	—	—	—	C62

续表

部位	病例数	构成 (%)	年龄组（岁）						粗率	中国人口标化率	世界人口标化率	累积率（%）		顺位	ICD-10
			0~4	5~14	15~44	45~64	65+	35~64				0~64岁	0~74岁		
肾及泌尿系统不明	5	1.24	0.00	0.00	0.00	4.94	12.55	2.52	2.33	2.12	2.13	0.11	0.26	14	C64~C66, C68
膀胱	3	0.75	0.00	0.00	0.00	2.47	8.37	1.26	1.40	1.02	0.98	0.05	0.14	18	C67
脑、神经系统	15	3.73	0.00	3.92	3.32	14.81	16.74	10.08	6.98	6.47	6.34	0.45	0.62	7	C70~C72
甲状腺	10	2.49	0.00	0.00	4.15	7.41	8.37	7.56	4.66	4.19	3.83	0.27	0.42	12	C73
淋巴瘤	14	3.48	0.00	0.00	1.66	9.88	33.47	7.56	6.52	5.52	5.42	0.25	0.72	8	C81~C85, C88, C90, C96
白血病	11	2.74	0.00	0.00	2.49	12.35	12.55	8.82	5.12	5.37	4.70	0.31	0.55	10	C91~C95
不明及其他癌症	22	5.47	0.00	0.00	0.83	24.69	46.02	13.86	10.24	8.88	8.66	0.52	1.21	99	A_0
所有部位合计	402	100.00	0.00	3.92	53.18	437.02	669.40	277.25	187.19	163.74	158.11	10.56	19.45	0	ALL
所有部位除C44	396	98.51	0.00	3.92	53.18	432.08	652.67	274.73	184.40	161.84	156.26	10.45	19.24	99	ALLbC44
死亡															
口腔和咽喉（除鼻咽癌）	4	1.35	0.00	0.00	0.00	2.47	12.55	1.26	1.86	0.97	1.00	0.06	0.06	14	C00~C10, C12~C14
鼻咽癌	7	2.36	0.00	0.00	1.66	4.94	12.55	5.04	3.26	2.53	2.30	0.14	0.22	8	C11
食管	2	0.68	0.00	0.00	0.00	0.00	8.37	0.00	0.93	0.76	0.74	0.00	0.18	16	C15
胃	30	10.14	0.00	0.00	1.66	17.28	87.86	10.08	13.97	10.17	9.64	0.40	1.07	3	C16
结直肠肛门	24	8.11	0.00	0.00	1.66	22.22	54.39	13.86	11.18	8.48	8.22	0.53	0.98	5	C18~C21
肝脏	75	25.34	0.00	0.00	9.97	69.13	146.43	44.11	34.92	29.62	28.85	1.75	3.66	1	C22
胆囊及其他	4	1.35	0.00	0.00	1.66	4.94	0.00	3.78	1.86	1.87	1.58	0.15	0.15	13	C23~C24
胰腺	1	0.34	0.00	0.00	0.83	0.00	0.00	0.00	0.47	0.48	0.28	0.02	0.02	19	C25
喉	3	1.01	0.00	0.00	0.83	2.47	4.18	2.52	1.40	1.28	1.26	0.09	0.16	15	C32
气管、支气管、肺	63	21.28	0.00	0.00	4.99	46.91	158.98	30.25	29.34	22.99	23.09	1.22	2.93	2	C33~C34

续表

部位	病例数	构成(%)	0~4	5~14	15~44	45~64	65+	35~64	粗率	中国人口标化率	世界人口标化率	累积率(%) 0~64岁	累积率(%) 0~74岁	顺位	ICD-10
其他胸腔器官	0	0.00	0.00	0.00	0.00	0.00	0.00	0.00	0.00	0.00	0.00	0.00	0.00	22	C37~C38
骨	2	0.68	0.00	0.00	0.00	0.00	8.37	0.00	0.93	0.47	0.51	0.00	0.09	17	C40~C41
皮肤黑色素瘤	1	0.34	0.00	0.00	0.00	0.00	4.18	0.00	0.47	0.27	0.21	0.00	0.00	21	C43
乳房	26	8.78	0.00	0.00	3.32	34.57	33.47	21.42	12.11	11.81	11.25	0.77	1.31	4	C50
子宫颈	9	3.04	0.00	0.00	0.83	14.81	8.37	7.56	4.19	4.12	3.73	0.29	0.37	6	C53
子宫体及子宫部位不明	6	2.03	0.00	0.00	0.00	9.88	8.37	5.04	2.79	2.43	2.47	0.19	0.37	9	C54~C55
卵巢	6	2.03	0.00	0.00	1.66	4.94	8.37	5.04	2.79	2.32	2.27	0.13	0.30	11	C56
前列腺	—	—	—	—	—	—	—	—	—	—	—	—	—	—	C61
睾丸	—	—	—	—	—	—	—	—	—	—	—	—	—	—	C62
肾及泌尿系统不明	0	0.00	0.00	0.00	0.00	0.00	0.00	0.00	0.00	0.00	0.00	0.00	0.00	22	C64~C66, C68
膀胱	2	0.68	0.00	0.00	0.00	0.00	8.37	0.00	0.93	0.18	0.27	0.00	0.00	18	C67
脑, 神经系统	8	2.70	0.00	0.00	0.83	2.47	25.10	2.52	3.73	2.31	2.28	0.09	0.26	7	C70~C72
甲状腺	1	0.34	0.00	0.00	0.83	0.00	0.00	1.26	0.47	0.35	0.32	0.03	0.03	20	C73
淋巴瘤	6	2.03	0.00	0.00	0.00	7.41	12.55	3.78	2.79	2.36	2.43	0.14	0.29	10	C81~C85, C88, C90, C96
白血病	6	2.03	0.00	0.00	2.49	0.00	12.55	2.52	2.79	2.22	1.94	0.07	0.24	12	C91~C95
不明及其他癌症	10	3.38	0.00	0.00	0.83	7.41	25.10	5.04	4.66	3.60	3.38	0.17	0.32	99	A_0
所有部位合计	296	100.00	0.00	0.00	34.07	251.84	640.11	165.09	137.83	111.58	108.01	6.26	13.03	0	ALL
所有部位除C44	294	99.32	0.00	0.00	34.07	251.84	631.75	165.09	136.90	111.04	107.59	6.26	13.03	99	ALLbC44

附录4　2017 年广西壮族自治区肿瘤登记地区
不同年龄段中 25 种癌症的发病率、构成和顺位

附表 4-1　2017 年广西壮族自治区肿瘤登记地区男女合计不同年龄段 25 种癌症的发病率、构成和顺位

部位	0～4 岁				5～14 岁				0～14 岁			
	例数	发病率（1/10⁵）	构成（%）	顺位	例数	发病率（1/10⁵）	构成（%）	顺位	例数	发病率（1/10⁵）	构成（%）	顺位
口腔和咽喉（除鼻咽癌）	3	0.32	2.44	6	5	0.28	2.70	5	8	0.29	2.60	5
鼻咽癌	0	0.00	0.00	—	4	0.22	2.16	7	4	0.15	1.30	10
食管	3	0.32	2.44	6	3	0.17	1.62	8	6	0.22	1.95	7
胃	0	0.00	0.00	—	0	0.00	0.00	—	0	0.00	0.00	—
结直肠肛门	0	0.00	0.00	—	2	0.11	1.08	10	2	0.07	0.65	12
肝脏	4	0.42	3.25	4	2	0.11	1.08	10	6	0.22	1.95	7
胆囊及其他	0	0.00	0.00	—	0	0.00	0.00	—	0	0.00	0.00	—
胰腺	0	0.00	0.00	—	0	0.00	0.00	—	0	0.00	0.00	—
喉	1	0.11	0.81	7	0	0.00	0.00	—	1	0.04	0.32	14
气管，支气管，肺	5	0.53	4.07	3	3	0.17	1.62	8	8	0.29	2.60	5
其他胸腔器官	0	0.00	0.00	—	2	0.11	1.08	10	2	0.07	0.65	12
骨	3	0.32	2.44	6	19	1.06	10.27	3	22	0.80	7.14	3
皮肤黑色素瘤	0	0.00	0.00	—	1	0.06	0.54	12	1	0.04	0.32	13
乳房	0	0.00	0.00	—	1	0.12	0.54	9	1	0.08	0.32	11
子宫颈	0	0.00	0.00	—	0	0.00	0.00	—	0	0.00	0.00	—
子宫体及子宫部位不明	0	0.00	0.00	—	0	0.00	0.00	—	0	0.00	0.00	—
卵巢	0	0.00	0.00	—	2	0.24	1.08	6	2	0.16	0.65	9
前列腺	0	0.00	0.00	—	0	0.00	0.00	—	0	0.00	0.00	—
睾丸	2	0.39	1.63	5	1	0.10	0.54	11	3	0.20	0.97	8
肾及泌尿系统不明	4	0.42	3.25	4	3	0.17	1.62	8	7	0.26	2.27	6
膀胱	0	0.00	0.00	—	0	0.00	0.00	—	0	0.00	0.00	—
脑，神经系统	26	2.74	21.14	2	31	1.73	16.76	2	57	2.08	18.51	2
甲状腺	0	0.00	0.00	—	2	0.11	1.08	10	2	0.07	0.65	12
淋巴瘤	3	0.32	2.44	6	17	0.95	9.19	4	20	0.73	6.49	4
白血病	51	5.38	41.46	1	71	3.96	38.38	1	122	4.45	39.61	1

15～44 岁				45～64 岁				≥65 岁				35～64 岁			
例数	发病率 （1/10⁵）	构成 （%）	顺位	例数	发病率 （1/10⁵）	构成 （%）	顺位	例数	发病率 （1/10⁵）	构成 （%）	顺位	例数	发病率 （1/10⁵）	构成 （%）	顺位
53	0.79	1.04	14	273	8.49	1.78	15	179	13.87	1.34	17	310	5.65	1.64	14
460	6.81	9.05	5	995	30.94	6.48	6	319	24.72	2.39	10	1322	24.12	7.01	6
32	0.47	0.63	19	397	12.34	2.59	10	411	31.85	3.08	8	426	7.77	2.26	12
160	2.37	3.15	12	845	26.28	5.51	8	1009	78.19	7.55	4	961	17.53	5.09	8
306	4.53	6.02	6	1534	47.70	9.99	5	1900	147.23	14.22	3	1767	32.23	9.37	5
1037	15.36	20.40	2	2874	89.37	18.73	2	1913	148.24	14.31	2	3661	66.78	19.40	2
15	0.22	0.30	21	102	3.17	0.66	21	146	11.31	1.09	19	112	2.04	0.59	20
18	0.27	0.35	20	154	4.79	1.00	18	229	17.75	1.71	15	165	3.01	0.87	18
13	0.19	0.26	22	136	4.23	0.89	20	130	10.07	0.97	20	147	2.68	0.78	19
296	4.38	5.82	7	2499	77.71	16.28	3	3292	255.10	24.63	1	2740	49.98	14.52	3
32	0.47	0.63	19	58	1.80	0.38	23	37	2.87	0.28	24	71	1.30	0.38	22
50	0.74	0.98	15	72	2.24	0.47	22	113	8.76	0.85	21	93	1.70	0.49	21
7	0.10	0.14	23	31	0.96	0.20	24	43	3.33	0.32	23	35	0.64	0.19	24
776	23.86	15.26	1	1512	97.22	9.85	1	431	64.32	3.22	6	2148	81.37	11.38	1
301	9.25	5.92	3	773	49.70	5.04	4	268	40.00	2.01	7	1016	38.49	5.39	4
82	2.52	1.61	11	443	28.48	2.89	7	138	20.60	1.03	14	509	19.28	2.70	7
140	4.30	2.75	8	248	15.95	1.62	9	103	15.37	0.77	16	317	12.01	1.68	9
3	0.09	0.06	24	85	5.12	0.55	16	478	77.04	3.58	5	88	3.10	0.47	16
17	0.49	0.33	18	15	0.90	0.10	25	8	1.29	0.06	25	24	0.84	0.13	23
36	0.53	0.71	16	143	4.45	0.93	19	160	12.40	1.20	18	169	3.08	0.90	17
33	0.49	0.65	17	161	5.01	1.05	17	310	24.02	2.32	11	183	3.34	0.97	15
192	2.84	3.78	10	339	10.54	2.21	12	282	21.85	2.11	13	440	8.03	2.33	11
475	7.04	9.34	4	384	11.94	2.50	11	89	6.90	0.67	22	621	11.33	3.29	10
103	1.53	2.03	13	319	9.92	2.08	13	336	26.04	2.51	9	375	6.84	1.99	13
213	3.16	4.19	9	297	9.24	1.94	14	289	22.39	2.16	12	375	6.84	1.99	13

附表 4-2　2017 年广西壮族自治区肿瘤登记地区男性不同年龄段 25 种癌症的发病率、构成和顺位

部位	0～4 岁				5～14 岁				0～14 岁			
	例数	发病率 (1/10⁵)	构成 (%)	顺位	例数	发病率 (1/10⁵)	构成 (%)	顺位	例数	发病率 (1/10⁵)	构成 (%)	顺位
口腔和咽喉（除鼻咽癌）	0	0.00	0.00	—	4	0.41	3.48	5	4	0.27	2.07	7
鼻咽癌	0	0.00	0.00	—	1	0.10	0.87	11	1	0.07	0.52	11
食管	0	0.00	0.00	—	1	0.10	0.87	14	1	0.07	0.52	14
胃	0	0.00	0.00	—	0	0.00	0.00	—	0	0.00	0.00	—
结直肠肛门	0	0.00	0.00	—	1	0.10	0.87	12	1	0.07	0.52	12
肝脏	3	0.58	3.85	3	2	0.21	1.74	7	5	0.34	2.59	6
胆囊及其他	0	0.00	0.00	—	0	0.00	0.00	—	0	0.00	0.00	—
胰腺	0	0.00	0.00	—	0	0.00	0.00	—	0	0.00	0.00	—
喉	1	0.19	1.28	9	0	0.00	0.00	—	1	0.07	0.52	15
气管，支气管，肺	3	0.58	3.85	6	3	0.31	2.61	6	6	0.40	3.11	5
其他胸腔器官	0	0.00	0.00	—	2	0.21	1.74	8	2	0.13	1.04	10
骨	3	0.58	3.85	4	8	0.82	6.96	4	11	0.74	5.70	4
皮肤黑色素瘤	0	0.00	0.00	—	1	0.10	0.87	13	1	0.07	0.52	13
乳房	0	0.00	0.00	—	0	0.00	0.00	—	0	0.00	0.00	—
子宫颈	0	0.00	0.00	—	0	0.00	0.00	—	0	0.00	0.00	—
子宫体及子宫部位不明	0	0.00	0.00	—	0	0.00	0.00	—	0	0.00	0.00	—
卵巢	0	0.00	0.00	—	0	0.00	0.00	—	0	0.00	0.00	—
前列腺	0	0.00	0.00	—	0	0.00	0.00	—	0	0.00	0.00	—
睾丸	2	0.39	2.56	7	1	0.10	0.87	9	3	0.20	1.55	8
肾及泌尿系统不明	2	0.39	2.56	8	1	0.10	0.87	10	3	0.20	1.55	9
膀胱	0	0.00	0.00	—	0	0.00	0.00	—	0	0.00	0.00	—
脑，神经系统	15	2.91	19.23	2	17	1.75	14.78	2	32	2.15	16.58	2
甲状腺	0	0.00	0.00	—	0	0.00	0.00	—	0	0.00	0.00	—
淋巴瘤	3	0.58	3.85	5	11	1.13	9.57	3	14	0.94	7.25	3
白血病	38	7.37	48.72	1	52	5.36	45.22	1	90	6.06	46.63	1

15～44岁				45～64岁				≥65岁				35～64岁			
例数	发病率(1/10⁵)	构成(%)	顺位	例数	发病率(1/10⁵)	构成(%)	顺位	例数	发病率(1/10⁵)	构成(%)	顺位	例数	发病率(1/10⁵)	构成(%)	顺位
41	1.17	1.70	10	209	12.58	2.45	7	116	18.70	1.42	13	237	8.34	2.32	7
342	9.78	14.16	2	712	42.87	8.33	4	198	31.91	2.43	8	966	33.99	9.44	4
27	0.77	1.12	13	339	20.41	3.97	6	301	48.51	3.69	6	364	12.81	3.56	6
80	2.29	3.31	8	601	36.19	7.03	5	662	106.70	8.11	4	663	23.33	6.48	5
173	4.95	7.16	4	900	54.19	10.53	3	1113	179.39	13.64	3	1036	36.45	10.13	3
911	26.04	37.72	1	2432	146.44	28.46	1	1381	222.59	16.93	2	3119	109.74	30.49	1
9	0.26	0.37	19	63	3.79	0.74	17	76	12.25	0.93	16	69	2.43	0.67	17
13	0.37	0.54	17	102	6.14	1.19	13	122	19.66	1.50	12	110	3.87	1.08	14
10	0.29	0.41	18	125	7.53	1.46	11	112	18.05	1.37	14	134	4.71	1.31	12
177	5.06	7.33	3	1691	101.82	19.79	2	2257	363.78	27.67	1	1836	64.60	17.95	2
23	0.66	0.95	14	39	2.35	0.46	18	22	3.55	0.27	20	47	1.65	0.46	19
31	0.89	1.28	11	35	2.11	0.41	19	67	10.80	0.82	17	51	1.79	0.50	18
3	0.09	0.12	21	20	1.20	0.23	20	28	4.51	0.34	19	21	0.74	0.21	21
6	0.17	0.25	20	14	0.84	0.16	22	19	3.06	0.23	21	20	0.70	0.20	22
0	0.00	0.00	—	0	0.00	0.00	—	0	0.00	0.00	—	0	0.00	0.00	—
0	0.00	0.00	—	0	0.00	0.00	—	0	0.00	0.00	—	0	0.00	0.00	—
0	0.00	0.00	—	0	0.00	0.00	—	0	0.00	0.00	—	0	0.00	0.00	—
3	0.09	0.12	22	85	5.12	0.99	15	478	77.04	5.86	5	88	3.10	0.86	16
17	0.49	0.70	16	15	0.90	0.18	21	8	1.29	0.10	22	24	0.84	0.23	20
22	0.63	0.91	15	89	5.36	1.04	14	98	15.80	1.20	15	105	3.69	1.03	15
28	0.80	1.16	12	124	7.47	1.45	12	234	37.72	2.87	7	142	5.00	1.39	11
105	3.00	4.35	6	171	10.30	2.00	9	128	20.63	1.57	11	223	7.85	2.18	9
99	2.83	4.10	7	68	4.09	0.80	16	31	5.00	0.38	18	126	4.43	1.23	13
63	1.80	2.61	9	194	11.68	2.27	8	170	27.40	2.08	9	225	7.92	2.20	8
119	3.40	4.93	5	169	10.18	1.98	10	170	27.40	2.08	10	209	7.35	2.04	10

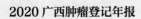

附表 4-3　2017 年广西壮族自治区肿瘤登记地区女性不同年龄段 25 种癌症的发病率、构成和顺位

部位	0～4 岁				5～14 岁				0～14 岁			
	例数	发病率 (1/10⁵)	构成 (%)	顺位	例数	发病率 (1/10⁵)	构成 (%)	顺位	例数	发病率 (1/10⁵)	构成 (%)	顺位
口腔和咽喉（除鼻咽癌）	3	0.69	6.67	3	1	0.12	1.43	10	4	0.32	3.48	7
鼻咽癌	0	0.00	0.00	—	3	0.37	4.29	5	3	0.24	2.61	8
食管	3	0.69	6.67	4	2	0.24	2.86	6	5	0.40	4.35	5
胃	0	0.00	0.00	—	0	0.00	0.00	—	0	0.00	0.00	—
结直肠肛门	0	0.00	0.00	—	1	0.12	1.43	11	1	0.08	0.87	12
肝脏	1	0.23	2.22	7	0	0.00	0.00	—	1	0.08	0.87	14
胆囊及其他	0	0.00	0.00	—	0	0.00	0.00	—	0	0.00	0.00	—
胰腺	0	0.00	0.00	—	0	0.00	0.00	—	0	0.00	0.00	—
喉	0	0.00	0.00	—	0	0.00	0.00	—	0	0.00	0.00	—
气管，支气管，肺	2	0.46	4.44	5	0	0.00	0.00	—	2	0.16	1.74	11
其他胸腔器官	0	0.00	0.00		0	0.00	0.00		0	0.00	0.00	
骨	0	0.00	0.00	—	11	1.34	15.71	3	11	0.88	9.57	3
皮肤黑色素瘤	0	0.00	0.00	—	0	0.00	0.00	—	0	0.00	0.00	—
乳房	0	0.00	0.00	—	1	0.12	1.43	12	1	0.08	0.87	13
子宫颈	0	0.00	0.00	—	0	0.00	0.00	—	0	0.00	0.00	—
子宫体及子宫部位不明	0	0.00	0.00	—	0	0.00	0.00	—	0	0.00	0.00	—
卵巢	0	0.00	0.00	—	2	0.24	2.86	9	2	0.16	1.74	10
前列腺	0	0.00	0.00	—	0	0.00	0.00	—	0	0.00	0.00	—
睾丸	0	0.00	0.00	—	0	0.00	0.00	—	0	0.00	0.00	—
肾及泌尿系统不明	2	0.46	4.44	6	2	0.24	2.86	7	4	0.32	3.48	6
膀胱	0	0.00	0.00		0	0.00	0.00		0	0.00	0.00	
脑，神经系统	11	2.54	24.44	2	14	1.70	20.00	2	25	1.99	21.74	2
甲状腺	0	0.00	0.00	—	2	0.24	2.86	8	2	0.16	1.74	9
淋巴瘤	0	0.00	0.00	—	6	0.73	8.57	4	6	0.48	5.22	4
白血病	13	3.01	28.89	1	19	2.31	27.14	1	32	2.55	27.83	1

15～44岁				45～64岁				≥65岁				35～64岁			
例数	发病率(1/10⁵)	构成(%)	顺位	例数	发病率(1/10⁵)	构成(%)	顺位	例数	发病率(1/10⁵)	构成(%)	顺位	例数	发病率(1/10⁵)	构成(%)	顺位
12	0.37	0.45	16	64	4.12	0.94	14	63	9.40	1.21	17	73	2.77	0.85	14
118	3.63	4.42	8	283	18.20	4.16	8	121	18.06	2.32	10	356	13.49	4.12	8
5	0.15	0.19	19	58	3.73	0.85	15	110	16.42	2.11	12	62	2.35	0.72	16
80	2.46	3.00	12	244	15.69	3.59	10	347	51.79	6.66	5	298	11.29	3.45	10
133	4.09	4.98	5	634	40.77	9.32	4	787	117.45	15.11	2	731	27.69	8.46	4
126	3.87	4.72	6	442	28.42	6.50	6	532	79.40	10.22	3	542	20.53	6.28	5
6	0.18	0.22	18	39	2.51	0.57	18	70	10.45	1.34	16	43	1.63	0.50	18
5	0.15	0.19	21	52	3.34	0.76	17	107	15.97	2.05	13	55	2.08	0.64	17
3	0.09	0.11	23	11	0.71	0.16	23	18	2.69	0.35	21	13	0.49	0.15	23
119	3.66	4.46	7	808	51.95	11.88	2	1035	154.46	19.88	1	904	34.24	10.47	3
9	0.28	0.34	17	19	1.22	0.28	21	15	2.24	0.29	22	24	0.91	0.28	21
19	0.58	0.71	14	37	2.38	0.54	19	46	6.87	0.88	20	42	1.59	0.49	19
4	0.12	0.15	22	11	0.71	0.16	22	15	2.24	0.29	23	14	0.53	0.16	22
776	23.86	29.07	1	1512	97.22	22.23	1	431	64.32	8.28	4	2148	81.37	24.87	1
301	9.25	11.28	3	773	49.70	11.36	3	268	40.00	5.15	6	1016	38.49	11.76	2
82	2.52	3.07	11	443	28.48	6.51	5	138	20.60	2.65	9	509	19.28	5.89	6
140	4.30	5.25	4	248	15.95	3.65	9	103	15.37	1.98	14	317	12.01	3.67	9
0	0.00	0.00	—	0	0.00	0.00	—	0	0.00	0.00	—	0	0.00	0.00	—
0	0.00	0.00	—	0	0.00	0.00	—	0	0.00	0.00	—	0	0.00	0.00	—
14	0.43	0.52	15	54	3.47	0.79	16	62	9.25	1.19	18	64	2.42	0.74	15
5	0.15	0.19	20	37	2.38	0.54	20	76	11.34	1.46	15	41	1.55	0.47	20
87	2.67	3.26	10	168	10.80	2.47	11	154	22.98	2.96	8	217	8.22	2.51	11
376	11.56	14.09	2	316	20.32	4.65	7	58	8.66	1.11	19	495	18.75	5.73	7
40	1.23	1.50	13	125	8.04	1.84	13	166	24.77	3.19	7	150	5.68	1.74	13
94	2.89	3.52	9	128	8.23	1.88	12	119	17.76	2.29	11	166	6.29	1.92	12

附表 4-4　2017 年广西壮族自治区城市肿瘤登记地区男女合计不同年龄段 25 种癌症的发病率、构成和顺位

部位	0～4 岁				5～14 岁				0～14 岁			
	例数	发病率（1/10⁵）	构成（%）	顺位	例数	发病率（1/10⁵）	构成（%）	顺位	例数	发病率（1/10⁵）	构成（%）	顺位
口腔和咽喉（除鼻咽癌）	1	0.18	1.47	9	1	0.10	1.23	9	2	0.13	1.34	9
鼻咽癌	0	0.00	0.00	—	2	0.19	2.47	7	2	0.13	1.34	8
食管	0	0.00	0.00	—	0	0.00	0.00	—	0	0.00	0.00	—
胃	0	0.00	0.00	—	0	0.00	0.00	—	0	0.00	0.00	—
结直肠肛门	0	0.00	0.00	—	1	0.10	1.23	11	1	0.06	0.67	13
肝脏	3	0.55	4.41	3	1	0.10	1.23	8	4	0.25	2.68	6
胆囊及其他	0	0.00	0.00	—	0	0.00	0.00	—	0	0.00	0.00	—
胰腺	0	0.00	0.00	—	0	0.00	0.00	—	0	0.00	0.00	—
喉	1	0.18	1.47	8	0	0.00	0.00	—	1	0.06	0.67	15
气管，支气管，肺	2	0.37	2.94	6	0	0.00	0.00	—	2	0.13	1.34	10
其他胸腔器官	0	0.00	0.00	—	1	0.10	1.23	12	1	0.06	0.67	14
骨	0	0.00	0.00	—	9	0.86	11.11	3	9	0.57	6.04	4
皮肤黑色素瘤	0	0.00	0.00	—	0	0.00	0.00	—	0	0.00	0.00	—
乳房	0	0.00	0.00	—	0	0.00	0.00	—	0	0.00	0.00	—
子宫颈	0	0.00	0.00	—	0	0.00	0.00	—	0	0.00	0.00	—
子宫体及子宫部位不明	0	0.00	0.00	—	0	0.00	0.00	—	0	0.00	0.00	—
卵巢	0	0.00	0.00	—	1	0.21	1.23	5	1	0.14	0.67	7
前列腺	0	0.00	0.00	—	0	0.00	0.00	—	0	0.00	0.00	—
睾丸	1	0.34	1.47	7	0	0.00	0.00	—	1	0.12	0.67	11
肾及泌尿系统不明	3	0.55	4.41	4	2	0.19	2.47	6	5	0.31	3.36	5
膀胱	0	0.00	0.00	—	0	0.00	0.00	—	0	0.00	0.00	—
脑，神经系统	17	3.14	25.00	2	13	1.24	16.05	2	30	1.89	20.13	2
甲状腺	0	0.00	0.00	—	1	0.10	1.23	10	1	0.06	0.67	12
淋巴瘤	2	0.37	2.94	5	9	0.86	11.11	4	11	0.69	7.38	3
白血病	29	5.35	42.65	1	36	3.44	44.44	1	65	4.09	43.62	1

| 15～44岁 | | | | 45～64岁 | | | | ≥65岁 | | | | 35～64岁 | | | |
例数	发病率 （1/10⁵）	构成 （%）	顺位	例数	发病率 （1/10⁵）	构成 （%）	顺位	例数	发病率 （1/10⁵）	构成 （%）	顺位	例数	发病率 （1/10⁵）	构成 （%）	顺位
35	0.82	1.19	14	184	9.06	1.98	14	126	16.08	1.49	17	210	5.98	1.85	15
212	4.95	7.18	6	463	22.81	4.98	8	157	20.04	1.85	15	611	17.41	5.38	7
20	0.47	0.68	18	228	11.23	2.45	12	197	25.15	2.33	10	246	7.01	2.17	13
82	1.91	2.78	12	517	25.47	5.56	7	591	75.44	6.98	6	577	16.44	5.08	8
178	4.16	6.03	7	995	49.01	10.70	4	1303	166.32	15.38	2	1128	32.14	9.93	5
535	12.49	18.12	2	1571	77.39	16.90	2	1082	138.11	12.77	3	1981	56.44	17.44	2
8	0.19	0.27	22	66	3.25	0.71	21	100	12.76	1.18	20	71	2.02	0.63	21
7	0.16	0.24	23	94	4.63	1.01	19	168	21.44	1.98	14	99	2.82	0.87	19
9	0.21	0.30	21	82	4.04	0.88	20	100	12.76	1.18	19	90	2.56	0.79	20
166	3.88	5.62	8	1499	73.84	16.13	3	2046	261.16	24.15	1	1643	46.81	14.46	3
16	0.37	0.54	19	36	1.77	0.39	23	21	2.68	0.25	24	46	1.31	0.40	23
27	0.63	0.91	15	36	1.77	0.39	22	71	9.06	0.84	21	47	1.34	0.41	22
5	0.12	0.17	25	15	0.74	0.16	25	28	3.57	0.33	23	17	0.48	0.15	25
475	22.63	16.09	1	992	99.79	10.67	1	318	77.94	3.75	5	1388	80.94	12.22	1
160	7.62	5.42	4	423	42.55	4.55	5	145	35.54	1.71	7	555	32.36	4.89	4
62	2.95	2.10	9	309	31.08	3.32	6	99	24.26	1.17	11	358	20.88	3.15	6
107	5.10	3.62	5	175	17.60	1.88	9	81	19.85	0.96	16	231	13.47	2.03	10
3	0.14	0.10	24	60	5.79	0.65	16	358	95.36	4.23	4	63	3.51	0.55	16
11	0.50	0.37	17	9	0.87	0.10	24	4	1.07	0.05	25	16	0.89	0.14	24
25	0.58	0.85	16	101	4.98	1.09	18	115	14.68	1.36	18	120	3.42	1.06	18
16	0.37	0.54	20	109	5.37	1.17	17	215	27.44	2.54	9	122	3.48	1.07	17
106	2.47	3.59	11	209	10.30	2.25	13	172	21.95	2.03	13	267	7.61	2.35	11
370	8.64	12.53	3	306	15.07	3.29	10	62	7.91	0.73	22	501	14.27	4.41	9
63	1.47	2.13	13	228	11.23	2.45	11	235	30.00	2.77	8	260	7.41	2.29	12
121	2.82	4.10	10	174	8.57	1.87	15	186	23.74	2.20	12	224	6.38	1.97	14

附表 4-5　2017 年广西壮族自治区城市肿瘤登记地区男性不同年龄段 25 种癌症的发病率、构成和顺位

部位	0~4 岁				5~14 岁				0~14 岁			
	例数	发病率（1/10⁵）	构成（%）	顺位	例数	发病率（1/10⁵）	构成（%）	顺位	例数	发病率（1/10⁵）	构成（%）	顺位
口腔和咽喉（除鼻咽癌）	0	0.00	0.00	—	0	0.00	0.00	—	0	0.00	0.00	—
鼻咽癌	0	0.00	0.00	—	1	0.18	2.33	6	1	0.12	1.14	6
食管	0	0.00	0.00	—	0	0.00	0.00	—	0	0.00	0.00	—
胃	0	0.00	0.00	—	0	0.00	0.00	—	0	0.00	0.00	—
结直肠肛门	0	0.00	0.00	—	1	0.18	2.33	7	1	0.12	1.14	7
肝脏	2	0.69	4.44	3	1	0.18	2.33	5	3	0.35	3.41	5
胆囊及其他	0	0.00	0.00	—	0	0.00	0.00	—	0	0.00	0.00	—
胰腺	0	0.00	0.00	—	0	0.00	0.00	—	0	0.00	0.00	—
喉	1	0.34	2.22	6	0	0.00	0.00	—	1	0.12	1.14	10
气管，支气管，肺	1	0.34	2.22	7	0	0.00	0.00	—	1	0.12	1.14	11
其他胸腔器官	0	0.00	0.00	—	1	0.18	2.33	8	1	0.12	1.14	8
骨	0	0.00	0.00	—	3	0.54	6.98	4	3	0.35	3.41	4
皮肤黑色素瘤	0	0.00	0.00	—	0	0.00	0.00	—	0	0.00	0.00	—
乳房	0	0.00	0.00	—	0	0.00	0.00	—	0	0.00	0.00	—
子宫颈	0	0.00	0.00	—	0	0.00	0.00	—	0	0.00	0.00	—
子宫体及子宫部位不明	0	0.00	0.00	—	0	0.00	0.00	—	0	0.00	0.00	—
卵巢	0	0.00	0.00	—	0	0.00	0.00	—	0	0.00	0.00	—
前列腺	0	0.00	0.00	—	0	0.00	0.00	—	0	0.00	0.00	—
睾丸	1	0.34	2.22	5	0	0.00	0.00	—	1	0.12	1.14	9
肾及泌尿系统不明	1	0.34	2.22	8	0	0.00	0.00	—	1	0.12	1.14	12
膀胱	0	0.00	0.00	—	0	0.00	0.00	—	0	0.00	0.00	—
脑，神经系统	10	3.44	22.22	2	6	1.07	13.95	2	16	1.88	18.18	2
甲状腺	0	0.00	0.00	—	0	0.00	0.00	—	0	0.00	0.00	—
淋巴瘤	2	0.69	4.44	4	5	0.89	11.63	3	7	0.82	7.95	3
白血病	23	7.92	51.11	1	23	4.11	53.49	1	46	5.41	52.27	1

15～44岁				45～64岁				≥65岁				35～64岁			
例数	发病率（1/10⁵）	构成（%）	顺位	例数	发病率（1/10⁵）	构成（%）	顺位	例数	发病率（1/10⁵）	构成（%）	顺位	例数	发病率（1/10⁵）	构成（%）	顺位
27	1.24	2.07	10	145	14.00	2.84	7	85	22.64	1.65	13	165	9.19	2.74	7
165	7.55	12.65	2	345	33.30	6.75	5	106	28.24	2.05	9	462	25.74	7.68	4
18	0.82	1.38	12	204	19.69	3.99	6	154	41.02	2.98	7	221	12.31	3.67	6
41	1.88	3.14	8	356	34.36	6.97	4	402	107.08	7.78	4	388	21.62	6.45	5
92	4.21	7.06	4	588	56.76	11.50	3	756	201.38	14.64	3	655	36.49	10.88	3
466	21.33	35.74	1	1356	130.89	26.53	1	779	207.51	15.08	2	1705	94.98	28.33	1
4	0.18	0.31	18	40	3.86	0.78	17	56	14.92	1.08	16	42	2.34	0.70	17
3	0.14	0.23	20	64	6.18	1.25	14	93	24.77	1.80	11	66	3.68	1.10	15
8	0.37	0.61	17	78	7.53	1.53	12	88	23.44	1.70	12	85	4.74	1.41	13
96	4.39	7.36	3	1029	99.33	20.13	2	1397	372.13	27.05	1	1115	62.12	18.53	2
11	0.50	0.84	15	25	2.41	0.49	18	14	3.73	0.27	20	31	1.73	0.52	18
18	0.82	1.38	11	18	1.74	0.35	19	44	11.72	0.85	17	27	1.50	0.45	19
2	0.09	0.15	21	10	0.97	0.20	20	18	4.79	0.35	19	10	0.56	0.17	21
2	0.09	0.15	22	5	0.48	0.10	22	10	2.66	0.19	21	7	0.39	0.12	22
0	0.00	0.00	—	0	0.00	0.00	—	0	0.00	0.00	—	0	0.00	0.00	—
0	0.00	0.00	—	0	0.00	0.00	—	0	0.00	0.00	—	0	0.00	0.00	—
0	0.00	0.00	—	0	0.00	0.00	—	0	0.00	0.00	—	0	0.00	0.00	—
3	0.14	0.23	19	60	5.79	1.17	15	358	95.36	6.93	5	63	3.51	1.05	16
11	0.50	0.84	16	9	0.87	0.18	21	4	1.07	0.08	22	16	0.89	0.27	20
14	0.64	1.07	13	67	6.47	1.31	13	74	19.71	1.43	15	79	4.40	1.31	14
14	0.64	1.07	14	87	8.40	1.70	11	161	42.89	3.12	6	98	5.46	1.63	12
51	2.33	3.91	7	102	9.85	2.00	10	75	19.98	1.45	14	128	7.13	2.13	10
82	3.75	6.29	5	51	4.92	1.00	16	21	5.59	0.41	18	103	5.74	1.71	11
36	1.65	2.76	9	141	13.61	2.76	8	119	31.70	2.30	8	158	8.80	2.63	8
72	3.30	5.52	6	103	9.94	2.02	9	106	28.24	2.05	10	129	7.19	2.14	9

附表 4-6　2017 年广西壮族自治区城市肿瘤登记地区女性不同年龄段 25 种癌症的发病率、构成和顺位

部位	0～4 岁				5～14 岁				0～14 岁			
	例数	发病率 (1/10⁵)	构成 (%)	顺位	例数	发病率 (1/10⁵)	构成 (%)	顺位	例数	发病率 (1/10⁵)	构成 (%)	顺位
口腔和咽喉（除鼻咽癌）	1	0.40	4.35	5	1	0.21	2.63	6	2	0.27	3.28	6
鼻咽癌	0	0.00	0.00	—	1	0.21	2.63	7	1	0.14	1.64	7
食管	0	0.00	0.00	—	0	0.00	0.00	—	0	0.00	0.00	—
胃	0	0.00	0.00	—	0	0.00	0.00	—	0	0.00	0.00	—
结直肠肛门	0	0.00	0.00	—	0	0.00	0.00	—	0	0.00	0.00	—
肝脏	1	0.40	4.35	4	0	0.00	0.00	—	1	0.14	1.64	10
胆囊及其他	0	0.00	0.00	—	0	0.00	0.00	—	0	0.00	0.00	—
胰腺	0	0.00	0.00	—	0	0.00	0.00	—	0	0.00	0.00	—
喉	0	0.00	0.00	—	0	0.00	0.00	—	0	0.00	0.00	—
气管，支气管，肺	1	0.40	4.35	6	0	0.00	0.00	—	1	0.14	1.64	11
其他胸腔器官	0	0.00	0.00	—	0	0.00	0.00	—	0	0.00	0.00	—
骨	0	0.00	0.00	—	6	1.24	15.79	3	6	0.81	9.84	3
皮肤黑色素瘤	0	0.00	0.00	—	0	0.00	0.00	—	0	0.00	0.00	—
乳房	0	0.00	0.00	—	0	0.00	0.00	—	0	0.00	0.00	—
子宫颈	0	0.00	0.00	—	0	0.00	0.00	—	0	0.00	0.00	—
子宫体及子宫部位不明	0	0.00	0.00	—	0	0.00	0.00	—	0	0.00	0.00	—
卵巢	0	0.00	0.00	—	1	0.21	2.63	9	1	0.14	1.64	9
前列腺	0	0.00	0.00	—	0	0.00	0.00	—	0	0.00	0.00	—
睾丸	0	0.00	0.00	—	0	0.00	0.00	—	0	0.00	0.00	—
肾及泌尿系统不明	2	0.80	8.70	3	2	0.41	5.26	5	4	0.54	6.56	5
膀胱	0	0.00	0.00	—	0	0.00	0.00	—	0	0.00	0.00	—
脑，神经系统	7	2.78	30.43	1	7	1.44	18.42	2	14	1.90	22.95	2
甲状腺	0	0.00	0.00	—	1	0.21	2.63	8	1	0.14	1.64	8
淋巴瘤	0	0.00	0.00	—	4	0.82	10.53	4	4	0.54	6.56	4
白血病	6	2.39	26.09	2	13	2.68	34.21	1	19	2.58	31.15	1

15～44 岁				45～64 岁				≥65 岁				35～64 岁			
例数	发病率(1/10⁵)	构成(%)	顺位	例数	发病率(1/10⁵)	构成(%)	顺位	例数	发病率(1/10⁵)	构成(%)	顺位	例数	发病率(1/10⁵)	构成(%)	顺位
8	0.38	0.49	16	39	3.92	0.93	14	41	10.05	1.24	18	45	2.62	0.84	14
47	2.24	2.85	11	118	11.87	2.82	10	51	12.50	1.54	14	149	8.69	2.79	10
2	0.10	0.12	22	24	2.41	0.57	18	43	10.54	1.30	16	25	1.46	0.47	18
41	1.95	2.49	12	161	16.20	3.85	9	189	46.32	5.72	5	189	11.02	3.54	9
86	4.10	5.22	5	407	40.94	9.73	4	547	134.06	16.54	2	473	27.58	8.85	4
69	3.29	4.19	7	215	21.63	5.14	7	303	74.26	9.16	4	276	16.09	5.17	7
4	0.19	0.24	18	26	2.62	0.62	17	44	10.78	1.33	15	29	1.69	0.54	17
4	0.19	0.24	19	30	3.02	0.72	16	75	18.38	2.27	12	33	1.92	0.62	16
1	0.05	0.06	23	4	0.40	0.10	23	12	2.94	0.36	21	5	0.29	0.09	23
70	3.34	4.25	6	470	47.28	11.23	2	649	159.06	19.63	1	528	30.79	9.88	3
5	0.24	0.30	17	11	1.11	0.26	21	7	1.72	0.21	23	15	0.87	0.28	21
9	0.43	0.55	15	18	1.81	0.43	20	27	6.62	0.82	20	20	1.17	0.37	20
3	0.14	0.18	20	5	0.50	0.12	22	10	2.45	0.30	22	7	0.41	0.13	22
475	22.63	28.82	1	992	99.79	23.71	1	318	77.94	9.62	3	1388	80.94	25.98	1
160	7.62	9.71	3	423	42.55	10.11	3	145	35.54	4.38	6	555	32.36	10.39	2
62	2.95	3.76	8	309	31.08	7.39	5	99	24.26	2.99	8	358	20.88	6.70	6
107	5.10	6.49	4	175	17.60	4.18	8	81	19.85	2.45	10	231	13.47	4.32	8
0	0.00	0.00	—	0	0.00	0.00	—	0	0.00	0.00	—	0	0.00	0.00	—
0	0.00	0.00	—	0	0.00	0.00	—	0	0.00	0.00	—	0	0.00	0.00	—
11	0.52	0.67	14	34	3.42	0.81	15	41	10.05	1.24	19	41	2.39	0.77	15
2	0.10	0.12	21	22	2.21	0.53	19	54	13.23	1.63	13	24	1.40	0.45	19
55	2.62	3.34	9	107	10.76	2.56	11	97	23.77	2.93	9	139	8.11	2.60	11
288	13.72	17.48	2	255	25.65	6.09	6	41	10.05	1.24	17	398	23.21	7.45	5
27	1.29	1.64	13	87	8.75	2.08	12	116	28.43	3.51	7	102	5.95	1.91	12
49	2.33	2.97	10	71	7.14	1.70	13	80	19.61	2.42	11	95	5.54	1.78	13

附表 4-7　2017 年广西壮族自治区农村肿瘤登记地区男女合计不同年龄段 25 种癌症的发病率、构成和顺位

部位	0～4 岁				5～14 岁				0～14 岁			
	例数	发病率（1/10⁵）	构成（%）	顺位	例数	发病率（1/10⁵）	构成（%）	顺位	例数	发病率（1/10⁵）	构成（%）	顺位
口腔和咽喉（除鼻咽癌）	2	0.49	3.64	6	4	0.54	3.85	5	6	0.52	3.77	5
鼻咽癌	0	0.00	0.00	—	2	0.27	1.92	10	2	0.17	1.26	11
食管	3	0.74	5.45	5	3	0.40	2.88	7	6	0.52	3.77	7
胃	0	0.00	0.00	—	0	0.00	0.00	—	0	0.00	0.00	—
结直肠肛门	0	0.00	0.00	—	1	0.13	0.96	15	1	0.09	0.63	15
肝脏	1	0.25	1.82	8	1	0.13	0.96	12	2	0.17	1.26	12
胆囊及其他	0	0.00	0.00	—	0	0.00	0.00	—	0	0.00	0.00	—
胰腺	0	0.00	0.00	—	0	0.00	0.00	—	0	0.00	0.00	—
喉	0	0.00	0.00	—	0	0.00	0.00	—	0	0.00	0.00	—
气管，支气管，肺	3	0.74	5.45	4	3	0.40	2.88	6	6	0.52	3.77	6
其他胸腔器官	0	0.00	0.00	—	1	0.13	0.96	17	1	0.09	0.63	17
骨	3	0.74	5.45	3	10	1.34	9.62	3	13	1.13	8.18	3
皮肤黑色素瘤	0	0.00	0.00	—	1	0.13	0.96	16	1	0.09	0.63	16
乳房	0	0.00	0.00	—	1	0.30	0.96	9	1	0.19	0.63	10
子宫颈	0	0.00	0.00	—	0	0.00	0.00	—	0	0.00	0.00	—
子宫体及子宫部位不明	0	0.00	0.00	—	0	0.00	0.00	—	0	0.00	0.00	—
卵巢	0	0.00	0.00	—	1	0.30	0.96	8	1	0.19	0.63	9
前列腺	0	0.00	0.00	—	0	0.00	0.00	—	0	0.00	0.00	—
睾丸	1	0.44	1.82	7	1	0.24	0.96	11	2	0.31	1.26	8
肾及泌尿系统不明	1	0.25	1.82	10	1	0.13	0.96	13	2	0.17	1.26	13
膀胱	0	0.00	0.00	—	0	0.00	0.00	—	0	0.00	0.00	—
脑，神经系统	9	2.22	16.36	2	18	2.41	17.31	2	27	2.34	16.98	2
甲状腺	0	0.00	0.00	—	1	0.13	0.96	14	1	0.09	0.63	14
淋巴瘤	1	0.25	1.82	9	8	1.07	7.69	4	9	0.78	5.66	4
白血病	22	5.42	40.00	1	35	4.69	33.65	1	57	4.95	35.85	1

	15～44岁				45～64岁				≥65岁				35～64岁		
例数	发病率(1/10⁵)	构成(%)	顺位	例数	发病率(1/10⁵)	构成(%)	顺位	例数	发病率(1/10⁵)	构成(%)	顺位	例数	发病率(1/10⁵)	构成(%)	顺位
18	0.73	0.84	15	89	7.50	1.47	14	53	10.45	1.08	16	100	5.07	1.33	15
248	10.05	11.63	4	532	44.86	8.79	6	162	31.95	3.31	9	711	36.05	9.47	5
12	0.49	0.56	18	169	14.25	2.79	9	214	42.20	4.37	8	180	9.13	2.40	10
78	3.16	3.66	10	328	27.66	5.42	7	418	82.44	8.54	4	384	19.47	5.12	7
128	5.19	6.00	6	539	45.45	8.90	5	597	117.74	12.20	3	639	32.40	8.51	6
502	20.35	23.55	2	1303	109.88	21.53	1	831	163.88	16.98	2	1680	85.19	22.38	1
7	0.28	0.33	22	36	3.04	0.59	22	46	9.07	0.94	17	41	2.08	0.55	22
11	0.45	0.52	21	60	5.06	0.99	16	61	12.03	1.25	15	66	3.35	0.88	16
4	0.16	0.19	23	54	4.55	0.89	17	30	5.92	0.61	21	57	2.89	0.76	18
130	5.27	6.10	5	1000	84.33	16.52	3	1246	245.73	25.46	1	1097	55.63	14.61	3
16	0.65	0.75	17	22	1.86	0.36	23	16	3.16	0.33	23	25	1.27	0.33	23
23	0.93	1.08	14	36	3.04	0.59	21	42	8.28	0.86	20	46	2.33	0.61	21
2	0.08	0.09	24	16	1.35	0.26	24	15	2.96	0.31	24	18	0.91	0.24	24
301	26.09	14.12	1	520	92.67	8.59	2	113	43.12	2.31	7	760	82.17	10.12	2
141	12.22	6.61	3	350	62.37	5.78	4	123	46.94	2.51	6	461	49.84	6.14	4
20	1.73	0.94	12	134	23.88	2.21	8	39	14.88	0.80	14	151	16.33	2.01	8
33	2.86	1.55	11	73	13.01	1.21	10	22	8.40	0.45	19	86	9.30	1.15	9
0	0.00	0.00	—	25	4.00	0.41	19	120	48.97	2.45	5	25	2.39	0.33	20
6	0.46	0.28	19	6	0.96	0.10	25	4	1.63	0.08	25	8	0.76	0.11	25
11	0.45	0.52	20	42	3.54	0.69	20	45	8.87	0.92	18	49	2.48	0.65	19
17	0.69	0.80	16	52	4.38	0.86	18	95	18.74	1.94	13	61	3.09	0.81	17
86	3.49	4.03	9	130	10.96	2.15	11	110	21.69	2.25	10	173	8.77	2.30	11
105	4.26	4.92	7	78	6.58	1.29	15	27	5.32	0.55	22	120	6.08	1.60	13
40	1.62	1.88	13	91	7.67	1.50	13	101	19.92	2.06	12	115	5.83	1.53	14
92	3.73	4.32	8	123	10.37	2.03	12	103	20.31	2.11	11	151	7.66	2.01	12

附表 4-8　2017 年广西壮族自治区农村肿瘤登记地区男性不同年龄段 25 种癌症的发病率、构成和顺位

部位	0～4 岁				5～14 岁				0～14 岁			
	例数	发病率（1/10^5）	构成（%）	顺位	例数	发病率（1/10^5）	构成（%）	顺位	例数	发病率（1/10^5）	构成（%）	顺位
口腔和咽喉（除鼻咽癌）	0	0.00	0.00	—	4	0.98	5.56	5	4	0.63	3.81	6
鼻咽癌	0	0.00	0.00	—	0	0.00	0.00	—	0	0.00	0.00	—
食管	0	0.00	0.00	—	1	0.24	1.39	12	1	0.16	0.95	12
胃	0	0.00	0.00	—	0	0.00	0.00	—	0	0.00	0.00	—
结直肠肛门	0	0.00	0.00	—	0	0.00	0.00	—	0	0.00	0.00	—
肝脏	1	0.44	3.03	5	1	0.24	1.39	7	2	0.31	1.90	7
胆囊及其他	0	0.00	0.00	—	0	0.00	0.00	—	0	0.00	0.00	—
胰腺	0	0.00	0.00	—	0	0.00	0.00	—	0	0.00	0.00	—
喉	0	0.00	0.00	—	0	0.00	0.00	—	0	0.00	0.00	—
气管，支气管，肺	2	0.89	6.06	4	3	0.73	4.17	6	5	0.79	4.76	5
其他胸腔器官	0	0.00	0.00	—	1	0.24	1.39	11	1	0.16	0.95	11
骨	3	1.33	9.09	3	5	1.22	6.94	4	8	1.26	7.62	3
皮肤黑色素瘤	0	0.00	0.00	—	1	0.24	1.39	10	1	0.16	0.95	10
乳房	0	0.00	0.00	—	0	0.00	0.00	—	0	0.00	0.00	—
子宫颈	0	0.00	0.00	—	0	0.00	0.00	—	0	0.00	0.00	—
子宫体及子宫部位不明	0	0.00	0.00	—	0	0.00	0.00	—	0	0.00	0.00	—
卵巢	0	0.00	0.00	—	0	0.00	0.00	—	0	0.00	0.00	—
前列腺	0	0.00	0.00	—	0	0.00	0.00	—	0	0.00	0.00	—
睾丸	1	0.44	3.03	6	1	0.24	1.39	8	2	0.31	1.90	8
肾及泌尿系统不明	1	0.44	3.03	8	1	0.24	1.39	9	2	0.31	1.90	9
膀胱	0	0.00	0.00	—	0	0.00	0.00	—	0	0.00	0.00	—
脑，神经系统	5	2.22	15.15	2	11	2.68	15.28	2	16	2.52	15.24	2
甲状腺	0	0.00	0.00	—	0	0.00	0.00	—	0	0.00	0.00	—
淋巴瘤	1	0.44	3.03	7	6	1.46	8.33	3	7	1.10	6.67	4
白血病	15	6.67	45.45	1	29	7.07	40.28	1	44	6.93	41.90	1

15～44岁				45～64岁				≥65岁				35～64岁			
例数	发病率 （1/10⁵）	构成 （%）	顺位	例数	发病率 （1/10⁵）	构成 （%）	顺位	例数	发病率 （1/10⁵）	构成 （%）	顺位	例数	发病率 （1/10⁵）	构成 （%）	顺位
14	1.07	1.26	10	64	10.24	1.86	9	31	12.65	1.04	12	72	6.88	1.71	9
177	13.48	15.93	2	367	58.74	10.69	3	92	37.55	3.07	7	504	48.13	11.97	3
9	0.69	0.81	15	135	21.61	3.93	6	147	59.99	4.91	5	143	13.66	3.40	6
39	2.97	3.51	7	245	39.22	7.13	5	260	106.11	8.69	4	275	26.26	6.53	5
81	6.17	7.29	4	312	49.94	9.09	4	357	145.70	11.93	3	381	36.38	9.05	4
445	33.89	40.05	1	1076	172.23	31.33	1	602	245.69	20.11	2	1414	135.03	33.57	1
5	0.38	0.45	18	23	3.68	0.67	15	20	8.16	0.67	17	27	2.58	0.64	14
10	0.76	0.90	14	38	6.08	1.11	12	29	11.84	0.97	13	44	4.20	1.04	13
2	0.15	0.18	20	47	7.52	1.37	11	24	9.79	0.80	14	49	4.68	1.16	11
81	6.17	7.29	3	662	105.96	19.28	2	860	350.98	28.73	1	721	68.85	17.12	2
12	0.91	1.08	13	14	2.24	0.41	19	8	3.26	0.27	21	16	1.53	0.38	19
13	0.99	1.17	12	17	2.72	0.50	18	23	9.39	0.77	16	24	2.29	0.57	17
1	0.08	0.09	21	10	1.60	0.29	20	10	4.08	0.33	19	11	1.05	0.26	21
4	0.30	0.36	19	9	1.44	0.26	21	9	3.67	0.30	20	13	1.24	0.31	20
0	0.00	0.00	—	0	0.00	0.00	—	0	0.00	0.00	—	0	0.00	0.00	—
0	0.00	0.00	—	0	0.00	0.00	—	0	0.00	0.00	—	0	0.00	0.00	—
0	0.00	0.00	—	0	0.00	0.00	—	0	0.00	0.00	—	0	0.00	0.00	—
0	0.00	0.00	—	25	4.00	0.73	14	120	48.97	4.01	6	25	2.39	0.59	16
6	0.46	0.54	17	6	0.96	0.17	22	4	1.63	0.13	22	8	0.76	0.19	22
8	0.61	0.72	16	22	3.52	0.64	16	24	9.79	0.80	15	26	2.48	0.62	15
14	1.07	1.26	11	37	5.92	1.08	13	73	29.79	2.44	8	44	4.20	1.04	12
54	4.11	4.86	5	69	11.04	2.01	7	53	21.63	1.77	10	95	9.07	2.26	7
17	1.29	1.53	9	17	2.72	0.50	17	10	4.08	0.33	18	23	2.20	0.55	18
27	2.06	2.43	8	53	8.48	1.54	10	51	20.81	1.70	11	67	6.40	1.59	10
47	3.58	4.23	6	66	10.56	1.92	8	64	26.12	2.14	9	80	7.64	1.90	8

附表 4-9　2017 年广西壮族自治区农村肿瘤登记地区女性不同年龄段 25 种癌症的发病率、构成和顺位

部位	0～4 岁				5～14 岁				0～14 岁			
	例数	发病率 (1/10⁵)	构成 (%)	顺位	例数	发病率 (1/10⁵)	构成 (%)	顺位	例数	发病率 (1/10⁵)	构成 (%)	顺位
口腔和咽喉（除鼻咽癌）	2	1.10	9.09	4	0	0.00	0.00	—	2	0.39	3.70	7
鼻咽癌	0	0.00	0.00	—	2	0.60	6.25	5	2	0.39	3.70	5
食管	3	1.66	13.64	3	2	0.60	6.25	4	5	0.97	9.26	4
胃	0	0.00	0.00	—	0	0.00	0.00	—	0	0.00	0.00	—
结直肠肛门	0	0.00	0.00	—	1	0.30	3.13	9	1	0.19	1.85	11
肝脏	0	0.00	0.00	—	0	0.00	0.00	—	0	0.00	0.00	—
胆囊及其他	0	0.00	0.00	—	0	0.00	0.00	—	0	0.00	0.00	—
胰腺	0	0.00	0.00	—	0	0.00	0.00	—	0	0.00	0.00	—
喉	0	0.00	0.00	—	0	0.00	0.00	—	0	0.00	0.00	—
气管，支气管，肺	1	0.55	4.55	5	0	0.00	0.00	—	1	0.19	1.85	10
其他胸腔器官	0	0.00	0.00	—	0	0.00	0.00	—	0	0.00	0.00	—
骨	0	0.00	0.00	—	5	1.49	15.63	3	5	0.97	9.26	3
皮肤黑色素瘤	0	0.00	0.00	—	0	0.00	0.00	—	0	0.00	0.00	—
乳房	0	0.00	0.00	—	1	0.30	3.13	7	1	0.19	1.85	8
子宫颈	0	0.00	0.00	—	0	0.00	0.00	—	0	0.00	0.00	—
子宫体及子宫部位不明	0	0.00	0.00	—	0	0.00	0.00	—	0	0.00	0.00	—
卵巢	0	0.00	0.00	—	1	0.30	3.13	10	1	0.19	1.85	12
前列腺	0	0.00	0.00	—	0	0.00	0.00	—	0	0.00	0.00	—
睾丸	0	0.00	0.00	—	0	0.00	0.00	—	0	0.00	0.00	—
肾及泌尿系统不明	0	0.00	0.00	—	0	0.00	0.00	—	0	0.00	0.00	—
膀胱	0	0.00	0.00	—	0	0.00	0.00	—	0	0.00	0.00	—
脑，神经系统	4	2.21	18.18	2	7	2.08	21.88	1	11	2.13	20.37	2
甲状腺	0	0.00	0.00	—	1	0.30	3.13	8	1	0.19	1.85	9
淋巴瘤	0	0.00	0.00	—	2	0.60	6.25	6	2	0.39	3.70	6
白血病	7	3.86	31.82	1	6	1.79	18.75	2	13	2.51	24.07	1

15～44 岁				45～64 岁				≥ 65 岁				35～64 岁			
例数	发病率(1/10⁵)	构成(%)	顺位	例数	发病率(1/10⁵)	构成(%)	顺位	例数	发病率(1/10⁵)	构成(%)	顺位	例数	发病率(1/10⁵)	构成(%)	顺位
4	0.35	0.39	15	25	4.46	0.95	15	22	8.40	1.16	16	28	3.03	0.85	15
71	6.15	6.95	4	165	29.41	6.30	6	70	26.71	3.68	7	207	22.38	6.28	6
3	0.26	0.29	17	34	6.06	1.30	14	67	25.57	3.53	8	37	4.00	1.12	14
39	3.38	3.82	9	83	14.79	3.17	8	158	60.30	8.32	4	109	11.78	3.31	8
47	4.07	4.60	7	227	40.45	8.67	4	240	91.59	12.63	2	258	27.89	7.83	5
57	4.94	5.58	5	227	40.45	8.67	5	229	87.39	12.05	3	266	28.76	8.07	4
2	0.17	0.20	20	13	2.32	0.50	20	26	9.92	1.37	14	14	1.51	0.42	20
1	0.09	0.10	22	22	3.92	0.84	16	32	12.21	1.68	13	22	2.38	0.67	18
2	0.17	0.20	21	7	1.25	0.27	22	6	2.29	0.32	22	8	0.86	0.24	22
49	4.25	4.80	6	338	60.24	12.91	3	386	147.31	20.32	1	376	40.65	11.41	3
4	0.35	0.39	16	8	1.43	0.31	21	8	3.05	0.42	21	9	0.97	0.27	21
10	0.87	0.98	14	19	3.39	0.73	18	19	7.25	1.00	19	22	2.38	0.67	17
1	0.09	0.10	23	6	1.07	0.23	23	5	1.91	0.26	23	7	0.76	0.21	23
301	26.09	29.48	1	520	92.67	19.85	1	113	43.12	5.95	6	760	82.17	23.07	1
141	12.22	13.81	2	350	62.37	13.36	2	123	46.94	6.47	5	461	49.84	13.99	2
20	1.73	1.96	12	134	23.88	5.12	7	39	14.88	2.05	11	151	16.33	4.58	7
33	2.86	3.23	10	73	13.01	2.79	9	22	8.40	1.16	15	86	9.30	2.61	10
0	0.00	0.00	—	0	0.00	0.00	—	0	0.00	0.00	—	0	0.00	0.00	—
0	0.00	0.00	—	0	0.00	0.00	—	0	0.00	0.00	—	0	0.00	0.00	—
3	0.26	0.29	18	20	3.56	0.76	17	21	8.01	1.11	18	23	2.49	0.70	16
3	0.26	0.29	19	15	2.67	0.57	19	22	8.40	1.16	17	17	1.84	0.52	19
32	2.77	3.13	11	61	10.87	2.33	10	57	21.75	3.00	9	78	8.43	2.37	11
88	7.63	8.62	3	61	10.87	2.33	11	17	6.49	0.89	20	97	10.49	2.94	9
13	1.13	1.27	13	38	6.77	1.45	13	50	19.08	2.63	10	48	5.19	1.46	13
45	3.90	4.41	8	57	10.16	2.18	12	39	14.88	2.05	12	71	7.68	2.15	12

附录 5　2017 年广西壮族自治区肿瘤登记地区
不同年龄段中 25 种癌症的死亡率、构成和顺位

附表 5-1　2017 年广西壮族自治区肿瘤登记地区男女合计不同年龄段 25 种癌症的死亡率、构成和顺位

部位	0～4 岁				5～14 岁				0～14 岁			
	例数	死亡率 (1/10⁵)	构成 (%)	顺位	例数	死亡率 (1/10⁵)	构成 (%)	顺位	例数	死亡率 (1/10⁵)	构成 (%)	顺位
口腔和咽喉（除鼻咽癌）	0	0.00	0.00	—	0	0.00	0.00	—	0	0.00	0.00	—
鼻咽癌	1	0.11	2.00	4	0	0.00	0.00	—	1	0.04	0.86	6
食管	0	0.00	0.00	—	0	0.00	0.00	—	0	0.00	0.00	—
胃	0	0.00	0.00	—	0	0.00	0.00	—	0	0.00	0.00	—
结直肠肛门	0	0.00	0.00	—	1	0.06	1.52	5	1	0.04	0.86	6
肝脏	5	0.53	10.00	3	5	0.28	7.58	3	10	0.37	8.62	3
胆囊及其他	0	0.00	0.00	—	0	0.00	0.00	—	0	0.00	0.00	—
胰腺	0	0.00	0.00	—	0	0.00	0.00	—	0	0.00	0.00	—
喉	0	0.00	0.00	—	0	0.00	0.00	—	0	0.00	0.00	—
气管，支气管，肺	0	0.00	0.00	—	0	0.00	0.00	—	0	0.00	0.00	—
其他胸腔器官	0	0.00	0.00	—	1	0.06	1.52	5	1	0.04	0.86	6
骨	1	0.11	2.00	4	5	0.28	7.58	3	6	0.22	5.17	4
皮肤黑色素瘤	0	0.00	0.00	—	0	0.00	0.00	—	0	0.00	0.00	—
乳房	0	0.00	0.00	—	0	0.00	0.00	—	0	0.00	0.00	—
子宫颈	0	0.00	0.00	—	0	0.00	0.00	—	0	0.00	0.00	—
子宫体及子宫部位不明	0	0.00	0.00	—	0	0.00	0.00	—	0	0.00	0.00	—
卵巢	0	0.00	0.00	—	0	0.00	0.00	—	0	0.00	0.00	—
前列腺	0	0.00	0.00	—	0	0.00	0.00	—	0	0.00	0.00	—
睾丸	0	0.00	0.00	—	0	0.00	0.00	—	0	0.00	0.00	—
肾及泌尿系统不明	1	0.11	2.00	4	0	0.00	0.00	—	1	0.04	0.86	6
膀胱	0	0.00	0.00	—	1	0.06	1.52	5	1	0.04	0.86	6
脑，神经系统	14	1.48	28.00	2	13	0.73	19.70	2	27	0.99	23.28	2
甲状腺	0	0.00	0.00	—	1	0.06	1.52	5	1	0.04	0.86	6
淋巴瘤	0	0.00	0.00	—	2	0.11	3.03	4	2	0.07	1.72	5
白血病	22	2.32	44.00	1	34	1.90	51.52	1	56	2.04	48.28	1

| 15～44 岁 | | | | 45～64 岁 | | | | ≥ 65 岁 | | | | 35～64 岁 | | | |
例数	死亡率（1/10^5）	构成（%）	顺位	例数	死亡率（1/10^5）	构成（%）	顺位	例数	死亡率（1/10^5）	构成（%）	顺位	例数	死亡率（1/10^5）	构成（%）	顺位
28	0.41	1.42	13	142	4.42	1.72	14	148	11.47	1.43	16	165	3.01	1.71	14
134	1.99	6.79	4	433	13.46	5.25	7	282	21.85	2.72	8	544	9.92	5.63	7
20	0.30	1.01	15	245	7.62	2.97	8	368	28.52	3.55	7	265	4.83	2.74	8
88	1.30	4.46	8	538	16.73	6.53	4	970	75.16	9.34	4	608	11.09	6.29	4
90	1.33	4.56	7	524	16.29	6.36	5	1170	90.66	11.27	3	587	10.71	6.07	5
805	11.93	40.80	1	2417	75.16	29.33	1	1768	137.00	17.03	2	3024	55.16	31.28	1
9	0.13	0.46	19	58	1.80	0.70	18	123	9.53	1.18	18	65	1.19	0.67	19
16	0.24	0.81	16	109	3.39	1.32	15	210	16.27	2.02	12	117	2.13	1.21	15
7	0.10	0.35	21	85	2.64	1.03	16	104	8.06	1.00	20	91	1.66	0.94	16
163	2.41	8.26	3	1771	55.07	21.49	2	2945	228.21	28.37	1	1902	34.70	19.67	2
11	0.16	0.56	17	30	0.93	0.36	21	22	1.70	0.21	23	38	0.69	0.39	22
26	0.39	1.32	14	58	1.80	0.70	18	119	9.22	1.15	19	69	1.26	0.71	17
1	0.01	0.05	25	16	0.50	0.19	23	17	1.32	0.16	24	17	0.31	0.18	24
122	3.75	6.18	2	417	26.81	5.06	3	202	30.15	1.95	6	520	19.70	5.38	3
61	1.88	3.09	5	219	14.08	2.66	6	138	20.60	1.33	9	270	10.23	2.79	6
17	0.52	0.86	12	107	6.88	1.30	9	80	11.94	0.77	15	121	4.58	1.25	9
21	0.65	1.06	10	87	5.59	1.06	12	67	10.00	0.65	17	103	3.90	1.07	12
2	0.06	0.10	24	33	1.99	0.40	17	229	36.91	2.21	5	35	1.23	0.36	18
5	0.14	0.25	18	2	0.12	0.02	24	7	1.13	0.07	25	4	0.14	0.04	25
6	0.09	0.30	22	52	1.62	0.63	19	95	7.36	0.92	21	55	1.00	0.57	21
5	0.07	0.25	23	51	1.59	0.62	20	167	12.94	1.61	14	56	1.02	0.58	20
82	1.21	4.16	9	192	5.97	2.33	10	224	17.36	2.16	11	231	4.21	2.39	11
8	0.12	0.41	20	19	0.59	0.23	22	33	2.56	0.32	22	25	0.46	0.26	23
38	0.56	1.93	11	163	5.07	1.98	13	243	18.83	2.34	10	186	3.39	1.92	13
119	1.76	6.03	6	184	5.72	2.23	11	207	16.04	1.99	13	232	4.23	2.40	10

附表 5-2　2017 年广西壮族自治区肿瘤登记地区男性不同年龄段 25 种癌症的死亡率、构成和顺位

部位	0～4 岁				5～14 岁				0～14 岁			
	例数	死亡率 （1/10⁵）	构成 （%）	顺位	例数	死亡率 （1/10⁵）	构成 （%）	顺位	例数	死亡率 （1/10⁵）	构成 （%）	顺位
口腔和咽喉（除鼻咽癌）	0	0.00	0.00	—	0	0.00	0.00	—	0	0.00	0.00	—
鼻咽癌	0	0.00	0.00	—	0	0.00	0.00	—	0	0.00	0.00	—
食管	0	0.00	0.00	—	0	0.00	0.00	—	0	0.00	0.00	—
胃	0	0.00	0.00	—	0	0.00	0.00	—	0	0.00	0.00	—
结直肠肛门	0	0.00	0.00	—	0	0.00	0.00	—	0	0.00	0.00	—
肝脏	2	0.39	6.67	3	3	0.31	6.98	3	5	0.34	6.85	3
胆囊及其他	0	0.00	0.00	—	0	0.00	0.00	—	0	0.00	0.00	—
胰腺	0	0.00	0.00	—	0	0.00	0.00	—	0	0.00	0.00	—
喉	0	0.00	0.00	—	0	0.00	0.00	—	0	0.00	0.00	—
气管，支气管，肺	0	0.00	0.00	—	0	0.00	0.00	—	0	0.00	0.00	—
其他胸腔器官	0	0.00	0.00	—	1	0.10	2.33	4	1	0.07	1.37	5
骨	0	0.00	0.00	—	3	0.31	6.98	3	3	0.20	4.11	4
皮肤黑色素瘤	0	0.00	0.00	—	0	0.00	0.00	—	0	0.00	0.00	—
乳房	0	0.00	0.00	—	0	0.00	0.00	—	0	0.00	0.00	—
子宫颈	0	0.00	0.00	—	0	0.00	0.00	—	0	0.00	0.00	—
子宫体及子宫部位不明	0	0.00	0.00	—	0	0.00	0.00	—	0	0.00	0.00	—
卵巢	0	0.00	0.00	—	0	0.00	0.00	—	0	0.00	0.00	—
前列腺	0	0.00	0.00	—	0	0.00	0.00	—	0	0.00	0.00	—
睾丸	0	0.00	0.00	—	0	0.00	0.00	—	0	0.00	0.00	—
肾及泌尿系统不明	1	0.19	3.33	4	0	0.00	0.00	—	1	0.07	1.37	5
膀胱	0	0.00	0.00	—	0	0.00	0.00	—	0	0.00	0.00	—
脑，神经系统	9	1.75	30.00	2	7	0.72	16.28	2	16	1.08	21.92	2
甲状腺	0	0.00	0.00	—	0	0.00	0.00	—	0	0.00	0.00	—
淋巴瘤	0	0.00	0.00	—	1	0.10	2.33	4	1	0.07	1.37	5
白血病	15	2.91	50.00	1	27	2.78	62.79	1	42	2.83	57.53	1

15～44 岁				45～64 岁				≥ 65 岁				35～64 岁			
例数	死亡率 (1/10⁵)	构成 (%)	顺位	例数	死亡率 (1/10⁵)	构成 (%)	顺位	例数	死亡率 (1/10⁵)	构成 (%)	顺位	例数	死亡率 (1/10⁵)	构成 (%)	顺位
19	0.54	1.43	9	118	7.11	2.08	8	102	16.44	1.51	13	134	4.71	2.02	9
102	2.92	7.65	3	331	19.93	5.82	4	200	32.24	2.97	7	420	14.78	6.32	4
19	0.54	1.43	9	226	13.61	3.98	6	262	42.23	3.89	5	245	8.62	3.68	6
58	1.66	4.35	5	406	24.45	7.14	3	656	105.73	9.74	4	451	15.87	6.78	3
52	1.49	3.90	7	324	19.51	5.70	5	716	115.40	10.63	3	359	12.63	5.40	5
704	20.13	52.81	1	2049	123.38	36.04	1	1255	202.28	18.63	2	2581	90.81	38.81	1
5	0.14	0.38	14	36	2.17	0.63	14	65	10.48	0.96	16	40	1.41	0.60	15
10	0.29	0.75	11	73	4.40	1.28	12	110	17.73	1.63	12	80	2.81	1.20	12
6	0.17	0.45	13	78	4.70	1.37	11	83	13.38	1.23	14	83	2.92	1.25	11
103	2.94	7.73	2	1321	79.54	23.24	2	2100	338.47	31.18	1	1408	49.54	21.17	2
9	0.26	0.68	12	19	1.14	0.33	16	16	2.58	0.24	19	25	0.88	0.38	17
18	0.51	1.35	10	36	2.17	0.63	14	73	11.77	1.08	15	43	1.51	0.65	14
1	0.03	0.08	16	7	0.42	0.12	18	8	1.29	0.12	21	8	0.28	0.12	19
0	0.00	0.00	—	5	0.30	0.09	19	12	1.93	0.18	20	5	0.18	0.08	20
0	0.00	0.00	—	0	0.00	0.00	—	0	0.00	0.00	—	0	0.00	0.00	—
0	0.00	0.00	—	0	0.00	0.00	—	0	0.00	0.00	—	0	0.00	0.00	—
0	0.00	0.00	—	0	0.00	0.00	—	0	0.00	0.00	—	0	0.00	0.00	—
2	0.06	0.15	15	33	1.99	0.58	15	229	36.91	3.40	6	35	1.23	0.53	16
5	0.14	0.38	14	2	0.12	0.04	20	7	1.13	0.10	22	4	0.14	0.06	21
5	0.14	0.38	14	40	2.41	0.70	13	61	9.83	0.91	17	43	1.51	0.65	14
4	0.11	0.30	14	40	2.41	0.70	13	136	21.92	2.02	9	44	1.55	0.66	13
55	1.57	4.13	6	126	7.59	2.22	7	126	20.31	1.87	10	151	5.31	2.27	7
5	0.14	0.38	14	9	0.54	0.16	17	18	2.90	0.27	18	14	0.49	0.21	18
23	0.66	1.73	8	110	6.62	1.93	10	149	24.02	2.21	8	124	4.36	1.86	10
74	2.12	5.55	4	113	6.80	1.99	9	118	19.02	1.75	11	140	4.93	2.11	8

附表 5-3　2017 年广西壮族自治区肿瘤登记地区女性不同年龄段 25 种癌症的死亡率、构成和顺位

部位	0～4 岁				5～14 岁				0～14 岁			
	例数	死亡率 (1/10⁵)	构成 (%)	顺位	例数	死亡率 (1/10⁵)	构成 (%)	顺位	例数	死亡率 (1/10⁵)	构成 (%)	顺位
口腔和咽喉（除鼻咽癌）	0	0.00	0.00	—	0	0.00	0.00	—	0	0.00	0.00	—
鼻咽癌	1	0.23	5.00	4	0	0.00	0.00	—	1	0.08	2.33	5
食管	0	0.00	0.00	—	0	0.00	0.00	—	0	0.00	0.00	—
胃	0	0.00	0.00	—	0	0.00	0.00	—	0	0.00	0.00	—
结直肠肛门	0	0.00	0.00	—	1	0.12	4.35	4	1	0.08	2.33	5
肝脏	3	0.69	15.00	3	2	0.24	8.70	3	5	0.40	11.63	3
胆囊及其他	0	0.00	0.00	—	0	0.00	0.00	—	0	0.00	0.00	—
胰腺	0	0.00	0.00	—	0	0.00	0.00	—	0	0.00	0.00	—
喉	0	0.00	0.00	—	0	0.00	0.00	—	0	0.00	0.00	—
气管，支气管，肺	0	0.00	0.00	—	0	0.00	0.00	—	0	0.00	0.00	—
其他胸腔器官	0	0.00	0.00	—	0	0.00	0.00	—	0	0.00	0.00	—
骨	1	0.23	5.00	4	2	0.24	8.70	3	3	0.24	6.98	4
皮肤黑色素瘤	0	0.00	0.00	—	0	0.00	0.00	—	0	0.00	0.00	—
乳房	0	0.00	0.00	—	0	0.00	0.00	—	0	0.00	0.00	—
子宫颈	0	0.00	0.00	—	0	0.00	0.00	—	0	0.00	0.00	—
子宫体及子宫部位不明	0	0.00	0.00	—	0	0.00	0.00	—	0	0.00	0.00	—
卵巢	0	0.00	0.00	—	0	0.00	0.00	—	0	0.00	0.00	—
前列腺	0	0.00	0.00	—	0	0.00	0.00	—	0	0.00	0.00	—
睾丸	0	0.00	0.00	—	0	0.00	0.00	—	0	0.00	0.00	—
肾及泌尿系统不明	0	0.00	0.00	—	0	0.00	0.00	—	0	0.00	0.00	—
膀胱	0	0.00	0.00	—	1	0.12	4.35	4	1	0.08	2.33	5
脑，神经系统	5	1.16	25.00	2	6	0.73	26.09	2	11	0.88	25.58	2
甲状腺	0	0.00	0.00	—	1	0.12	4.35	4	1	0.08	2.33	5
淋巴瘤	0	0.00	0.00	—	1	0.12	4.35	4	1	0.08	2.33	5
白血病	7	1.62	35.00	1	7	0.85	30.43	1	14	1.12	32.56	1

15～44 岁				45～64 岁				≥ 65 岁				35～64 岁			
例数	死亡率 （1/10⁵）	构成 （%）	顺位	例数	死亡率 （1/10⁵）	构成 （%）	顺位	例数	死亡率 （1/10⁵）	构成 （%）	顺位	例数	死亡率 （1/10⁵）	构成 （%）	顺位
9	0.28	1.41	13	24	1.54	0.94	14	46	6.87	1.26	16	31	1.17	1.03	14
32	0.98	5.00	7	102	6.56	3.99	8	82	12.24	2.25	12	124	4.70	4.11	7
1	0.03	0.16	19	19	1.22	0.74	16	106	15.82	2.91	7	20	0.76	0.66	17
30	0.92	4.69	8	132	8.49	5.17	6	314	46.86	8.62	4	157	5.95	5.20	6
38	1.17	5.94	6	200	12.86	7.83	5	454	67.75	12.46	3	228	8.64	7.55	5
101	3.11	15.78	2	368	23.66	14.40	3	513	76.56	14.08	2	443	16.78	14.67	3
4	0.12	0.63	16	22	1.41	0.86	15	58	8.66	1.59	15	25	0.95	0.83	16
6	0.18	0.94	15	36	2.31	1.41	13	100	14.92	2.74	8	37	1.40	1.23	13
1	0.03	0.16	19	7	0.45	0.27	21	21	3.13	0.58	19	8	0.30	0.26	22
60	1.84	9.38	4	450	28.93	17.61	1	845	126.11	23.19	1	494	18.71	16.36	2
2	0.06	0.31	18	11	0.71	0.43	18	6	0.90	0.16	22	13	0.49	0.43	18
8	0.25	1.25	14	22	1.41	0.86	15	46	6.87	1.26	16	26	0.98	0.86	15
0	0.00	0.00	—	9	0.58	0.35	20	9	1.34	0.25	21	9	0.34	0.30	21
122	3.75	19.06	1	417	26.81	16.32	2	202	30.15	5.54	5	520	19.70	17.22	1
61	1.88	9.53	3	219	14.08	8.57	4	138	20.60	3.79	6	270	10.23	8.94	4
17	0.52	2.66	11	107	6.88	4.19	7	80	11.94	2.20	13	121	4.58	4.01	8
21	0.65	3.28	10	87	5.59	3.41	9	67	10.00	1.84	14	103	3.90	3.41	9
0	0.00	0.00	—	0	0.00	0.00	—	0	0.00	0.00	—	0	0.00	0.00	—
0	0.00	0.00	—	0	0.00	0.00	—	0	0.00	0.00	—	0	0.00	0.00	—
1	0.03	0.16	19	12	0.77	0.47	17	34	5.07	0.93	17	12	0.45	0.40	19
1	0.03	0.16	19	11	0.71	0.43	18	31	4.63	0.85	18	12	0.45	0.40	19
27	0.83	4.22	9	66	4.24	2.58	11	98	14.63	2.69	9	80	3.03	2.65	11
3	0.09	0.47	17	10	0.64	0.39	19	15	2.24	0.41	20	11	0.42	0.36	20
15	0.46	2.34	12	53	3.41	2.07	12	94	14.03	2.58	10	62	2.35	2.05	12
45	1.38	7.03	5	71	4.57	2.78	10	89	13.28	2.44	11	92	3.49	3.05	10

附表 5-4　2017 年广西壮族自治区城市肿瘤登记地区男女合计不同年龄段 25 种癌症的死亡率、构成和顺位

部位	0～4 岁				5～14 岁				0～14 岁			
	例数	死亡率 （1/10⁵）	构成 （%）	顺位	例数	死亡率 （1/10⁵）	构成 （%）	顺位	例数	死亡率 （1/10⁵）	构成 （%）	顺位
结直肠肛门	0	0.00	0.00	—	0	0.00	0.00	—	0	0.00	0.00	—
脑，神经系统	12	2.21	35.29	2	0	0.00	0.00	—	0	0.00	0.00	—
食管	0	0.00	0.00	—	0	0.00	0.00	—	0	0.00	0.00	—
胃	0	0.00	0.00	—	0	0.00	0.00	—	0	0.00	0.00	—
甲状腺	0	0.00	0.00	—	0	0.00	0.00	—	0	0.00	0.00	—
骨	1	0.18	2.94	4	2	0.19	5.88	4	6	0.38	8.82	3
肝脏	4	0.74	11.76	3	0	0.00	0.00	—	0	0.00	0.00	—
胰腺	0	0.00	0.00	—	0	0.00	0.00	—	0	0.00	0.00	—
睾丸	0	0.00	0.00	—	0	0.00	0.00	—	0	0.00	0.00	—
气管，支气管，肺	0	0.00	0.00	—	0	0.00	0.00	—	0	0.00	0.00	—
其他胸腔器官	0	0.00	0.00	—	0	0.00	0.00	—	0	0.00	0.00	—
胆囊及其他	0	0.00	0.00	—	4	0.38	11.76	2	5	0.31	7.35	4
皮肤黑色素瘤	0	0.00	0.00	—	0	0.00	0.00	—	0	0.00	0.00	—
乳房	0	0.00	0.00	—	0	0.00	0.00	—	0	0.00	0.00	—
子宫颈	0	0.00	0.00	—	0	0.00	0.00	—	0	0.00	0.00	—
子宫体及子宫部位不明	0	0.00	0.00	—	0	0.00	0.00	—	0	0.00	0.00	—
淋巴瘤	0	0.00	0.00	—	0	0.00	0.00	—	0	0.00	0.00	—
前列腺	0	0.00	0.00	—	0	0.00	0.00	—	0	0.00	0.00	—
鼻咽癌	0	0.00	0.00	—	0	0.00	0.00	—	0	0.00	0.00	—
肾及泌尿系统不明	0	0.00	0.00	—	0	0.00	0.00	—	0	0.00	0.00	—
膀胱	0	0.00	0.00	—	1	0.10	2.94	5	1	0.06	1.47	5
卵巢	0	0.00	0.00	—	3	0.29	8.82	3	15	0.94	22.06	2
喉	0	0.00	0.00	—	0	0.00	0.00	—	0	0.00	0.00	—
口腔和咽喉（除鼻咽癌）	0	0.00	0.00	—	1	0.10	2.94	5	1	0.06	1.47	5
白血病	16	2.95	47.06	1	23	2.20	67.65	1	39	2.46	57.35	1

15～44岁				45～64岁				≥65岁				35～64岁			
例数	死亡率(1/10⁵)	构成(%)	顺位	例数	死亡率(1/10⁵)	构成(%)	顺位	例数	死亡率(1/10⁵)	构成(%)	顺位	例数	死亡率(1/10⁵)	构成(%)	顺位
7	0.16	0.70	17	84	4.14	1.76	14	95	12.13	1.49	17	89	2.54	1.61	14
64	1.49	6.36	4	232	11.43	4.86	7	134	17.10	2.10	12	287	8.18	5.20	6
12	0.28	1.19	14	154	7.59	3.22	8	184	23.49	2.88	7	166	4.73	3.01	8
38	0.89	3.78	9	306	15.07	6.41	5	536	68.42	8.38	4	338	9.63	6.12	5
51	1.19	5.07	7	346	17.04	7.24	4	815	104.03	12.74	3	384	10.94	6.96	4
418	9.76	41.55	1	1317	64.87	27.57	1	1033	131.86	16.15	2	1635	46.58	29.61	1
3	0.07	0.30	19	36	1.77	0.75	17	76	9.70	1.19	18	39	1.11	0.71	17
10	0.23	0.99	15	73	3.60	1.53	15	163	20.81	2.55	9	78	2.22	1.41	15
2	0.05	0.20	20	54	2.66	1.13	16	69	8.81	1.08	19	56	1.60	1.01	16
85	1.98	8.45	3	1058	52.12	22.15	2	1768	225.67	27.64	1	1129	32.17	20.45	2
6	0.14	0.60	18	21	1.03	0.44	22	14	1.79	0.22	23	25	0.71	0.45	22
13	0.30	1.29	13	29	1.43	0.61	21	68	8.68	1.06	20	35	1.00	0.63	20
1	0.02	0.10	22	13	0.64	0.27	23	13	1.66	0.20	24	14	0.40	0.25	23
67	3.19	6.66	2	254	25.55	5.32	3	154	37.74	2.41	6	313	18.25	5.67	3
27	1.29	2.68	5	115	11.57	2.41	6	78	19.12	1.22	10	138	8.05	2.50	7
9	0.43	0.89	12	57	5.73	1.19	11	55	13.48	0.86	16	64	3.73	1.16	12
16	0.76	1.59	10	64	6.44	1.34	9	57	13.97	0.89	14	76	4.43	1.38	9
1	0.05	0.10	21	18	1.74	0.38	18	172	45.82	2.69	5	19	1.06	0.34	18
4	0.18	0.40	16	2	0.19	0.04	25	3	0.80	0.05	25	4	0.22	0.07	25
3	0.07	0.30	19	30	1.48	0.63	20	65	8.30	1.02	21	32	0.91	0.58	21
1	0.02	0.10	22	35	1.72	0.73	19	107	13.66	1.67	15	36	1.03	0.65	19
45	1.05	4.47	8	111	5.47	2.32	12	117	14.93	1.83	13	132	3.76	2.39	10
2	0.05	0.20	20	8	0.39	0.17	24	17	2.17	0.27	22	10	0.28	0.18	24
24	0.56	2.39	11	117	5.76	2.45	10	183	23.36	2.86	8	131	3.73	2.37	11
55	1.28	5.47	6	102	5.02	2.14	13	145	18.51	2.27	11	126	3.59	2.28	13

附表 5-5　2017 年广西壮族自治区城市肿瘤登记地区男性不同年龄段 25 种癌症的死亡率、构成和顺位

部位	0～4 岁				5～14 岁				0～14 岁			
	例数	死亡率 (1/10⁵)	构成 (%)	顺位	例数	死亡率 (1/10⁵)	构成 (%)	顺位	例数	死亡率 (1/10⁵)	构成 (%)	顺位
口腔和咽喉（除鼻咽癌）	0	0.00	0.00	—	0	0.00	0.00	—	0	0.00	0.00	—
鼻咽癌	0	0.00	0.00	—	0	0.00	0.00	—	0	0.00	0.00	—
食管	0	0.00	0.00	—	0	0.00	0.00	—	0	0.00	0.00	—
胃	0	0.00	0.00	—	0	0.00	0.00	—	0	0.00	0.00	—
结直肠肛门	0	0.00	0.00	—	0	0.00	0.00	—	0	0.00	0.00	—
肝脏	1	0.34	5.56	3	0	0.00	0.00	—	1	0.12	2.56	4
胆囊及其他	0	0.00	0.00	—	0	0.00	0.00	—	0	0.00	0.00	—
胰腺	0	0.00	0.00	—	0	0.00	0.00	—	0	0.00	0.00	—
喉	0	0.00	0.00	—	0	0.00	0.00	—	0	0.00	0.00	—
气管，支气管，肺	0	0.00	0.00	—	0	0.00	0.00	—	0	0.00	0.00	—
其他胸腔器官	0	0.00	0.00		0	0.00	0.00		0	0.00	0.00	
骨	0	0.00	0.00	—	2	0.36	9.52	2	2	0.24	5.13	3
皮肤黑色素瘤	0	0.00	0.00		0	0.00	0.00		0	0.00	0.00	
乳房	0	0.00	0.00		0	0.00	0.00		0	0.00	0.00	
子宫颈	0	0.00	0.00		0	0.00	0.00		0	0.00	0.00	
子宫体及子宫部位不明	0	0.00	0.00		0	0.00	0.00		0	0.00	0.00	
卵巢	0	0.00	0.00		0	0.00	0.00		0	0.00	0.00	
前列腺	0	0.00	0.00		0	0.00	0.00		0	0.00	0.00	
睾丸	0	0.00	0.00		0	0.00	0.00		0	0.00	0.00	
肾及泌尿系统不明	0	0.00	0.00		0	0.00	0.00		0	0.00	0.00	
膀胱	0	0.00	0.00		0	0.00	0.00		0	0.00	0.00	
脑，神经系统	7	2.41	38.89	2	1	0.18	4.76	3	8	0.94	20.51	2
甲状腺	0	0.00	0.00	—	0	0.00	0.00	—	0	0.00	0.00	—
淋巴瘤	0	0.00	0.00	—	0	0.00	0.00	—	0	0.00	0.00	—
白血病	10	3.44	55.56	1	18	3.21	85.71	1	28	3.29	71.79	1

15～44 岁				45～64 岁				≥ 65 岁				35～64 岁			
例数	死亡率 (1/10⁵)	构成 (%)	顺位	例数	死亡率 (1/10⁵)	构成 (%)	顺位	例数	死亡率 (1/10⁵)	构成 (%)	顺位	例数	死亡率 (1/10⁵)	构成 (%)	顺位
5	0.23	0.73	10	71	6.85	2.14	8	64	17.05	1.56	12	75	4.18	1.96	10
54	2.47	7.89	3	177	17.09	5.33	5	100	26.64	2.44	8	224	12.48	5.87	5
12	0.55	1.75	9	147	14.19	4.43	6	140	37.29	3.42	6	159	8.86	4.16	6
24	1.10	3.51	7	232	22.39	6.98	3	369	98.29	9.00	4	251	13.98	6.57	3
29	1.33	4.24	5	212	20.46	6.38	4	488	129.99	11.91	3	232	12.92	6.08	4
366	16.75	53.51	1	1142	110.23	34.38	1	733	195.25	17.89	2	1416	78.88	37.09	1
2	0.09	0.29	13	25	2.41	0.75	13	42	11.19	1.02	14	27	1.50	0.71	14
5	0.23	0.73	10	50	4.83	1.51	10	82	21.84	2.00	10	54	3.01	1.41	11
2	0.09	0.29	13	49	4.73	1.48	11	57	15.18	1.39	13	51	2.84	1.34	12
55	2.52	8.04	2	801	77.32	24.11	2	1265	336.97	30.87	1	850	47.35	22.26	2
4	0.18	0.58	11	12	1.16	0.36	16	9	2.40	0.22	16	14	0.78	0.37	17
12	0.55	1.75	9	17	1.64	0.51	15	39	10.39	0.95	15	23	1.28	0.60	15
1	0.05	0.15	14	6	0.58	0.18	17	6	1.60	0.15	18	7	0.39	0.18	18
0	0.00	0.00	—	2	0.19	0.06	19	9	2.40	0.22	16	2	0.11	0.05	21
0	0.00	0.00	—	0	0.00	0.00	—	0	0.00	0.00	—	0	0.00	0.00	—
0	0.00	0.00	—	0	0.00	0.00	—	0	0.00	0.00	—	0	0.00	0.00	—
0	0.00	0.00	—	0	0.00	0.00	—	0	0.00	0.00	—	0	0.00	0.00	—
1	0.05	0.15	14	18	1.74	0.54	14	172	45.82	4.20	5	19	1.06	0.50	16
4	0.18	0.58	11	2	0.19	0.06	19	3	0.80	0.07	19	4	0.22	0.10	20
3	0.14	0.44	12	25	2.41	0.75	13	42	11.19	1.02	14	27	1.50	0.71	14
1	0.05	0.15	14	29	2.80	0.87	12	85	22.64	2.07	9	30	1.67	0.79	13
27	1.24	3.95	6	71	6.85	2.14	8	68	18.11	1.66	11	82	4.57	2.15	8
2	0.09	0.29	13	3	0.29	0.09	18	8	2.13	0.20	17	5	0.28	0.13	19
15	0.69	2.19	8	78	7.53	2.35	7	104	27.70	2.54	7	87	4.85	2.28	7
37	1.69	5.41	4	63	6.08	1.90	9	82	21.84	2.00	10	77	4.29	2.02	9

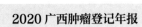

附表 5-6　2017 年广西壮族自治区城市肿瘤登记地区女性不同年龄段 25 种癌症的死亡率、构成和顺位

部位	0～4 岁				5～14 岁				0～14 岁			
	例数	死亡率 (1/10⁵)	构成 (%)	顺位	例数	死亡率 (1/10⁵)	构成 (%)	顺位	例数	死亡率 (1/10⁵)	构成 (%)	顺位
口腔和咽喉（除鼻咽癌）	0	0.00	0.00	—	0	0.00	0.00	—	0	0.00	0.00	—
鼻咽癌	0	0.00	0.00	—	0	0.00	0.00	—	0	0.00	0.00	—
食管	0	0.00	0.00	—	0	0.00	0.00	—	0	0.00	0.00	—
胃	0	0.00	0.00	—	0	0.00	0.00	—	0	0.00	0.00	—
结直肠肛门	0	0.00	0.00	—	0	0.00	0.00	—	0	0.00	0.00	—
肝脏	3	1.19	18.75	3	2	0.41	15.38	2	5	0.68	17.24	3
胆囊及其他	0	0.00	0.00	—	0	0.00	0.00	—	0	0.00	0.00	—
胰腺	0	0.00	0.00	—	0	0.00	0.00	—	0	0.00	0.00	—
喉	0	0.00	0.00	—	0	0.00	0.00	—	0	0.00	0.00	—
气管，支气管，肺	0	0.00	0.00	—	0	0.00	0.00	—	0	0.00	0.00	—
其他胸腔器官	0	0.00	0.00	—	0	0.00	0.00	—	0	0.00	0.00	—
骨	1	0.40	6.25	4	2	0.41	15.38	2	3	0.41	10.34	4
皮肤黑色素瘤	0	0.00	0.00	—	0	0.00	0.00	—	0	0.00	0.00	—
乳房	0	0.00	0.00	—	0	0.00	0.00	—	0	0.00	0.00	—
子宫颈	0	0.00	0.00	—	0	0.00	0.00	—	0	0.00	0.00	—
子宫体及子宫部位不明	0	0.00	0.00	—	0	0.00	0.00	—	0	0.00	0.00	—
卵巢	0	0.00	0.00	—	0	0.00	0.00	—	0	0.00	0.00	—
前列腺	0	0.00	0.00	—	0	0.00	0.00	—	0	0.00	0.00	—
睾丸	0	0.00	0.00	—	0	0.00	0.00	—	0	0.00	0.00	—
肾及泌尿系统不明	0	0.00	0.00	—	0	0.00	0.00	—	0	0.00	0.00	—
膀胱	0	0.00	0.00	—	1	0.21	7.69	3	1	0.14	3.45	5
脑，神经系统	5	1.99	31.25	2	2	0.41	15.38	2	7	0.95	24.14	2
甲状腺	0	0.00	0.00	—	0	0.00	0.00	—	0	0.00	0.00	—
淋巴瘤	0	0.00	0.00	—	1	0.21	7.69	3	1	0.14	3.45	5
白血病	6	2.39	37.50	1	5	1.03	38.46	1	11	1.49	37.93	1

15～44 岁				45～64 岁				≥ 65 岁				35～64 岁			
例数	死亡率(1/10^5)	构成(%)	顺位	例数	死亡率(1/10^5)	构成(%)	顺位	例数	死亡率(1/10^5)	构成(%)	顺位	例数	死亡率(1/10^5)	构成(%)	顺位
2	0.10	0.62	12	13	1.31	0.89	13	31	7.60	1.35	15	14	0.82	0.82	14
10	0.48	3.11	9	55	5.53	3.78	9	34	8.33	1.48	14	63	3.67	3.70	9
0	0.00	0.00	—	7	0.70	0.48	17	44	10.78	1.91	13	7	0.41	0.41	17
14	0.67	4.35	8	74	7.44	5.09	6	167	40.93	7.27	4	87	5.07	5.11	6
22	1.05	6.83	5	134	13.48	9.21	4	327	80.14	14.23	2	152	8.86	8.93	4
52	2.48	16.15	2	175	17.60	12.03	3	300	73.52	13.05	3	219	12.77	12.86	3
1	0.05	0.31	13	11	1.11	0.76	15	34	8.33	1.48	14	12	0.70	0.70	15
5	0.24	1.55	11	23	2.31	1.58	12	81	19.85	3.52	6	24	1.40	1.41	13
0	0.00	0.00	—	5	0.50	0.34	20	12	2.94	0.52	19	5	0.29	0.29	19
30	1.43	9.32	3	257	25.85	17.66	1	503	123.28	21.89	1	279	16.27	16.38	2
2	0.10	0.62	12	9	0.91	0.62	16	5	1.23	0.22	22	11	0.64	0.65	16
1	0.05	0.31	13	12	1.21	0.82	14	29	7.11	1.26	16	12	0.70	0.70	15
0	0.00	0.00	—	7	0.70	0.48	18	7	1.72	0.30	21	7	0.41	0.41	17
67	3.19	20.81	1	254	25.55	17.46	2	154	37.74	6.70	5	313	18.25	18.38	1
27	1.29	8.39	4	115	11.57	7.90	5	78	19.12	3.39	8	138	8.05	8.10	5
9	0.43	2.80	10	57	5.73	3.92	8	55	13.48	2.39	11	64	3.73	3.76	8
16	0.76	4.97	7	64	6.44	4.40	7	57	13.97	2.48	10	76	4.43	4.46	7
0	0.00	0.00	—	0	0.00	0.00	—	0	0.00	0.00	—	0	0.00	0.00	—
0	0.00	0.00	—	0	0.00	0.00	—	0	0.00	0.00	—	0	0.00	0.00	—
0	0.00	0.00	—	5	0.50	0.34	20	23	5.64	1.00	17	5	0.29	0.29	19
0	0.00	0.00	—	6	0.60	0.41	19	22	5.39	0.96	18	6	0.35	0.35	18
18	0.86	5.59	6	40	4.02	2.75	10	49	12.01	2.13	12	50	2.92	2.94	10
0	0.00	0.00	—	5	0.50	0.34	20	9	2.21	0.39	20	5	0.29	0.29	19
9	0.43	2.80	10	39	3.92	2.68	11	79	19.36	3.44	7	44	2.57	2.58	12
18	0.86	5.59	6	39	3.92	2.68	11	63	15.44	2.74	9	49	2.86	2.88	11

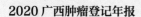

附表 5-7　2017 年广西壮族自治区农村肿瘤登记地区男女合计不同年龄段 25 种癌症的死亡率、构成和顺位

部位	0～4 岁				5～14 岁				0～14 岁			
	例数	死亡率（1/10⁵）	构成（%）	顺位	例数	死亡率（1/10⁵）	构成（%）	顺位	例数	死亡率（1/10⁵）	构成（%）	顺位
口腔和咽喉（除鼻咽癌）	0	0.00	0.00	—	0	0.00	0.00	—	0	0.00	0.00	—
鼻咽癌	1	0.25	6.25	3	0	0.00	0.00	—	1	0.09	2.08	4
食管	0	0.00	0.00	—	0	0.00	0.00	—	0	0.00	0.00	—
胃	0	0.00	0.00	—	0	0.00	0.00	—	0	0.00	0.00	—
结直肠肛门	0	0.00	0.00	—	1	0.13	3.13	4	1	0.09	2.08	4
肝脏	1	0.25	6.25	3	3	0.40	9.38	3	4	0.35	8.33	3
胆囊及其他	0	0.00	0.00	—	0	0.00	0.00	—	0	0.00	0.00	—
胰腺	0	0.00	0.00	—	0	0.00	0.00	—	0	0.00	0.00	—
喉	0	0.00	0.00	—	0	0.00	0.00	—	0	0.00	0.00	—
气管，支气管，肺	0	0.00	0.00	—	0	0.00	0.00	—	0	0.00	0.00	—
其他胸腔器官	0	0.00	0.00	—	1	0.13	3.13	4	1	0.09	2.08	4
骨	0	0.00	0.00	—	1	0.13	3.13	4	1	0.09	2.08	4
皮肤黑色素瘤	0	0.00	0.00	—	0	0.00	0.00	—	0	0.00	0.00	—
乳房	0	0.00	0.00	—	0	0.00	0.00	—	0	0.00	0.00	—
子宫颈	0	0.00	0.00	—	0	0.00	0.00	—	0	0.00	0.00	—
子宫体及子宫部位不明	0	0.00	0.00	—	0	0.00	0.00	—	0	0.00	0.00	—
卵巢	0	0.00	0.00	—	0	0.00	0.00	—	0	0.00	0.00	—
前列腺	0	0.00	0.00	—	0	0.00	0.00	—	0	0.00	0.00	—
睾丸	0	0.00	0.00	—	0	0.00	0.00	—	0	0.00	0.00	—
肾及泌尿系统不明	1	0.25	6.25	3	0	0.00	0.00	—	1	0.09	2.08	4
膀胱	0	0.00	0.00	—	0	0.00	0.00	—	0	0.00	0.00	—
脑，神经系统	2	0.49	12.50	2	10	1.34	31.25	2	12	1.04	25.00	2
甲状腺	0	0.00	0.00	—	1	0.13	3.13	4	1	0.09	2.08	4
淋巴瘤	0	0.00	0.00	—	1	0.13	3.13	4	1	0.09	2.08	4
白血病	6	1.48	37.50	1	11	1.47	34.38	1	17	1.48	35.42	1

15～44 岁				45～64 岁				≥ 65 岁				35～64 岁			
例数	死亡率 （1/10⁵）	构成 （%）	顺位	例数	死亡率 （1/10⁵）	构成 （%）	顺位	例数	死亡率 （1/10⁵）	构成 （%）	顺位	例数	死亡率 （1/10⁵）	构成 （%）	顺位
21	0.85	2.17	10	58	4.89	1.67	12	53	10.45	1.33	13	76	3.85	1.83	11
70	2.84	7.24	5	201	16.95	5.80	6	148	29.19	3.71	6	257	13.03	6.20	6
8	0.32	0.83	15	91	7.67	2.63	9	184	36.29	4.62	5	99	5.02	2.39	10
50	2.03	5.17	7	232	19.56	6.70	4	434	85.59	10.89	3	270	13.69	6.51	5
39	1.58	4.03	8	178	15.01	5.14	7	355	70.01	8.91	4	203	10.29	4.89	7
387	15.69	40.02	1	1100	92.76	31.76	1	735	144.95	18.45	2	1389	70.43	33.49	1
6	0.24	0.62	16	22	1.86	0.64	19	47	9.27	1.18	16	26	1.32	0.63	18
6	0.24	0.62	16	36	3.04	1.04	15	47	9.27	1.18	16	39	1.98	0.94	14
5	0.20	0.52	17	31	2.61	0.90	16	35	6.90	0.88	17	35	1.77	0.84	15
78	3.16	8.07	3	713	60.12	20.59	2	1177	232.12	29.54	1	773	39.20	18.64	2
5	0.20	0.52	17	9	0.76	0.26	22	8	1.58	0.20	22	13	0.66	0.31	22
13	0.53	1.34	13	29	2.45	0.84	17	51	10.06	1.28	14	34	1.72	0.82	16
0	0.00	0.00	—	3	0.25	0.09	23	4	0.79	0.10	23	3	0.15	0.07	23
55	4.77	5.69	2	163	29.05	4.71	3	48	18.32	1.20	10	207	22.38	4.99	3
34	2.95	3.52	4	104	18.53	3.00	5	60	22.90	1.51	8	132	14.27	3.18	4
8	0.69	0.83	11	50	8.91	1.44	8	25	9.54	0.63	15	57	6.16	1.37	8
5	0.43	0.52	14	23	4.10	0.66	13	10	3.82	0.25	19	27	2.92	0.65	12
1	0.08	0.10	20	15	2.40	0.43	18	57	23.26	1.43	7	16	1.53	0.39	17
1	0.08	0.10	20	0	0.00	0.00	—	4	1.63	0.10	21	0	0.00	0.00	—
3	0.12	0.31	19	22	1.86	0.64	19	30	5.92	0.75	18	23	1.17	0.55	19
4	0.16	0.41	18	16	1.35	0.46	20	60	11.83	1.51	12	20	1.01	0.48	20
37	1.50	3.83	9	81	6.83	2.34	11	107	21.10	2.69	9	99	5.02	2.39	10
6	0.24	0.62	16	11	0.93	0.32	21	16	3.16	0.40	20	15	0.76	0.36	21
14	0.57	1.45	12	46	3.88	1.33	14	60	11.83	1.51	12	55	2.79	1.33	13
64	2.59	6.62	6	82	6.91	2.37	10	62	12.23	1.56	11	106	5.38	2.56	9

附表 5-8　2017 年广西壮族自治区农村肿瘤登记地区男性不同年龄段 25 种癌症的死亡率、构成和顺位

部位	0～4 岁				5～14 岁				0～14 岁			
	例数	死亡率 (1/10⁵)	构成 (%)	顺位	例数	死亡率 (1/10⁵)	构成 (%)	顺位	例数	死亡率 (1/10⁵)	构成 (%)	顺位
口腔和咽喉（除鼻咽癌）	0	0.00	0.00	—	0	0.00	0.00	—	0	0.00	0.00	—
鼻咽癌	0	0.00	0.00	—	0	0.00	0.00	—	0	0.00	0.00	—
食管	0	0.00	0.00	—	0	0.00	0.00	—	0	0.00	0.00	—
胃	0	0.00	0.00	—	0	0.00	0.00	—	0	0.00	0.00	—
结直肠肛门	0	0.00	0.00	—	0	0.00	0.00	—	0	0.00	0.00	—
肝脏	1	0.44	8.33	3	3	0.73	13.64	3	4	0.63	11.76	3
胆囊及其他	0	0.00	0.00	—	0	0.00	0.00	—	0	0.00	0.00	—
胰腺	0	0.00	0.00	—	0	0.00	0.00	—	0	0.00	0.00	—
喉	0	0.00	0.00	—	0	0.00	0.00	—	0	0.00	0.00	—
气管，支气管，肺	0	0.00	0.00	—	0	0.00	0.00	—	0	0.00	0.00	—
其他胸腔器官	0	0.00	0.00	—	1	0.24	4.55	4	1	0.16	2.94	4
骨	0	0.00	0.00	—	1	0.24	4.55	4	1	0.16	2.94	4
皮肤黑色素瘤	0	0.00	0.00	—	0	0.00	0.00	—	0	0.00	0.00	—
乳房	0	0.00	0.00	—	0	0.00	0.00	—	0	0.00	0.00	—
子宫颈	0	0.00	0.00	—	0	0.00	0.00	—	0	0.00	0.00	—
子宫体及子宫部位不明	0	0.00	0.00	—	0	0.00	0.00	—	0	0.00	0.00	—
卵巢	0	0.00	0.00	—	0	0.00	0.00	—	0	0.00	0.00	—
前列腺	0	0.00	0.00	—	0	0.00	0.00	—	0	0.00	0.00	—
睾丸	0	0.00	0.00	—	0	0.00	0.00	—	0	0.00	0.00	—
肾及泌尿系统不明	1	0.44	8.33	3	0	0.00	0.00	—	1	0.16	2.94	4
膀胱	0	0.00	0.00	—	0	0.00	0.00	—	0	0.00	0.00	—
脑，神经系统	2	0.89	16.67	2	6	1.46	27.27	2	8	1.26	23.53	2
甲状腺	0	0.00	0.00	—	0	0.00	0.00	—	0	0.00	0.00	—
淋巴瘤	0	0.00	0.00	—	1	0.24	4.55	4	1	0.16	2.94	4
白血病	5	2.22	41.67	1	9	2.20	40.91	1	14	2.20	41.18	1

15～44岁				45～64岁				≥65岁				35～64岁			
例数	死亡率(1/10⁵)	构成(%)	顺位	例数	死亡率(1/10⁵)	构成(%)	顺位	例数	死亡率(1/10⁵)	构成(%)	顺位	例数	死亡率(1/10⁵)	构成(%)	顺位
14	1.07	2.16	7	47	7.52	1.99	9	38	15.51	1.44	11	59	5.63	2.08	9
48	3.66	7.40	2	154	24.65	6.52	4	100	40.81	3.79	6	196	18.72	6.92	4
7	0.53	1.08	9	79	12.64	3.34	6	122	49.79	4.62	5	86	8.21	3.04	6
34	2.59	5.24	4	174	27.85	7.36	3	287	117.13	10.88	3	200	19.10	7.06	3
23	1.75	3.54	6	112	17.93	4.74	5	228	93.05	8.64	4	127	12.13	4.48	5
338	25.74	52.08	1	907	145.18	38.38	1	522	213.04	19.79	2	1165	111.26	41.14	1
3	0.23	0.46	13	11	1.76	0.47	15	23	9.39	0.87	16	13	1.24	0.46	16
5	0.38	0.77	11	23	3.68	0.97	12	28	11.43	1.06	14	26	2.48	0.92	12
4	0.30	0.62	12	29	4.64	1.23	11	26	10.61	0.99	15	32	3.06	1.13	11
48	3.66	7.40	2	520	83.23	22.01	2	835	340.78	31.65	1	558	53.29	19.70	2
5	0.38	0.77	11	7	1.12	0.30	16	7	2.86	0.27	19	11	1.05	0.39	17
6	0.46	0.92	10	19	3.04	0.80	13	34	13.88	1.29	13	20	1.91	0.71	13
0	0.00	0.00	—	1	0.16	0.04	19	2	0.82	0.08	22	1	0.10	0.04	20
0	0.00	0.00	—	3	0.48	0.13	18	3	1.22	0.11	21	3	0.29	0.11	19
0	0.00	0.00	—	0	0.00	0.00	—	0	0.00	0.00	—	0	0.00	0.00	—
0	0.00	0.00	—	0	0.00	0.00	—	0	0.00	0.00	—	0	0.00	0.00	—
0	0.00	0.00	—	0	0.00	0.00	—	0	0.00	0.00	—	0	0.00	0.00	—
1	0.08	0.15	15	15	2.40	0.63	14	57	23.26	2.16	8	16	1.53	0.56	14
1	0.08	0.15	15	0	0.00	0.00	—	4	1.63	0.15	20	0	0.00	0.00	—
2	0.15	0.31	14	15	2.40	0.63	14	19	7.75	0.72	17	16	1.53	0.56	14
3	0.23	0.46	13	11	1.76	0.47	15	51	20.81	1.93	9	14	1.34	0.49	15
28	2.13	4.31	5	55	8.80	2.33	7	58	23.67	2.20	7	69	6.59	2.44	7
3	0.23	0.46	13	6	0.96	0.25	17	10	4.08	0.38	18	9	0.86	0.32	18
8	0.61	1.23	8	32	5.12	1.35	10	45	18.37	1.71	10	37	3.53	1.31	10
37	2.82	5.70	3	50	8.00	2.12	8	36	14.69	1.36	12	63	6.02	2.22	8

附表 5-9　2017 年广西壮族自治区农村肿瘤登记地区女性不同年龄段 25 种癌症的死亡率、构成和顺位

部位	0～4 岁				5～14 岁				0～14 岁			
	例数	死亡率 （1/10⁵）	构成 （%）	顺位	例数	死亡率 （1/10⁵）	构成 （%）	顺位	例数	死亡率 （1/10⁵）	构成 （%）	顺位
口腔和咽喉（除鼻咽癌）	0	0.00	0.00	—	0	0.00	0.00	—	0	0.00	0.00	—
鼻咽癌	1	0.55	25.00	1	0	0.00	0.00	—	1	0.19	7.14	3
食管	0	0.00	0.00	—	0	0.00	0.00	—	0	0.00	0.00	—
胃	0	0.00	0.00	—	0	0.00	0.00	—	0	0.00	0.00	—
结直肠肛门	0	0.00	0.00	—	1	0.30	10.00	3	1	0.19	7.14	3
肝脏	0	0.00	0.00	—	0	0.00	0.00	—	0	0.00	0.00	—
胆囊及其他	0	0.00	0.00	—	0	0.00	0.00	—	0	0.00	0.00	—
胰腺	0	0.00	0.00	—	0	0.00	0.00	—	0	0.00	0.00	—
喉	0	0.00	0.00	—	0	0.00	0.00	—	0	0.00	0.00	—
气管，支气管，肺	0	0.00	0.00	—	0	0.00	0.00	—	0	0.00	0.00	—
其他胸腔器官	0	0.00	0.00	—	0	0.00	0.00	—	0	0.00	0.00	—
骨	0	0.00	0.00	—	0	0.00	0.00	—	0	0.00	0.00	—
皮肤黑色素瘤	0	0.00	0.00	—	0	0.00	0.00	—	0	0.00	0.00	—
乳房	0	0.00	0.00	—	0	0.00	0.00	—	0	0.00	0.00	—
子宫颈	0	0.00	0.00	—	0	0.00	0.00	—	0	0.00	0.00	—
子宫体及子宫部位不明	0	0.00	0.00	—	0	0.00	0.00	—	0	0.00	0.00	—
卵巢	0	0.00	0.00	—	0	0.00	0.00	—	0	0.00	0.00	—
前列腺	0	0.00	0.00	—	0	0.00	0.00	—	0	0.00	0.00	—
睾丸	0	0.00	0.00	—	0	0.00	0.00	—	0	0.00	0.00	—
肾及泌尿系统不明	0	0.00	0.00	—	0	0.00	0.00	—	0	0.00	0.00	—
膀胱	0	0.00	0.00	—	0	0.00	0.00	—	0	0.00	0.00	—
脑，神经系统	0	0.00	0.00	—	4	1.19	40.00	1	4	0.77	28.57	1
甲状腺	0	0.00	0.00	—	1	0.30	10.00	3	1	0.19	7.14	3
淋巴瘤	0	0.00	0.00	—	0	0.00	0.00	—	0	0.00	0.00	—
白血病	1	0.55	25.00	1	2	0.60	20.00	2	3	0.58	21.43	2

15～44岁				45～64岁				≥65岁				35～64岁			
例数	死亡率 (1/10⁵)	构成 (%)	顺位	例数	死亡率 (1/10⁵)	构成 (%)	顺位	例数	死亡率 (1/10⁵)	构成 (%)	顺位	例数	死亡率 (1/10⁵)	构成 (%)	顺位
7	0.61	2.20	10	11	1.96	1.00	14	15	5.72	1.11	14	17	1.84	1.29	13
22	1.91	6.92	6	47	8.38	4.27	7	48	18.32	3.57	8	61	6.60	4.64	7
1	0.09	0.31	14	12	2.14	1.09	13	62	23.66	4.61	5	13	1.41	0.99	15
16	1.39	5.03	7	58	10.34	5.27	5	147	56.10	10.92	3	70	7.57	5.32	6
16	1.39	5.03	7	66	11.76	6.00	4	127	48.47	9.44	4	76	8.22	5.78	5
49	4.25	15.41	2	193	34.40	17.55	1	213	81.29	15.82	2	224	24.22	17.02	1
3	0.26	0.94	13	11	1.96	1.00	14	24	9.16	1.78	11	13	1.41	0.99	15
1	0.09	0.31	14	13	2.32	1.18	12	19	7.25	1.41	12	13	1.41	0.99	15
1	0.09	0.31	14	2	0.36	0.18	18	9	3.43	0.67	17	3	0.32	0.23	18
30	2.60	9.43	4	193	34.40	17.55	1	342	130.52	25.41	1	215	23.24	16.34	2
0	0.00	0.00	—	2	0.36	0.18	18	1	0.38	0.07	20	2	0.22	0.15	19
7	0.61	2.20	10	10	1.78	0.91	15	17	6.49	1.26	13	14	1.51	1.06	14
0	0.00	0.00	—	2	0.36	0.18	18	2	0.76	0.15	19	2	0.22	0.15	19
55	4.77	17.30	1	163	29.05	14.82	2	48	18.32	3.57	8	207	22.38	15.73	3
34	2.95	10.69	3	104	18.53	9.45	3	60	22.90	4.46	6	132	14.27	10.03	4
8	0.69	2.52	9	50	8.91	4.55	6	25	9.54	1.86	10	57	6.16	4.33	8
5	0.43	1.57	12	23	4.10	2.09	10	10	3.82	0.74	16	27	2.92	2.05	11
0	0.00	0.00	—	0	0.00	0.00	—	0	0.00	0.00	—	0	0.00	0.00	—
0	0.00	0.00	—	0	0.00	0.00	—	0	0.00	0.00	—	0	0.00	0.00	—
1	0.09	0.31	14	7	1.25	0.64	16	11	4.20	0.82	15	7	0.76	0.53	16
1	0.09	0.31	14	5	0.89	0.45	17	9	3.43	0.67	17	6	0.65	0.46	17
9	0.78	2.83	8	26	4.63	2.36	9	49	18.70	3.64	7	30	3.24	2.28	10
3	0.26	0.94	13	5	0.89	0.45	17	6	2.29	0.45	18	6	0.65	0.46	17
6	0.52	1.89	11	14	2.49	1.27	11	15	5.72	1.11	14	18	1.95	1.37	12
27	2.34	8.49	5	32	5.70	2.91	8	26	9.92	1.93	9	43	4.65	3.27	9